显微外科护理

U0388416

主　编　彭伶丽　黄天雯

副主编　胡三莲　冯乐玲　傅育红　娄湘红

编　者（按姓氏笔画排序）

卞薇薇（上海交通大学医学院附属第九人民医院）　　周艳辉（南华大学附属第一医院）

冯乐玲（宁波市第六医院）　　房玉霞（山东第一医科大学附属省立医院）

刘东苗（河南省人民医院）　　胡三莲（上海交通大学医学院附属第六人民医院）

许来雨（浙江大学医学院附属第一医院）　　娄湘红（华中科技大学同济医学院附属协和医院）

朱琳怡（苏州大学附属无锡九院，无锡市骨科医院）　　莫　兰（苏州大学附属无锡九院，无锡市骨科医院）

杜　棣（中国人民解放军联勤保障部队第九二〇医院）　　黄天雯（中山大学附属第一医院）

杨　艳（西安市红会医院）　　黄新艳（上海交通大学医学院附属第六人民医院）

杨　悦（北京大学口腔医院）　　曹君涵（中南大学湘雅医院）

杨佳琪（中南大学湘雅医院）　　曹建华（首都医科大学附属北京积水潭医院）

吴方园（中国人民解放军总医院第四医学中心）　　彭芳莉（南华大学附属南华医院）

吴洪芸（北京大学口腔医院）　　彭伶丽（中南大学湘雅医院）

何　丹（上海交通大学医学院附属第六人民医院）　　彭明霞（中山大学附属第一医院）

应　瑛（宁波市第六医院）　　傅育红（苏州大学附属无锡九院，无锡市骨科医院）

林　玲（华中科技大学同济医学院附属协和医院）　　戴巧艳（中山大学附属第一医院）

秘　书　杨佳琪（中南大学湘雅医院）　　彭明霞（中山大学附属第一医院）

绘　图　曹君涵（中南大学湘雅医院）

人民卫生出版社

·北　京·

图书在版编目（CIP）数据

显微外科护理 / 彭伶丽，黄天雯主编 . -- 北京 ：
人民卫生出版社，2024. 9. -- ISBN 978-7-117-36772-1

Ⅰ. R616.2；R47

中国国家版本馆 CIP 数据核字第 2024E00G66 号

人卫智网	**www.ipmph.com**	医学教育、学术、考试、健康， 购书智慧智能综合服务平台
人卫官网	**www.pmph.com**	人卫官方资讯发布平台

显微外科护理
Xianwei Waike Huli

主　　编：彭伶丽　黄天雯
出版发行：人民卫生出版社（中继线 010-59780011）
地　　址：北京市朝阳区潘家园南里 19 号
邮　　编：100021
E - mail：pmph @ pmph.com
购书热线：010-59787592　010-59787584　010-65264830
印　　刷：北京盛通数码印刷有限公司
经　　销：新华书店
开　　本：850×1168　1/16　　印张：21
字　　数：578 千字
版　　次：2024 年 9 月第 1 版
印　　次：2024 年 9 月第 1 次印刷
标准书号：ISBN 978-7-117-36772-1
定　　价：159.00 元

打击盗版举报电话：010-59787491　E-mail：WQ @ pmph.com
质量问题联系电话：010-59787234　E-mail：zhiliang @ pmph.com
数字融合服务电话：4001118166　　E-mail：zengzhi @ pmph.com

1963 年陈中伟院士成功完成了国际首例断肢再植，开创了显微外科新时代。半个多世纪来，我国显微外科创造了一项又一项世界第一，为世界显微外科的发展作出了重大贡献。显微外科技术在我国已广泛应用于骨科、手外科、烧伤整形、头颈颌面等学科领域，并形成了系统完整的显微外科理论体系，完成了"显微外科技术发展成为显微外科学"质的飞跃。作为显微外科的重要组成部分，显微外科专科护理也随着临床医疗技术的不断发展而逐步完善，但至今尚无一部全面、系统介绍显微外科专科护理理论体系及临床实践的专著，严重影响了我国显微外科专科护理人才的培养与同质化护理学科建设。

显微外科手术不同于一般的外科手术，围手术期护理至关重要，显微外科专科护理质量会直接影响到手术的成败和手术成功率，要求护理人员需要具备非常专业的理论知识与操作技能。现由中南大学湘雅医院彭伶丽教授和中山大学附属第一医院黄天雯教授主编的《显微外科护理》，集中了国内从事显微外科护理具有丰富临床经验的数十位护理专家参与编著，将我国近六十余年来显微外科护理领域取得的丰硕实践与理论成果进行了全面、系统的梳理与总结，形成了具有中国特色的显微外科护理理论体系。

我有幸提前拜读《显微外科护理》，发现该著作具有以下五大特点：一是规范性：采用已形成专家共识的临床护理常规，可参考性和可操作性强；二是实用性：在内容上立足显微外科护理临床实践，着眼于显微外科常见疾病，理论与实践兼顾，对疾病的相关局部解剖及病理生理、治疗方法、常用药品、专科护理操作流程、围手术期护理重点、并发症的防治及处理等都做了详细地介绍；三是完整性：本书涵盖了全面的显微外科护理知识，既有显微外科护理历史回顾，又有最新发展与未来展望；四是新颖性：吸纳了国内外近年来显微外科护理领域的新理论、新技术、新成果，能反映当代显微外科护理水平；五是学术性：在护理学科基础上根据显微外科的专科特色及涉及的工作领域来编写《显微外科护理》，具有重要的学术价值和深远的理论意义。

《显微外科护理》荟萃了显微外科护理基础理论、实践案例及专科操作流程，是我国首部大型显微外科护理著作，相信该书的出版，必将对我国的显微外科护理学科的发展产生巨大推动作用。

唐举玉
2024 年 7 月

近六十年来我国的显微外科技术迅猛发展,在各应用领域取得丰硕成果,理论体系逐步完善,为我国的优势和特色临床学科。随着医学的不断发展,专科护理也进入全新的专业化发展阶段,显微外科护理作为骨科护理的一个重要分支,也处于迅速发展的前沿。显微外科手术的成功,既需要术者精湛的技术,也需要具备高度的责任心、熟练的操作技能、敏锐的观察能力以及独立应对突发情况的专科护士,为患者提供安全、高效的专业照护。

现由中南大学湘雅医院彭伶丽教授和中山大学附属第一医院黄天雯教授邀请了来自全国数十家医院的显微外科护理专家编写《显微外科护理》,填补了显微外科护理相关专科著作的空白。该书共十六章,全面、系统介绍显微外科护理的理论知识及临床技能实践,采用案例引导的模式,并选取专业、实用性强的插图,让临床护士更好地将理论和实际相结合,为提升显微外科护理人员的专科化培训提供了强有力的支撑。

该书结合专科疾病护理指南与临床护理实践,以规范、专业、实用为指导原则,采用显微外科专科疾病典型病例为引导,精准全面地阐述显微外科护理专业中理论关键、治疗难点和护理重点。本书根据医疗卫生和护理专业发展的实际需要,内容不仅涵盖专科知识与技能,还融合了学科最新的研究热点与前沿信息,相信一定会在专科护士培养的工作中发挥积极的作用。

《显微外科护理》是一本既能指导临床护理实际工作,又能促进护士掌握专科新理论、新技术的专业参考读物。相信本书的出版发行,对显微外科护理的高质量发展有重要的意义。

高 远

2024 年 7 月

显微外科是现代外科领域中新兴发展的学科，也是一个飞速发展的学科。随着学科的不断发展，显微外科技术逐渐在骨科、脑外科、手外科、整形外科等学科中广泛应用。我国的显微外科技术不断地传承和创新。显微外科护理作为显微外科的重要组成部分，发挥着越来越重要的作用。

虽然我国学者在显微外科发展史上做出了巨大贡献，但至今为止缺乏全面、系统介绍显微外科护理的专著。鉴于此，为了全面总结显微外科护理的经验，更好地基于循证医学开展精准护理，帮助显微外科专科护士更好地学习专科疾病护理知识与技能，提升显微外科护理水平，中南大学湘雅医院联合中山大学附属第一医院，邀请了显微外科领域全国数十家医院长期从事显微外科护理、有丰富临床经验的护理专家共同编写此书。

全书共十六章，包括显微外科基础、显微外科常用药物、治疗及护理技术、显微外科专科疾病护理。特别是显微外科专科疾病护理部分，采用以案例引导的方式结合专科疾病知识来进行阐述，有利于临床护士理论联系实践，快速掌握显微外科单病种的护理重点。全书立足于实用原则，结合大量的示意图和病例照片，对显微外科解剖学基础、病理学基础、各项先进的治疗技术及护理操作技术等进行了全面的介绍，是一本专科护理教材，适合于各级医院开展显微外科或开展显微外科相关手术的专科护理人员。希望读者通过学习，能进一步掌握显微外科专业理论，夯实专科护理技能，提高护理专业能力。

本书在编写过程中，得到了中华医学会显微外科学分会第九届、第十届副主任委员、我国著名显微外科专家唐举玉教授的关心与指导，为本书作序；也得到了中华护理学会骨科护理专业委员会主任委员高远教授的大力支持，为本书作序。

虽然我们在本书的编写过程中付出了很多辛苦和努力，但由于能力和水平有限，难免会有不足之处。我们真诚地希望各位专家与临床医护人员惠予批评指正。

彭伶丽　黄天雯
2024 年 3 月

目录

第一章　显微外科概述 ··· 1

　第一节　显微外科的概念与内涵 ··· 1

　第二节　显微外科发展史 ·· 2

　　一、皮瓣移植的发展史 ·· 2

　　二、断肢(指)再植的发展史 ·· 3

　　三、再造外科的发展史 ·· 3

　　四、周围神经修复的发展史 ·· 4

　　五、淋巴显微外科发展史 ··· 4

　第三节　显微外科护理发展史 ·· 5

　　一、显微外科护理的专业发展历程 ·· 5

　　二、显微外科护理专业人才培养 ·· 5

　　三、护理科学研究对显微外科护理发展的意义 ································· 6

　第四节　显微外科技术的应用范围 ··· 6

　　一、显微外科技术在骨科中的应用 ·· 6

　　二、显微外科技术在整形外科中的应用 ······································· 7

　　三、显微外科技术在神经外科中的应用 ······································· 7

　　四、显微外科技术在泌尿外科中的应用 ······································· 7

　　五、显微外科技术在妇产科中的应用 ··· 7

　　六、显微外科技术在耳鼻咽喉科中的应用 ····································· 8

　　七、显微外科技术在胸外科中的应用 ··· 8

　　八、显微外科技术在器官移植中的应用 ······································· 8

　第五节　显微外科病房的设置和管理 ··· 8

　　一、显微外科病房的设置 ··· 8

　　二、显微外科病房管理 ·· 10

第二章　显微外科解剖学基础 ·· 13

　第一节　四肢血管的解剖学基础 ··· 13

　　一、血管的组织解剖 ··· 13

　　二、四肢血管的解剖 ··· 14

　第二节　组织瓣的解剖学基础 ··· 18

一、组织瓣的解剖结构 ……………………………………………………………… 18
二、皮瓣 …………………………………………………………………………… 19
三、肌瓣、肌皮瓣 ………………………………………………………………… 20
四、骨瓣、软骨瓣及骨膜瓣 ……………………………………………………… 21
第三节　周围神经的解剖学基础 ……………………………………………………… 22
一、周围神经的显微结构 ………………………………………………………… 23
二、上肢神经的应用解剖 ………………………………………………………… 24
三、下肢神经的应用解剖 ………………………………………………………… 26
第四节　淋巴管的解剖学基础 ………………………………………………………… 27
一、淋巴管道结构与功能 ………………………………………………………… 27
二、上肢及下肢的淋巴管 ………………………………………………………… 29
三、淋巴导管 ……………………………………………………………………… 29

第三章　显微外科病理学基础 ………………………………………………………… 30

第一节　四肢血管相关的病理学基础 ………………………………………………… 30
第二节　显微手术缝合后血管的病理学基础 ………………………………………… 32
一、显微外科血管缝合后的再生 ………………………………………………… 32
二、显微外科血管缝合后的组织修复 …………………………………………… 33
第三节　周围神经损伤的病理学基础 ………………………………………………… 33
一、周围神经损伤的病理学分度 ………………………………………………… 34
二、周围神经损伤的病理学反应 ………………………………………………… 34
三、周围神经损伤后再生 ………………………………………………………… 35
第四节　淋巴水肿的病理学基础 ……………………………………………………… 35
一、淋巴水肿组织病理学改变 …………………………………………………… 35
二、原发性淋巴水肿 ……………………………………………………………… 36
三、继发性淋巴水肿 ……………………………………………………………… 36

第四章　显微外科常用的监测技术 …………………………………………………… 38

第一节　临床监测法 …………………………………………………………………… 38
一、传统的血液循环观察指标 …………………………………………………… 38
二、传统的血液循环观察指标的可靠性 ………………………………………… 40
第二节　非侵入性血液循环监测辅助技术 …………………………………………… 41
一、近红外光谱 …………………………………………………………………… 41
二、可见光谱 ……………………………………………………………………… 42
三、激光多普勒血流仪 …………………………………………………………… 42
四、激光多普勒成像 ……………………………………………………………… 42
五、光学体积描记术 ……………………………………………………………… 43
六、彩色多普勒超声 ……………………………………………………………… 43

　　七、组织血氧仪 ··· 43

　　八、红外热成像仪 ·· 44

　　九、智能化程序的应用 ·· 44

　第三节　侵入性血液循环监测辅助技术 ··· 45

　　一、植入式多普勒技术 ·· 45

　　二、微透析技术 ·· 46

　　三、氧分压技术 ·· 46

　　四、血流耦合器技术 ·· 46

　　五、超声造影 ··· 47

　　六、免疫荧光技术 ·· 47

　　七、侵入性温度探针技术 ··· 47

　　八、组织 pH 技术 ·· 48

　第四节　其他监测仪器 ··· 48

　　一、肌电图的测定 ·· 48

　　二、心电监护仪 ··· 48

第五章　显微外科患者常用疗法 ··· 50

　第一节　负压封闭引流治疗 ··· 50

　　一、概述 ·· 50

　　二、作用机制 ··· 51

　　三、负压封闭引流治疗在显微外科的临床应用 ··· 52

　　四、负压封闭引流治疗的护理 ··· 53

　　五、小结 ·· 56

　第二节　高压氧治疗 ·· 56

　　一、概述 ·· 56

　　二、作用机制 ··· 57

　　三、高压氧在显微外科中的应用 ·· 57

　　四、高压氧治疗的护理 ·· 58

　　五、小结 ·· 59

　第三节　人工冬眠疗法 ··· 59

　　一、概述 ·· 59

　　二、作用机制 ··· 59

　　三、人工冬眠疗法的常用药物及冬眠合剂 ·· 60

　　四、人工冬眠疗法在显微外科中的应用 ·· 60

　　五、人工冬眠疗法的护理 ··· 60

　　六、小结 ·· 61

　第四节　放血疗法 ··· 61

　　一、概述 ·· 61

　　二、作用机制 ··· 61

三、放血疗法的临床应用 ………………………………………………………………… 62

四、放血疗法的方法 ……………………………………………………………………… 62

五、放血疗法护理 ………………………………………………………………………… 64

六、小结 …………………………………………………………………………………… 65

第六章　显微外科患者术后常见症状及并发症的护理 …………………………………… 66

第一节　疼痛 ………………………………………………………………………………… 66

一、发病机制 ……………………………………………………………………………… 66

二、原因 …………………………………………………………………………………… 66

三、分类 …………………………………………………………………………………… 66

四、治疗与处理 …………………………………………………………………………… 67

五、疼痛患者的护理 ……………………………………………………………………… 68

第二节　血管危象 …………………………………………………………………………… 69

一、发生机制 ……………………………………………………………………………… 70

二、诱因 …………………………………………………………………………………… 70

三、监测与表现 …………………………………………………………………………… 71

四、鉴别 …………………………………………………………………………………… 73

五、应急处理 ……………………………………………………………………………… 73

六、血管危象患者的护理 ………………………………………………………………… 74

第三节　移植组织坏死 ……………………………………………………………………… 75

一、发生机制 ……………………………………………………………………………… 75

二、常见原因 ……………………………………………………………………………… 75

三、分类 …………………………………………………………………………………… 76

四、临床表现 ……………………………………………………………………………… 76

五、应急处理 ……………………………………………………………………………… 76

六、移植物坏死患者的护理 ……………………………………………………………… 76

第四节　骨筋膜室综合征 …………………………………………………………………… 77

一、病因 …………………………………………………………………………………… 77

二、病理生理机制 ………………………………………………………………………… 78

三、临床表现 ……………………………………………………………………………… 78

四、辅助检查 ……………………………………………………………………………… 79

五、诊断 …………………………………………………………………………………… 79

六、预防与治疗 …………………………………………………………………………… 80

七、骨筋膜室综合征患者的护理 ………………………………………………………… 80

第五节　感染 ………………………………………………………………………………… 82

一、分类 …………………………………………………………………………………… 82

二、致病因素 ……………………………………………………………………………… 82

三、病理生理机制 ………………………………………………………………………… 83

四、辅助检查 ……………………………………………………………………………… 83

　　　　五、预防与控制 84
　　　　六、显微外科常见的感染及护理 84
　第六节　静脉血栓栓塞症 88
　　　　一、VTE 的高危因素 89
　　　　二、病理生理机制 89
　　　　三、临床表现 90
　　　　四、诊断与治疗 91
　　　　五、VTE 风险评估 91
　　　　六、预防与护理 92
　第七节　肌肉萎缩 93
　　　　一、病因 93
　　　　二、病理生理机制 93
　　　　三、临床表现 94
　　　　四、辅助检查 94
　　　　五、预防与治疗 95
　　　　六、肌肉萎缩患者的护理 95
　第八节　神经损伤 96
　　　　一、病因 96
　　　　二、病理生理机制 97
　　　　三、临床表现 97
　　　　四、辅助检查 97
　　　　五、预防与治疗 98
　　　　六、护理措施 98
　第九节　血管损伤 99
　　　　一、病因 99
　　　　二、病理生理机制 99
　　　　三、临床表现 100
　　　　四、鉴别诊断 100
　　　　五、预防与治疗 100
　　　　六、护理措施 101
　第十节　关节僵硬 101
　　　　一、病因 102
　　　　二、病理生理机制 102
　　　　三、临床表现 102
　　　　四、辅助检查 102
　　　　五、预防与治疗 102
　　　　六、护理措施 103
　第十一节　乳糜漏 104
　　　　一、病因 104
　　　　二、病理生理机制 104

三、临床表现 104

四、诊断 104

五、预防与治疗 104

六、护理措施 105

第七章　显微外科手术患者的康复护理 107

第一节　显微外科康复护理的意义 107

一、显微外科康复护理的对象 107

二、显微外科康复护理的内容 107

三、显微外科康复护理的重要性 108

第二节　临床检查与康复评定 108

一、运动功能评定 108

二、感觉功能评定 111

三、日常生活活动能力评定 113

四、生活质量评定 115

第三节　康复治疗的原则 120

一、早期治疗原则 120

二、因人而异原则 120

三、循序渐进原则 120

四、主动参与原则 121

五、整体康复原则 121

六、团队形式原则 121

七、持之以恒原则 121

八、提升质量原则 121

第四节　康复治疗的常见方法 121

一、物理疗法 122

二、运动疗法 125

三、支具治疗 126

四、感觉脱敏和再教育 128

五、作业疗法 129

六、压力疗法 130

七、心理治疗 131

第八章　显微外科常用药物的护理 133

第一节　抗感染药的护理 133

一、青霉素类 133

二、头孢菌素类 134

三、碳青霉烯类 134

　　四、氨基糖苷类 135
　　五、大环内酯类 135
　　六、林可霉素类 135
　　七、喹诺酮类 136
　　八、糖肽类 136
　　九、其他 137
第二节　抗凝血药的护理 137
　　一、肝素 137
　　二、低分子量肝素 138
　　三、注射用纤溶酶 138
　　四、低分子右旋糖酐 139
　　五、利伐沙班 139
第三节　抗痉挛药物的护理 140
　　一、作用机制 140
　　二、用法 140
　　三、不良反应 140
　　四、注意事项 140
第四节　镇痛药的护理 140
　　一、非甾体类镇痛药 141
　　二、阿片类镇痛药 141
　　三、复方制剂类镇痛药 141
第五节　脱水药物的护理 142
　　一、七叶皂苷钠 142
　　二、甘露醇 142
　　三、呋塞米 143
　　四、甘油果糖 143
第六节　溶栓药物的护理 143
　　一、作用机制 143
　　二、用法 144
　　三、不良反应 144
　　四、注意事项 144
第七节　营养神经药物的护理 144
　　一、鼠神经生长因子 144
　　二、甲钴胺 145
第八节　冬眠药物的护理 145
　　一、作用机制 145
　　二、用法 146
　　三、不良反应 146
　　四、注意事项 146
第九节　其他药物的护理 146

一、白蛋白 ……………………………………………………………………… 146

二、血浆代用品 ………………………………………………………………… 147

三、抗血小板聚集药 …………………………………………………………… 147

四、人破伤风免疫球蛋白 ……………………………………………………… 147

第九章　断肢(指)再植的显微外科护理 …………………………………… 149

第一节　再植的定义及分类 ………………………………………………… 150

一、流行病学 …………………………………………………………………… 150

二、损伤类型的分类 …………………………………………………………… 150

第二节　断肢(指)再植的病理生理学改变 ………………………………… 151

一、离断肢体的缺血缺氧损伤 ………………………………………………… 151

二、离断肢体的缺血再灌注损伤 ……………………………………………… 152

三、断肢(指)再植后的重要病理生理学变化 ………………………………… 152

第三节　再植显微外科的基本原则与技术 ………………………………… 154

一、概述 ………………………………………………………………………… 154

二、显微外科技术的基本原则 ………………………………………………… 154

三、显微血管修复技术 ………………………………………………………… 155

第四节　断肢(指)再植的围手术期护理 …………………………………… 156

一、院前急救 …………………………………………………………………… 157

二、院内围手术期管理 ………………………………………………………… 157

三、院外康复指导 ……………………………………………………………… 160

第十章　其他组织器官再植的显微外科护理 ……………………………… 162

第一节　头皮再植的围手术期护理 ………………………………………… 162

一、术前护理 …………………………………………………………………… 163

二、术中护理 …………………………………………………………………… 163

三、术后护理 …………………………………………………………………… 163

四、出院护理 …………………………………………………………………… 164

第二节　阴茎再植的围手术期护理 ………………………………………… 165

一、术前护理 …………………………………………………………………… 165

二、术中护理 …………………………………………………………………… 165

三、术后护理 …………………………………………………………………… 165

第三节　断耳再植的围手术期护理 ………………………………………… 166

一、术前护理 …………………………………………………………………… 167

二、术后护理 …………………………………………………………………… 167

三、出院护理 …………………………………………………………………… 168

第四节　断唇再植的围手术期护理 ………………………………………… 169

一、术前护理 …………………………………………………………………… 169

二、术后护理 ·· 169

第五节　断鼻再植的围手术期护理 ·· 170

一、术前护理 ·· 171

二、术后护理 ·· 171

第十一章　器官再造的显微外科护理 ···························· 173

第一节　手与手指再造术的围手术期护理 ······················ 174

一、手与手指缺失的临床表现 ·· 174

二、手与手指再造术的治疗 ·· 174

三、手与手指再造术的护理 ·· 176

第二节　舌再造术的围手术期护理 ·· 178

一、舌癌临床表现 ·· 179

二、舌癌治疗 ·· 180

三、舌再造术的护理 ·· 180

第三节　鼻再造术的围手术期护理 ·· 183

一、术前护理 ·· 184

二、术后护理 ·· 185

三、健康教育 ·· 186

第四节　耳再造术的围手术期护理 ·· 187

一、术前护理 ·· 188

二、术后护理 ·· 188

第五节　阴茎再造术的围手术期护理 ·· 190

一、阴茎缺损的概述 ·· 190

二、阴茎缺损的治疗 ·· 191

三、阴茎再造术的护理 ·· 192

第六节　乳房再造术的围手术期护理 ·· 194

一、乳房缺如的概述 ·· 195

二、乳房缺如的治疗 ·· 195

三、乳房再造术的护理 ·· 197

第十二章　组织瓣移植的显微外科护理 ···················· 200

第一节　组织瓣的定义及分类 ·· 201

一、皮瓣 ·· 201

二、筋膜瓣 ·· 201

三、肌瓣 ·· 201

四、骨膜瓣 ·· 201

五、骨瓣 ·· 201

六、肌皮瓣 ·· 202

　　　　七、骨皮瓣 ……………………………………………………………… 202

　　第二节　皮瓣的定义、血管、分类与应用原则 …………………………… 202

　　　　一、皮瓣的定义 ……………………………………………………… 202

　　　　二、皮瓣的血管 ……………………………………………………… 202

　　　　三、皮瓣的分类 ……………………………………………………… 205

　　　　四、皮瓣的应用原则 ………………………………………………… 207

　　第三节　皮瓣移植的病理生理学 …………………………………………… 208

　　　　一、与皮瓣移植成活密切相关的影响因素 ………………………… 208

　　　　二、皮瓣移植术后的病理生理过程 ………………………………… 209

　　第四节　常见类型的皮瓣移植的围手术期护理 …………………………… 209

　　　　一、术前护理 ………………………………………………………… 210

　　　　二、术后护理 ………………………………………………………… 211

　　第五节　口腔颌面部游离组织瓣移植的围手术期护理 …………………… 214

　　　　一、口腔颌面部游离组织瓣手术特殊性 …………………………… 215

　　　　二、口腔颌面部游离组织瓣手术原则 ……………………………… 215

　　　　三、口腔颌面部常用的游离组织瓣 ………………………………… 216

　　　　四、游离组织瓣移植的围手术期护理 ……………………………… 218

第十三章　淋巴系统显微外科护理 ………………………………………… 223

　　第一节　淋巴水肿的概述 …………………………………………………… 224

　　　　一、病因与分类 ……………………………………………………… 225

　　　　二、病理生理变化 …………………………………………………… 225

　　　　三、临床表现 ………………………………………………………… 225

　　　　四、诊断 ……………………………………………………………… 226

　　　　五、分期 ……………………………………………………………… 227

　　第二节　淋巴水肿的显微外科治疗 ………………………………………… 227

　　第三节　淋巴水肿的围手术期护理 ………………………………………… 228

　　　　一、术前护理 ………………………………………………………… 228

　　　　二、术后护理 ………………………………………………………… 229

第十四章　周围神经损伤的显微外科护理 ………………………………… 232

　　第一节　周围神经损伤的概述 ……………………………………………… 232

　　　　一、病因 ……………………………………………………………… 233

　　　　二、病理生理变化 …………………………………………………… 233

　　　　三、临床表现 ………………………………………………………… 233

　　　　四、诊断 ……………………………………………………………… 234

　　第二节　周围神经损伤的治疗 ……………………………………………… 236

　　　　一、治疗原则 ………………………………………………………… 236

二、手术治疗···236

三、不同部位神经损伤治疗···237

第三节　周围神经损伤的护理···237

一、非手术治疗的护理措施···238

二、手术治疗的护理措施···238

第四节　臂丛神经损伤的围手术期护理···241

一、头-颈-胸-患肢石膏固定或头臂外固定支具的护理···································241

二、呼吸道护理··241

三、预防移植皮瓣发生血管危象的护理···242

四、乳糜漏的护理··242

第五节　其他上肢周围神经损伤的围手术期护理···242

一、体位护理···242

二、康复护理措施··242

第六节　下肢周围神经损伤的围手术期护理···243

一、体位护理···243

二、康复护理措施··243

第十五章　动静脉内瘘的显微外科护理 ·······································245

一、临床表现与辅助检查···246

二、动静脉内瘘的选择原则及手术方法···246

三、动静脉内瘘的围手术期护理···247

第十六章　显微外科常见护理操作及标准 ····························250

第一节　评估类护理操作标准···250

一、再植（移植）组织血液循环评估及标准···250

二、疼痛评估及操作标准···253

三、神经功能评估及操作标准···257

四、深静脉血栓风险评估及操作标准···262

第二节　技术类护理操作标准···266

一、术前准备操作标准···266

二、术后麻醉床准备操作标准···268

三、接手术后患者护理操作标准···271

四、更换引流袋操作标准···274

五、伤口换药操作标准···276

六、石膏固定护理操作标准···279

七、烤灯使用操作标准···283

八、外固定架钉道护理操作标准···285

九、更换负压封闭引流装置护理操作标准···288

十、头臂外固定支具护理操作标准 ·· 292

十一、下肢周围神经损伤支具护理操作标准 ······················· 295

十二、红光治疗仪操作标准 ··· 297

十三、断指再植术后放血疗法操作标准 ······························· 300

十四、断指再植术后再植指按摩操作标准 ···························· 303

十五、皮瓣移植术后皮瓣按摩操作标准 ······························· 305

十六、腹部皮瓣断蒂术前夹蒂训练操作标准 ························ 308

参考文献 ·· 312

第一章
显微外科概述

中国显微外科经过半个多世纪的发展,从首例断肢(指)再植到显微血管吻合研究,从游离足趾移植再造拇指到游离腹股沟皮瓣,从"中国手"到健侧颈 7 神经移位等,创造了众多世界奇迹。显微外科人凭着坚定的信念、承担着血管危象和手术高失败率的风险,用超强的工作强度、精湛的显微镜下技术完成各种手术。显微外科技术需要达到高度微创、高度精细和高度准确,才有利于患者术后快速康复,这也使外科手术从宏观走向微观,同时开拓了外科治疗的新领域。

第一节 显微外科的概念与内涵

显微外科是现代外科领域中新兴发展的学科。显微外科手术是利用光学放大设备和显微外科器材进行的精细外科手术。从医学科学发展历史来看,显微外科经历了孕育期、创始期、发展期和成熟期。随着 20 世纪 60 年代 Jacobson 和 Suarez 成功进行小血管吻合实验,大家开始逐步深入了解小血管吻合规律,到 1963 年陈中伟教授在国际上报道了首例断肢(指)再植成功的案例,外科操作视野从此也从宏观走入微观。显微镜下的视野,不仅放大了细小血管、神经等组织结构,也极大提高了手术的精准程度,让现代外科技术在微观领域得以延伸。

显微外科作为一门独立的临床学科,从来都不局限在某一独立领域中运用。随着学科的不断发展,显微外科技术逐渐在骨科、脑外科、手外科、整形外科等学科中广泛应用。但上述学科并不会影响显微外科的独立内涵,其学科建设需要从实际出发,在一些有条件的单位成立独立的临床学科。专业小组的建立和专业技术在临床的熟练应用是构成显微外科学科建设的基础。这几十年间通过一代又一代显微外科人的艰苦奋斗,我国的显微外科技术不断地传承和创新。每一个显微外科人在显微镜下的日夜坚守和每一个护理团队在显微外科手术前后的精心呵护,共同给患者带来了"重生"的希望。显微外科手术并不是单打独斗,而是医护团队协同运作、分工明确,接诊患者后争分夺秒进行断肢(指)再植、创面修复、重建功能手术,最终使得患者早日回归社会。随着科学技术的不断进步,显微外科技术将来必定有更广阔的舞台,比如利用患者离断肢(指)体残端自体组织移植再造的信息源来控制肢体;利用机器人远程控制,指导异地断肢(指)修复,为医疗条件落后地区的患者提供远程救治;利用显微外科技术探索神经的再生以及肌肉的再支配等。回顾显微外科的发展历程,每一代显微外科人都在不断地发现问题、解决问题、突破禁区、不断探索。每一代显微外科人都有自己的使命,点滴的努力推动了整个学科的进步。不畏艰辛、勇于探索,这是显微外科的精神内涵。

(何 丹 胡三莲 娄湘红 彭伶丽)

第二节 显微外科发展史

在外科领域中,大口径血管病变的切除修补或血管移植手术很早就已在各国开展,成功率也很高。前辈们一直在不断地尝试突破微小血管的吻合技术,但对于外径在 1~2mm 的微小血管的吻合手术则往往失败,在肉眼下进行操作,很难达到无创伤的修复,吻合口也不易精确对合,常常造成血管内栓塞而导致手术失败。1960 年,Jacobson 和 Suarez 采用手术显微镜进行管径 1.6~3.2mm 的小血管吻合取得了较高的通畅率,使得小血管吻合在临床应用成为可能,这是显微外科发展史上的一次重大突破。20 世纪 70 年代以后,显微外科进入快速发展时期,为组织与器官移植、再植与再造术、修复重建等作出了重大贡献。

一、皮瓣移植的发展史

皮瓣移植最早应用于面部整形,其中鼻再造术是整形外科最基本、最常用的创面修复方法。1893年,德国 Werner Spalteholz 总结出皮肤的动脉血供来源于两处,一是来自肌肉营养动脉的终末支;二是来自深部主干动脉的直接皮肤分支。1936 年,法国医生 Michel Salmon 在研究全身的皮肤血供情况中采用放射解剖技术,出版了专著《皮肤的动脉》,当时由于显微外科研究中对皮肤血供无特别精细的要求,直至游离皮瓣出现之后,人们才认识到此项研究的重要意义。

在 20 世纪 50 年代之前,皮瓣外科的发展相对缓慢,临床中主要应用的是随意型皮瓣。60 年代以后,逐渐开展游离皮瓣移植,加速了轴型皮瓣的发展进程,在此期间的研究也奠定了显微外科的理论基石。1973 年,我国华山医院杨东岳教授和顾玉东教授分别介绍了国内首例、世界第 2 例腹股沟皮瓣游离移植手术,显微外科又开始进入复合组织移植的阶段,这在传统的皮瓣移植中是一次很大的改革。应用显微外科技术使得游离皮瓣获得受区的血液供应,手术 I 期完成,克服了传统皮瓣移植术次数多、坏死风险高、患者治疗体验差等缺点,推进了我国皮瓣外科的进一步发展。中国学者对世界皮瓣外科发展做出了三大重要贡献,主要表现在四肢动脉干皮瓣、肌间隔穿支皮瓣和逆行岛状皮瓣 3个方面。1979 年,杨果凡教授等发明了前臂桡动脉皮瓣。1982 年,宋儒耀教授在国外用英文进行报道,前臂桡动脉皮瓣是国际上首次报道的动脉干网状皮瓣,被国外学者称为"中国皮瓣"。1982 年,我国显微解剖的创始人钟世镇最早提出肌间隔皮瓣,实质是肌间隔穿支皮瓣,早于 1989 年日本 Koshima等提出的肌皮穿支皮瓣。1982 年,鲁开化等首次报道了桡动脉逆行岛状皮瓣修复手部缺损的病例。1983 年,顾玉东教授提出了设计皮瓣的"点、线、面"概念。1988 年,侯春林教授提出的转移皮瓣"旋转弧"的概念,对皮瓣外科的理论进行了进一步补充。

随着显微外科的发展,医生不仅会关注创面的覆盖和皮瓣外形,还会尽量减少对皮瓣供区的破坏。穿支皮瓣的出现实现了皮瓣精制化,不破坏供区的主干血管和神经,在保证受区外形与功能的同时最大限度地减少了对皮瓣供区的损害。超显微外科是指对直径 0.3~0.8mm 的血管进行吻合的技术,凭借显微器械、显微缝合针使精细吻合手术成为可能,此技术通常在真穿支皮瓣游离转移及血管-淋巴管吻合中使用。在皮瓣移植中,准确判断血液灌注情况对皮瓣的预后非常关键。皮瓣血供实时成像技术可以通过物理或化学方法实时探测皮瓣的血运,实现了对皮瓣血供的可视化及半定量分析。显微外科技术的兴起,也极大地推动了皮瓣外科的发展,皮瓣从游离皮瓣发展成轴型皮瓣、穿支皮瓣等;从带蒂皮瓣发展到吻合血管的游离皮瓣和带血管蒂筋膜瓣等;皮瓣应用范围也从整形外科扩展到其他领域,并取得良好的治疗效果。显微外科医生始终遵循供区破坏少、受区修复好、成活率高、皮瓣美观的原则开展工作。

在骨修复方面,也发展了更多的组合皮瓣,如骨与皮瓣的复合组织移植、带趾间关节的皮瓣等,根据修复的组织,切取不同类型的复合组织瓣,以修复缺损肢体的外观及功能。1977年,陈中伟教授首先将带血管蒂吻合的游离腓骨移植术应用于先天性胫骨假关节,使传统骨移植进入活骨移植阶段。同年,杨东岳教授完成了国际首例异体带血管的膝关节移植,这是国内最早开展的同种异体复合组织移植,再次轰动世界。1979年,黄恭康教授开展了吻合旋髂深血管的髂骨瓣移植术。1980年,郭恩覃教授等在国内首先开展吻合血管进行跖趾关节移植。1981年,吴仁秀教授等首次报道了带臀上动脉深上支的髂骨移植;朱盛修教授采用带血管蒂的桡骨骨膜瓣治疗腕舟骨陈旧性骨折。1982年,陈中伟教授等也开展了带旋髂深血管髂骨瓣移位治疗股骨无菌性坏死;1983年,杨立民教授等在国内也首次开展了肩胛骨皮瓣。

专家们在骨瓣供血的解剖与临床应用方面开展了大量研究,进一步推动了显微外科的发展,新的骨瓣供区的应用也大大提高了大段骨缺损的修复疗效。2012年,中南大学湘雅医院唐举玉教授在国际上首次提出的特殊形式穿支皮瓣是应用传统穿支皮瓣的"微创与美学"理念,在国际上首创属于中国的穿支皮瓣特色技术,实现了以最小的皮瓣供区损伤获得最佳的皮瓣受区外形与功能。按照国际惯例,该术式命名使用"特殊形式穿支皮瓣衍生术式唐氏分类",这是国际显微外科领域首次用中国人姓氏命名的手术方式。

二、断肢(指)再植的发展史

在断肢(指)再植领域,上海市第六人民医院陈中伟教授于1963年成功完成世界首例前臂完全离断再植术,极大地促进了创伤外科肢体修复的进展。1964年,王澍寰教授在放大镜下成功完成1例儿童完全性断指再植,开创了应用显微外科技术实施断指再植的先例。1964年,中山大学附属第一医院黄承达教授及团队施行世界首例断腿再植成功。1966年,上海市第六人民医院与上海市第九人民医院合作,在6倍手术放大镜下进行了完全离断示指再植手术并获得成功。1978年,北京积水潭医院杨克非教授针对双上肢严重毁损伤患者,将右手肢体远端移位于左上肢重建手功能,首次实施肢体异位再植。1986年,西安西京医院陆裕朴团队在世界上首次成功为一例双手十指完全离断患者进行断指再植。1990年,裴国献教授等完成了世界首例十指和四肢离断再植。2014年,手外科专家雷彦文等成功为1例新生儿小指末节断指实施再植,该患者也是世界上最小年龄实施断指再植的患者。断肢(指)再植手术的成功不仅需要医生具备高超的显微外科技术,也需要医疗护理团队的默契配合。

从20世纪60年代末期开始,中国的断肢(指)再植技术发展迅速,从再植数量、成活率、基础研究和发展普及等多方面,均处于世界领先地位。尽管显微外科及断肢(指)再植已取得了辉煌成就,但是仍面临着许多挑战,如手术预后、肌腱粘连、关节僵硬、外表不够美观等问题。因而,许多学者在血流动力学、预防肌腱粘连、局部药物应用及组织工程等方面进行了很多研究。目标导向液体治疗(goal-directed fluid therapy,GDFT)通过监测血流动力学变化,根据患者全身情况和容量状态进行个性化输液,使患者的心排血量和组织氧供达到最佳状态,从而改善断肢患者的手术预后。这是加速康复外科中重要的液体治疗策略。

三、再造外科的发展史

断肢再植的成功也推动再造外科的发展。1966年,杨东岳、顾玉东教授创新设计了吻合血管的第二足趾移植术,为拇指缺损再造提供了新方法。1978年,针对全手丧失的患者,于仲嘉教授精心设计断肢再造方案,他采用一种高强度的钢材做成"Y"形的人造掌骨钢叉,将其接在断肢桡骨的残端,以代替缺失的掌骨,通过手臂肌肉、血管、神经和皮肤的覆盖,完成手掌的再造,在此基础上通过两个或三个足趾移植,替代手指功能,这个史无前例的手术是世界上第一只再造手,被誉为"中国手"。于仲嘉教授凭借再造手方面的成就于1985年获得国家发明一等奖。1999年,裴国献教授完成了亚洲第1例、世界第3例异体手移植。2007年,王增涛教授提出手指再造的全形再造的新理念,即从全身不同部位(或异体、人工)分别设计切取组织移植到手或手指残端,按照正常手指的结构与功能重新组装出一个新的手指,不再是将整个足趾移植到手上,减少对身体其他部位的影响。

四、周围神经修复的发展史

在周围神经显微外科领域,显微外科技术的应用明显提高了神经修复质量和效果。1917年,Langley和Hashimoto Hakaru提出神经束膜缝合术的概念理论。1964年,Smith首先用显微镜进行神经束手术。应用显微外科技术还可以修复臂丛、腰骶丛等周围神经损伤。1970年,顾玉东教授利用显微外科技术在国际上首创膈神经移位重建屈肘功能修复臂丛损伤。1972年,Millesi首次报道了神经束间移植术。1973年,朱家恺教授在国内最早进行周围神经损伤束膜缝合临床研究。显微技术的应用充分体现出操作精细、分辨率高、损伤小和对位好等优势。1979年,韦加宁教授报道了周围神经束间移植术。1986年,顾玉东教授首创健侧颈7神经移位术,并提出单纯切断C_7神经对上肢运动功能无明显影响,这一发现为全臂丛根性撕脱伤提供了新的动力神经和创造了新的修复方法。1987年,顾玉东教授又采用多组神经移位治疗全臂丛根性撕脱伤;同年,钟汉柱医生报道了吻合血管的腓浅神经移植。1989年,周定标等首次报道"显微镜下颈前路椎体次全切除+植骨融合术"治疗多节段脊髓型颈椎病,能有效避免误伤骨髓和神经根。在功能重建方面,侯春林教授于2000年报道了通过建立跟腱-脊髓-膀胱人工反射弧来重建完全截瘫患者排尿功能。2008年,侯春林教授又在国际上首次报道切断单一腰骶神经根对下肢运动功能无明显影响,为下肢神经移植提供了新的动力神经源。

2017年,顾玉东教授在国际上首先开展了腹腔镜下腰丛/骶丛神经松解术并研发出腹腔镜下的显微缝合设备,这是首次将微创的内窥镜技术应用于复杂腰骶丛神经损害治疗中,拓展了腰骶丛神经损伤领域的研究。在手术显微镜下进行神经束膜缝接,可使神经束对合良好,手术疗效明显提高;同时利用带血管的神经移植,可以改善神经游离移植再生过程中的缺血情况。探讨替代自体神经移植物、研究加速和诱导神经再生的方法等是周围神经外科重要的课题。2012年,刘小林教授及团队开发出全球第二、国内首个去细胞同种异体神经修复材料"神桥"并应用于临床,作为一种移植材料用于修复各种原因所致的周围神经缺损。综上所述,随着显微外科技术的改进、神经移植物的创新及神经营养因子、基因治疗等研究,周围神经损伤的治疗也取得了快速的发展。

五、淋巴显微外科发展史

在淋巴显微外科领域,1977年,O'Brien报道用淋巴管静脉吻合术治疗肢体阻塞性淋巴水肿获得成功。1979年,朱家恺等合作完成国内首次淋巴管静脉显微吻合。当淋巴水肿时,淋巴管压力大于静脉内,淋巴液会经吻合口流入静脉,近期效果较好。当淋巴管与静脉内压力趋于平衡时,淋巴液很难再流入静脉,甚至可能出现血液反流至淋巴管内,产生栓塞而导致远期效果不佳。因此,显微外科专家探索将阻塞段远端的淋巴管桥接到近端正常淋巴管来重建正常的淋巴回流通路。1981年,Bauermeister报道用健侧淋巴管转位至患侧,来治疗下肢淋巴水肿,手术也获得成功。1982年,朱家恺完成了首例用深淋巴管静脉吻合术治疗先天性肢体淋巴水肿,简化了手术操作还提高了疗效。1983

年之后,陆续有学者报道通过自体淋巴管移植来治疗淋巴水肿,取得了淋巴管长期通畅的效果,但此方法也存在供肢淋巴水肿的风险。

显微外科和其他学科的发展一样,面临着许多新的挑战,需要将基础与临床研究紧密结合,在显微外科基础研究领域中引入分子生物学,深入研究移植免疫学和组织工程技术,积极探索和发现新供区,通过结合高新技术,完善手术设计方案,发展智能化操作系统,从而达到更好的手术效果。显微外科的发展,凝聚着老一辈的心血和智慧;展望未来,年轻一代应继续努力推动显微外科的普及和发展,从而造福更多患者。

（黄新艳　胡三莲　娄湘红　彭伶丽）

第三节　显微外科护理发展史

时光荏苒,近六十年来,我国的显微外科技术得到了迅猛发展。无论是断肢(指)再植,还是各类皮瓣修复软组织损伤技术等都达到了国际领先水平。作为显微外科的重要组成部分,显微外科护理也随着医疗技术的不断创新发展而顺势发展,在专科护理、护理管理、护理科研及学科建设等方面取得显著成效,而护理的发展为显微外科手术的成功提供了保障。

一、显微外科护理的专业发展历程

纵观显微外科的发展历程,从世界首例断肢再植的成功到以中国学者唐举玉教授命名的"特殊形式穿支皮瓣衍生术式唐氏分类",我国显微外科走过了辉煌的六十年。显微外科手术的成功,既需要术者精湛的技术,也需要具备高度的责任心、深厚的专业知识、熟练的操作技能、敏锐的观察能力以及独立应对突发情况的专科护士。可以说,显微外科的每一次成功突破、每一页辉煌篇章都承载着护理人员的辛勤付出。1963年,世界医学史上首例右前臂完全离断再植,其核心技术是血管吻合,采用套接血管的方式是源于上海市第六人民医院手术室宗英护士的灵感,这是显微外科护理专业发展的起点。同年,上海市第六人民医院率先建立了显微外科病房,专业病房的设立为显微外科护理的发展奠定了基础。

目前,显微外科护理是骨科护理的一个重要分支,拥有专业的护理理论和操作技术,配备完善的管理体系,从硬件设备到人力资源管理,从疾病护理常规到应急预案培训,显微外科护理的独立性、专业化发展已初具雏形。随着护理学科越来越趋向于专业化、精细化发展以及显微外科护理队伍规模的日益壮大,未来,显微外科护理也将作为特色护理专科在发展中不断创新探索。护理管理人员需要制订相关的护理标准及专科技术标准,建立"以需求为导向,以岗位胜任力为核心"的培训制度,同时对显微外科护理人员进行专科化培训,以推动显微外科护理同质化发展,促进显微外科护理的专科化发展,从而更好地提高临床护理质量并保障医疗安全。

二、显微外科护理专业人才培养

作为显微外科的重要组成部分,显微外科护理也在不断发展创新。目前,显微外科护理虽然是骨科护理学的分支,但在骨科专科护士的培训中,关于显微外科的内容较少,导致骨科专科护士对显微外科专业知识掌握不够,加之国内尚无显微外科专科护士的培养体系,对显微外科护士核心能力的培养缺乏统一和规范化的培养流程。

显微外科手术的特点决定了护理工作的精细性和高难度。因此,专业的显微外科护理人员必须具备扎实的业务能力、强烈的责任意识,能够对血管危象等潜在并发症做到早期判断,配合医生及时对症处理,保障显微外科手术的成功率。此外,随着显微外科高新技术的广泛应用,科学研究的不断深入,对显微外科护士提出了更高的要求。培养一支具有创新精神、专业技术过硬的显微外科护理队伍是促进学科发展的必然要求和必然趋势,也是促进显微外科护理专业化发展的必要途径。2021年,中华护理学会开展骨科专科护士培训,对显微外科护理提出了明确要求,促进了显微外科护理人员的专业和业务能力的进一步提升,未来显微外科护士定能尽早实现专业化发展。

三、护理科学研究对显微外科护理发展的意义

显微外科护理是一门年轻的学科。随着护理学的发展在不断前进,显微外科护理工作者运用科研的思维,采用科学的方法反复地探索、回答和解决护理领域的问题,直接或间接地指导显微外科护理实践的过程,这是推动护理学科发展的基本动力。随着显微外科护理队伍整体素质的不断提高,创新意识不断增强,许多护士在临床实践中不断探索显微外科护理领域中未知的问题,将理论和临床实践结合,解决护理工作中的难题,创新显微护理技术和方法,推动着显微外科护理理论、技术的完善和提高。回顾显微外科护理研究的发展趋势,其研究主要集中在加强对显微术后组织或器官的血流动力学监测、显微术中或术后的血管危象应对策略、创新显微外科围手术期的护理模式等,以进一步提高显微术后再植组织或器官的成活率。例如,中南大学湘雅医院结合本院的特点,运用科学的方法构建了皮瓣移植术后血管危象识别与防控管理信息系统,通过连续动态地记载皮瓣血运情况,实现皮瓣血管危象早期预警,有效保障显微外科患者的安全。

显微外科护理用具不断革新,新技术、专利的推广丰富了显微外科护理内涵,如组合式四肢体位垫的发明,为显微外科术后有效避免皮瓣卡压、避免动脉供血不足和静脉回流障碍等危险因素创造了条件。新型皮肤温度(皮温)监测装置等专利的申请在监测皮温的研究方面进行了大胆探索。同时,血液循环观察单等显微外科记录的著作授权,把皮温、颜色、组织张力、毛细血管回流变化绘制成图谱,根据动态变化图谱描述血运情况,使血运变化一目了然。随着显微外科逐渐在骨科、神经外科、手外科、整形外科等学科中广泛应用,显微外科护理也将面临更多的机遇和挑战,广大显微外科护理同仁应不断学习、探索,深入开展显微外科护理研究,不断完善显微外科护理的理论和技术,推动显微外科护理的发展。

(何　丹　胡三莲　杨佳琪　娄湘红　彭伶丽)

第四节　显微外科技术的应用范围

显微外科技术是20世纪现代外科学的重要里程碑,在手术放大镜或显微镜下操作,突破人眼视力的自然限制,提高对健康组织和病理组织的鉴别能力,手术也更为精确,可以完成过去无法在肉眼下完成的各种手术。早期显微外科技术主要应用于断肢(指)再植,逐渐发展到兼顾外观和功能的修复重建、修复再造手术,而今它涉及更多领域,被广泛应用于骨科、整形外科、神经外科、泌尿外科、妇产科、耳鼻咽喉科、胸外科、器官移植等。

一、显微外科技术在骨科中的应用

显微外科技术在骨科被广泛应用于断肢(指)再植、手指再造、游离组织移植和功能重建领域。在断肢(指)再植方面,陈中伟教授成功完成世界首例前臂完全离断再植术,极大促进创伤外科修复的研

究工作。在手指再造方面,足趾移植再造拇指的手术方法,为拇指缺损再造提供了新方法。在游离组织移植方面,张长青教授率先在国内开展游离腓骨瓣移植治疗股骨头坏死和股骨颈骨折术后不愈合,为股骨头坏死的治疗提供依据。柴益民教授在国际上首次提出"穿支蒂皮神经营养血管皮瓣",被世界重建显微外科大会评为近年来世界15个新皮瓣之一,得到了广泛应用。

二、显微外科技术在整形外科中的应用

显微外科技术在整形外科中应用广泛,包括器官再造、创面修复、头皮再植。20世纪80年代初,高学书教授和张涤生教授等在国际上首次采用前臂皮瓣再造阴茎,推动了我国阴茎再造的临床研究。除了阴茎再造外,通过显微外科技术吻合血管的组织移植还可以一期完成耳、鼻、舌、乳房、阴道等其他器官的再造,而这些过去需要分期手术完成。此外,通过吻合血管的组织移植也可一期修复各种复杂的创面和整形等,如皮瓣移植进行皮肤缺损治疗。在头皮再植方面,自1976年Miller等成功完成第1例全头皮撕脱伤再植之后,应用显微外科头皮再植是修复完全性头皮撕脱伤的首选方法。

三、显微外科技术在神经外科中的应用

20世纪60年代,"显微神经外科之父"Yasargil首先将光学显微镜引入神经外科手术,开辟了神经外科的显微外科时代。近50年间显微神经外科取得了长足的发展。其应用范围由最初的听神经瘤、颅内动脉瘤和颅外-颅内动脉吻合术逐步延伸到神经外科大部分领域,包括脑血管病、颅内肿瘤、功能神经外科疾病以及颅脑损伤等。在脑血管病方面,1976年,臧人和教授首先在国内应用显微外科技术吻合颅内外动脉治疗缺血性脑血管病。在颅内肿瘤方面,应用显微外科技术有利于肿瘤的切除,并减少对正常脑组织的损伤。在功能神经外科疾病方面,显微神经血管减压术被广泛应用于治疗三叉神经痛和面肌痉挛,既保存了神经功能又减轻了病痛。在颅脑损伤方面,显微外科技术主要用于治疗脑脊液漏、视神经损伤等。显微外科技术实现了神经外科手术的三维可视化和精准化,减少了手术的副损伤,效果明显优于传统的裸眼手术。

四、显微外科技术在泌尿外科中的应用

显微外科技术在泌尿外科中主要应用于隐睾治疗、输精管吻合术、精索静脉曲张结扎等。在隐睾治疗方面,将睾丸动静脉切断后将睾丸移至阴囊,并应用显微血管缝合方法将其动、静脉分别与腹壁下动脉及大隐静脉吻合。在显微镜下进行输精管吻合术可用于治疗梗阻性无精子症,具有术后输精管复通率高和配偶妊娠率高等优势。显微外科精索静脉低位结扎术治疗精索静脉曲张,与传统手术相比,不仅能够显著降低睾丸萎缩、鞘膜积液等并发症,还可以更好减少损伤、提高精子质量,降低复发率。在功能重建方面,侯春林教授于2000年报道了通过建立跟腱-脊髓-膀胱人工反射弧来重建完全截瘫患者排尿功能,之后他于2008年在国际上首次报道切断单一腰骶神经根对下肢运动功能无明显影响,成功将其应用于单纯脊髓圆锥下部损伤的排尿功能重建。

五、显微外科技术在妇产科中的应用

显微外科技术在妇产科主要用于输卵管复通术,既往多采用肉眼下输卵管端-端吻合、输卵管内留置支架等方法,但由于不能实现输卵管断端各层的精密吻合,术后效果不理想。在显微镜下吻合输卵管,组织层次清楚,对合准确,减少了对组织的损伤程度,提高了输卵管的复通率以及复通后的妊娠率。随着手术器械和高分辨率可视化技术的不断改进,腹腔镜技术与显微外科完美结合,也促使医生

能够完成更复杂和精细的手术。

六、显微外科技术在耳鼻咽喉科中的应用

耳鼻咽喉科手术操作动作要求细微。1921年,瑞典耳鼻咽喉科医生Nylen使用自己设计、制造的固定式单目显微镜为1例慢性中耳炎患者施行了手术,这是医学史上第1例真正意义上的显微手术。20世纪50年代初期,孙鸿泉等最早应用显微外科技术施行内耳开窗、镫骨撼动、鼓室成形术等手术。在20世纪60年代,我国著名的鼻科专家卜国铉教授在国内首先开展经鼻-蝶窦的垂体瘤手术,成为国内鼻神经外科的先驱。1978年,上海新华医院在手术显微镜下治疗血管运动性鼻炎,其运用于严重鼻出血、鼻腔细小异物,早期肿瘤的治疗也有一定疗效。喉显微外科主要是根据病变特点和侵袭声带的不同层次,用显微外科技术最大程度地保留声带显微结构,从而避免或减少对发声功能的损害。

七、显微外科技术在胸外科中的应用

1992年,电视胸腔镜手术进入中国,迄今为止已成为胸外科的常规手术和核心业务。胸腔镜手术引领着胸外科进入了一个微创化新时代,如在肺癌手术中的广泛应用胸腔镜手术基本取代了开胸手术在胸外科的核心地位。胸外科开展的显微手术运用在食管缺损的修复及冠状动脉血运重建两方面。有研究曾报道,游离空肠移植技术重建下咽及颈段食管恶性肿瘤切除术后食管缺损,该术式具有成功率高,术后吻合口瘘发生率低,吞咽功能恢复快,患者消化功能更接近生理功能,手术创伤小、术后死亡率低等优点。冠状动脉血运重建手术是取患者本身的血管(如胸廓内动脉、大隐静脉等),将狭窄冠状动脉的远端和主动脉连接起来,为心肌提供新的血供,可改善心功能,显著提高患者生存率。

八、显微外科技术在器官移植中的应用

显微外科技术促进了器官移植的发展,为小器官移植提供了技术条件。《中国儿童肝移植操作规范(2019版)》推荐使用显微外科技术进行术中肝动脉重建,以降低肝动脉血栓形成的风险,显微外科吻合技术是保证肝动脉重建成功的关键。显微外科技术在肾移植手术中已广泛用来处理供肾的血管畸形及血管的吻合,大大减少了术后并发症,提高了移植肾的成功率。

此外,显微外科技术还广泛应用于临床各专科等,大大提高了临床各学科的手术质量。

(何　丹　胡三莲　杨佳琪　娄湘红　彭伶丽)

第五节　显微外科病房的设置和管理

显微外科的发展不仅需要精湛的医疗技术和专业的护理技术,更需要规模化、现代化、科技化的病房环境和先进的管理理念。显微外科护理在近六十年的发展历程中,紧随医学发展前沿,不仅着力于学科整体水平的不断提升,还通过规范显微外科病房设置,制订行之有效的管理标准,全方位推进显微外科的发展。

一、显微外科病房的设置

环境布局分病房、治疗区域和辅助用房3部分,有条件的医院单独设立显微外科重症监护病房。治疗区域:根据临床科室的功能任务,设立医生工作站、护士工作站、治疗室、处置室、配膳室、库房、洗涤间、开水房、杂物间、污洗室、污衣室、浴室、洗手间等。辅助用房:值班室、会议室(示教室)、更衣室、

会客室等。

(一) 普通病房

病房设置包含普通病室、隔离病室。一般设 40~45 张床位为宜。病房要求布局合理,通风采光良好,符合预防院内感染要求;地面平整、易清洁、快干燥,应有防滑、扶手等安全设施。

设置可分单人、双人和 4~6 人病房,病室空间高 3~3.3m。病房设备简洁,病床与墙壁垂直,墙角与地角成钝角,地面平整、易清洁、快干燥,有排水孔。每张病床在室内所占面积不少于 5m²,床间距离 1m 以上,床位的摆放方式应便于诊疗护理操作。两床之间设活动围帘。墙壁色彩和谐,窗帘颜色适宜,最好设独立卫生间。病房色调柔和、阳光充足、空气流通、温、湿度适宜,条件许可增设娱乐设备和通风设备如电视机、电话机、空调机等。病室外阳台设衣物晾晒架。患者床单位设置以患者舒适、安全、有利治疗和康复为前提。每个床单位有固定的设备:病床、床垫、被服、床旁桌、床旁椅、活动式小餐桌和输液架等。病床符合实用、耐用、舒适、安全的原则,一般长 2m、宽 1m、高 0.6m,床脚有轮子便于移动,床两侧有活动床栏,可按需调节体位的靠背架或升降架,床下有盆架。床垫要求选用牢固的布料制成,较坚韧又松软;各种被服规格适当;病号服宽松,便于穿脱和清洗。

床头墙壁上方安装床号标记、呼叫装置、中心供氧、中心负压吸引、压缩空气、电源插座、照明装置等。病房及走道应设有地脚灯。患者活动的地方设置护栏,有防火设备、安全通道、消毒隔离设施。

(二) 显微外科重症监护病房

床间距设计可参考《中国重症加强治疗病房(ICU)建设与管理指南》要求,护士台设置在病房中央位置,并设置观察窗,便于及时观察患者病情变化,床间距 ≥1m,每张床位的面积都应留出足够的空间,走道空间需要容纳病床、可移动设备、医用推车,满足医护人员、探视人员的通行需求,一般以推床宽度和一人侧身行走宽度限定,宜为 1.5m。可根据收治情况设立独立单间,满足特殊感染或重症患者的隔离和监护需求。

1. 缓冲间的设置　重症监护病房设有缓冲间,有严格的入室管理程序,医护人员入室前经过缓冲间,缓冲间面积不宜小于 3m²,应便于医用推车和普通医疗设施的进出,同时应配备感应式洗手池与手部消毒设施。

2. 设计兼顾隐私保护　注重保护患者隐私,开放式病房中床单位之间必须保证有围帘。

3. 布局设计　符合操作要求,治疗室及治疗准备间,设置在护士站附近,便于护士进行药物配置、器械准备等工作。室内装备包括器械柜、操作台、药品库、治疗车、洗手池、冰箱等。病区辅助用房应靠近病房,用于存放被服、一次性医疗耗材、医疗器械和其他医疗设备等。

(三) 显微外科病房的特殊要求

1. 安静舒适的环境　显微外科术后患者需要严密监测血运,安静的环境有利于患者术后休息,有效避免情绪激动。

2. 病室温湿度适宜　每间病房配备温、湿度计。恒定温度维持在 23~25℃,湿度维持在 50%~60%。温、湿度过高不但增加机体消耗,而且还会加重肾脏负担,抑制神经系统,不利于再植肢体的成活。应避免供暖障碍、烤灯中断照射、空调不能使用等意外情况的发生,以免因寒冷刺激导致血管痉挛,从而诱发血管危象。

3. 层流生物洁净病房　考虑到创面有感染的风险,建议配备恒温、恒湿的层流生物洁净病房。层流生物洁净病房主要设备为高效空气过滤器(high efficiency particulate air filter,HEPA filter),能清除直径 >0.3μm 的微粒与细菌,过滤效率达 99.9%,还有中效及初效过滤器。保证通风过滤净化系统持续运转,空气始终处于正压状态,以免造成气流紊乱或室外污染空气流入,影响空气的洁净度。

4. 其他要求　建议设置自动感应门,窗户密闭性和隔音效果好,避免对流风,病房内绝对禁烟。窗帘遮光性好,午休时可调暗光线。针对层流生物洁净病房环境特点,对传统的护理操作、消毒隔离技术和护理过程中的各环节进行优化设计,制订层流生物洁净病房标准化管理制度和操作流程。

(四) 显微外科的仪器设备

显微外科病房为满足患者术后需求,需要配备常规和并发症应急处置设备。肢体保温和血运观察是显微外科术后的观察重点,对于肢体毁损伤者还需要密切监测生命体征变化。

1. 配备急救医疗设备　显微外科病房常规应配备抢救车、吸痰机、便携式心电监护仪、心电图机、输液泵等设备。

2. 配备显微监测医疗设备　根据显微外科特色配备烤灯、皮温仪、多普勒血流监测仪、床旁止血装置、光子治疗仪等物品。随着科技的进步与发展,血运观察设备包括内置或外置多普勒超声血流探测仪、激光多普勒血流仪、Licox 导管氧分压测量仪、热量扩散探头、微量透析仪、近红外线血管成像等。

3. 设备的维护与管理　各种设备应进行登记,专人管理、定点放置,每日清点并检查功能,定期开展设备的使用培训及考核工作。

二、显微外科病房管理

显微外科管理者通过加强护士规范化培训,合理配置人力资源,建立严格的质量标准体系,保障护理安全,提升护理质量。

(一) 人力资源管理

1. 护士专业技术要求　显微外科是一门专业性很强的学科,护理越来越趋向精细化、专业化发展,培养显微外科专业化护理队伍是促进学科发展的重要途径。显微外科对护理人员的专科业务技能要求较高,从事者需经新入职护士培训且具备独立当班资质,具备显微外科危重患者护理的相关知识与操作技能。

2. 合理配备人力　由于显微外科术后需要严密监测血运,床护比根据患者病情和工作量等情况具体配置,对于需要严密监测血运的患者可进行集中管理。

3. 护士工作职责　明确各层次护士准入标准及工作职责,实施责任制整体护理工作模式,责任护士能完成所管患者的护理工作,按照患者的级别护理需求,为患者提供全面、全程、安全、专业、人性化的护理服务。护士长制订各班工作流程,实施医护一体化查房,及时与医生沟通患者病情及治疗护理方案。

4. 人员专业培训　重点进行专科理论、操作的培训与考核。理论方面包括显微外科解剖学、病理学基础、常用的监测技术与常用疗法、断肢(指)再植患者的围手术期护理、游离足趾移植再造手指术患者的围手术期护理、各类皮瓣移植术患者的围手术期护理等内容;在技能方面,护士应正确判断血管危象的种类及处理;能正确使用皮温仪、充气式止血带等各类仪器。

(二) 护理质量管理

1. 建立质量管理体系　保障患者安全是《"十四五" 国民健康规划》中提高医疗卫生服务质量任务的重点内容,也是护理质量管理的核心。提高护理服务质量和水平是《全国护理事业发展规划(2021—2025 年)》中明确给出的核心任务。设立专科质量管理队伍,通过三级质控网络覆盖,建立质控网络小组,明确职责,定期开展质控检查。护士长为质控负责人,护理部定期督查,护士长与质控成员定时检查与随机抽查,对存在的问题及时整改并跟踪落实。

2. 建立专科质量评价指标

(1) 专科质量标准:制订显微外科护理管理制度、专科护理常规、操作流程与标准;制订显微外科专科质量标准,如断肢(指)再植、各类皮瓣修复软组织缺损、毁损伤等专科护理质量标准。

（2）专科护理质量敏感指标:护理质量评价指标可以分为基础护理质量评价指标和专科护理质量评价指标。显微外科护理质量评价指标是对显微外科护理质量的数量化测定,是进行显微外科护理质量管理的重要手段,反映显微外科专科护理服务的程序和结果。根据专业特色对护理质量进行规范化、科学化管理。采用结构-过程-结果三维指标体系建立专科指标,构建显微外科护理质量评价指标体系,为护理质量评价提供依据。黄天雯等构建了骨科护理质量敏感指标,适用于包括显微外科专科护理质量控制。建议增加显微外科个性化的敏感指标,例如移植组织血液循环评估准确率、血管危象发生率。通过对发生血管危象的高危患者进行监测,统计血管危象发生率,通过多方面数据收集,应用管理工具进行分析,采取措施,以达到质量持续提升的目的。

（3）风险预警管理:实施护理风险管理,建立护理风险预警系统,护士具备危重患者的病情观察和护理能力。病区对常见突发情况有应急预案,如显微外科术后失血性休克的应急预案、肺栓塞的应急预案、血管危象的应急预案、气性坏疽的应急处理流程等。对可能产生的并发症、不良事件进行预警管理。有研究者建立手显微外科患者术后血管危象预警控制体系,包括建立血管危象监控网络、风险控制筛选和风险预警工具,制订血运观察护理量表、血管危象评估表、血管危象应急处理流程等,提高了护士的防控能力,从而规避或降低术后血管危象的发生,提高了再植、再造手指或移植组织皮瓣等的成活率。

3. 持续质量改进　随着显微外科专业化的发展,以特色护理专科建设为目标的管理模式也取得了初步成效。通过专科队伍建设、护理质量管理、护理技术和服务提升等,能够解决临床实际问题、改善患者的就医体验,并产生良好的社会效益。通过应用品管圈(quality control cycle,QCC)管理工具针对临床护理中存在的问题进行原因分析,提出整改方案,并追踪评价效果。PDCA循环(plan-do-check-act,PDCA)管理进行全程互动、细节量化、环节监控等,使护理人员变被动服务为主动服务,提高工作效率,持续改进护理质量。

（三）院内感染防控管理

显微外科病房严格执行医院感染管理的各项规章制度,层流生物洁净病房环境实施规范化、标准化管理,有利于提高医疗护理质量和保证患者安全。严格执行消毒隔离制度,提高医务人员安全意识和防范能力,消除可能引起患者感染、刺激、损伤等不良环境因素,防止院内感染的发生。

1. 空气消毒　各室每日定期通风半小时及以上;配剂室、治疗室等区域进行紫外线消毒或使用空气消毒机消毒,每日2次。如有层流设施的病房,专职人员定期维护、定期清洗消毒空气压缩机、过滤网、管道等,根据监测结果更换过滤器,保证稳定的过滤效果。按制度每个月进行空气培养、手培养、物体表面培养并做好登记,特殊情况酌情处理。

2. 地面、床单位消毒　地面用500mg/L的含氯消毒剂擦拭消毒,每日擦拭消毒2~3次。当有肉眼可见污染物时先用一次性吸水材料蘸取2 000mg/L的含氯消毒剂小心清除,再进行常规清洁消毒,清除过程中避免接触污染物,清理的污染物按医疗废物集中处置。对床单位等高频接触物表的消毒,必要时增加消毒频次,出院患者做好终末消毒。

3. 手卫生　显微外科病房预防院内感染是不容忽视的环节,保持手卫生是有效预防控制病原体传播,从而降低医院感染发生率的最基本、最简单且行之有效的手段。所有医护人员、工勤人员都应严格遵循手卫生规范。床尾均配备快速免洗手消毒液。接触患者前、进行无菌操作前、接触患者后、接触患者血液、体液后、接触周围环境后等环节,应立即洗手或手卫生消毒,同时也需要关注家属和患者自身的手卫生。

4. 多重耐药菌患者管理　开放性伤口或可能存在感染的严重毁损伤患者应及时提醒医生做好

伤口采样工作。严格控制抗生素的使用,预防感染。一旦发现多重耐药菌感染时,进行床边隔离或单间隔离。接触隔离是控制感染及传播的重要手段,按照《多重耐药菌医院感染预防与控制技术指南(试行)》等相关规章制度等进行处理。当临床症状好转或治愈、连续 2 次标本阴性,每次标本送检间隔时间为 24h,可撤销隔离。

(黄新艳　胡三莲　杨佳琪　娄湘红　彭伶丽)

第二章
显微外科解剖学基础

显微外科主要涉及四肢血管、组织瓣、周围神经及淋巴管的解剖学基础,理解和掌握其形态结构、位置和毗邻关系,为护理工作者掌握其创伤机制、手术方式,开展围手术期并发症预防等工作奠定理论基础。

第一节　四肢血管的解剖学基础

血管吻合的质量是组织移植手术成败的关键。护理人员熟悉小血管局部解剖结构特点,对于术后再植、移植组织的观察及护理,乃至显微手术的成功均具有重要意义。

一、血管的组织解剖

除毛细血管外,血管壁从管腔面向外依次为内膜、中膜、外膜(图 2-1)。

(一)内膜

内膜由内皮、内皮下层、内弹性膜组成,是血管壁三层中最薄的一层。

内皮是紧贴于血管腔面的一层单层扁平上皮。内皮细胞大多呈梭形,核突出,细胞宽部与细胞窄部镶嵌排列,其长轴与血流方向一致,为血液的流动提供了一个光滑的平面。内皮下层是位于内皮和内弹性膜之间的薄层结缔组织,内含少量胶原纤维和弹性纤维。

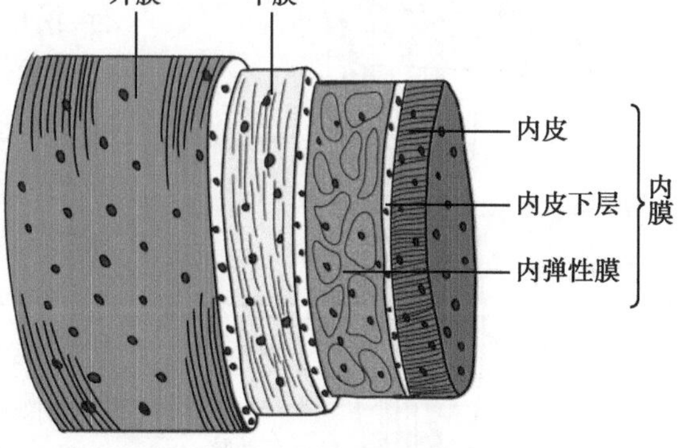

图 2-1　血管壁组织结构模式图

(二)中膜

位于内膜和外膜之间,其厚度和组成成分因血管种类而异。其中,大动脉以弹性膜为主,其间有少许平滑肌;中动脉主要由平滑肌组成,肌间有弹性纤维和胶原纤维。

(三)外膜

外膜由疏松结缔组织组成,其中含螺旋状或纵向分布的弹性纤维和胶原纤维,并且有小血管和神经分布。血管壁的结缔组织细胞以成纤维细胞为主,当血管受损时,成纤维细胞具有修复能力。

(四)血管壁的营养血管和神经

管径 1mm 以上的动脉和静脉管壁中,均有小血管分布,称为营养血管。这些小血管进入外膜后分支成毛细血管,分布到外膜和中膜。内膜一般无血管,其营养由腔内血液直接渗透供给。血管壁上包绕有网状神经丛,神经纤维主要分布于中膜与外膜交界处,有的伸入中膜平滑肌层。一般而言,动脉神经分布的密度较静脉丰富,以中小动脉最为丰富。毛细血管是否存在神经分布目前尚有争议。

二、四肢血管的解剖

(一)上肢血管

1. 动脉

(1)腋动脉:在第1肋外侧缘处续于锁骨下动脉,经腋窝深部至大圆肌下缘处移行为肱动脉。腋动脉(图2-2)主要分支如下。

1)胸肩峰动脉:为一短干,起自平胸小肌上缘处的腋动脉,立即分支分布于三角肌、胸大肌、胸小肌和肩关节。

2)胸外侧动脉:沿胸外侧壁下行,分布于乳房和前锯肌。

3)肩胛下动脉:自肩胛下肌下缘附近发出,向后下行分为胸背动脉和旋肩胛动脉。前者分布于背阔肌和前锯肌,后者至冈下窝布于附近诸肌。

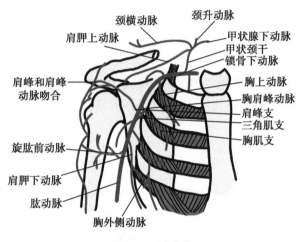

图 2-2　腋动脉

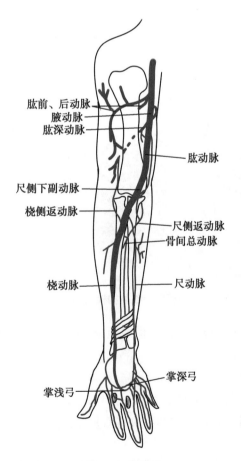

图 2-3　肱动脉

4)旋肱前动脉:旋肱前动脉较细,于旋肱后动脉起点附近发出,绕肱骨外科颈前方外行,分布于肩关节和附近肌肉,并与旋肱后动脉吻合。

(2)肱动脉:自大圆肌下缘处续腋动脉,与正中神经相伴行,沿肱二头肌内侧沟下行至肘窝,平桡骨颈处分为桡动脉和尺动脉。肱动脉(图2-3)的主要分支有肱深动脉,在大圆肌下缘下自肱动脉发出,与桡神经伴行,经肱三头肌内外侧头之间的桡神经沟向外下方走行,分支分布于肱三头肌,并有分支参加肘关节动脉网。

(3)桡动脉:由肱动脉分出,在肱桡肌与旋前圆肌之间,沿前臂桡侧伴桡神经浅支下行,在桡腕关节上方行于肱桡肌腱与桡侧腕屈肌腱之间。桡动脉经桡骨茎突远端转至手背,贯穿第一骨间背侧肌而达手掌深面,与尺动脉掌深支吻合成掌深弓。

(4)尺动脉:自肱动脉分出,在指浅屈肌和尺侧腕屈肌之间,伴尺神经沿前臂尺侧下行,经屈肌支持带前面,豌豆骨桡侧入手掌。

(5)掌浅弓和掌深弓:桡动脉和尺动脉的末端和分支在手掌相互部吻合成掌浅弓和掌深弓(图2-4)。掌浅弓和掌深弓以及弓间的交通支保证了手在握持物体时的血液供应。

1)掌浅弓:由尺动脉末端和桡动脉的掌浅支吻合而成,位于掌腱膜和屈指肌腱之间。掌浅弓分支有小指尺掌侧动脉和 3 支指掌侧总动脉。前者布于小指尺侧缘,后者达掌指关节的附近,又各分为两支指掌侧固有动脉,分别布于 2~5 指相对缘,手指出血时可在手指两侧压迫止血。

2）掌深弓:由桡动脉末端与尺动脉掌深支吻合而成,位于屈指肌腱的深面,约平腕掌关节高度,由弓的凸侧发出 3 条掌心动脉,至掌指关节附近,分别与相应的指掌侧总动脉吻合。

（6）手指动脉:每个手指均有掌侧和背侧动脉（图 2-5、图 2-6）。其对称分布为 2 条指掌侧固有动脉和 2 条指背动脉。分别与同名神经伴行,形成指掌侧和背侧血管神经束。

1）拇指的动脉供应为多源性,以拇主要动脉为主。桡动脉由手背进入手掌时,在穿经第 1 背侧骨间肌两个头与拇收肌之间处发出拇主要动脉。拇主要动脉沿第 1 掌骨的尺侧远行至掌指关节处,在拇长屈肌腱下分为两个终支。

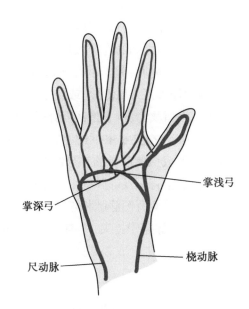

图 2-4 掌浅弓和掌深弓

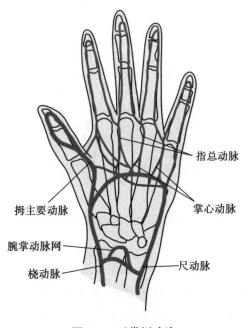

图 2-5 手掌侧动脉

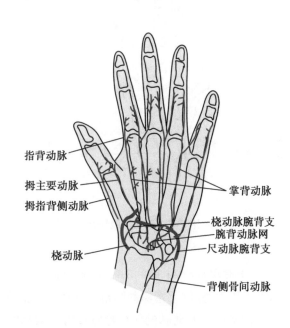

图 2-6 手背侧动脉

2）拇指指背动脉有 2 条,由桡动脉或第 1 掌背动脉发出,主要供应拇指背侧近段组织。约有 30% 的人此动脉细小甚至缺如。

3）掌背动脉在指蹼处分成 2 条细小的指背动脉,其间有交通支相互吻合,是手指血液供应的辅助性血管。

2. 静脉 上肢的静脉富有静脉瓣,分为浅、深两种,绝大多数汇入腋静脉。

（1）上肢浅静脉:起于手指,在指背两侧形成指背静脉,上行与来自手掌和手背的浅静脉在手背中部共同形成手背静脉网（图 2-7）。

1）头静脉:起自背静网的桡侧并逐渐转至前臂前面上行至肘窝,继续沿肱二头肌外侧上行,经胸大肌与三角肌之间的沟穿入深筋膜,注入腋静脉或锁骨下静脉。

2）贵要静脉:起于手背静脉网的尺侧,逐渐转至前臂前面内侧,向上沿肱二头肌内侧上行,在臂中点穿深筋膜汇入肱静脉,或伴肱静脉向上注入腋静脉。贵要静脉的口径较粗,位置表浅而恒定。

3）手指浅静脉:手指浅静脉是主要的回流静脉。手指的背侧和掌侧具有较恒定的浅静脉梯形结构(图 2-8)。指尖及甲下的静脉网与甲沟旁的小静脉一起形成末端静脉。指背桡、尺侧静脉有数条交通支,形成指背静脉的梯形结构,也可视为静脉的弓网结构。指掌侧浅静脉的分布,也呈梯形或弓网状,但较指背侧浅静脉纤细。指腹静脉网汇聚成桡、尺侧掌侧静脉向手指近端走行。其间有数条交通支与桡、尺侧背侧静脉相连,在指蹼处,相邻的指掌侧浅静脉汇合成掌骨头间静脉,入指背静脉。拇指背侧浅静脉起于指尖,甲沟和甲襞处的静脉网,在指间关节平面汇合成 4 条以上的小静脉,行至掌指关节平面时汇合成 2~3 条静脉,直径达 2.0mm 左右,拇指掌侧静脉较背侧静脉细小。

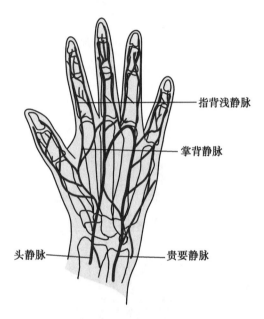

图 2-7　手背侧浅静脉

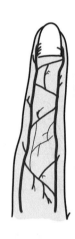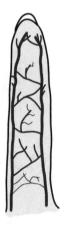

图 2-8　手指掌、背侧浅静脉梯形结构示意图

（2）上肢深静脉:上肢的深静脉均与同名动脉伴行,1 条动脉通常有 2 条伴行静脉。

1）手指深静脉:手指深静脉指固有动脉及指背动脉的伴行静脉,管径细小,走形与位置不恒定。

2）指掌侧固有动脉的伴行静脉较指背动脉的伴行静脉略粗:手部静脉分布变化较多,但仍有规律可循,手指的背侧及掌侧的主要静脉在手指各节的走行位置较恒定。

（二）下肢血管

1. 动脉

（1）股动脉:为髂外动脉的延续,下行经股三角、收肌管,出收肌腱裂孔至腘窝,移行为腘动脉。在股三角内,股动脉位于股静脉与股神经之间,前面仅盖以筋膜和皮肤,位置表浅,在腹股沟韧带中点稍下方可触到其搏动,过腹股沟韧带的中点到内收肌结节连线的上 2/3 段,即股动脉的体表投影。股动脉在腹股沟韧带下方 2~5cm 处发出股深动脉,向内后下行,沿途分出旋股内侧动脉、旋股外侧动脉分支分布于大腿肌和髋关节。

（2）腘动脉:在收肌腱裂孔处续于股动脉,经腘窝深部下行至腘窝下角处,分为胫前动脉和胫后动脉。腘动脉分支分布于膝关节及附近诸肌。

（3）胫后动脉：腘动脉的延续，沿小腿后面浅、深层肌之间下行，经内踝后方进入足底，分为足底内侧动脉和足底外侧动脉，在内踝后方可触及搏动。主要分支见下。

1）腓动脉：由胫后动脉起始处分出，斜向下外，分支分布于胫腓骨和附近肌。

2）足底内侧动脉：足底内侧动脉较小，沿足底内侧前行分布于足底内侧部肌肉和皮肤。

3）足底外侧动脉：足底外侧动脉与足底深弓较粗，沿足底外侧前行，至第5跖骨底处转向内侧至第1跖骨间隙，与足背动脉的足底深动脉吻合构成足底深弓。足底深弓位于跖骨底附近，骨间肌的浅面。从弓的凸缘发出4条趾足底总动脉，前行至跖关节附近，各分为2条趾足底固有动脉，分布于各相邻足趾的相对缘。足底外侧动脉营养足底大部分肌肉。

（4）胫前动脉：由腘动脉分出后，立即穿小腿骨间膜，至小腿前群肌之间，下行至足背移行为足背动脉。沿途分支分布于小腿前群肌和附近皮肤。自胫骨粗隆与腓骨小头之间的中点，至两踝间前面连线的中点画1条线，即为胫前动脉的体表投影。

（5）足背动脉：在距小腿关节的前方续于胫前动脉，经踇长伸肌腱的外侧前行，至第1跖骨间隙近侧端分为跖背动脉和足底深动脉，沿途分支分布于足背、足趾等处。跖背动脉又分为趾背动脉，分布于各趾背面。足底深动脉穿经第1跖骨间隙至足底，与足底外侧动脉吻合，形成足底深弓。足背动脉在距小腿关节的前方，踇长伸肌腱外侧，位置表浅，可触及搏动。当下肢脉管炎时足背动脉的搏动可减弱或消失。足背部出血时可在该处向深部压迫足背动脉进行止血。

（6）足部的供血系统有两组，分别来源于足背动脉（图2-9）和足底血供（图2-10），这两组供血系统借足底深支相互沟通。足部动脉由足底外侧动脉和足背动脉的足底深支构成。足弓的凸缘发出第1~4跖足底动脉，行于跖骨之间，再各分为2条趾底动脉，分布于各趾的相对缘。足底的血供来源于胫后动脉，发出足底内、外侧动脉。

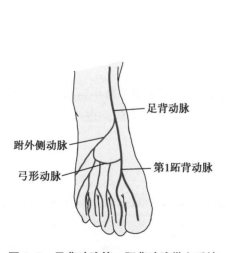

图2-9　足背动脉第一跖背动脉供血系统

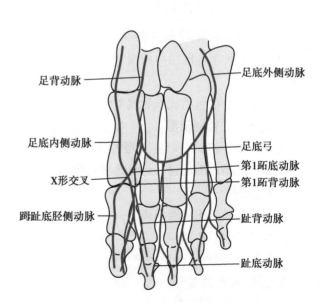

图2-10　足底血供

2. 静脉　下肢的静脉和上肢一样，分为浅静脉和深静脉。浅、深静脉之间交通支多，静脉瓣也较上肢丰富。

（1）下肢浅静脉：起自趾背静脉，在跖骨远端处形成足背静脉弓，弓的两侧分别延续为小隐静脉和大隐静脉。

1）大隐静脉：全身最长的浅静脉。起自足背静脉弓的内侧，经内踝前方在小腿内侧伴隐神经上行，经膝关节的内侧后方至大腿内侧并逐渐转至前面，在腹股沟韧带下方穿隐静脉裂孔注入股静脉。大隐静脉在入股静脉前有 5 支属支，分别是股外侧浅静脉、股内侧浅静脉、阴部外静脉、旋髂浅静脉和腹壁浅静脉。

2）小隐静脉：起自足背静脉弓的外侧，经外踝后方沿小腿后面上行，至腘窝处穿深筋膜注入腘静脉。

（2）下肢深静脉：从足底起始至小腿的深静脉，都有 2 条与同名动脉伴行，胫前静脉与胫后静脉在腘窝下缘处汇成 1 条腘静脉，该静脉上行穿收肌腱裂孔移行为股静脉。

股静脉：伴同名动脉上行，在腹股沟韧带的深面延续为髂外静脉。股静脉在腹股沟韧带下方位于股动脉的内侧，位置恒定，可借股动脉的搏动而定位。

（3）足部静脉：由足趾趾背静脉回流入跖背静脉、足背静脉弓，最后汇集到大隐静脉，大隐静脉是足趾主要回流静脉。足背外侧为小隐静脉，与足背静脉弓沟通。足背静脉网收集足背的静脉血，其两端沿足两侧缘上行，分别接大隐静脉和小隐静脉。

（曹建华　杨佳琪　娄湘红　彭伶丽）

第二节　组织瓣的解剖学基础

组织瓣一词与英文中的"flap"相对应，指"具有自身的血液循环系统、能独自成活的活的组织块"。皮瓣是带有自身血液供应、包含皮肤组织的活的组织块。皮瓣是外科组织瓣的一种。

一、组织瓣的解剖结构

以组织瓣供区采用较多的肢体部位为代表，其解剖结构层次分为皮肤、浅筋膜、深筋膜、肌和骨。组织瓣可以是一种单纯的组织构成，也可以是多种复合组织。

（一）皮瓣

皮瓣的组织结构包括皮肤和皮下组织。

（二）真皮下血管网皮瓣

它是不含皮下组织（浅筋膜）层的皮瓣，是仅在真皮下血管网的下方保留一薄层脂肪而形成的一种薄型皮瓣。此型皮瓣近蒂部分是典型的皮瓣结构层次，远蒂部分为真皮下血管网皮瓣。

（三）筋膜瓣

仅包含深筋膜结构的组织瓣。

（四）肌瓣、肌皮瓣

肌瓣是指有完整动、静脉血管系统，能独自成活的肌肉组织块。肌皮瓣是指肌肉组织块连同其浅层的皮下组织、皮肤的部分。

（五）骨瓣、骨膜瓣和骨膜骨瓣

骨瓣包含骨块的局部及骨膜。骨膜瓣只包含骨膜。在实际应用中，截取骨膜时，也常带有部分骨质的移植体，称之为骨膜骨瓣。

（六）复合组织瓣

复合组织瓣是包含有多种组织结构、具有自身血液循环系统的活组织瓣。从血供的角度看，它分为两大类：单一的血管蒂供养的单纯复合组织瓣和多个血管蒂供养的组合组织瓣。

二、皮瓣

皮瓣的解剖结构包括表皮、真皮和皮下组织 3 个层次。若将皮瓣三层连同皮瓣深筋膜层包括在内,则称之为筋膜皮瓣(图 2-11)。

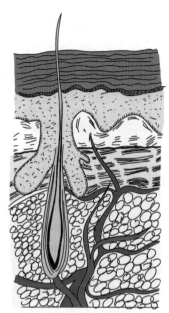

(一)皮瓣的层次

1. 表皮　表皮是角化的复层鳞状上皮,一般可分为 5 层,由浅至深依次为角质层、透明层、颗粒层、棘层和基底层。

(1)角质层:由多层扁平细胞叠积而成,浅层细胞为易于脱落的角质鳞片,细胞内没有细胞核和细胞器。

(2)透明层:由几层扁平无核的细胞组成,切片上有较强的反光性。

(3)颗粒层:由 2~4 层梭状细胞组成,细胞长轴与皮肤表面平行,细胞核已趋退化消失,胞质内出现透明角质颗粒。

(4)棘层:棘层有数层,细胞核为球形或卵圆形,位于细胞中央,深层尚有分裂增生能力。

(5)基底层:基底层是表皮中分裂增生能力最强的一层细胞,故又称为生发层,细胞呈立方形或矮柱状,深面贴在基膜上。皮肤的基膜又可称为真表皮连接。表皮内没有血管,而基膜的通透性很强,有利于基底细胞从真皮摄取养分。游离神经末梢可通过基膜进入表皮细胞之间。

图 2-11　皮瓣的层次及其血供

2. 真皮　真皮由结缔组织组成,含有毛发、毛囊、皮脂腺、汗腺等结构。真皮与皮下组织之间界限不清晰,故真皮的精确厚度不易测算。真皮又可分为浅在的乳头层和深在的网状层。

(1)乳头层:乳头层向表皮突起呈乳头状,形成 1 条波浪形的交界线。乳头层结缔组织较为疏松,毛细血管丰富,组成乳头下血管网。乳头层内神经感受器丰富。

(2)网状层:该层的结缔组织较为致密,胶原纤维集成粗壮的束,束有分支并且交织成网,弹性纤维也较丰富,故真皮具有很大的韧性和一定的弹性。网状层有血管、淋巴管、神经束、感受器、毛囊和腺体等;在毛囊旁有立毛肌。

3. 皮下组织　位于真皮深面和深筋膜浅面之间的疏松结缔组织层。

(二)皮瓣的血管

皮瓣血供来源于深层的动脉干,动脉干的分支穿过深筋膜后至皮下组织,沿途发出分支,分支彼此吻合交织。皮瓣内的血管与皮瓣的层次有密切的关系,并形成各个层次的血管网。皮瓣的血管可分为皮下血管、真皮下血管、真皮血管网、乳头下血管网、乳头血管网。从皮瓣临床应用的角度进行评价,有两个层次的血管较为重要:①皮下血管,是皮瓣的轴心血管有关部分;②真皮下血管网,是保证薄型皮瓣成活的有关部分。

1. 皮下血管　进入皮瓣的皮下动脉有两种主要类型。

(1)干线型皮下动脉:其多数是轴型直接皮动脉或肌间隙皮动脉穿出深筋膜后的延续,血管的管径较粗大,行程较长,走行方向与皮肤表面平行,沿途发出分支供养皮瓣各层结构,供血量多,分布范围大。这种类型皮下动脉是轴型血管皮瓣移植设计方案的主要对象。

(2)分散型皮下动脉:多数是肌皮动脉的穿支,以垂直方向穿过深筋膜分布至皮下组织。这一类型的皮下动脉,管径均较细小,没有 1 条较长的主干,供血量少,分布范围小,一般不是游离皮瓣设计的吻合血管对象。

2. **真皮下血管网**　位于真皮与皮下组织交界处,由皮下动脉发出的上行支进入真皮而形成。

3. **真皮血管网**　位于真皮网状层与乳头层交界处,由真皮血管网发出的上行支相互吻合构成。

4. **乳头下血管网**　位于真皮网状层与乳头层交界处,是一个较为稠密的血管网,其动脉血供来自真皮下血管网的升支。

5. **乳头血管网**　位于真皮乳头内,每个乳头有 1 条乳头动脉,由乳头分出的小支互相吻合成乳头血管网。

三、肌瓣、肌皮瓣

临床进行肌瓣、肌皮瓣移植时,瓣内具有良好的血液循环是手术取得成功的关键。每块肌肉的血管分支分布各有特点。

(一) 肌肉动脉类型

1. **主干型**　按肌肉动脉的数目和分布,又可分为单支或双支主干动脉型。

(1) 单干型:由一支管径较粗的动脉供应整块肌肉。在肌内,动脉主干及其主要分支,沿肌肉的长轴走行,沿途向周围发出众多分支,分布于肌腹组织。以阔筋膜张肌为代表。

(2) 双干型:肌肉由两支管径接近的动脉供应,它们分别从不同的部位进入肌肉,分布到一定的区域,两支的分布区域不一定均等,也可形成主次互补,两者有吻合,以腓肠肌、臀大肌为代表。

2. **节段型**　由多支动脉供应一块肌肉,它们共起自同一动脉或分别起自不同动脉。口径粗细不等,分散进入肌肉,以股薄肌、胸锁乳突肌为代表。

3. **混合型**　由多支动脉营养一块肌肉,它们来自不同的动脉,其口径粗细不等,分别以集中,分散形式进入肌肉。在肌肉内,它们的分支分布兼具主干型和节段型的形态特点,以背阔肌、胸大肌、斜方肌为代表(图 2-12)。

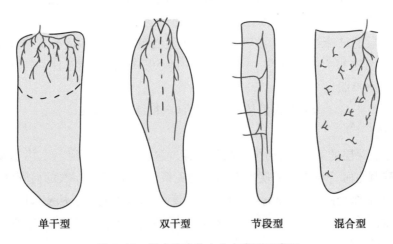

| 单干型 | 双干型 | 节段型 | 混合型 |

图 2-12　肌肉动脉分支分布类型示意图

人体多数肌肉的动脉分布可归属于上述 3 种类型中的一类,但也有例外,如比目鱼肌,其动脉分布可以分别归属于主干型、节段型或混合型。

肌肉动脉各级分支之间具有粗细不等的吻合支。与肌皮瓣移植有关的肌肉表面皮肤的血供,基本上由肌皮血管供应。

(二) 背阔肌

背阔肌皮瓣主要血液供应来自胸背动脉(图 2-13)。背阔肌位于腰背部及腋部,为一三角形扁平肌肉,面积大,可修复较大的创面。背阔肌为多源性血供肌肉,其主要营养动脉来自肩胛下动脉的胸背动脉,其次为节段性动脉和颈横动脉的降支。背阔肌皮瓣皮区的范围:上自肩胛下角平面稍上,下至髂嵴,内侧为后正中线,外侧可超越背阔肌前缘至腋中线,即整个背阔肌均可作为吻合血管的肌皮瓣。

（三）股薄肌

股薄肌位于大腿内侧面皮下,是股内侧肌群中位置最浅的长带状肌。股薄肌为多源性血供类型,其主要营养动脉为股深动脉的股薄肌支(图 2-14)。股薄肌的主要营养动脉入肌后,在肌肉内下行过程中,发出肌皮动脉穿支进入皮肤,以营养皮肤和皮下组织。

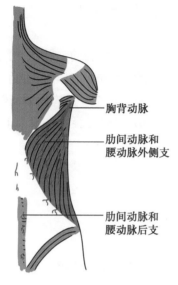

图 2-13　背阔肌的血供

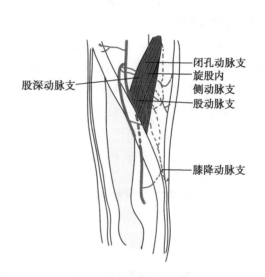

图 2-14　股薄肌的血供

四、骨瓣、软骨瓣及骨膜瓣

骨、骨膜和软骨移植的关键要点是移植体的血供存在。在显微外科技术基础上发展起来的吻合血管的骨和骨膜移植,其特点是能将供体的血管与受区的血管进行吻合,使被移植的骨有充分的血供,骨细胞保持存活,使骨移植愈合过程,转化为一般骨折愈合过程。

（一）骨和骨膜的血供特点

骨的血供因骨的种类不同,其血管的来源和分布亦有所不同,其中长骨的血供来源规律性较强,也比较恒定。不规则骨和短骨血供来源主要是肌肉和韧带的附着部以及邻近血管。

1. 长骨的血供　长骨的动脉包括滋养动脉、骺动脉、干骺端动脉及骨膜动脉(图 2-15)。

2. 不规则骨及扁骨的血供　较大的不

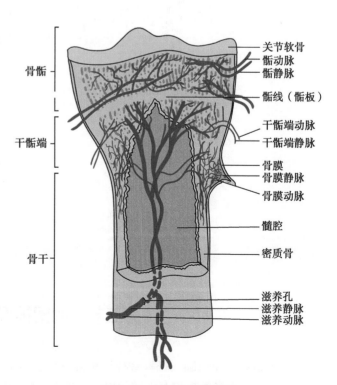

图 2-15　长骨血供示意图

规则骨(如髋骨等),其动脉分别来自骨膜动脉和滋养动脉。骨膜动脉来自邻近动脉的骨膜和通过肌肉、韧带附着处到达的骨膜支。滋养动脉位置分散,互相吻合。

3. 骨外膜的血供　骨膜的血管丰富,来源有干骺动脉骨膜支、肌骨膜支、滋养动脉的骨外膜支和邻近动脉骨膜支等,这些来源的血管在骨膜表面广泛吻合,形成骨膜动脉网。

(二)腓骨瓣及骨膜瓣

腓骨是下肢的非主要负重骨,传统的骨移植或吻合血管的骨移植,腓骨都是首选的供区。腓骨是一细长的管状骨,居小腿的外侧。腓骨与其他长骨一样,有干骺动脉,滋养动脉和骨膜动脉。腓骨的血供主要来源于腓动脉,通过腓骨滋养动脉和弓状动脉到达腓骨的髓腔及骨膜和骨质(图 2-16)。腓静脉多为 2 条,伴行于同名动脉的两侧。腓骨移植的关键性血管是腓动、静脉。

(三)胫骨瓣及骨膜瓣

胫骨是小腿的主要负重骨。胫骨是多血供来源,来源动脉有腘动脉、胫前动脉、胫前返动脉、胫后返动脉、内踝前动脉和肌骨膜动脉等(图 2-17),但适合吻接的只有胫前动脉。以胫前血管为蒂进行胫骨中下段骨膜骨瓣移植,具有供体范围大、血管变异小、蒂长、径粗等优点。从应用解剖学分析,胫骨骨膜瓣可以用于修复所有部位的骨缺损。胫骨皮瓣作为带蒂转移,可修复胫骨上段或下段骨和皮肤的缺损。

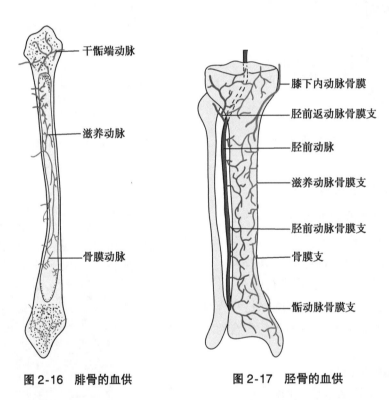

图 2-16　腓骨的血供　　　　图 2-17　胫骨的血供

（曹建华　杨佳琪　娄湘红　彭伶丽）

第三节　周围神经的解剖学基础

神经系统主要由脑、脊髓、脊神经和自主神经组成,脑和脊髓组成中枢神经,其余构成周围神经。周围神经通过 2 条神经根与脊髓相连。分布在四肢的周围神经多数是混合神经,即同时含有运动(传出)和感觉(传入)纤维。

一、周围神经的显微结构

(一)神经元

神经元是组成神经系统的基本结构和功能单位,具有感受刺激和传导兴奋的能力。所有的神经元,尽管有个体差异,但都有共同的组成,即细胞体及细胞突起,细胞突起又称为轴索(图 2-18)。每个神经元有一个轴索,轴索的长度因不同的神经细胞而异,紧密排列在一起的轴索形成神经纤维束,同样的纤维束由脊髓内发出到四肢及躯干者称为周围神经。

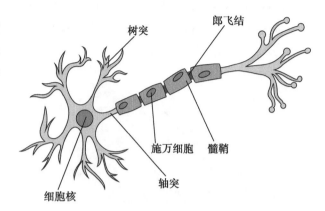

图 2-18　神经元模式图

(二)神经干

周围神经系统中的神经纤维集合在一起,构成神经,又称为神经干。1 条完整的神经干由神经纤维、支持组织及神经营养血管组成。

1. 神经纤维　神经元的细胞突起形成神经纤维,每 1 条完整的神经纤维应由轴索、髓鞘和神经内膜组成。

(1)轴索:轴索构成神经纤维的中轴,表面附有薄膜为轴膜,膜内有轴浆,轴浆的主要成分是微管及神经丝,微管起轴索的细胞支架作用,也参与轴索的运输,轴浆自近向远形成一定的压力。

(2)髓鞘:包在轴索外面圆筒状厚膜,由髓磷脂和蛋白构成,有防止兴奋扩散和绝缘的作用。

(3)神经内膜:围绕施万细胞及其轴突的细胞外间隙。神经内膜的胶原使神经具有弹性,并且当神经损伤发生变性时是新生的神经纤维通道。从传导功能分类,神经纤维分两种。一种是向心纤维,将末梢感受器接收的刺激传向神经细胞;另一种为离心纤维,将细胞的冲动传到末梢。

2. 支持组织　周围神经干内的各种神经纤维被包裹在结缔组织膜内,最外层为神经外膜,依次向内为神经束膜及神经内膜(图 2-19)。

(1)神经外膜:神经外膜周围神经最外层的疏松鞘膜,由胶原束组成,其中有营养血管,这种胶原弹力纤维可使神经干经常处于松弛状态,以便于关节屈伸活动,有缓冲张力作用。

(2)神经束膜:神经外膜的结缔组织向神经干内延伸形成许多间隔,将神经纤维分隔成许多束,结缔组织包绕神经束,形成神经束膜。因此,神经束膜是神经外膜的延续。

(3)神经内膜:神经内膜包绕在施万细胞及轴索外面的一层结缔组织鞘膜,由胶原纤维、成纤维细胞及血管组成。神经内膜的胶原具有弹性,使肢体屈伸运动或神经受到牵拉时起缓冲作用。

3. 神经营养血管　周围神经干的血供包括节段性外部血供和内部纵行血供。这些血供来源于神经系膜。神经系膜内有神经伴行血管。在神经干全长距离内,每隔相当的距离有数目不等的血管从神经系膜进入神经干,形成神经外膜血管,即神经营养血管(图 2-20)。

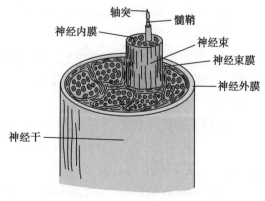

图 2-19　周围神经的解剖结构

二、上肢神经的应用解剖

(一)臂丛神经的组成

臂丛神经由 C_5~C_8 神经前支及 T_1 神经前支组成(图 2-21)。根据不同部位臂丛神经可分成神经根、神经干、神经股、神经束和神经分支。由 C_5~C_6 组成上干,C_7 单独成中干,C_8 和 T_1 组成下干。神经干分成前、后两股。由上干与中干前股组成外侧束,下干前股组成内侧束,3 个干的后股组成后束。各束分成上肢的主要神经束,外侧束分为肌皮神经与正中神经外侧根,后束分为桡神经与腋神经,内侧束分为尺神经与正中神经内侧根。

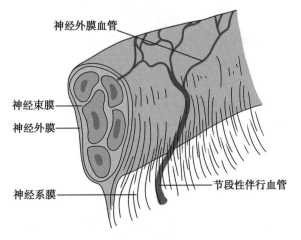

图 2-20　神经营养血管

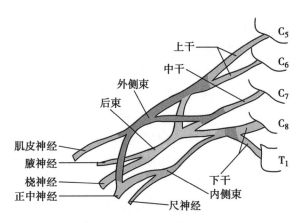

图 2-21　臂丛神经的解剖

(二)臂丛神经的分支

1. 根的分支

(1)肩胛背神经:发自 C_5 神经根。

(2)膈神经:发自 C_3~C_5 神经根。

(3)胸长神经:由 C_5~C_7 神经根部发出的细支组成,支配前锯肌。

2. 干的分支　肩胛上神经属于上干的分支,其纤维主要来自 C_5 支配冈上、下肌。锁骨下肌支由上干的前股发出。

3. 束的分支

(1)胸前外侧神经:主要由 $C_{5~7}$ 神经根纤维组成,它支配胸大肌的锁骨头。

(2)胸前内侧神经:主要由 $C_{7~8}$、T_1 神经纤维组成,支配胸小肌和胸大肌胸骨头。胸背神经由 $C_{5~7}$ 神经根纤维组成,支配背阔肌。

4. 臂丛神经终末支

(1)肌皮神经:由 $C_{5~6}$ 神经根纤维组成,支配喙肱肌、肱二头肌及肱肌。

(2)腋神经:包括 $C_{5~6}$ 神经根纤维,支配整个三角肌(图 2-22)。

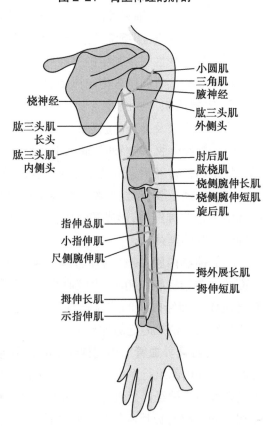

图 2-22　腋神经及桡神经支配肌肉示意图

（3）桡神经：由 $C_{5\sim8}$、T_1 神经根神经组成，多数来自上中干，下干神经很少。支配肱三头肌的三个头的肌支。

在肘关节以上桡神经发出肌支至肱桡肌及桡侧腕长伸肌，因此在肘关节以下的桡神经损伤，上述两肌肉功能仍正常（图 2-23）。

在前臂，桡神经分为浅支和深支。浅支的肌支仅支配桡侧腕短伸肌，深支又称为背侧或骨间后神经，无感觉纤维。

（4）正中神经：正中神经分别由臂丛神经内、外侧束发出神经束组成，外侧束由 $C_{5\sim7}$ 神经根纤维组成，内侧束由 C_8、T_1 神经根纤维组成，内、外侧束组成正中神经。正中神经内侧束神经纤维主要支配到掌长肌、全部指屈肌、大鱼际肌群（三块半肌肉）、第1、2 蚓状肌〔图 2-24（1）、图 2-24（2）〕。正中神经外侧束神经纤维主要支配旋前圆肌及桡侧腕屈肌（图 2-25、图 2-26）。正中神经在上臂无分支。

（5）尺神经：尺神经发自臂丛神经内侧束，由 C_8、T_1 神经根纤维组成。在上臂，尺神经位于肱动脉内侧，在前臂，尺神经位于尺侧腕屈肌深层及指深屈肌表面。在豌豆骨远端，尺神经分为浅支及深支。尺神经最后的分支至拇收肌、拇短屈肌深头及第1骨间背侧肌（图 2-27、图 2-28）。

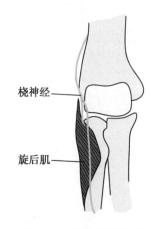

图 2-23　肘部的桡神经

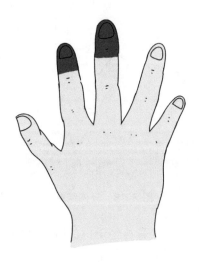

图 2-24（1）　正中神经单一皮肤分布区示意图

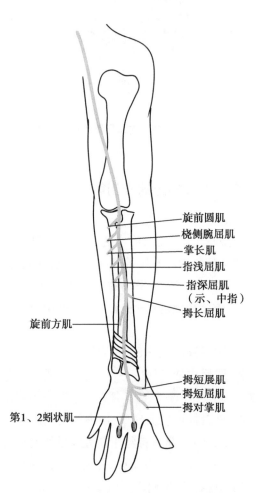

图 2-24（2）　正中神经支配肌肉示意图

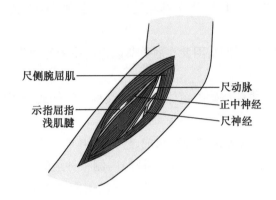

图 2-25　在前臂显露的正中神经和尺神经

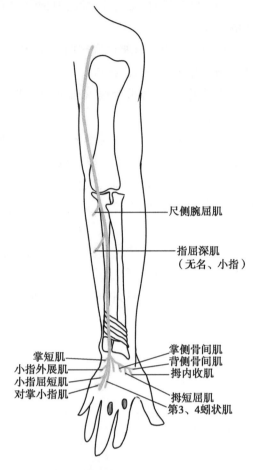

图 2-27　尺神经支配肌肉示意图

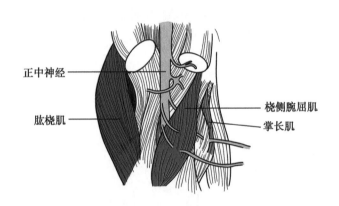

图 2-26　前臂近端的正中神经

三、下肢神经的应用解剖

骶丛

骶丛由 L_4 神经根前支的余部和 L_5 神经根前支形成的腰骶干和全部骶神经及尾神经前支组成,在骶骨和梨状肌前方下行出骨盆(图 2-29)。发出的主要分支如下:

1. **臀上神经**($L_4 \sim S_1$)　支配臀中肌、臀小肌和阔筋膜张肌。

2. **臀下神经**($L_5 \sim S_2$)　支配臀大肌。

3. **股后皮神经**($S_1 \sim S_3$)　分布于臀部、股后区及腘窝处的皮肤。

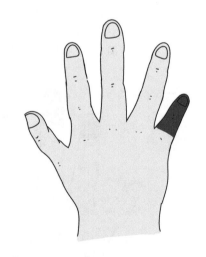

图 2-28　尺神经单一皮肤分布区示意图

4. **坐骨神经**($L_4 \sim S_3$)　由内侧支(胫神经支)和外侧支(腓总神经支)组成,坐骨神经干在大腿后面发出分支支配半腱肌、半膜肌、股二头肌长头、股二头肌短头,其中除了股二头肌短头由坐骨神经干内的腓总神经支支配外,其余均为胫神经支支配。

5. **胫神经**($L_4 \sim S_3$)　分为两终支,即足底内、外侧神经。

6. **腓总神经**($L_4 \sim S_1$)　分为腓浅、深神经两支。腓浅神经支配腓骨长、短肌,腓深神经支配足、趾

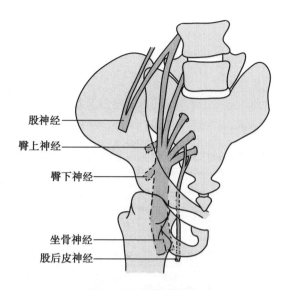

股神经

臀上神经

臀下神经

坐骨神经

股后皮神经

图 2-29 腰骶丛神经

背屈的肌肉(胫前肌、蹬长伸肌、趾长伸肌和趾短伸肌)和第 1、2 趾间相对缘的皮肤。此外,在腘窝上方发出腓肠外侧皮神经,与腓肠内侧皮神经(胫神经的皮支)吻合为腓肠神经。

(曹建华 杨佳琪 娄湘红 彭伶丽)

第四节 淋巴管的解剖学基础

淋巴系统由淋巴管道、淋巴组织和淋巴器官组成(图 2-30)。淋巴液沿淋巴管道和淋巴结的淋巴窦向心流动,最后汇入静脉。淋巴管是淋巴系统中重要的组成部分,在补充血浆量与血浆蛋白、保持内环境稳定、维持机体营养平衡与生长发育、参与组织修复以及免疫反应等方面具有重要作用。

一、淋巴管道结构与功能

淋巴管道是淋巴的运输系统,包括毛细淋巴管、集合淋巴管、淋巴干、淋巴导管。

(一) 毛细淋巴管

毛细淋巴管是淋巴管道的起始部分,以膨大的盲端起始,互相吻合成毛细淋巴管网,然后汇入淋巴管(图 2-31)。毛细淋巴管内皮细胞之间的间隙较大,基膜不完整或缺乏,因此毛细淋巴管的通透性较毛细血管大,使得蛋白质、细胞碎片、异物、细菌和肿瘤细胞等容易进入毛细淋巴管。毛细淋巴管在组织间隙内形成丛,管径纤细,管壁结构不连续、不完整,因此不适合作为淋巴管-静脉吻合之用。

(二) 集合淋巴管

毛细淋巴管汇合形成集合淋巴管,管径约 0.1~1mm。淋巴管内有很多单向开放的瓣膜,可防止淋巴液逆流,使淋巴管的外观呈串珠状。淋巴管分浅淋巴管和深淋巴管两类,浅淋巴管位于浅筋膜内,与浅静脉伴行;深淋巴管位于深筋膜深面,多与血管、神经伴行。通常临床上常选用集合淋巴管作为淋巴管-静脉吻合之用。

(三) 淋巴干

由淋巴管汇合形成,全身淋巴干共有 9 条:即左、右颈干,左、右锁骨下干,左、右支气管纵隔干,

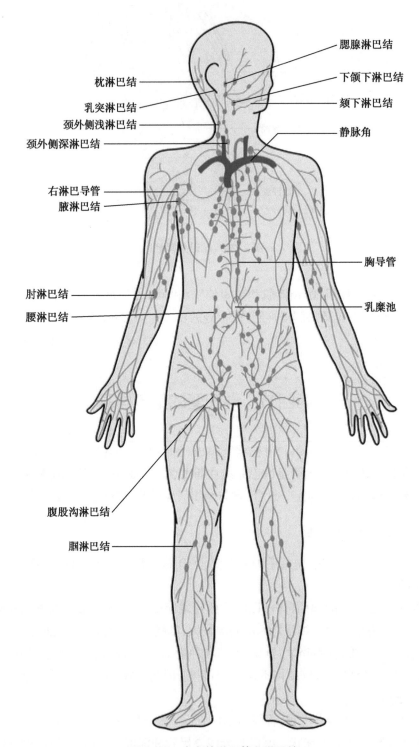

枕淋巴结

乳突淋巴结

颈外侧浅淋巴结

颈外侧深淋巴结

右淋巴导管

腋淋巴结

肘淋巴结

腰淋巴结

腹股沟淋巴结

腘淋巴结

腮腺淋巴结

下颌下淋巴结

颏下淋巴结

静脉角

胸导管

乳糜池

图 2-30　全身的淋巴管和淋巴结

左、右腰干以及肠干。

(四)淋巴导管

全身的淋巴管组成9条淋巴干,最后汇集成2条淋巴导管,即右淋巴导管和胸导管,分别汇入左、右静脉角。

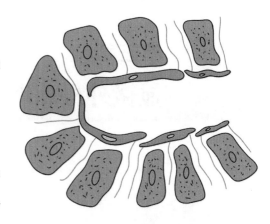

图 2-31 毛细淋巴管的结构

二、上肢及下肢的淋巴管

(一)上肢的浅、深淋巴管

上肢的浅淋巴管引流皮肤的淋巴。浅层毛细淋巴管网与深层相交通,由深层毛细淋巴管网组成的淋巴管丛发出集合淋巴管,走向局部淋巴结。

上肢的深淋巴管包括手部深集合淋巴管、前臂深集合淋巴管及臂部深集合淋巴管,主要沿深部血管走行,注入局部淋巴结。

(二)下肢的浅、深淋巴管

下肢皮肤的浅淋巴管包括足部浅淋巴管、小腿部浅淋巴管、股部浅淋巴管及臀部浅淋巴管,分布与上肢相似,有两层毛细淋巴管网,相互交通,浅层淋巴管网与深层汇合,在皮下组织形成淋巴管丛,由淋巴管丛发出集合淋巴管,多沿浅静脉分布,主要沿大隐静脉和小隐静脉走行,注入下肢局部淋巴结。

下肢深淋巴管包括下肢肌淋巴管、下肢关节淋巴管,收纳下肢肌,肌腱、骨、关节及筋膜的淋巴。这些器官集合淋巴管的引流,与上肢相似,多以就近引流的原则,沿下肢血管走行,注入局部淋巴结。

三、淋巴导管

淋巴导管是淋巴回流的中枢部分,分为左、右2条,即右淋巴导管和胸导管,末端汇入静脉。右淋巴导管为一短干,长约1~1.5cm,管径约2mm。胸导管是淋巴系统中最长和最粗大的管道,全长约30~41cm,管径约3mm。淋巴导管的管壁结构与大静脉相似,但管壁较薄,膜结构分层较模糊。纤维化程度严重、输送淋巴液功能差的淋巴管,不适合作为淋巴管-静脉吻合之用。

(曹建华 杨佳琪 娄湘红 彭伶丽)

第三章
显微外科病理学基础

在显微外科手术中,正确掌握四肢血管、血管显微外科缝合修复重建术后、周围神经、淋巴水肿等方面的正常结构和病理学改变,有助于护理人员做好细致周到的护理、提高护士敏锐的病情观察及独立处理问题的能力。

第一节　四肢血管相关的病理学基础

基础病理学改变

(一) 动脉

1. 动脉硬化　指一组以动脉壁增厚、变硬和弹性减退为特征的动脉疾病,包括 3 种类型:动脉粥样硬化(atherosclerosis,AS)、动脉中层钙化、细动脉硬化。动脉粥样硬化的基本病变是在动脉内膜形成粥样斑块,典型病变的发生、发展经过 4 个阶段。

(1)脂纹:脂纹是动脉粥样硬化斑块的早期病变,是一种可逆性病变。肉眼观:于动脉内膜面,见黄色帽针头大的斑点或长短不一的条纹,条纹宽约 1~2mm,平坦或微隆起(图 3-1)。光镜下:病灶处内皮细胞下有大量泡沫细胞聚集,泡沫细胞呈圆形,在石蜡切片上呈胞质内大小空泡状,此时大多数泡沫细胞为巨噬细胞源性泡沫细胞。

(2)纤维斑块:脂纹进一步发展演变为纤维斑块。肉眼观:内膜表面散在不规则隆起的斑块,可为淡黄色或灰黄色、瓷白色。光镜下:病灶表层为大量胶原纤维、散在的平滑肌细胞、少数弹性

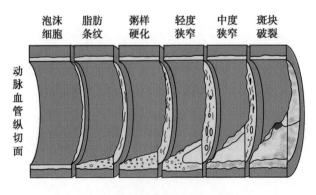

图 3-1　主动脉粥样硬化(脂纹)

纤维及蛋白聚糖形成的纤维帽,胶原纤维可发生玻璃样变。病变进一步发展,可见脂质蓄积及肉芽组织。

（3）粥样斑块:粥样斑块为动脉粥样硬化的典型病变。肉眼观:动脉内膜面可见灰色斑块,既向内膜表面隆起,又向深部压迫中膜。切面见纤维膜的下方,有大量黄色粥糜样物质。光镜下:在玻璃样变的纤维帽深部,有大量无形物质,为细胞外脂质及坏死物,其中可见胆固醇结晶,有时可见钙化。粥样斑块处中膜平滑肌受压而萎缩,弹性纤维破坏,该处中膜变薄。外膜可见毛细血管新生、结缔组织增生及淋巴细胞浸润、浆细胞浸润。

（4）继发性病变:继发性病变是指在纤维斑块和粥样斑块的基础上的继发改变。常见有斑块内出血、斑块破裂、血栓形成、钙化、动脉瘤形成。四肢动脉粥样硬化的病变以下肢动脉为重。

2. 血栓闭塞性脉管炎 是一种少见的不明原因的动脉和静脉血栓形成的炎性疾病,没有独特的诊断性的临床或病理学特征。镜下:早期动脉病变显示全动脉炎,常伴有血栓形成;随后很快出现明显的内皮细胞增生和动脉周围纤维化改变;血管的全层以及血管周围组织可见炎症性病变,接近血管丛神经部位的神经周围基质也可受累;动脉壁无钙化。

3. 动脉炎 小动脉炎是最常见的动脉炎症,多数病例继发于对药物和细菌抗原的过敏反应,或者表现为胶原血管性疾病的一部分。

（二）静脉

1. 血栓性静脉炎和静脉血栓形成 静脉炎易促进静脉血栓形成,而静脉血栓形成又易促进静脉炎。急性期静脉炎的主要病理形态表现为静脉壁水肿、炎症细胞浸润和内膜散在不规则溃疡形成,并有血栓附着。当炎症消退后,静脉的中膜和外膜有纤维组织增生,血栓机化再通。

2. 静脉硬化 是一种与血流动力学应激和年龄增长密切相关的静脉非炎症性病变。其病理改变为静脉纤维性增厚、变硬,内膜纤维增生,出现弹性纤维和沿长轴排列的平滑肌细胞,早期有中膜增厚,而后期可见中膜萎缩,并被纤维组织替代,致使静脉的内、中和外膜间分界不清。

3. 静脉曲张 指静脉过度不规则扩张、伸长,呈迂曲外观。静脉曲张的病理组织形态表现为静脉壁较正常静脉明显增厚,开始一般是中膜层平滑肌细胞和弹力纤维代偿性增生,其后逐渐萎缩,代之以纤维组织,静脉变硬,内膜也呈现纤维性增厚,静脉瓣变厚、卷曲。静脉腔内易有血栓形成,如血栓机化后出现弥漫性钙盐沉着,成为静脉石。

（三）小血管血栓形成的病理学基础

1. 小血管血栓形成的诱发因素

（1）血管内膜损伤:内皮细胞有抗凝、抑制血小板聚集以及分泌血管收缩的活性物质如5-羟色胺、儿茶酚胺的作用,血管内皮细胞的完整性是防治血栓形成的重要因素。内皮下结缔组织中的胶原纤维是血小板黏附、凝集、形成血小板血栓的物质,可激活因子Ⅶ,通过接触系统使血液凝固。

（2）血管中膜损伤:小血管中膜损伤、坏死也是血栓形成的主要原因之一。血管吻合时,缝针线较粗、打结过紧、血管端张力过大等,均可造成平滑肌和弹力纤维断裂和坏死。若坏死超过血管圆周的三分之一,小血管便发生栓塞。

（3）血管外膜损伤:过度剥离外膜会使小血管壁坏死、瘢痕收缩、管腔狭窄,促使血栓形成。

（4）血流影响:血流速度减慢(如血容量不足或血液黏稠度增加等)有利于血小板在血管内膜上沉积和黏附。小血管越细,流量越小,黏稠度越大,流速越慢,血栓形成的机会越多。血液在血管分叉、转弯,由细支汇入粗支时产生的涡流现象,将会使血液中的许多有形物质不断沉积、碰撞、凝聚,可在内皮损伤处形成血栓。

（5）血管的收缩作用：各种生理或病理因素引起管壁平滑肌收缩、管腔狭窄、血流不畅，剧烈或持久的血管痉挛，还可以使血管内皮细胞破裂，诱发血栓形成。同时血小板黏附在损伤的内皮细胞下，释放出血管收缩活性物质，加剧了小血管的收缩。

（6）血小板的作用：血小板具有黏附和聚集的作用。当血管内皮细胞受损时，暴露出胶原纤维和含有胶原纤维的基底膜，血小板便可以黏附其上。在血小板黏附于胶原或基底膜的基础上，有更多的血小板互相黏附成层。这种聚集现象可分为两个阶段：初次聚集时，血小板是互相黏附的，细胞虽有部分脱颗粒，但境界清楚，属于可逆性聚集，也称为第一时相聚集；再次聚集时，血小板肿胀、相互融合，属于不可逆性聚集，也称为第二时相聚集。

2. 影响血栓形成的相关因素

（1）血管壁因素：血管损伤后能否产生血栓取决于血管壁损伤程度。血管内膜受损较轻，范围较小，局部虽然可以形成血栓，但由于其体积较小，在血流的冲击作用下易脱落，血管腔内不易形成血栓。反之，血管损伤较重或血管内膜与下层组织剥离时，在局部极易形成牢固性血栓。这是由于前列腺素合成酶减少，血小板聚集增强的原因。

（2）血流因素：血栓形成与血流速度和血流方向有关，血流缓慢的静脉系统有利于血小板在血管壁内膜上沉积和附着，形成血栓；在动脉分支处或静脉瓣膜下也易形成血栓，这是由于分支处血流产生涡流，有利于血小板沉积和聚集形成血栓。

（3）血液因素：血液成分和性质改变是形成血栓的主要因素。各种损伤的组织因子能激活外源性凝血酶系统，这是静脉血栓形成的重要原因之一。各种广泛转移的肿瘤细胞、肿瘤组织直接或间接的激活因子 X，尤其是胰腺癌、前列腺癌等都有利于血栓形成。凝血因子增高，如孕妇在分娩前后血小板的黏附性增高，血液中的因子Ⅶ、Ⅷ、Ⅸ及 X 增高，凝血酶原也增多，同时纤溶酶原激活物活力降至最低水平。血小板增多有利于血栓形成，许多防治血栓形成有效果的药物，大多属于血小板抑制剂。

（周艳辉　杨佳琪　娄湘红　彭伶丽）

第二节　显微手术缝合后血管的病理学基础

借助显微镜能缝合 1.5mm 以下小血管的技术开启了显微外科的新纪元。了解显微外科手术缝合后血管的病理学基础，正确处理小血管对手术成功具有决定性的指导意义。

一、显微外科血管缝合后的再生

（一）毛细血管的再生

毛细血管的再生过程又称为血管形成，是以生芽方式完成的。首先在蛋白水解酶作用下基底膜分解，该处内皮细胞分裂增生形成突起的幼芽，随着内皮细胞向前移动及后续细胞的增生而形成 1 条细胞索，数小时后便可出现管腔，形成新的毛细血管，进而彼此吻合构成毛细血管网（图 3-2）。增生的内皮细胞分化成熟时还分泌Ⅳ型胶原、层粘连蛋白和纤维连接蛋白，形成基底膜的基板。周边的成纤维细胞分泌Ⅲ型胶原及

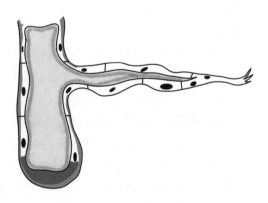

图 3-2　毛细血管再生模式图

基质,组成基底膜的网板,本身则成为血管外膜细胞,至此毛细血管的构筑遂告完成。新生的毛细血管基底膜不完整,内皮细胞间空隙较大,故通透性较高。为适应功能的需要,这些毛细血管还会不断改建,有些管壁增厚发展成小动脉、小静脉,其平滑肌等成分可能由血管外未分化间叶细胞分化而来。

(二) 大血管的修复

大血管离断后通过手术吻合,吻合处两侧内皮细胞分裂增生,互相连接,恢复原来内膜结构。但离断的肌层不易完全再生,而由结缔组织增生连接,形成瘢痕修复。

二、显微外科血管缝合后的组织修复

显微外科血管缝合后其修复不能单独由实质细胞的再生来完成。因此,这种修复首先通过肉芽组织增生,溶解、吸收局部损伤的坏死组织及其他异物,并填补组织缺损,以后肉芽组织转化成以胶原纤维为主的瘢痕组织,修复便完成。肉芽组织在损伤后 2~3d 内即可出现,最初是成纤维细胞和内皮细胞的增殖,随着时间的推移,逐渐形成纤维性瘢痕,这一过程包括:①血管生成;②成纤维细胞增殖和迁移;③细胞外基质成分的积聚;④纤维组织的重建。

(一) 血管新生步骤

1. 原有血管基底膜降解并引起毛细血管芽的形成和细胞迁移。

2. 内皮细胞向刺激方向迁移。

3. 位于迁移后细胞后面的内皮细胞增殖和发育成熟。后者包括生长停止、形成毛细血管管腔和内皮细胞外侧出现新的细胞成分,以及在毛细血管外出现周细胞。在较大的血管外出现平滑肌细胞以支撑管腔,维持内皮细胞和周细胞的功能。所有这些步骤均由生长因子、细胞和细胞外基质间的相互作用所调控。

(二) 肉芽纤维化过程

在富含新生血管和疏松细胞外基质的肉芽内发生纤维化的过程:损伤部位成纤维细胞迁移和增殖,细胞外基质的积聚。在修复过程中,成纤维细胞开始合成更多的细胞外基质并在细胞外积聚。许多调节成纤维细胞增殖的生长因子同样可刺激细胞外基质的合成。肉芽组织富含新生血管,在转变为瘢痕过程中,血管逐渐退化,最终由富含血管的肉芽组织演变成苍白、血管稀少的瘢痕。

(三) 组织重构

肉芽组织转变为瘢痕的过程也包括细胞外基质的结构改变过程。一些能刺激胶原和其他结缔组织分子合成的生长因子,具有调节金属蛋白酶的合成与激活的作用,金属蛋白酶是降解细胞外基质成分的关键酶。细胞外基质合成与降解的最终结果不仅导致了结缔组织的重构,还是慢性炎症和创伤愈合的重要特征。胶原和其他细胞外基质成分的降解可由锌离子依赖性的基质金属蛋白酶家族来完成。创伤愈合过程中胶原酶及其抑制剂活性在受到严密调控的同时,也成为损伤部位清除坏死物质和结缔组织的必要条件。

(周艳辉　杨佳琪　娄湘红　彭伶丽)

第三节　周围神经损伤的病理学基础

周围神经损伤是指由机械性、物理性、化学性或缺血性等损伤因素造成周围神经传导功能障碍、神经轴突中断或神经断裂而导致躯干、四肢感觉、运动及交感神经功能障碍的一种临床症状。周围神经损伤病理学是在周围神经的解剖特点和生理特性的基础上,从组织学、细胞学、分子生物学及基因和蛋白质的不同水平探讨神经损伤后病理变化及再生规律。因此,认识周围神经损伤病理变化,有助于进一步认识周围神经系统在发生、发育和损伤、再生之间的相互联系及影响,以促进临床神经修复和再生相关的一系列问题的解决。

　　周围神经损伤后,神经元、轴突、神经末梢和效应器及神经结缔组织会发生一系列病理性改变。典型的表现为神经轴突断裂后,发生顺行和逆行的神经传导与轴浆运输功能丧失,从而引起神经元胞体结构、生化和功能的改变与恢复;轴突与髓鞘的沃勒变性(Wallerian degeneration)、施万细胞带的形成与轴突的再生、神经末梢和效应器的变化与保护,靶器官、靶细胞结构的失神经改变;神经结缔组织成分的损伤、断裂、破坏、增生和神经内血管系统一系列病理变化。

一、周围神经损伤的病理学分度

　　1943 年,赛登(Seddon)提出将神经损伤分为三度。轻度损伤命名为神经失用(神经震荡、神经传导阻滞);中度损伤为轴突断裂;重度损伤为神经中断。

　　1951 年,森德兰(Sunderland)扩展了赛登分类,Ⅰ度损伤:同赛登神经失用;Ⅱ度损伤:同赛登轴突中断;Ⅲ度损伤:轴突、髓鞘、神经内膜损伤,但神经束膜完整;Ⅳ度损伤:神经束损伤断裂,仅神经外膜完整;Ⅴ度损伤:神经损伤断裂失去其连续性。森德兰还列出了两类中间型损伤:部分和混合性神经损伤、刺激性神经损伤。

　　1988 年,麦金农(MacKinnon)和德隆(Dellon)提出神经损伤的三维损伤模式,指出一条不完全断裂的神经内可以同时有各种不同程度横向或纵向的损伤(Sunderland Ⅰ~Ⅳ度)和神经外膜的破坏,麦金农和德隆将其混合损伤归为Ⅵ度损伤。分别为:Ⅰ度神经损伤(神经失用、神经震荡)、Ⅱ度神经损伤(轴突中断)、Ⅲ度神经损伤(神经纤维中断)、Ⅳ度神经损伤(神经束中断)、Ⅴ度神经损伤(神经干断裂)、Ⅵ度神经损伤(神经全部损伤或大部分损伤)。

二、周围神经损伤的病理学反应

　　神经损伤病理变化过程十分复杂,包括神经元、远段和近段轴突、神经末梢、效应器及神经结缔组织的一系列病理变化,而且与神经再生的过程交叉、重叠进行。

(一)神经元细胞体的变化

　　逆行性神经元的反应首先涉及细胞体的存活,其次涉及其结构、生化和功能性质的恢复,再次涉及再生轴突所需的变化。损伤后神经元胞体的变性表现为肿胀增大,细胞核偏移,线粒体明显水肿,线粒体嵴断裂消失,随后胞体内的尼氏体溶解、消失。

(二)损伤后神经纤维变性

　　损伤远端神经纤维变性即顺向变性,是指轴突中断后,由于伤处远侧段轴突脱离了神经元胞体的代谢中心,发生沃勒变性,表现为轴突与髓鞘破裂、溶解与吸收。随着神经轴突变性,其外周的髓鞘发生物理性和化学性的变性,如同心圆样板层结构模糊、消失、髓磷脂的降解、吸收等,一般将髓鞘变性、崩解与消失的过程称为脱髓鞘。逆向变性在损伤的神经纤维近端,神经轴突与髓鞘也发生与沃勒变性相同的破碎、瓦解和吸收的改变,称为逆向变性。

(三)神经损伤后的微环境变化

　　周围神经损伤后,伴随着神经轴突与髓鞘变性的发生,构成髓鞘结构的施万细胞在损伤后 24h 开始活跃增殖,施万细胞活性高峰的出现与沃勒变性和轴突、髓鞘碎屑清除的最快时间一致。若神经近侧和远侧断端连接,增殖的施万细胞在损伤处形成细胞桥,并在基膜管内形成纵行连续的施万细胞索。伤后第 2~3 日,损伤区聚集大量活跃的吞噬细胞,与施万细胞一起参与吞噬清除神经内膜基膜管内的变性碎屑,加速髓鞘的溃变与清除,集聚的巨噬细胞并不侵袭施万细胞的基膜及未受损伤的髓鞘和神经轴突。神经受损后,施万细胞和巨噬细胞还分泌多种活性因子,形成周围神经再生微环境,调节细胞的分裂与功能,营养神经元,促进和引导新生的神经轴突向靶器官方向生长。

(四) 神经损伤后的神经终末装置的变化

周围神经损伤后,随着损伤远端轴突发生沃勒变性,周围神经损伤致靶器官、靶细胞失神经支配,并发生结构上失神经改变、功能障碍,如失神经支配的肌肉萎缩、变性和纤维化,感受器环层小体的变性和消失。

三、周围神经损伤后再生

周围神经损伤后再生以神经元恢复神经细胞体的营养维持和轴突再生为特征。周围神经成功再生的病理表现包括以下几个方面:神经元胞体经历逆行性反应后能恢复功能,且为适应轴突修复和再生的需要合成更多新的信使 RNA、脂类、细胞结构蛋白,直接表现在近段轴突尖部的再生启动。周围神经再生的速度为 1~2mm/d,近段再生的轴突抵达受伤部位和以后的结局,取决于损伤性质和程度,常见以下 3 种情况。

(一) 轴突断裂但神经内膜管完整

再生轴突长入原神经内膜管,并能顺利到达原支配的末梢器官,神经纤维能恢复其正常结构特征和生理特性神经功能完全恢复。

(二) 神经内膜管连续性丧失但神经束膜完整

神经内膜管基底膜的连续性丧失导致再生轴突的无定向性生长,迷失的再生轴突长至瘢痕组织中而不能向远端生长或错误地长入不同性质的远端内膜管从而不能完成神经功能再生,只有极少数轴突长入相同性质的远端内膜管,最终与效应器重建联系,恢复部分神经功能。

(三) 神经束断裂但神经外膜连续性存在

由于损伤区较宽,近端再生轴突常不能跨越束间间隙而长至远端,常形成梭形的神经瘤。

(周艳辉　杨佳琪　娄湘红　彭伶丽)

第四节　淋巴水肿的病理学基础

淋巴水肿是因为淋巴循环障碍引起的淋巴液在组织间隙滞留所引起的组织水肿、慢性炎症和组织纤维化等一系列的病理学改变。淋巴水肿多发生在机体的某一部位,最常见于肢体,也可以发生在面部、颈部及外生殖器。

一、淋巴水肿组织病理学改变

淋巴水肿一旦发生,富含大分子的水肿液滞留在组织中,组织会逐渐变硬,纤维组织和脂肪组织不断增生,随之患病的肢体或器官会增大增粗,变得沉重。主要的组织病理学改变见下。

1. 组织中大分子透明质酸的变化　淋巴循环障碍严重影响组织中大分子透明质酸的代谢,与之相反,静脉性水肿组织中的透明质酸含量不高,表明其代谢未受到明显影响。因此,透明质酸检测可以作为淋巴水肿与静脉性水肿的鉴别诊断。

2. 组织纤维化　组织纤维化是伴随淋巴水肿的重要病理改变之一,也是判断淋巴水肿的严重程度或治疗效果的重要指标之一。淋巴液淤滞导致了细胞外的间质发生不可逆的纤维增生,主要是胶原纤维以及弹力纤维。

3. 脂肪沉积　脂肪沉积是慢性淋巴水肿最常见也是最重要的病理改变之一。早期的淋巴水肿组织中只有滞留的水肿液。脂肪沉积随病期延长而加重,晚期淋巴水肿,如象皮肿组织中增加的脂肪含量与滞留的水分共存。脂肪沉积增加了患肢的体积,加重患肢的肿胀畸形,并影响患者的日常行动。

4. 组织慢性炎症　实验证明淋巴管系统能有效清除 99% 的恶性肿瘤细胞、细菌或孢子体,来保护血液系统。淋巴管系统的淋巴丛作为一个整体,它的滤过作用不仅发生在淋巴结,也发生在毛细淋巴管和淋巴干。炎症区域的起始淋巴管和集合淋巴管的变化最明显。轻度炎症病灶中淋巴流量略减少,炎症继续发展淋巴管流量明显减少甚至闭塞。由于淋巴回流受阻,淋巴细胞和朗格汉斯细胞等免疫细胞从组织中回流到淋巴结的路途受阻,导致外来微生物和抗原难以清除,因此淋巴水肿肢体易发生感染。

二、原发性淋巴水肿

原发性淋巴水肿是指原因尚不明的一种淋巴水肿。原发性淋巴水肿以四肢、尤以下肢多见。单纯性淋巴水肿患者家族中无他人患相同疾病,而遗传性淋巴水肿为常染色体显性遗传病。在直接淋巴造影的基础上,原发性淋巴水肿按淋巴管的病理改变可分为 4 类。

1. 淋巴管发育不良　浅表集合淋巴管和淋巴结数量减少,淋巴管管径小,此型最常见。

2. 淋巴管过度发育　毛细淋巴管和集合淋巴管均受累,较正常粗大,管腔扩大,瓣膜功能不全,也可能有管壁平滑肌收缩功能不全,通常伴有区域(腹股沟、髂淋巴结)淋巴结数目增多和体积增大。

3. 淋巴管缺失　此类畸形不太可能导致整个肢体的淋巴管缺失。目前认为主要是毛细淋巴管缺失,而前集合淋巴管和集合淋巴管仍存在。

4. 腹股沟淋巴结纤维化　也称为 Kinmonth 综合征,表现为髂窝和腹股沟淋巴结纤维化,纤维硬化,脂肪退化。

三、继发性淋巴水肿

继发性淋巴水肿多因为肿瘤压迫、手术破坏导致淋巴管反流或炎症导致淋巴管阻塞。丝虫性淋巴水肿曾经是继发性淋巴水肿中的主要类型,但在我国本土已经多年没有新发病例。然而,随着我国恶性肿瘤发病率的不断攀升,癌症治疗后的淋巴水肿已经成为继发性淋巴水肿的主要病因。

淋巴反流受阻后,皮肤日渐增厚、变硬、弹性减弱,如无继发感染,则病损进展缓慢。但淋巴反流受阻后易反复发生溶血性链球菌感染,发生丹毒,从而进一步加重淋巴管阻塞,水肿加剧,促使纤维组织不断增生,肢体增粗而形成象皮肿。

丝虫病导致的淋巴水肿是因丝虫寄生于下肢、腹膜后以及精索等部位淋巴管内,导致淋巴管扩张及组织增生。虫体死亡后围绕虫体周围组织可出现剧烈的炎症反应,导致组织纤维素样坏死,大量嗜酸性粒细胞浸润,肉芽肿形成,皮下纤维组织增生、变厚,因此,其象皮肿程度常重于丹毒引起的淋巴水肿。丝虫导致的继发性淋巴水肿病理学形态表现为皮肤粗糙呈猪皮样,皮下纤维组织及纤维间隔明显增宽,皮下脂肪组织被分割或消失,增生组织内有扩张的不规则淋巴间隙,形如海绵;淋巴管和小静脉周围有淋巴细胞、浆细胞浸润,有的见嗜酸性粒细胞;晚期纤维组织极度增生,皮下脂肪层甚至完全消失。

（周艳辉　杨佳琪　娄湘红　彭伶丽）

第四章
显微外科常用的监测技术

近年来,随着显微外科医学的发展,许多监测组织血液循环和神经、肌肉功能的技术及仪器相继问世,这对提高显微外科手术术后患者的病情监测质量,促进手术的成功具有十分重要的意义。本章将围绕显微外科常用的监测技术,以移植或再植组织血液循环监测技术为重点进行相应的阐述。

第一节 临床监测法

血液循环临床监测法是护理人员对移植或再植组织的局部血液循环情况进行客观、连续监测的一系列方法。观察的主要内容包括移植或再植组织的皮肤温度、皮肤颜色、组织肿胀程度和毛细血管回流等,最好在术后的 72h 内进行连续监测。一旦发现血管危象,应立刻采取有效的处理措施。

一、传统的血液循环观察指标

(一) 皮肤温度

皮肤温度是显微外科术后判断再植肢体末梢血液循环情况较准确的指标,而对移植皮瓣则可以作为参考依据。移植皮瓣温度常受到深部组织和外界温度的影响,故皮肤温度不能及时、准确地反映皮瓣血供的真实情况。

1. 正常指标 移植组织的皮肤温度为 33~35℃,与健侧相比温差波动在 2℃以内,手术结束时移植组织的温度一般较低,通常在 3h 内恢复。

2. 变化规律

(1)平行曲线:移植组织与健侧组织的皮肤温度在相差 0.5~2.0℃以内呈平行变化,说明动静脉吻合口通畅,移植组织血液循环良好。

(2)骤降曲线:移植组织与健侧组织的皮肤温度突然相差 3℃以上时,大多是动脉栓塞,应立即进行手术探查。

(3)分离曲线:移植组织与健侧组织的皮肤温度相差逐渐增大,一般 24~48h 后温度相差达 3℃以上时,这种曲线大多数是静脉栓塞的表现。

3. 观察注意事项

(1)测量温度时要定位、定时、定压力,患者全身最好置于同一温度环境中,有条件者可使用中央空调维持室温恒定。移植组织为失神经组织,温度调节功能已丧失,因此极易受到外界温度的影响,特别在烤灯局部治疗时,皮肤温度的高低并不能反映移植组织血液循环的实际情况。

(2)当移植组织面积大时,其受区创面必然也大,此时受区创面血液供应良好,且创伤反应性充血使其温度升高,就像一个烘箱,移植组织在此环境中,其温度也相应偏高。所以移植皮瓣的早期血管危象较难从温度指标上反映出来。

(3)移植组织一般均用多层纱布棉垫包裹而保暖,一旦暴露后,皮肤温度即随外界温度而变化。暴露时间越长,温度变化越大。

(4)移植组织因血管危象而作减张切口后,组织的渗血、渗液也可干扰温度的测定。因此,还需考虑组织是否被渗血、渗液影响。

(二)皮肤颜色

皮肤颜色的改变反应了皮肤血液循环的状态,是最易观察到的客观指标,是判断血管危象及采取处理方案的主要依据。正常皮肤颜色红润,如转苍白,为动脉缺血的表现;如转暗红继而暗紫是静脉回流受阻的表现。

1. 正常指标　移植组织的皮肤颜色应红润或与健侧的皮肤颜色一致。

2. 变化规律

(1)皮肤颜色变灰白或苍白,说明动脉痉挛或栓塞。

(2)移植组织皮肤上出现散在瘀点,大多是静脉栓塞或早期栓塞的表现。随着栓塞程度的加重,散在性瘀点相互融合成片,并扩展到整个移植组织表面,表示栓塞已近完全。

(3)移植组织的皮肤颜色大片或整片变暗,说明静脉完全栓塞。随着栓塞时间延长,皮肤颜色变化可分为4期:发红→红紫→紫红→紫黑。

(4)当动静脉同时栓塞时,移植组织的皮肤呈灰暗色,继而变为洋红色,最后变为紫黑色。

上述各类血管危象的皮肤颜色的变化机制,主要是组织在缺氧后,随着缺氧程度及时间的改变,组织内红细胞中的血红蛋白及组织液中的胆红素等物质发生改变,引起颜色变化。

3. 观察注意事项

(1)在自然光线下观察皮肤一般较红,也易发现偏暗的皮肤颜色,观察皮瓣颜色比较可靠;在白炽灯下观察皮肤颜色偏白;在热炽灯下观察皮肤颜色偏红,应注意区别。

(2)观察皮瓣时,既要与受区,又要与供区的邻近正常皮肤颜色进行对比,因为人体各部位皮肤颜色均不一致。通常移植组织的皮肤颜色比供区稍红润,皮肤色素较深的部位行组织移植后,颜色则较难观察,同时皮肤色素又随个体不同而有所差异。

(3)消毒剂的颜色也可影响术后皮肤颜色的观察,护士要清楚手术中消毒剂的使用情况并交班。组织移植手术时,很难观察消毒后组织的皮肤原色。因此,在组织移植手术结束时,常用温盐水将消毒剂洗净,以免影响对皮肤颜色的观察。

(三)组织肿胀程度

术后移植组织肿胀或再植肢体肿胀,可由于静脉吻合的数量过少或管径小及质量较差,导致静脉回流不畅;肿胀本身也可压迫静脉,进一步导致回流受阻;或皮肤、深筋膜边缘压迫静脉,造成静脉回流困难,从而加重移植组织或肢体肿胀;移植组织或肢体缺血时间过长,组织细胞渗透压改变,术后也可造成肿胀。

1. 移植组织或再植肢体肿胀程度的判断与记录见表 4-1。

表 4-1　移植组织或再植肢体肿胀程度的判断与记录

判断	记录
一般再植/移植组织均有轻微肿胀	(-)
再植/移植组织皮肤有肿胀,但皮纹尚存在	(+)
皮肤肿胀明显,皮纹消失	(++)
皮肤极度肿胀,皮肤上出现水疱	(+++)

2. 变化规律

（1）动脉血液供应不足或栓塞时,组织干瘪。

（2）静脉回流受阻或栓塞时,组织肿胀明显,当极度肿胀,皮肤张力增大到极限,组织细胞渗透压发生改变,组织液渗出,即开始出现张力水疱。

（3）当动、静脉同时栓塞时,肿胀程度不发生变化。

3. 观察注意事项　移植组织肿胀程度是比较直接、简单的血液循环观察指标,但依赖医护人员主观经验判断,要求医护人员具有高度的责任心和丰富的观察技巧。

（四）毛细血管回流

毛细血管回流时间可用于反映毛细血管中的血液在受到外部压力清空后再次返回到远端毛细血管的灌注水平。毛细血管回流时间缩短表示静脉回流不畅,延长则表示动脉供血不足,血管栓塞时血液循环停止,则毛细血管回流现象消失。

1. 正常指标　用手指或棉签按压皮肤,皮肤局部毛细血管排空,颜色变白;放开后,在数秒内毛细血管恢复充盈。正常情况下毛细血管回流时间多为 2~3s。

2. 变化规律　动脉危象时毛细血管恢复充盈减慢或回流不明显;静脉危象时毛细血管回流时间早期增快,后期减慢;动、静脉同时栓塞早期因毛细血管内残留淤血,仍有回流现象,但充盈速度缓慢,后期则消失。

3. 观察注意事项

（1）皮肤色素深者不易测定。

（2）毛细血管回流时间监测与组织部位有关,如足趾移植后,趾端毛细血管回流时间容易监测,而皮瓣则不易监测。

二、传统的血液循环观察指标的可靠性

1. 应用范围　临床上断肢(指)再植、足趾游离移植及各类皮瓣移植或复合组织皮瓣移植的病例,需要结合 4 项指标进行血液循环的判断。而对单纯骨移植、关节移植、神经移植、大网膜及肠管移植等深层组织移植,此 4 项指标均不适用。

2. 可靠性　在足趾移植及各类皮瓣移植中,4 项观察指标的可靠性见表 4-2。

表 4-2　4 项观察指标的可靠性

移植类型	皮肤温度	皮肤颜色	肿胀程度	毛细血管回流
足趾移植	可靠	可靠	变化少	易观察
皮瓣移植	不可靠	可靠	变化多	不易观察

3. 指标的相关性　4 项观察指标要相互对照分析,进行综合判断。

（1）如果肿胀严重,肤色由正常突然加深变为红紫,毛细血管回流加快,提示静脉回流受阻。

（2）如皮纹增多,颜色偏白,毛细血管回流延长或正常,则提示动脉供血不足。

（3）若温度下降不明显,毛细血管回流存在,没有肿胀,但颜色稍淡,表示移植组织血液循环未完全中断,可能是动脉痉挛。

（4）若在术后 24h 之后,温度、颜色、毛细血管回流现象无变化,但肿胀明显,观察中逐渐出现毛细血管回流障碍,可能有血肿、敷料包扎过紧或伤口缝线张力过大。

（5）如温度突然升高,而其他三方面均没有改变,提示有感染的可能。

综上所述,传统的临床监测法具有简单可靠、经济方便等优点。尽管监测技术发展迅速、方法多

样,目前仍没有一种辅助监测技术明显优于临床监测法。但由于临床监测存在很大的主观性且高度依赖监测者的临床经验,可能会延迟对血管危象的识别,导致移植失败。因此,越来越多的显微外科医护人员探索各种客观的监测指标,弥补传统监测方法的不足,以期提升血管危象的预警能力。

(许来雨　杨佳琪　娄湘红　彭伶丽)

第二节　非侵入性血液循环监测辅助技术

非侵入性血液循环监测辅助技术常见的有近红外光谱、可见光谱等,对患者及移植组织伤害较小,常作为临床监测法的辅助方式,有助于及时发现血管危象。国内外学者围绕皮瓣血液循环监测开展了大量的研究,但此类技术尚未达到"安全、灵敏、可靠、可重复使用、可再生、简单易用且费用低"的要求,一定程度上限制了其在临床的使用。

一、近红外光谱

(一)原理

1977年,近红外光谱(near infrared spectrum,NIRS)首次作为医学工具被提出,并于1995年改造成为术后监测工具。采用光学光谱法原理测量局部组织中血红蛋白含量和氧合情况,根据去氧血红蛋白和氧合血红蛋白的吸收波长及吸收高峰不同,NIRS可推断出HbO_2和Hb浓度的相对变化及组织中血红蛋白总浓度,从而间接地显示组织的灌注状态。

(二)优点

近红外光谱仪(图4-1)作为一种非创伤性的皮瓣移植术后辅助监测仪器,能够持续地监测皮瓣区域的氧合、灌注情况及分辨血管危象的来源,组织渗透深度达10~20mm,更好地监测深部组织。相比于其他监测方法(例如手持式多普勒和植入式多普勒探针),NIRS能够更早、更可靠地发现血管危象。

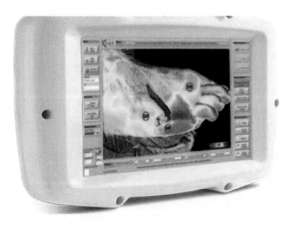
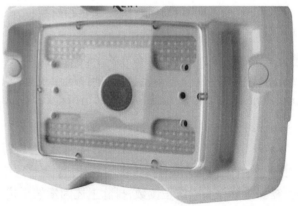

图4-1　近红外光谱仪

(三)缺点

由于NIRS灵敏度高,皮瓣移植术后氧饱和度轻微的下降易被误判为血管危象。目前还没有充分的证据证明NIRS是皮瓣移植术后监测方法的最佳选择之一,且NIRS不太适用于不带表皮或皮肤的组织皮瓣。因缺少临床随机试验及多中心的研究,NIRS要充分发挥近红外光谱的潜力,尚需要进一步研究。

二、可见光谱

(一) 原理

可见光谱(visible spectrum)利用可见光(475~625nm)光谱来测量血氧饱和度、毛细血管 Hb 和 HbO_2 浓度,从而反映血液流动和组织灌注。

(二) 优点

作为一种局部的监测方法,虽然可见光谱原理与 NIRS 相似,但可见光在组织中的吸收是红外线的 100 倍,理论上来说可见光谱敏感性更高;且其探针尺寸小至 6mm,能够监测更小的皮瓣。

(三) 缺点

信号不稳定的周期与皮瓣最易形成血栓的时间相吻合;探测器需要一个直径至少 2cm 的皮肤浆;探测器只在干燥的皮肤上起作用,在头、颈部监测中受到限制;可见光穿透力较红外线低,通常用于监测较薄的皮瓣,而且皮瓣表面的积液、组织浆液等也会影响其监测结果的准确性。

三、激光多普勒血流仪

(一) 原理

激光多普勒血流仪(laser Doppler flowmeter,LDF)是一种针对组织灌注的持续性非侵入性监测方法,通过光导纤维对组织进行持续的相关激光照射,同一探头收集反向散射的光,通过外差光拍法获得频移图像,频移光的功率谱密度与组织内细胞活动的平均速度呈线性相关,根据探头处几何图像可以监测深达 8mm 组织的血流量和血流速度,监测时可通过双面胶环或外科缝合将探头固定于皮肤组织(图 4-2)。

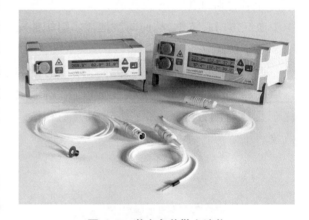

图 4-2　激光多普勒血流仪

(二) 优点

相对于静态的绝对数据,激光多普勒血流仪在动态观察中更具特征性,尤其是在静脉闭塞,血流量值突然减少的情况下。激光多普勒血流仪常与光导分光光度法联合使用,以更好地评估皮瓣血液循环变化;也可与组织光谱法联合使用以区分动脉闭塞或静脉淤血。

(三) 缺点

渗透深度不足(仅为 8mm),对于不带表皮或皮肤的组织皮瓣并不理想,振动、探头和组织的移动及探头放置的位置(如肉眼可辨的血管)等会导致错误的数据。因此,若血流仪提示血流量明显异常时,需要重置探头以修正读数,排除上述因素的干扰。

四、激光多普勒成像

(一) 原理

激光多普勒成像(laser Doppler imaging,LDI)把脉冲作为一种新的诊断参数,基于激光多普勒技术,通过低能量激光束对组织进行扫描,反映组织的血流灌注数据和图像,无须接触皮肤且测量范围更大(可达 $2\,500cm^2$)。

（二）优点

LDI 作为新近发展的技术,在游离皮瓣监测中可能是一个最具前景和最好的监测方法,尤其适用于代谢较高的肌皮瓣。由于其把脉冲作为一种新的诊断参数,敏感性高,能够在静脉栓塞形成的 36h 内识别灌注异常,减少重新探索的时间,及时发现皮瓣的缺血性损伤以及相应的并发症。

（三）缺点

传统的 LDI 技术需要的扫描和重建图像时间较长,这些局限性也将是未来技术的攻破点。

五、光学体积描记术

（一）原理

光学体积描记术（photoplethysmography,PPG）,即光电脉冲传感器中的发光二极管发出的红外线照射于皮肤表面(深度为 3mm),由皮肤表浅血管血液反射回的光线及传感器中的光敏晶体管接收转变成电信号。反射的红外线量随局部血容量的改变而迅速改变,从而随血管的搏动,电信号呈现出脉冲样的变化,经放大后可以直接显示或记录。

（二）优点

PPG 的优点是无损伤、可重复连续测定。与 NIRS 相比,PPG 可以直接测量红细胞的流量,能够客观、可重复、准确、及时地对皮肤血流量进行定量检测,及时发现血管危象,提高皮瓣的抢救成功率。

（三）缺点

PPG 易受外界光线、温度以及探头与皮肤接触的压力影响。在静脉回流不足时,脉冲信号仍持续存在,所以 PPG 尚不能区别动静脉阻塞。需要进一步的临床研究来说明其临床监测效果、特异性和敏感性,且由脉冲丢失导致结果的不准确也有待改进。

六、彩色多普勒超声

（一）原理

彩色多普勒超声（color Doppler ultrasound,CDU）是一种将血流速度与血液流向结合的非侵入性监测方法。无论是皮瓣还是受区血管,这种将彩色血流和频谱多普勒成像相结合的监测方法均能获得对吻合血管的精确评估。

（二）优点

CDU 是一种安全、快速、连续、非侵入性的皮瓣移植术后监测方法,可以对不带表皮或皮肤的游离组织瓣进行连续评估,精确量化血液的流出和流入。目前,CDU 作为一种可靠的监测方法,已应用于监测空肠皮瓣的血流情况。

（三）缺点

依赖个人经验、操作复杂且经济成本高是其在临床应用受限的主要原因。

七、组织血氧仪

（一）原理

组织血氧仪依据近红外光散射和吸收的光学组织特性、组织氧饱和度及其衍生物作为更敏感的算法来预测血管危象。

（二）优点

与间歇手持式多普勒或临床监测法相比,组织血氧仪可以实现实时的持续性监测。总的来说,使用血氧仪可通过识别皮瓣的生理指标异常,早期发现血管危象并采取相应的干预措施,减少皮瓣的再探查率,减少不必要的医疗资源的浪费和患者的医疗费用。

(三) 缺点

组织血氧仪不适用于不带表皮或皮肤的组织瓣,另外其经济成本较高,需要进一步地研究明确此技术的成本效益。

八、红外热成像仪

(一) 原理

红外热成像仪(infrared thermal imager)可以探测到物体以红外形式发出的辐射热信号,最常见于研究温度变化(图 4-3),从而解释机体可能存在的病理改变。

(二) 优点

作为一种无创、非接触式、便于携带且可准确分析的技术,红外热成像仪被用于监测皮瓣移植术中和术后的微循环灌注情况。由于体温升高会导致辐射剂量的增加,热成像仪通过传感器将检测到的红外辐射信号转换为图像,以静态或动态两种形式呈现(后者更为常用),通过动态记录监测区域温度变化的趋势从而反映血流情况,作为皮下组织灌注的一个指标。

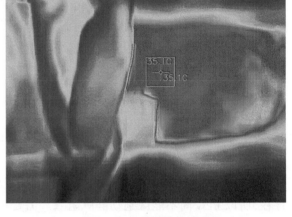

图 4-3　红外热成像技术

(三) 缺点

由于温度易受内部因素(如体温、呼吸流速)以及外部因素(室内温度、湿度以及相机轴线的角度等)的影响,可能导致其测量结果不准确,使其存在一定的局限性,且需要进一步的临床研究。

九、智能化程序的应用

随着智能手机在日常生活中的普及、各种应用软件的开发,其在医学中的应用也越来越受到重视。有研究人员基于手机操作系统开发出一款对皮瓣血运进行监测的软件。其原理是通过手机自带的摄像头对被监测区域进行拍照,和对照区域进行比对计算后得出是静脉危象还是动脉危象。中南大学湘雅医院采用人机交互技术构建并开发了皮瓣移植术后血管危象识别与防控管理信息系统(图 4-4),将血液循环监测、记录及血管危象预警进行模块分解,结合图片、视频等形式连续动态记录皮瓣血运情况,实现皮瓣血液循环危险早期预警。智能化使医护人员实现交互的实时信息传递,消除了传统垂直报告系统的冗余步骤,能更准确、快速地了解术后皮瓣状态,提高皮瓣的抢救成功率。但由于智能化建设还处于起步阶段,有很多问题需要进一步地完善,如拍摄光源、距离、上传路径、数据平台的建立等。

监测技术发展至今,方法众多。尽管有限的研究表明,非侵入性监测方法中近红外光谱、激光多普勒血流仪及智能化程序在历史皮瓣抢救成功率方面优于临床监测,但目前仍没有监测方法达到“安全、灵敏、可靠、可重复使用、可再生、简单易用且费用低”的要求。术后监测方法作为皮瓣移植术后成功的关键技术,要达到早期、准确、及时识别血管危象,技术层面或经济效益,都是未来监测技术必须攻克的难题。

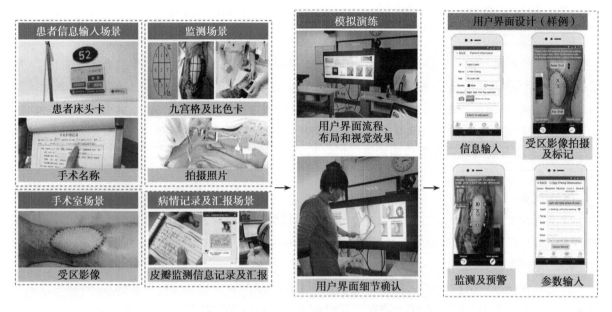

图 4-4 皮瓣移植术后血管危象识别与防控管理信息系统

（许来雨 曹君涵 杨佳琪 娄湘红 彭伶丽）

第三节 侵入性血液循环监测辅助技术

侵入性血液循环监测辅助技术报道较多的有植入式多普勒技术、微透析技术、免疫荧光技术、组织 pH 技术等。然而，由于侵入性监测技术对移植组织有创伤，且操作相对复杂，特别是植入式的监测技术，可能还存在探头移位导致监测不准确，长期的监测也可能会诱发感染等相关问题，存在一定弊端。

一、植入式多普勒技术

（一）原理

植入式多普勒技术（implantable Doppler）是一种直接且持续的有创监测方法。此技术包括一个可植入的脉冲多普勒超声探头（1mm、20MHz）和由电池供电的便携式显示屏。探头被安装在一个可缠绕于动静脉的硅胶带上，可以通过微型夹子、外科缝合、纤维蛋白黏合剂等将硅胶带缠绕于动静脉上，探头通过电缆信号的传输，提供直接、实时的监测，术后医生、护士和患者均可根据所听见的与血流快慢相关的信号来判断皮瓣血运情况。一般于术后 5~7d 移除。

（二）优点

该监测方法具有适用于深部组织瓣并能准确反映皮瓣内部信息的特点。

（三）缺点

植入式多普勒技术很难对乳房内静脉血液的前后流动进行有效的监测，可通过钳夹静脉监听信号是否中断来检测其有效性，如果信号不中断，说明植入式多普勒技术无效。探头准确定位、不良移位以及脱落等问题也将对结果产生一定的影响。

二、微透析技术

(一) 原理

微透析技术是一种研究器官或组织生化过程的抽样技术,在直视下于组织中放置一个类似 18 号静脉导管的双腔微透析试管或探针,将试管连接于一个充满生理液的注射泵中,通过注射泵向试管内注入生理液,试管周围组织间液与试管内生理液经渗透作用行组织交换,对试管内液体进行分析,以了解组织中葡萄糖、乳酸、丙酮酸及甘油代谢物的含量。如果葡萄糖含量下降(<2.7mmol/L)及乳酸/丙酮酸比值升高则表明无氧代谢增强,动脉供血不足;而甘油代谢物含量升高则表明静脉淤血或者动脉供血不足。

(二) 优点

此法有助于监测不带表皮或皮肤的组织瓣,并且能够减少患者因反复检查皮瓣而引起的不适,在深部组织瓣及口内皮瓣的监测中有其独特的应用价值。

(三) 缺点

固定及保持导管位置相对困难,由导管脱出引起的反复插管将危及皮瓣血液循环,必须通过系统规范的学习后才能进行临床操作。该方法耗时较长,获得确切数据需要花费至少 30min,20min 用于微量试管组织液的充盈,10min 用于系统分析试管内液体组成成分。

三、氧分压技术

(一) 原理

极谱探针通常用于评估脑部氧合情况,自 1990 年以来被用于监测皮瓣移植的异常灌注。极谱探针是一种带有氧感应区的软质探头(探针置于皮下脂肪组织),组织氧分压(PO_2)的极谱测量被证明可作为组织灌注的敏感参数。PO_2 探针使用电化学(Clark-type 极谱)微电池进行氧测量,其值显示在系统屏幕(测量结果预见性地表明低于 9mmHg 时皮瓣的状态,1kPa=7.5mmHg),并通过相应的软件进行统计分析。

(二) 优点

极谱探针系统是一种灵敏、准确的游离皮瓣监测系统,能够发现早期血管血栓的形成,成功挽救游离皮瓣。

(三) 缺点

探针对重新定位、患者运送或护理干预等过程中可能引起的机械变化较敏感;探针的 PO_2 敏感面积能够在多大程度上减少因探针错位导致的结果不准确,需要进一步分析。此外,目前尚缺乏临床试验来确定氧分压在皮瓣监测中的确切作用;其经济成本较高亦使其在临床普遍应用受限。

四、血流耦合器技术

(一) 原理

血流耦合器是一种结合有植入式微型多普勒监测仪的血管吻合器,微型监测仪通过金属线与外部的监测器相连接,将血流器转换为多普勒信号而进行实时监测,术后监测可以持续长达 7d。多普勒信号的改变可以及时反映血管吻合段的血流变化情况。在监测结束后可以方便地去除金属线。

(二) 优点

不需要任何附加硅酮片、可听血流监测器;能够直接监测静脉信号;听到的声音易于解释;将多普勒探头以更稳定的结构连接于 2 条血管末端,避免连接环可能导致的血管压迫;可缩短麻醉时间;敏感性高(尤其对于静脉血栓形成)。

(三)缺点

若血流耦合器放置、固定不当,将引起血流改变等,从而导致信号波动,并且容易发生血栓。其声音主观且没有动脉信号清晰,需要对监测者进行培训。

五、超声造影

(一)原理

超声造影(contrast-enhanced ultrasound,CEUS)技术最初被用于评估肝脏肿瘤,目前已成为评估肝脏肿瘤最成熟和最成功的方法。CEUS 使用高分辨率多频探头获取高分辨率超声造影,可在不同深度的解剖结构中进行微循环障碍及软组织游离皮瓣术后监测。

(二)优点

在移植组织血液循环监测方面,采用 CEUS 和时间-强度曲线(time-intensity curve,TIC)相结合的方法效果更佳,能够定性和定量测量移植组织的动态对比度值。CEUS 用专用量化软件对动态参数进行动态评价及分析,是评价移植术后带蒂皮瓣和游离皮瓣的一种有效方法、可连续监测,以提供血管损害的信息。

(三)缺点

复杂的评价过程软件没有集成到超声波机中,需要一台单独的计算机将医学数字成像和通信数据导出到软件中,使快速识别皮瓣微循环障碍相对困难,也是此监测技术未来发展需要攻克的难点。

六、免疫荧光技术

(一)原理

免疫荧光技术中的荧光染料注入人体后,在一定时间内在血管中达到动态平衡,再经过一段时间从人体中代谢完。由于荧光染料有一定吸收光谱范围,对观测的皮肤给予吸收光谱范围的激光照射后,有血液循环的区域荧光染料会吸收激光,收集荧光信号,便可反映皮瓣的血液循环情况。通过对皮瓣摄入染料时间、持续时间、清除时间的观察,可以得知皮瓣血液循环情况以及监测皮瓣的成活情况。

(二)优点

此方法对动脉栓塞、血管血栓形成或皮瓣蒂部扭转导致的循环问题尤其适用。

(三)缺点

此法存在一定的局限性:即使皮瓣静脉或动脉部分闭塞,针刺检查也可能显示出良好的灌注。另外,过敏反应也使其应用受限。

七、侵入性温度探针技术

(一)原理

侵入性温度探针技术通过探针固定于血管蒂上,另一端经由电缆连接显示器,使用从身体核心到外周血液流动的热传导原理监测皮瓣温度。与血管内自由流动的动脉血相比,当血液循环发生阻塞时,相对热量消散,从而温度降低。温度是皮瓣移植术后常用的监测指标,一般温度低于正常皮温 2℃及以上,提示可能存在微循环问题。

(二) 优点

由于皮瓣表面温度不易控制,易受外界温度、敷料等影响,导致表面温度监测方法的准确性遭受质疑,但植入式探针却能够相对准确、客观地反映皮瓣温度。

(三) 缺点

具有一定损害性。

八、组织 pH 技术

(一) 原理

组织 pH 技术原理相对简单,测定组织瓣的 pH 可以反映在血供不足、无氧代谢而造成乳酸聚集时的代谢变化。当动、静脉发生阻塞时,血液 pH 会降低。不同的 pH 可导致电极内电传导率的改变,从而由电极的输出信号可测出组织的 pH 变化。

(二) 优点

当组织瓣与邻近正常组织的 pH 相差大于 0.35 时,提示组织瓣有坏死的可能。

(三) 缺点

所有组织 pH 的测定都需要将电极置于皮下或皮内,具有一定的损害性。

移植组织血流动力学测量的方法多种多样,有其各自的适应证。目前,尽管国内、外针对移植皮瓣血液循环监测的研究较多,但尚未见任何一种监测技术达到以下标准:对患者及皮瓣无害;快速、可重复、可靠、可记录和快速反应;准确且便宜;适用于各种皮瓣;配备有一个简单的显示屏,以提醒缺乏经验的监测人员发现循环障碍。亦尚未有报道显示存在一种辅助监测技术明显优于临床观察法。在皮瓣移植术后监测技术方面必须发展新技术、创立新方法,以提高移植组织术后血液循环监测的水平。

(许来雨　曹君涵　杨佳琪　娄湘红　彭伶丽)

第四节　其他监测仪器

一、肌电图的测定

(一) 原理

这种方法适用于肌肉移植或肌皮移植后。这是利用肌肉在缺血 60min 后,对电刺激产生的 M 波反映出来的变化情况来监测移植肌肉血液循环的一种方法。一般来说,M 波在手术后 1~5d 内可出现消失,但如加强刺激及增加刺激时间,则仍可见到 M 波的出现。若未见到 M 波时,则提示血管危象。

(二) 应用

在临床上较有意义的临界点是肌肉移植术后 90min,即使加强并延长刺激,其 M 波也全部消失,常提示动脉栓塞。

二、心电监护仪

(一) 原理

心电监护仪是临床上常见的电子设备,通过监测心脏电活动在人体体表特定两点间的电位差(导联)变化,来反映心脏的工作状态。

(二) 应用

连续实施观察并分析心脏电活动情况,可以有效观察患者生命体征变化情况,并实现对患者进行长时间的监测。当患者出现异常状况时,心电监护仪会发出警报,相关医护工作人员可以及时对患者进行治疗。通过心电监护仪的持续监测,也可以了解接受移植或再植手术后的患者血容量情况及移植组织的灌注情况。除此之外,心电监护仪具有其他设备无法比拟的优越性,可以实现对患者进行24h监护,时刻了解患者生命体征变化情况,并将指标变化情况记录下来,为临床诊断及治疗提供依据。临床应用过程中,需要保证仪器的正常运行,降低故障事件发生率,进而提高医院工作质量及工作效率。

(许来雨　曹君涵　杨佳琪　娄湘红　彭伶丽)

第五章
显微外科患者常用疗法

第一节　负压封闭引流治疗

负压封闭引流治疗是一种新型的创面覆盖方法,由德国 Fleischman 于 1993 年首创并将其用于四肢创面的治疗,裘华德教授于 1994 年将 VSD 技术引入中国。20 多年来,大量实验及临床研究对其作用机制、应用方式、临床疗效等进行了循证医学论证,证实了该技术不仅有利于创面愈合,而且能降低医疗费用,提高患者生活质量,已成为多学科各类创面快速封闭、感染控制、肉芽生长、软组织再生的有效手段。广泛用于促进各类创面愈合,对创面治疗产生了革命性的影响。

一、概述

负压封闭引流(vacuum sealing drainage,VSD)治疗,或称为负压创面治疗技术(negative pressure wound therapy,NPWT)等(图 5-1)。不同的负压治疗产品名称各异,但所表达的内涵基本一致,都是通过特殊材料覆盖创面,以医用薄膜密封创面,再外加负压引流,最终达到治疗目的。国内广泛使用 VSD 一词,已为人民卫生出版社《黄家驷外科学》《负压封闭引流技术》专著及《中华显微外科杂志》等杂志文章中采用;国外文献较多使用 NPWT。VSD 内涵超出创面应用范畴,包含其他部位的应用,如体内腔隙,涵盖面更为广泛。

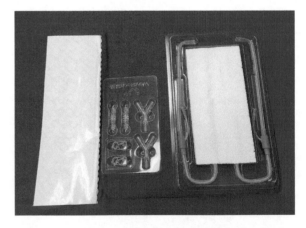

图 5-1　VSD 的主要组成部分

(一) 负压封闭引流技术原理

1. 可调控的负压　可控制的稳定负压,为主动引流提供了动力;可以促进局部的血液循环加速,刺激组织新生;一定负压的牵拉作用,加速了伤口收拢及愈合。

2. 安全、有效闭合创面　生物半透膜的密封阻止了外部细菌进入创面,保证了创面内和皮肤的水蒸气正常透出,将开放创面变为闭合创面。

3. 提供全方位引流　全方位引流去除了细菌培养基和创伤后受损组织产生的毒性分解产物,减少机体组织对毒性产物的重吸收,避免二次打击所致失控的全身炎症反应综合征,阻断病理反应链,防止多器官功能障碍综合征(multiple organ dysfunction syndrome,MODS)的发生。

负压辅助愈合治疗系统（vacuum assisted closure，VAC）是一种综合伤口治疗系统，1997年由美国医生 Argenta 和 Morykwas 提出，较早用于临床治疗，并且取得很好的疗效。VAC 由黑色敷料、黏性密封薄膜、密封垫及管道、负压创伤治疗仪组成[图5-2(1)，图5-2(2)]，通过伤口床闭合准备、减轻水肿、促进肉芽组织形成和增加肉芽组织灌注、清除渗出液和感染性组织来创造一个促进伤口愈合的环境。适合于急性、延迟性愈合治疗及家庭治疗，特别适合慢性创面如压力性损伤、糖尿病足溃疡等治疗。

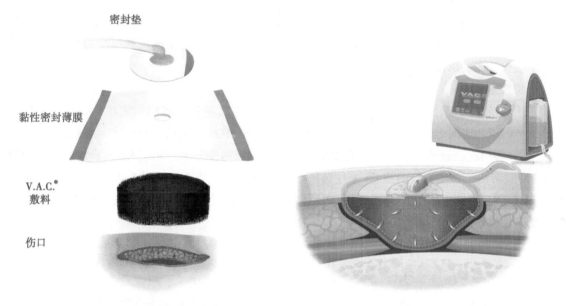

图 5-2(1)　VAC 的主要组成部分　　　　图 5-2(2)　VAC 的治疗主机

（二）覆盖敷料的选择和更换时间

负压封闭引流治疗的创面覆盖材料分为聚乙烯醇（polyvinyl alcohol，PVA）和聚氨酯（polyurethane，PU）材料两大类，这两类创面覆盖材料的主要指标比较见表5-1。有学者将 PVA 和 PU 材料制备在覆盖材料的正反两面，根据创面情况选择一面贴敷创面，方便临床使用。此外，也有研究者在 PU 材料中添加其他成分，如银离子或硅酮，制成含银离子或硅酮的聚氨酯泡沫材料。

表 5-1　创面覆盖材料的主要指标比较

材料名称	物理特性	负压需求	应用要点及特点
聚乙烯醇	呈白色，材料为亲水性，孔径小	后期会变硬，需要较大负压，不宜使用间歇模式	生物相容性好，吸引周期5~7d，肉芽不易长入网孔，抗牵拉能力强，不易遗留碎屑
聚氨酯	呈黑色，材料为疏水性，孔径大	后期硬度无明显变化，较低负压需求	吸引周期3~5d，较聚乙烯醇短，使用时间过长时，拆材料易牵拉出血和碎屑遗留

二、作用机制

负压封闭引流治疗技术将开放创面变为闭合创面，不仅取代了传统点状引流，使引流更为充分，有效清除伤口过多的渗液，增进血管增生，促进肉芽组织生长，保护创面、减少伤口感染机会；而且减轻了患者痛苦，促进创面愈合。相关机制包括：降低血管通透性，减轻创伤周围水肿；清除创面坏死组织，促进毛细血管生成，改善微循环；调节慢性创面中胶原酶的活性，进而抑制胶原的降解；增加创面中细胞因子表达，促进创面愈合。

三、负压封闭引流治疗在显微外科的临床应用

目前,该技术在显微外科的临床应用比较广泛,常见于各类急性、亚急性、慢性、感染性创面,如创伤、烧伤、压力性损伤、伤口不愈合、糖尿病足、关节腔感染及植皮后应用等。临床研究证实,该应用的优势:能够比较彻底地清除骨创伤面渗出来的液体;能够很好地将坏死骨组织液化以及促使各种有毒、有害物质排出;还能够使骨创伤创面与外界之间相隔离,以防创面被污染,充当人工皮的作用;泡沫敷料具有较理想的通透性以及透湿性,能够较为有效地改善组织局部血液循环,能够很好地对受损神经系统以及肌腱组织等进行有效地保护与修复;负压封闭引流治疗期间可以减少换药次数,减轻了患者的疼痛和二次创伤,同时也减少了医护人员的工作量。

(一)急性创面

1. 在严重软组织损伤中的应用 皮肤软组织缺损及修复是负压封闭引流治疗在创伤骨科临床领域中最早的应用方向之一[图5-3(1)]。由于骨创伤创面软组织损伤面积较大且损伤部位深,往往伴随骨外露,易引起创面感染。目前已有大量文献证实对于污染较为严重、部分复合组织缺损暂时无法进行I期皮瓣以及植皮修复的患者,采用负压封闭引流治疗效果显著[(图5-3(2)]。且有大量研究指出,可缩短患者II期手术处理时间、减小术后创面面积、减少换药次数、提高植皮成功率、降低医疗费用以及缩短住院时间。

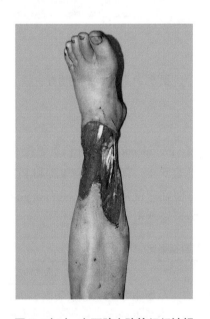 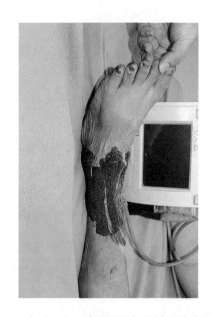

图5-3(1) 左下肢皮肤软组织缺损　　图5-3(2) 左下肢创面予负压封闭引流治疗

2. 在骨筋膜室综合征中的应用 骨筋膜室综合征(osteofascial compartment syndrome,OCS)是四肢骨折患者的严重并发症之一(图5-4)。一旦确诊需要进行切开减压治疗,但治疗后创口处往往有大量渗液,需要频繁换药,不仅增加了患者的痛苦,延长了治疗周期,对于人力资源也是巨大的消耗,还带来了创面感染的潜在危险。研究表明,OCS切开减张术后应用负压封闭引流治疗能有效促进肿胀消退、促进术后深筋膜减张切口更快速、有效地闭合,加速创面愈合,同时也明显缩短抗生素应用时间及患者住院时间,明显提高了患者术后满意度,目前在临床已广泛应用取得较好效果。

3. 在开放性骨折中的应用 开放性骨折是创伤骨科常见病、多发病,发生骨折时合并覆盖骨折部位皮肤及皮下软组织损伤破裂,使骨折断端和外界相通,严重的开放性骨折常伴有皮肤软组织的缺损(图5-5)。

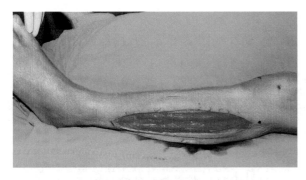

图 5-4　骨筋膜室综合征切开减压病例

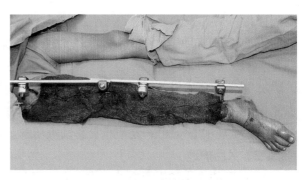

图 5-5　左下肢开放性骨折病例

目前大量的研究证实,辅助应用负压封闭引流治疗可减少四肢开放性骨折患者创面感染及相关不良反应及并发症的发生,促进创面愈合和肉芽组织的修复,缩短住院时间,促进患者快速康复,为后续的内固定治疗、植皮治疗等打好基础。

(二) 慢性创面

1. 糖尿病足　是糖尿病患者致残和死亡的原因之一,负压封闭引流治疗已被证实可改善糖尿病足患者患肢的血液循环,减少住院时间及换药次数,缩短溃疡愈合时间,提高溃疡愈合速度,并在联合超声清创、游离植皮等多个领域中均被证实对糖尿病足患者的治疗有积极成效。

2. 压力性损伤　是指骨骼隆起部位、医疗器械或者其他器械下的皮肤或软组织的局部损伤。Ⅲ期及以上的压力性损伤一直是临床上治疗的难题,而采用本方法治疗Ⅲ期及以上的压力性损伤可显著缩小创面,促使创面血管再生,加快肉芽组织生长,促进创面愈合,临床疗效明显,值得在临床大力推广应用。

3. 慢性窦道　由慢性骨髓炎等原因引起的慢性窦道,临床上窦道较深,或合并其他疾病,常因引流困难,出现长期不愈,运用负压封闭引流治疗可将引流管插入窦道,窦道口用医用薄膜封闭,并维持持续负压,较传统换药愈合时间短且治愈率高,治疗效果明显。

(三) 感染性创面

感染性创面治疗的关键在于充分引流,传统的换药方法在一定程度上清除局部的坏死组织和分泌物,但并不彻底。且当创面面积较大或较深时,还需要使用辅助引流管或引流条,容易反复感染或出现引流不畅等情况。近年来负压封闭引流治疗已被广泛应用于各种急慢性、感染性创面,取得了显著疗效。研究指出其可降低患者的伤口感染率,提高愈合率,同时缩短伤口的愈合时间,是治疗慢性感染性创面的一种积极有效的手段。

(四) 其他创面

基于负压封闭引流治疗可改善局部微循环,促进组织水肿的消退,更好刺激新生肉芽组织的快速、良好生长,故其可用于治疗皮肤软组织缺损,如植皮后的应用等。但其只是一种新的临时创面覆盖的方法,不能替代整体的治疗,在使用这一技术获得良好临床效应后,应进一步开展后续整体治疗。

(五) 禁忌证

癌性创面、溃疡性创面、活动性出血创面、合并凝血功能障碍、未经治疗的骨髓炎,存在焦痂的坏死组织、创面内血管神经或脏器外露等。

四、负压封闭引流治疗的护理

(一) 术前护理

1. 与患者进行充分沟通　告知进行负压封闭引流治疗的必要性和注意事项,取得患者积极主动的配合。

2. 备皮 有助于术中薄膜与局部软组织的紧密贴合,防止局部漏气及毛孔内细菌繁殖引起的感染。

3. 准备负压吸引装置 及时准备好负压吸引装置,并进行调试,确保术后最短时间内接通,避免引流管堵塞。负压源应压力稳定,可控,多采用病房中心负压。切忌将吸痰器或负压壶(球)作负压源使用。除常规中心负压外,还应备有移动负压源。VAC 治疗时应准备负压创伤治疗仪。

(二)术后护理

1. 负压的大小和吸引方式 术后立即开始负压吸引,负压的大小和吸引方式的选择非常关键。低压无法达到引流效果,残存的液体可能会导致或加剧感染,而过高的压力可能会导致伤口大出血,局部组织缺血出现皮肤坏死。因此,要结合治疗需求、创面的具体情况、患者的耐受程度,在医生的指导下综合调整负压。

(1)VSD:根据 2014 年负压封闭引流技术专题座谈会专家意见推荐,VSD 负压值一般保持在 -125~-200mmHg(1kPa=7.5mmHg),可连续使用,间断行创面冲洗。有研究推荐 -125mmHg 对创面肉芽组织生长的促进作用最佳,创面渗出较多时可酌情加大负压至 -150mmHg,缺血创面、四肢等环形创面、植皮后的创面等负压不宜过大。

(2)VAC:根据 VAC 治疗系统临床指南,VAC 治疗仪默认的负压设置为 -125mmHg,当引流量过大、创腔容积大、敷料在创腔内或窦道、密封薄弱时可以 25mmHg 的增量进行调整;年老体弱、营养障碍、行抗凝治疗有出血风险、肉芽组织过度生长、创面周围或创面床瘀斑等情况可酌情减量。

2. 保持有效封闭 敷料周围保持密封是治疗成功的关键。创面周围皮肤清洁干燥之后再粘贴透明薄膜,边缘超出创缘 3cm 以上。敷料外观塌陷布满皱纹,没有嘶嘶声,则为封闭良好。可用听诊器或用手沿着敷料边缘移动检查是否漏气;发现漏气点,及时再次粘贴透明薄膜修补。

3. 保持引流通畅

(1)常规冲洗:术后 72h 内遵医嘱用 0.9% 氯化钠溶液 500ml 冲洗,10~20 滴/min;1~2 次/d。

(2)避免引流管被压或折叠:对易受压的部位如背部、骶尾部等,应经常更换患者体位。用垫圈、软枕等将其垫高,悬空,防止引流管被压迫或折叠而阻断负压源。

(3)有利于引流:引流瓶的位置低于创面,有利于引流。引流瓶内液体占 1/2~2/3 时应及时更换;更换时先夹管、关负压,更换后先接负压,再放管,防止引流瓶内液体回流及敷料充盈。

4. 密切观察病情变化 加强巡视,密切观察创面及周围皮肤;敷料是否塌陷、有无漏气;负压值是否在规定范围内;引流管是否被压迫、折叠、堵塞以及引流液的量、颜色、性状等,如有异常及时处理并记录。

5. 常见异常情况及处理

(1)负压封闭引流敷料干结变硬(图 5-6):可能是因为密封不严造成的负压封闭引流敷料脱醇变硬或创面渗液被完全吸引干净。处理:先确认密封效果;术后 48h 内干结变硬,可从冲洗管中注入 0.9% 氯化钠溶液,待材料重新变软后继续封闭引流;48h 后出现干结变硬且引流管中无引流液

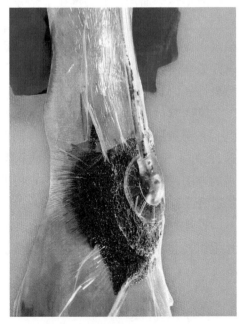

图 5-6 负压封闭引流敷料干结变硬

持续引出,可以不处理。

(2)漏气:最常见的漏气部位是引流管或外固定的系膜处、三通接头连接处、创面边缘有多量液体渗出而负压作用无效位置、皮肤皱褶处、贴膜漏贴处。处理:立即查找原因,确定漏气部位并进行针对性处理。重新贴膜密封或用薄膜/胶带等在距创面 3~5cm 处将管路固定或系住,防止导管的张力牵拉敷料引起漏气。尽量避开易摩擦、骨性凸起或近关节等部位。若 48h 之后发现小的漏气,引流管中已无引流物持续流动,此时可不用处理。

(3)引流管堵塞(图 5-7):常发生于术后 2h~2d,以三通接头附近最多见,堵塞物为血凝块和渗出物凝块,可以通过冲洗管腔解决。

(4)薄膜下积液:常发生于术后 1~3d 内,由于薄膜封闭不严、术前清洁创周皮肤不彻底、薄膜周缘与皮肤粘贴紧密造成。处理:检查负压源和管路,确认负压在规定范围、管路通畅;彻底清洁创周皮肤,重新进行贴膜密封处理。

(5)负压封闭引流敷料鼓起(图 5-8)、管型塌陷:常见的原因有引流管被压迫或堵塞;创面较大,同时应用多个 VSD,吸引面积过大,压力难以均衡;负压源异常等。处理:多巡视,保持负压源稳定及管路通畅;对于较大创面建议使用多个负压源。

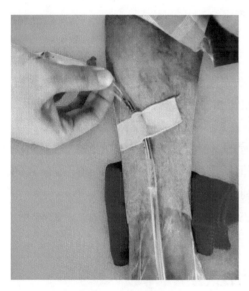

图 5-7 引流管堵塞

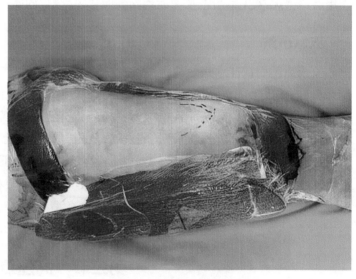

图 5-8 负压封闭引流敷料鼓起

(6)创面出血:接负压后局部血管扩张血流加速,而术后常使用抗凝、扩容药物存在潜在出血的风险,负压值选择不当,可造成创面出血;若将 VSD 敷料直接应用于暴露的血管、吻合口和器官上等特殊部位,容易引起出血。处理:密切观察伤口引流物,如持续引出新鲜血液,则说明存在创面出血,应立即关闭负压并马上通知值班医生,及时对症处理。

6. 治疗时间 通常 VSD 治疗一般需要 5~7d,在 7d 后拆除或更换敷料。对植皮后创面,用 VSD 法加压打包需要负压维持 3~5d。VAC 敷料建议 48~72h 更换,一周不少于 3 次;停止 VAC 负压治疗大于 2h 以上,应更换 VAC 敷料;具体由临床医生根据需要进行调整。

7. 高压氧(hyperbaric oxygen,HBO) 治疗 不能将 VAC 治疗仪器带入高压氧舱中,有着火的危险,应用 HBO 相容性材料替代 VAC 敷料或用潮湿的棉纱布将 VAC 敷料及管道的不潮湿末端覆盖。在 HBO 治疗中,VAC 管路不能被夹闭。

8. 营养护理　负压治疗期间应关注患者营养情况,特别是老年人、小儿及全身状况不佳的患者,避免创面引流丢失蛋白质引起全身状况低下,防止水肿、心力衰竭等出现。

9. 疼痛护理　负压吸引及泡沫敷料刺激是引起疼痛和皮肤不适的最常见的原因。通过适宜的负压值设置、选择合适的填充敷料、局部镇痛药应用、更换敷料及麻醉方案选择等均可有效降低疼痛程度,提高患者依从性。

10. 并发症处置　最常见的并发症为周围皮肤浸渍,湿疹等;负压材料覆盖创面时间过长,肉芽组织会过度生长,移除材料时易造成创面出血和组织损伤;如泡沫敷料遗留在组织内,易继发感染;若负压值选择不当,也可造成皮肤缺血、坏死。因此,在负压治疗过程中需注意以下方面。

（1）做好局部皮肤保护。

（2）负压治疗不能替代外科清创手术,若使用负压后创面情况依然不佳,需要及时重新评估创面,选用或联用其他治疗方法。

（3）对于颅骨缺损及关节部位、重要血管、重要神经暴露的创面,应首选皮瓣、肌皮瓣、筋膜瓣等正常皮肤软组织封闭创面。暂时无条件者可以采用生物敷料覆盖再酌情选用负压治疗。使用过程中需要严密观察引流液情况,避免出血,并适当降低负压或减少使用时间。

（4）如患者创面止血不彻底、长期服用抗凝剂等情况下,谨慎使用负压治疗,使用前应确切止血,使用后严密观察出血情况,必要时移除创面覆盖材料,彻底止血。

五、小结

负压封闭引流技术是一种新型创面修复治疗方法,能有效去除创面分泌液,减轻局部水肿,改善局部血供,促进毛细血管生成、肉芽生长、创面愈合,在急性创伤和慢性难愈性创面治疗中广泛应用,临床疗效显著。而且操作简单、无须每日换药、减轻患者痛苦,也减少医护人员工作量。

随着细胞生物学、分子创伤学的发展,负压封闭引流治疗的基础研究与临床应用研究的不断深入,技术方法和材料的不断改进,其应用领域将越来越广,不但给医生提供了一种创面封闭或修复的简单、经济、安全有效的治疗方法,同时也给无数患者带来便利。

（冯乐玲　应　瑛　杨佳琪　胡三莲　彭伶丽）

第二节　高压氧治疗

1937年,Behnke和Shaw首次成功地使用高压氧治疗疾病。随着临床医生对高压氧治疗的病理生理和分子机制的日益了解,高压氧在疾病的临床治疗中得到了广泛的应用,如颅脑及脊髓损伤、脑梗死、心肺脑复苏、新生儿窒息、气性坏疽、减压病和一氧化碳中毒治疗等,在糖尿病溃疡、挤压伤和缺血再灌注损伤中也被证明有效。断肢(指)再植后,如血管接通,再植肢(指)体发生血管危象者均可行高压氧治疗。

一、概述

高压氧(HBO)治疗是一种低成本的治疗方法,使用100%的氧气在高于大气压(通常高于140kPa)的有限时间内(一般60~90min)达到有益的临床效果。要达到高压环境,必须有一种特殊的耐高压和密封的设备,这种设备称为高压氧舱,患者置身于高压氧舱内进行加压、100%纯氧吸入,里面配有心电、脑电监护仪等仪器,以保证治疗安全地进行。

二、作用机制

(一)增加血氧含量,提高血氧分压

血液运输氧气有两种方式,一是血红蛋白与氧直接结合,形成氧合血红蛋白。二是氧气以物理状态直接溶解于血浆内。在高压氧下,血液含氧量会增加,主要是提高血浆内的物理溶氧量,在300kPa下血浆内的物理溶氧量可达6.5ml/dl,此时血浆内单纯物理溶氧量已可以满足组织细胞的需求量,而不用氧合血红蛋白离解供氧。

(二)增加血氧弥散量,提高组织氧储量

气体的弥散总是从高分压移向低分压,压力差越大,弥散越快。在高压氧作用下,血液内氧分子数量增加,血氧分压升高,氧从毛细血管向组织弥散的范围扩大。常压空气下机体内毛细血管中氧的有效弥散距离为30μm,而在300kPa下,氧的有效弥散距离增至100μm,在靠近毛细血管周围的组织细胞和体液中的氧含量及氧分压,也必定会增加。

(三)促进侧支循环的生成

高压氧下血氧分压和细胞外液的氧分压均增高,刺激血管成纤维细胞活动和分裂,以及胶原纤维的形成,促进了新血管的生成,加速了侧支循环的建立。除此之外,高压氧还可以消除体内空气栓塞、抑制厌氧菌的生长,当配合使用抗生素药物时可有效防治创面感染。

三、高压氧在显微外科中的应用

近年来随着高气压医学的快速发展和临床应用的普及,高压氧治疗作为一种辅助疗法已被广泛应用于骨科学在内的多学科领域,如今高压氧治疗已开始应用于显微外科领域,主要包括以下方面。

(一)皮瓣移植患者

1. 适应证

(1)当移植的皮瓣出现血液循环障碍,如组织苍白、发绀、红肿或出现水疱。

(2)皮瓣本身条件差,估计术后成活困难或疑有血液循环障碍者。

(3)严重组织撕裂伤后植皮或皮瓣缝合后。

2. **治疗方法** 推荐0.20~0.24MPa(2.0~2.4个标准大气压)、90~120min,空气加压20min,氧舱压力升至0.20~0.24MPa稳压,稳压1h,加压开始即刻给容器通氧,氧流量20L/min,测得容器内氧浓度>98%后调小氧流量为5L/min,稳压过程中维持容器内的氧浓度在95%以上,减压20min,减压开始即停止对容器内通氧,氧舱压力降至常压后出舱,完成一次治疗。最初2~3次/d,病情稳定后1~2次/d至痊愈。

3. **治疗效果** 早期高压氧治疗有利于创面愈合,在改善微循环和疼痛方面具有较明显优势。皮瓣移植术后出现血液循环障碍时采用高压氧治疗可明显提高皮瓣成活率,安全性高。

(二)断肢(指)再植患者

1. **适应证** 断肢(指)再植术后早期1~3d,特别是术后24h内,由于创伤的毛细血管周围细胞肿胀所致的机械压迫,毛细血管内皮细胞缺氧肿胀所致的管腔狭窄阻塞及痉挛以致微循环障碍而出现的血管危象。血管接通后即可做高压氧辅助治疗。

2. **治疗方法** 术后第2日开始,高压氧治疗:利用空气加压舱15~20min升至表压0.1MPa,在治疗压力0.2MPa下戴面罩吸氧,20min×3次,每次中间休息5min,然后在20min内匀速减压出舱,1次/d,5d为1个疗程。

3. **治疗效果** 高压氧辅助治疗断指再植能够减轻患者术后疼痛,降低术后并发症发生率,促进

断指功能恢复。

（三）挤压伤患者

1. 适应证 严重手部挤压伤、手外伤后局部有循环障碍者、指尖切割离断单纯缝合及神经吻合术后等患者。

2. 治疗方法 高压氧治疗尽早开始，最好在创伤发生后的 4~6h 开始，对于存在严重缺氧的组织，在创伤后 24h 内给予 2~3 次高压氧治疗。对于存在感染的挤压伤，建议给予 1 次/d 高压氧治疗。依据动物实验及有限的临床资料，对于挤压伤推荐的压力为 0.20~0.24MPa（2.0~2.4 个标准大气压），如果 2 次/d，则每次吸氧 90min；如果 1 次/d，则每次吸氧 2h。

3. 治疗效果 研究表明，高压氧配合治疗复杂手外伤可以明显提高疗效，改善患者的手功能。

（四）骨筋膜室综合征患者

1. 适应证 骨筋膜室综合征前兆期、确定期和筋膜减压术后患者。高压氧辅助治疗使骨筋膜室损伤区域的巨噬细胞吞噬清除异物能力增强，加速清除病灶组织，为新肉芽组织的生长创造了条件。同时可以改善患肢血液循环，降低切口感染发生率，促进切口愈合，减轻肢体疼痛，提高治疗效果。

2. 治疗方法 骨筋膜室综合征的前兆期和确定期建议行高压氧治疗，最初 24~36h 每日给予 2 次治疗，稳定后可每日 1 次。当疼痛明显减轻，神经系统障碍消失或骨筋膜间隙紧张度明显下降时，可以考虑终止高压氧治疗。对于行筋膜减压术后的患者，可以给予高压氧治疗，每日 2 次，持续 7~10d。

3. 治疗效果 高压氧治疗联合负压封闭引流技术治疗早期骨筋膜室综合征可以改善患肢血液循环，降低切口感染，促进切口愈合，减轻肢体疼痛，提高治疗效果。

四、高压氧治疗的护理

（一）进舱前护理

1. 护理人员要做好患者入舱前的心理护理，用通俗易懂的语言向患者详细讲解高压氧治疗原理及作用，介绍氧舱内的设施和治疗过程中可能发生的情况及注意事项。

2. 严禁患者及家属携带易燃、易爆、挥发性物质进舱。

3. 教会患者加压时配合做调压动作、正确使用吸氧面罩，在加压时咀嚼口香糖。

4. 做好转运、交接护理。转运过程中注意做好保暖，观察病情变化。

（二）加压阶段护理

1. 刚开始时缓慢加压，指导患者捏鼻鼓气，做吞咽动作。

2. 观察患者面部表情和动作，及时询问患者有无不适，是否有抓耳挠腮动作，如有耳胀、耳痛，应立即停止加压，防止鼓膜穿孔，待患者症状缓解后再进行加压，如症状未缓解可适当减压，直至患者调节好咽鼓管后再继续加压。

3. 对少数存在恐惧心理的患者，应播放音乐，与患者聊天，耐心指导患者调节情绪。

（三）稳压阶段护理

1. 密切观察操作台氧气流量计及患者面罩佩戴情况，及时提醒患者戴好面罩，防止氧气漏入舱内或未吸到氧气。

2. 密切观察舱内患者的面部表情及病情变化，及时发现氧中毒的前期表现。

（四）减压阶段护理

1. 减压前通知舱内患者停止吸氧，摘下面罩，准备减压。嘱患者不要屏气，以免引起肺气压伤。

2. 减压时舱内温度降低，通知患者注意保暖，特别是移植/再植组织的保暖，要用毛巾包裹再植肢体。根据情况调节空调供热,保证舱内温度。

3. 出舱后详细询问患者感受,并仔细观察伤肢(指、趾)的皮肤颜色、肢体温度、肿胀、毛细血管回流、动脉搏动情况,指导患者采取正确的应对措施,积极坚持配合治疗。

(五) 高压氧的毒副作用及护理

1. **氧中毒**　与机体超氧化自由基增多以及酶活动改变等因素有关,可导致脑型氧中毒、肺型氧中毒。处理:①停止吸氧,改吸空气。②减压出舱。③休息、保暖,并遵医嘱对症治疗。

2. **气压伤**　高压氧治疗时,因某些原因造成机体某些部位不均匀受压,可引起气压伤,常见有鼻旁窦气压伤、中耳气压伤、肺气压伤。处理:①鼻旁窦气压伤,暂停高压氧治疗,按照急性鼻窦炎治疗。②中耳气压伤,暂停高压氧治疗,如有中耳渗液,必要时行鼓膜穿刺。③肺气压伤,停止减压,面罩吸氧,稳定后减压出舱;若发生气胸,立即行胸腔引流;若发生气体栓塞,应行加压治疗。

五、小结

目前,高压氧治疗已经成为临床上常用的辅助治疗手段,并且因其对许多疾病有着独特且显著的疗效而日益受到重视。在显微外科中,临床实践结果证实高压氧对皮瓣移植、断肢(指)再植、挤压伤、骨筋膜室综合征的治疗具有一定效果。但因高压氧治疗方式特殊、治疗过程中存在安全性问题、普及度低等限制条件,高压氧治疗并未在显微外科中大规模使用。在未来的工作中,希望能找出最适宜的高压氧治疗条件及方案,以便更好地应用于临床来造福患者。

(冯乐玲　应　瑛　杨佳琪　胡三莲　彭伶丽)

第三节　人工冬眠疗法

随着显微外科技术的提高,我国小儿断指再植成活率在 1985 年以前已高达 94% 以上。小儿断指再植手术与成人相比有其特殊性及较高的护理难度,术后护理是成败的一个重要环节。因小儿年小体弱,不能主动主诉感受和配合治疗,对创伤事件反应较激烈,常由于紧张而哭闹躁动,尤其在静脉注射、更换敷料时不能配合治疗,精神紧张易引起血管痉挛,故小儿吻合血管的再植与再造术后,除常规三抗措施(抗感染、抗血管痉挛、抗凝血)治疗外,应常规使用镇静药。冬眠合剂Ⅰ号不仅可以使患儿保持安静,而且同时具有扩张血管的作用,已成为小儿吻合血管术后的常用药物。

一、概述

人工冬眠疗法是指通过运用药物与物理降温降低人体温度至 32~34℃,从而降低机体代谢,减轻细胞耗氧,改善微循环的方法。使机体进入一种类似变温动物冬眠的深睡状态的过程,称为人工冬眠。这种疗法称为人工冬眠疗法,所用药物称为人工冬眠合剂。

二、作用机制

1. 降低机体对各种病理刺激的反应。
2. 提高各组织对低氧的耐受力。
3. 降低基础代谢率,减少能量消耗。
4. 降低交感神经兴奋性,扩张外周血管。
5. 解除小动脉痉挛,改善微循环。

6. 抑制炎症级联反应,保护血脑屏障。

三、人工冬眠疗法的常用药物及冬眠合剂

冬眠药物主要作用于丘脑下部网状结构,具有镇静、止痛作用,不同药物合用具有良好的协同作用,具有抗肾上腺素、抗组胺、抗乙酰胆碱及抑制中枢神经系统和神经内分泌反应的作用,使对中枢神经及自主神经系统的抑制作用相互加强。

常用药物及冬眠合剂作用详见本书第八章第八节冬眠药物的护理。

四、人工冬眠疗法在显微外科中的应用

人工冬眠疗法常应用于重症脑损伤而循环功能代偿良好者、严重感染、烧伤者、中枢性高热、中暑、躁动不安者、创伤性及中毒性休克者、子痫、甲状腺危象等患者。冬眠疗法在显微外科中的应用包括以下几方面。

1. 年幼不配合的患儿　情绪极不稳定,如受伤时的恐惧感延续至术中、术后;过分担心手指的成活、预后情况、整夜失眠等;对疼痛过度敏感、一般镇痛药难以缓解者。

2. 多指离断及再造患者　这类患者因伤情重、手术风险大,更容易导致精神抑郁和焦虑。

3. 已行血管危象探查术后危象缓解患者　因为二次或多次手术更可能加重患者的精神负担。如果探查术中发现患者血管容易发生顽固性痉挛,可于术后应用人工冬眠疗法。

早期应用人工冬眠疗法为患者的康复、治疗提供了一个安全、有效、便捷、快速的辅助治疗措施,为原发病的治疗争取了时间。但对于严重心血管疾病及肝肾损害者、全身衰竭及年老体弱者、血容量严重减少及严重贫血者禁忌使用。临床在应用人工冬眠疗法之前,应详细询问患者病史、完善各项检查后,根据病情与治疗需要后再实施。

五、人工冬眠疗法的护理

1. 严密观察病情变化

(1)病情观察:严密观察患者意识、瞳孔、体温、脉搏、呼吸、血压等变化,早期发现有无呼吸抑制。观察患者有无恶心、呕吐、眩晕、心悸及直立性低血压。

(2)血运观察:严密观察局部血运情况。血管危象多发生于术后72h内。每小时观察皮肤温度、颜色、毛细血管回流时间和肿胀情况,发现异常及时处理。若皮温低于健侧1~2℃,再植指肿胀严重、肤色青紫、毛细血管回流增快,提示静脉危象发生;若肢体苍白干瘪、毛细血管回流延迟,则表示动脉供血受阻或动脉痉挛。

2. 体位护理　术后取平卧位,抬高患肢置于功能位,避免患肢受压,避免患侧输液。氯丙嗪可致直立性低血压,用药期间应使患者平卧,改变体位及翻身时,可协助其缓慢进行,并严密监测血压变化。

3. 营养护理　给予高热量、高蛋白、高维生素、高纤维素饮食,尤其婴幼儿生长代谢快,如营养不良极易影响患指手术成活率。在保证营养充足的同时注意食物的色、香、味,以增加食欲。预防误吸。

4. 并发症的观察与护理

(1)呼吸抑制:哌替啶有抑制呼吸的作用,应严密观察患者的意识、瞳孔及生命体征变化。冬眠合剂大剂量应用可导致明显的呼吸抑制。给予持续吸氧,保持患者呼吸道通畅。建议使用微量泵或注射泵控制药物输入速度,维持患者处于拉姆齐(Ramsey)镇静评分3~4分。如出现呼吸缓慢或增

快、烦躁不安时,应减慢滴速或暂停用药,立即通知医生并配合处理。

（2）压力性损伤及冻伤:密切观察放置冰袋部位的皮肤有无发红或灰白斑点;枕部、骶尾部及骨突处有无发生压力性损伤。防止局部受压,保持床单位平整、干燥整洁。

（3）肺部感染:冬眠状态时,患者咳嗽反射低下,气道分泌物不易排出,易造成或加重肺部感染。护理重点是保持呼吸道通畅,冬眠后颌部肌肉关节松弛,出现舌后坠时,可用口咽通气管保持呼吸道通畅,及时排除气道分泌物。

（4）腹胀:冬眠药物抑制自主神经系统,使肠蠕动减慢导致腹胀、膈肌活动受限。处理方法:①肛管排气。②按摩协助排气,顺肠蠕动方向,从右向左,从上向下按摩。③可用针灸,针刺下脘、天枢、气海、足三里。

（5）尿路感染:人工冬眠患者常伴尿潴留,必要时留置导尿,预防尿路感染。

（6）成瘾性:长期应用哌替啶可能会导致身体的依赖性和成瘾性,因此,应严格掌握冬眠合剂的用量及使用时间。

六、小结

人工冬眠疗法作为一种辅助治疗措施在一些特殊的显微外科患者中联合应用,有利于患者康复、治疗措施的落实,帮助患者度过应激期。但在应用过程中需要严密观察患者的生命体征及各项检查指标,防止并发症的发生;同时也对医护人员的专业能力和业务水平提出了更高的要求。

（冯乐玲　应　瑛　杨佳琪　胡三莲　彭伶丽）

第四节　放血疗法

目前,随着显微外科技术不断发展,不同部位、不同节段、不同损伤模式的断指再植修复均取得了较全面的研究。虽然目前断指再植手术的成功率在国内外研究报道中可达90%以上,但是仍然存在较多影响手术成功的危险因素。血管功能的有效重建是决定断指再植手术成功率的主要因素之一,然而在血管显微缝合过程中易发生吻合口痉挛和栓塞,加之血管内皮损伤及局部血液处于高凝状态,容易发生血栓导致组织缺血、坏死的血管危象表现。断指再植术后血管危象的发生率为20%~30%,其中静脉危象在血管危象中的占比可达到1/3~1/2。因此,有效地预防、治疗静脉危象及术后护理是确保断指再植手术成功率的关键因素。对于发生静脉危象的患者,采用肝素进行抗凝血的放血疗法（blood-letting therapy）是目前较为简易有效的治疗方法。

一、概述

放血疗法是当再植或移植组织出现静脉回流障碍且无探查再修复条件或手术中无条件建立动静脉平衡的血液循环,动脉供血超出静脉回流量时,为保证正常的动、静脉循环平衡而采取的改善静脉血流量的局部疗法。

二、作用机制

放血疗法是显微外科手术中,因静脉回流受阻而采取的姑息疗法,通过适当的放血来防止由于血液流速下降、血液高凝、血管内皮受损而造成的血栓形成,进而在一定程度上恢复再植断指的血流动力学稳定。通过持续、间断、少量的放血,代替静脉回流或弥补静脉回流不足,保持出血量不会造成机体因失血而产生异常,直至侧支循环能维持再植或移植组织生存。越小的组织,成活的概率越高;动静脉失调程度越小,效果越好。

三、放血疗法的临床应用

(一)适应证

1. 移植/再植术后,移植/再植组织出现静脉危象且全身状况良好、动脉血供良好,血红蛋白大于100g/L的患者。

2. 断指离体时间较长,血管损伤严重,静脉吻合困难或指端无静脉吻合,故吻合1条指动脉,采用指端切开代替静脉回流,使断指在放血过程中,逐渐建立自身的侧支循环。

(二)禁忌证

1. 合并动脉血管危象。

2. 大肢体的断肢再植和大面积的组织移植后。

3. 组织受到缺血损伤太过严重而坏死。

4. 伴随其他严重损伤而导致的失血、昏迷。

5. 伴随严重感染。

6. 患者依从性差,不能耐受放血治疗者。

四、放血疗法的方法

常见的方法有小切口放血、指端创面放血疗法、拔甲、负压吸引法、挤压法及替代疗法等。

(一)小切口放血

小切口放血(图5-9)是因静脉细小或小静脉栓塞导致移植组织血管危象的补救措施。当移植组织或再植肢体术后出现异常肿胀、皮肤颜色变深、毛细血管回流时间加快提示有可能出现静脉危象,尽管皮温下降不明显也要采取相应处理措施。通常先试行按摩方法,观察皮缘渗血情况,进一步进行放血试验,可先间断拆除部分缝线,用肝素生理盐水擦拭皮缘并剥离凝固的栓子,使皮缘渗血;如果渗血不能明显改善静脉危象,在皮瓣颜色最深、肿胀最明显的部位,即选择离吻合的动脉最远处做皮肤切口,或在再植指指端侧面做一小切口,

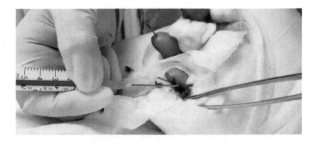

图5-9 小切口放血

深达皮下,以达到放血治疗的目的。必要时可局部或全身肝素化、局部滴肝素生理盐水(12 500IU肝素钠注射液加入10ml生理盐水)防止血液凝固。如皮肤转红润、出血由暗红变为鲜红,说明放血疗法有效。若间隔时间后,静脉危象再次出现,可重复上述放血疗法。在操作中,要保持组织成活,不必无控制地放血。有研究证实,对一些断指再植手指采取小切口放血的方法,结果显示术后血管危象、再植指成活数、再次手术、并发症和住院天数都有显著改善,此疗法在临床上被广泛应用。

(二)指端创面放血疗法

手术结束时用手术刀于指端一侧切一0.5cm×0.5cm创面,深度至真皮层,以创面渗血为度,用1ml注射器抽取0.1ml肝素钠注射液注入创面周围,以保持创面持续渗血状态(见图5-10)。术后伤指用无菌敷料包扎成喇叭状(甲床用凡士林纱布覆盖),将无菌纱布剪成约4cm×3cm小纱布块,轻轻填塞在患指周围,以便敷料浸湿后及时更换(仅更换小块纱布即可)。

(三) 拔甲

拔甲是断指再植术中吻合静脉的数量不足或静脉条件差、静脉细小、血流不畅时,应对出现的静脉危象的一种补救措施。拔甲后,依靠甲床的渗血,同时以肝素生理盐水维持甲床表面微血管一定时间的肝素化,通过渗血缓解静脉回流负荷,争取为建立侧支循环创造有效时间,保障再植指成活,通常用于中、末节手指的离断术中(见图 5-11)。麻醉下将指甲拔除,用肝素生理盐水纱布覆盖,每隔10~20min 向纱布滴注肝素盐水保持纱布湿润;每间隔 0.5~1h 将纱布揭开,使甲床渗血,必要时可以轻轻加压指腹或轻刮甲床,促其渗血,直至再植肢体张力缓解。

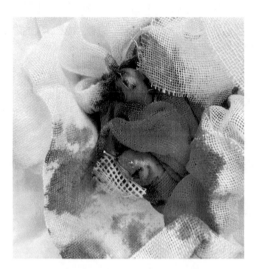 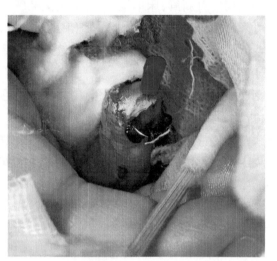

图 5-10　指端创面放血疗法　　　　　　　　图 5-11　拔甲

该疗法术后会对甲床造成一定的损害,影响指甲的美观。在放血疗法应用过程中应注意监测患者血常规,防止出现血红蛋白水平过低、血容量不足;注意无菌操作,以防感染。断指再植术,特别是末节或指尖离断,不能依赖于拔甲渗血,应尽可能以修复静脉为首选,即使很微细的静脉,效果也明显优于单纯拔甲渗血。

(四) 负压吸引法

移植 / 再植组织一侧做切口,创面 0.3~1.0cm,然后将患指套入负压吸引装置中,肝素 50ml 加入500ml 生理盐水中以 2~3min/滴速度点滴切口,保持持续负压,以创面缓慢渗血为度,直至静脉危象解除。

(五) 挤压法

挤压操作者以同侧拇、示指相对捏持危象指末中节指体大部分,适当用力,快速、间歇挤压指体。少数患者在挤压时可诱发疼痛加剧,适当调整挤压角度,固定再植指,需要时应用镇痛药。有学者建议发生静脉危象 30min 内采取挤压法是较适宜的时限,这可能与栓塞栓子与吻合口静脉壁粘连的紧密度及组织的反应性等因素有关。

(六) 替代疗法

1. 中剂量肝素生理盐水治疗　采用生理盐水 500ml 加入肝素钠 100mg(12 500IU)静脉滴注,24h 维持。

2. 中、小剂量尿激酶静脉溶栓治疗　成人用 30 万 U~40 万 U 加入 0.9% 氯化钠溶液 40ml,15min

静脉注射完毕,然后每 12h 用 10 万 U 尿激酶加入 0.9% 氯化钠溶液 40ml 中静脉注射 1 次,每日检查血常规、纤维蛋白原、优球蛋白溶解时间。

3. 大剂量尿激酶治疗　术后出现血管危象时用大剂量 100 万 U~150 万 U 尿激酶治疗,用药前后监测 D-二聚体、纤维蛋白原、血红蛋白、血小板。经研究证实,应用大剂量尿激酶能预防和治疗血栓形成、消除血管危象,提高再植成活率。

五、放血疗法护理

(一)严格无菌操作

保持病房空气新鲜,床单位整洁,防止交叉感染。患者进行放血治疗时,暴露切口,擦拭时无菌棉签不可来回在伤口上滚动。血液是细菌良好的培养基,因而及时去除血迹,更换无菌治疗盘尤为关键。早期运用抗生素,严格无菌操作能有效避免因感染而导致发生迟发性血管危象。

(二)血运观察

严密观察移植 / 再植组织的颜色、皮温、张力、毛细血管回流,观察时应注意环境温度、光线、个体皮肤颜色及水肿、受压等因素的影响。

(三)从放血疗法出血情况初步判断是否存在血管危象

1. 如果划刮移植 / 再植组织一侧伤口 1~2s 内立即流出鲜红色血液,用生理盐水棉球边擦边流,则说明循环正常。

2. 若划刮移植 / 再植组织一侧伤口立即流出暗紫色血液,随后颜色转为鲜红色,且流速较快,颜色由紫变红,说明静脉回流障碍。

3. 如果划刮移植 / 再植组织伤口后不出血,用力可挤出少许血液,说明动脉供血障碍。

4. 如果已存在静脉回流障碍,划刮移植 / 再植组织伤口缓慢地流出少量暗紫色或紫黑色血液,说明在发生静脉回流障碍继发动脉供血障碍。

(四)贫血的早期观察

患者因创伤和长时间的移植 / 再植组织手术,失血量多,再加上由于长时间放血,往往会导致贫血的发生,贫血可造成移植 / 再植肢体的缺氧,使吻合血管堵塞,直接影响断指的成活。因此,应监测血常规,必要时进行输血治疗,及时纠正贫血。

(五)体位护理

进行放血治疗时,患者采用平卧位为主,患肢位置应略高于心脏水平以利于血液回流,局限患肢活动,特别在患者入睡后出现不自主的肢体移动,加之夜间迷走神经兴奋,小血管处于收缩状态,容易发生痉挛。加强夜间巡视,及时纠正患者的不正确体位。

患者一旦进行放血治疗,其再次发生血管危象的危险性更高,因而,需要避免不良理化刺激。如保持温度在 22~24℃,避免寒冷,患指局部使用 40~60W 的烤灯照射加快血液循环,湿度控制在 50%~60%,保持病房内空气流通、避免喧哗,病房禁烟;禁止患者吸烟及饮酒,嘱清淡饮食;禁止患侧卧位,以防肢体受压;进行患者心理疏导,防止精神紧张;保持大小便通畅,告知患者不要用力;术后前 3d 按医嘱常规使用非甾体抗炎药止痛治疗,若存在剧烈疼痛则按医嘱使用阿片类镇痛药治疗,及时处理患者疼痛。

(六)肝素使用的注意事项

应用肝素时,注意观察皮肤、黏膜是否有出血点,牙龈是否出血,并注意观察大便颜色,若有异常,及时报告医生处理。定时检测出、凝血时间,监测凝血酶原时间 >13s 应立即停药。如肌内注射部位出现瘀点、瘀斑,护士应向患者做好解释工作,取得配合。注射部位应经常更换,避开硬结、瘢痕部位,注射完毕应延长按压时间。

六、小结

放血疗法在显微外科静脉危象使用非常广泛,不同的放血疗法各有特点。小切口放血在临床应用较多;拔甲术后会对指甲的形状产生不可避免的影响,患者接受度低;小儿因年龄小不适合指端切开或拔甲;挤压法疗效不显著;负压吸引法在大面积皮肤缺损中较常见;指端创面放血疗法创面大,出血量相对较多,对于出血量较多的患者谨慎应用,有休克的危险。综上所述,小切口放血配合局部肝素应用,必要时全身肝素化,在临床上使用比较广泛,临床效果明确。

放血疗法在治疗上研究较多,但在护理上却很少有突破点,针对传统的普通肝素注射器及肝素溶液配制步骤烦琐、放血操作时间长、对患者组织损伤大以及易发生利器伤等不足,有研究提出改良肝素注射装置应用于断指再植术后出现静脉血管危象的放血治疗中能有效减轻工作量、降低利器伤发生率、减轻患者疼痛和恢复断指血液循环,可借鉴应用。

（冯乐玲　应　瑛　杨佳琪　胡三莲　彭伶丽）

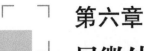

第六章
显微外科患者术后常见症状及并发症的护理

第一节 疼 痛

1995 年,美国疼痛学会将疼痛作为除了体温、脉搏、呼吸、血压之外的第五大生命体征。疼痛是显微外科患者术后最常见的症状之一。疼痛是组织损伤或潜在组织损伤所引起的不愉快感觉和情感体验或是具有感觉、情绪、认知和社会层面的痛苦体验。按疼痛的持续时间,疼痛可以划分为急性疼痛和慢性疼痛。急性疼痛是指突然发生、有明确的开始时间、持续时间较短的疼痛,而慢性疼痛是指持续时间在 3 个月以上的疼痛。显微外科的疼痛以急性疼痛为主,主要与手术切口疼痛及肢体肿胀引起的疼痛相关;部分患者也可出现慢性疼痛,主要以幻肢痛、神经痛为主。术后疼痛不仅会影响患者的舒适,还会导致患者恶心、呕吐、心动过速、血压升高等不良生理反应,对于显微外科的患者还会诱发血管危象。因此,关注显微外科患者的疼痛主诉,正确地评估与镇痛,至关重要。

一、发病机制

机体在受到外界有害刺激时,促使机体释放 K^+、H^+、5-羟色胺、前列腺素等致痛因子,兴奋痛觉感受器,随后产生传入冲动,沿传入神经纤维抵达皮层第一感觉区、第二感觉区等部位,产生痛觉。急性疼痛是由有髓鞘的神经纤维进行传导的,传导速度快,定位准确,去除刺激后疼痛即可消失;慢性疼痛是由无髓鞘的神经纤维进行传导的,传导速度慢。

二、原因

显微外科患者疼痛的产生主要与以下因素相关。

1. **创伤** 是显微外科患者疼痛产生的常见原因,因创伤的刺激不同,会有不同的疼痛性质与疼痛程度。

2. **炎症** 伤口感染所导致的红、肿、热、痛反应。

3. **急性缺血** 血管栓塞或因骨筋膜室综合征导致的供血不足会诱发剧烈疼痛。

4. **神经病理性疼痛** 神经异常放电引起的疼痛,疼痛呈放射性。

三、分类

(一) 急性疼痛

显微外科患者的急性疼痛,以中到重度疼痛为主,疼痛性质为刀割样、胀痛或者刺痛。临床表现为心率加快、血压升高、痛苦面容,情绪烦躁不安,甚至夜不能寐。急性疼痛除了会诱发心脑血管疾病外,对于显微外科患者刺激会诱使交感神经兴奋性增加,引起血管壁平滑肌收缩,使管腔狭窄,诱发血栓形成,从而影响再植指体及皮瓣的血液循环,对皮瓣与再植指体的成活不利。研究表明,若急性疼痛得不到有效缓解,10%~15% 的患者会逐渐发展为慢性疼痛。

(二)慢性疼痛

显微外科患者的慢性疼痛主要以幻肢痛、神经痛为主。疼痛性质为麻痛、刺痛、烧灼痛或放电样疼痛,药物治疗效果不佳,部分患者夜间为甚。因此,慢性疼痛除了包括疼痛的一般临床表现及危害外,因疼痛持续时间长,药物治疗效果不明显,长时间的疼痛折磨会严重影响患者的睡眠、食欲,甚至导致患者精神紧张焦虑以至于萎靡不振、抑郁、崩溃。因此,大多数慢性疼痛的患者精神和身体上都承受着巨大的压力,被认为是重要的术后并发症。

1. 幻肢痛(phantom limb pain)　是截肢患者术后常见的并发症,发生率约 50%~80%,已被截除的肢体主观感觉仍然存在,并且伴有一定程度的疼痛。这类疼痛多出现在断肢的远端,也可看作是一种神经病理性疼痛。

2. 神经病理性疼痛(neuropathic pain,NP)　一般可由多种累及外周或中枢神经系统的疾病诱发,如糖尿病性神经病、神经退行性变性疾病、感染、肿瘤、创伤或特发性神经病变等。显微外科患者的神经痛主要是周围神经损伤后导致的病理性疼痛,与周围神经损伤相关,也可见于神经瘤患者。近五年的多项观察性研究表明,臂丛神经损伤患者的神经病理性疼痛发病率高达 56%~76%。由周围神经损伤造成的神经痛的发作一般与创伤有明确时间关联,疼痛的部位主要分布于受累神经支配的区域。

彭蔚骢等研究者将上肢周围神经损伤所致神经病理性疼痛分为 3 种临床亚型:深部痛(表现为持续自发的挤压痛、按压痛)、感觉异常(麻木感、刺痛感)、轻阵发痛(短暂阵发性的电击样或刺痛感)。神经病理性疼痛一旦出现,通常会给患者带来极大痛苦并造成患者的肢体功能障碍。

四、治疗与处理

(一)显微外科急性疼痛的治疗

1. 药物治疗　包括局部给药和全身给药。局部给药包括切口局部浸润、外周神经阻滞和椎管内给药;全身给药包括口服给药、静脉给药、皮下、肌内注射给药等。其中患者自控镇痛(patient controlled analgesia,PCA)是一种起效较快、无镇痛盲区、血药浓度相对稳定、可通过冲击剂量及时控制爆发痛的全身性给药方式。患者可根据自身疼痛程度,主动镇痛,确保用药个体化,提升患者疼痛控制的满意度。显微外科常用的镇痛药包括布洛芬、曲马多、地佐辛等。镇痛应遵循无创、阶梯用药、定时给药、剂量个体化、效果及时评估的原则。

2. 非药物治疗　适用于轻度疼痛的患者,对于中重度疼痛的患者常与药物治疗联合使用。通过非药物性治疗可以减少患者对于镇痛药的依赖,使其学会进行疼痛的自我管理。患儿因对于药物耐受及代谢能力不足,镇痛药的应用受到了阻碍,因此,非药物镇痛方法在儿童镇痛中优势明显,主要包括物理治疗,如按摩、冷或热敷;放松疗法、暗示疗法等,其中按摩可以舒缓肌肉紧张和关节僵硬引起的疼痛,在显微外科中应用广泛。

(二)显微外科慢性疼痛的治疗

1. 幻肢痛　对于截肢术后幻肢痛的患者,目前临床的治疗除了采取镇痛药治疗外,有研究表明神经免疫修复制剂(如神经妥乐平),抗抑郁、抗癫痫药(如加巴喷丁)等药物也对幻肢痛的治疗有一定疗效。在物理治疗方面可以通过针灸或者水疗及蜡疗的方式来缓解。心理行为干预的方式通过在截肢后早期对大脑起生物反馈作用的行为进行干预,从而改变大脑皮质对疼痛的记忆,也成为幻肢痛治疗的辅助方式。其他方式如镜像治疗,利用镜面视觉错觉,在健侧肢体做不同的动作时,让患者想象患侧也在做相应的训练,从而产生患侧肢体被治愈错觉,减轻幻肢痛,但是其疗效还有待更多大样本、多中心、高质量的随机对照试验加以进一步验证。

2. 神经病理性疼痛　高级别和中级别证据显示加巴喷丁、普瑞巴林、5-羟色胺去甲肾上腺素再摄取抑制剂以及三环类抗抑郁药可作为治疗神经病理性疼痛的首选药物,但是针对周围神经损伤的病理性疼痛临床满意缓解只有 30%~40%;利多卡因贴剂可作为局部治疗的选择。若上述药物无效,阿片类镇痛药应作为替代治疗药物。非甾体消炎药通常对神经病理性疼痛无明显疗效。因此,临床应根据患者的病情,在诊断神经病理性疼痛后,灵活选择手术或多模式镇痛的方式来缓解患者的疼痛。

五、疼痛患者的护理

(一) 疼痛评估

1. 评估要求　全面的疼痛评估是指对存在疼痛或有疼痛高风险的患者进行全面动态的评估,评估内容包括疼痛的程度、部位、性质、疼痛发生的频率、加重或减轻因素、疼痛伴随的症状以及对患者生理心理的影响等。后续根据患者的疼痛情况进行动态评估及再次评估,具体是指给予患者镇痛措施(包括药物和非药物干预措施)后,再次评估疼痛,以确认疗效及是否需要采取干预措施。

2. 评估方法　临床常用的疼痛评估量表包括:视觉模拟评分法(visual analogue scale,VAS)、数字分级评分法(numerical rating scale,NRS)、语言分级评分法(verbal rating scale,VRS)、Wong-Baker 面部表情量表(Wong-Baker faces pain scale,FPS)。根据患者的年龄、理解能力、语言表达能力等情况合理选择疼痛评估量表。VAS 不适用于老年人、文化程度较低者和认知受损者;NRS 的刻度较为抽象,不适用于文化程度较低者;VRS 对于患者的文化程度及表达能力要求较高,所以不适用于语言表达障碍者。建议同一患者选择相同工具进行疼痛评估。临床可通过患者语言描述进行信息收集,也可通过疼痛部位定位图,全面了解患者的疼痛状态,具体内容参见第十六章第一节疼痛评估及操作标准。

(二) 疼痛的护理

1. 急性疼痛的护理　急性疼痛控制目标:确保在安全的前提下,持续、有效镇痛;同时不产生或仅伴随轻度不良反应,患者可获得最佳的躯体和心理、生理功能,患者满意度高,从而利于患者术后康复。

(1) 术前疼痛护理:护理人员应根据患者的创伤严重程度,在抢救患者生命的前提下,尽快完成疼痛评估,并积极联系多学科的疼痛小组会诊,为患者制订镇痛计划,及时给予镇痛治疗,并做好术前准备。除此以外,护理措施还包括:①协助肢体外伤患者抬高患肢 20°~30°,保持患肢功能位,防止肢体肿胀加重,从而诱发疼痛。②协助患者转运的过程中,减少搬动;为患者进行体检或其他专科检查时,动作轻柔。③对于可能会增加患者疼痛反应的操作,采取超前镇痛。④及时给予患者解释、安慰,疏导患者紧张、焦虑的情绪,必要时通过非药物干预相结合的方式,分散患者的注意力,缓解患者的疼痛。⑤及时报告疼痛,并与医生沟通,调整镇痛计划,降低不良反应的发生率。

(2) 术后疼痛护理:医务人员给予预见性的处理。术前手术医生及麻醉师根据患者的身体状况、手术部位、手术时长等因素,合理选择麻醉方式及自控性镇痛工具,确保患者全程无痛。护理措施包括:①对患者进行疼痛相关健康宣教,告知疼痛评估的正确方法以及镇痛措施的选择。及时解答患者的疑问,安抚患者的焦虑情绪。②患者返回病房后,采用医用过床易等便携式搬运器具,协助患者过床,防止搬动过程中刺激患者的伤口而造成操作性疼痛。③保持患肢功能位,妥善固定各种引流管道,防止管道牵拉伤口,加重疼痛。④操作、翻身时注意保护患肢,防止患肢动作幅度过大引起疼痛。⑤落实患者疼痛的全面评估及再次评估,遵医嘱及时给予镇痛处理,并及时调整镇痛措施。⑥合理选择非药物镇痛技术,如按摩、冰敷、热疗、康复训练等方式减轻患者的疼痛程度。⑦为患者提供安静的病房环境,确保床单位整洁、舒适,保证患者充足的休息。

2. 慢性疼痛的护理　多模式疼痛管理被认为是治疗慢性疼痛最有效的形式。因此,我们除了教会患者正确地使用镇痛药以外,还应为患者提供包括理疗、电刺激治疗、认知心理干预等非药物镇痛方式,帮助患者有效控制疼痛,提高患者的生活质量。

(1)幻肢痛的护理措施:①重视患者的疼痛主诉,正确评估患者的疼痛部位、性质及程度,以区分残肢痛与幻肢痛,若为残肢痛则采取术后急性疼痛处理方式。②动态评估疼痛,若患者表述"明确感受到已截除的肢体依然存在,并能在大脑的控制下,清晰地感受到已截除肢体的活动",或者"感受到已截除肢体的疼痛"说明患者出现幻肢痛,及时告知主管医生,联系多学科团队进行疼痛会诊,以制订后续治疗方案。③告知患者遵医嘱使用镇痛药的重要性,评估用药后的不良反应及镇痛效果,及时向团队反馈,根据疼痛的发作时间、药物的半衰期和疼痛的程度,及时调整用药计划。④协助患者采取非药物治疗措施缓解疼痛。同时也可指导患者遵医嘱正确使用经皮神经电刺激疗法(transcutaneous electrical nerve stimulation,TENS)控制疼痛,刺激的强度以患者产生可忍受范围内的明显的麻刺感为宜,使用过程中及时评估患者的反应,若无法忍受时适当调低刺激强度或者暂停,并告知医生。⑤残肢伤口愈合后,鼓励患者正视患肢,进行积极的心理暗示,并尽早安装假肢,进行有针对性的假肢功能训练,以促进患者身心康复。⑥通过同伴支持教育、成功案例分享等方式,安慰、鼓励患者,帮助患者重拾自信,树立对抗幻肢痛的信心。⑦出院前评估疼痛控制的效果,告知镇痛药使用注意事项以及疼痛门诊的就医方式,确保患者采取科学的方式治疗幻肢痛。

(2)神经病理性疼痛的护理措施:①全面评估患者的疼痛情况,重点评估疼痛的程度、性质及疼痛的部位、诱发因素,为神经病理性疼痛的判定提供依据;同时评估患者的食欲、睡眠情况,有无焦虑、抑郁等情绪障碍。②对于腕管综合征等由于神经卡压导致疼痛的患者,纠正患者的错误姿势,告知患者注意腕部保护及休息,可通过腕部放松操来进行腕部放松,防止腕部过劳。必要时可采取局部封闭治疗,缓解疼痛。③对于臂丛神经损伤患者,协助患者将患肢支具固定于功能位,确保松紧适宜,以免固定过紧而导致皮肤压力性损伤或肢体肿胀,加重患者疼痛。④对于触摸皮肤即会诱发放电样疼痛的患者,操作时减少对患肢的触碰。⑤遵医嘱给予患者镇痛药治疗及神经营养药物治疗,并评估用药效果,及时调整用药。⑥手术治疗的患者,评估术后感觉恢复情况,鼓励患者在肢体感觉恢复后早期进行未制动关节主动及被动活动,预防关节僵硬。⑦帮助患者建立正确的预期,理解与同情患者,予以关心支持。⑧患者出院时若疼痛仍未缓解,应告知患者镇痛药使用的注意事项,告知疼痛门诊的就医方式,让患者及时寻求专业帮助。

(林　玲　娄湘红　杨佳琪　胡三莲　彭伶丽)

第二节　血管危象

血管危象是显微外科手术后,肢体或组织血液循环障碍所引起的一系列直接威胁到移植组织成活的病理生理改变。常与吻合血管的痉挛、栓塞、血肿压迫或肢体肿胀等各种因素相关。血管危象可以分为静脉危象和动脉危象。静脉危象是指吻合静脉受到压迫或者血栓形成,导致静脉回流受阻,而出现的一系列的循环障碍综合征。动脉危象是指吻合的动脉痉挛或者受压,导致动脉供血不足而出现的一系列循环综合征。两者可同时存在,相互影响。若动静脉危象同时存在时,则是动静脉复合危象。血管危象最常见于再植或皮瓣术后患者,是显微外科最常见的并发症,也是困扰显微外科医护人员的难题。如何预防血管危象的发生,建立血管危象的评估与预警机制,探索积极有效的应对措施是显微外科人员探索的重点。随着显微外科的不断发展,肢体再植(造)、创面修复、其他组织器官的再造整形技术日新月异,为患者提供了更多的便利,血管危象的发生率、移植组织的成活率逐渐成为显微外科医疗护理质量的重要指标之一,也越来越受到重视。

一、发生机制

动脉危象主要与吻合小动脉发生痉挛或栓塞相关,静脉危象主要与吻合小静脉管腔受压或栓塞相关。动静脉危象一般发生在术后72h内,夜间发生率更高,可能原因是夜间迷走神经兴奋、小血管收缩,容易出现血液循环障碍。

血管痉挛一般是由各种因素导致的血管壁平滑肌强烈收缩,导致管腔狭窄,从而造成血流量减少。严重者可造成管腔完全闭塞。痉挛时间过长,可造成血管栓塞;而血管栓塞一般与血管壁破坏、血液高凝状态或者血液淤滞相关。在血管痉挛的早期去除诱发因素后,血管危象可缓解;但是对于栓塞导致的血管危象需要进行手术探查或抗凝治疗才可逆转。血管痉挛与血管栓塞的鉴别详见表6-1。

表 6-1　血管痉挛与血管栓塞的鉴别

鉴别项目	血管痉挛	血管栓塞
发生原因	疼痛、血容量不足及温度下降等	管壁粗糙、血流缓慢及吻合质量差
好发时间	手术时或手术后48h	手术时或手术后24小时内
病理改变	管腔缩小,大部分闭塞	管腔内被血栓堵塞
临床特点	毛细血管反应始终存在	毛细血管反应消失
应用解痉药物	有效	无效
交感阻滞与针刺	有效	无效
加温	有帮助	有害(增加代谢和氧耗)
皮瓣小切口	可能有少量血水流出	不出血
高压氧	有效	无效
处理方法	抗凝解痉治疗、严密观察吻合口远近端	一经确诊,早期手术探查
手术发现预处理	血管均变细,吻合口无栓塞现象。应立即终止手术,禁忌切除吻合口重接血管。	吻合口近端血管扩张,吻合口紫蓝色,有实质感。吻合口远端血管变细、无搏动,管腔中有血栓,在血栓以下切断不喷血。应切除吻合口重接血管,或做血管移植

二、诱因

血管危象的诱发因素可以分为术前、术中和术后因素三个方面。为预防血管危象的发生,应予以避免。

(一) 术前因素

包括患者的年龄、慢性病史、损伤方式以及损伤时间等相关。老年人血管硬化、婴幼儿血管管腔细小、糖尿病患者微血管损伤、绞伤或碾压伤血管毁损严重等因素均会增加术后血管危象的风险。术前因素无法把控,却是我们评估患者是否适宜进行皮瓣或再植手术的依据。

(二) 术中因素

主要与显微外科医生的手术操作相关,如手术医生的清创是否彻底、血管吻合技术是否过关、皮肤缝合是否过紧等;对于皮瓣移植患者而言,若手术医生在进行穿支皮瓣设计时,皮瓣大小若超出蒂部血管的供血范围,术后必然会导致皮瓣边缘供血不足,而出现边缘血管危象,甚至坏死。这就要求手术医生对于供区的血管解剖有足够的了解,同时在术前进行创面大小的严格测量,从而降低此因素对患者皮瓣成活的影响。总之,术中因素是决定再植与皮瓣能否最终成活的关键,因此,需要引起足够的重视。

(三) 术后因素

1. **环境温度过低**　组织再植术后处于失神经控制的状态,皮肤温度极易受到外界环境温度的影响,低温和寒冷的刺激极易引起吻合血管发生痉挛,从而导致血管危象,应予以避免。

2. **不良体位**　不良体位导致静脉或动脉受压,而导致血管危象。如患侧卧位、皮瓣扭转、皮瓣血管蒂部受压等,均会影响移植部位血供而导致血管危象的发生。由不良体位导致的血管危象,早期可通过改变体位缓解,若压迫时间过长,血栓形成,则会导致再植指体或皮瓣不可逆的变化,导致手术失败。因此,在护理过程中应及时纠正患者不良体位,并向患者做好相应的健康宣教,取得患者及家属的配合。

3. **敷料或血肿压迫**　敷料包扎过紧或者皮瓣下积血引流不畅,会对吻合血管造成压迫,从而阻断血流供应。早期可通过敷料松解、血肿清除等方式缓解。

4. **神经生理及疼痛因素**　夜间因迷走神经兴奋性增高,导致末梢小血管收缩;同时夜间机体活动减少、进食饮水减少、输液减少,血液相对浓稠,血流速度变慢,更易形成血栓,而出现血运变化。疼痛刺激机体产生应激反应,导致交感神经系统及肾上腺髓质系统兴奋,机体微血管收缩,同时促使机体释放如前列腺素、5-羟色胺等损伤因子,加剧血管收缩,痉挛,诱发血管危象,夜间为甚。

5. **不良生活习惯**　吸烟时产生的尼古丁会诱发小动脉痉挛,同时还会导致血小板聚集,血液黏滞度增加,血流变慢,从而诱发血管危象。辛辣刺激性饮食、浓茶、咖啡以及乙醇会刺激血管收缩危及再植或皮瓣血液供应,导致血管危象。

6. **不良心理状态**　焦虑及紧张的情绪会导致外周血管收缩,使再植及皮瓣血液供应减少,从而导致血管危象的发生。

7. **便秘**　术后患者长期卧床会导致肠蠕动减慢,而出现便秘,排便姿势的改变会增加便秘的发生率。有研究认为:当患者在用力解大便的过程中导致腹压增加,一方面会导致吻合血管压力增加而出现破裂出血;另一方面会导致静脉压增加,静脉回流受阻,而出现静脉危象。

三、监测与表现

传统的血液循环监测方法以颜色、肿胀程度、皮温、毛细血管回流以及小切口放血为主。传统监测方法操作简单、成本低廉,因此,在临床得到广泛应用,在进行血管危象的鉴别方面,起着至关重要的作用。

(一) 颜色

颜色评估是临床最常见的观察指标,观察直观且简单易操作。观察者应在自然光或者白光手电筒下进行评估,评估时排除皮肤颜色、色素的干扰,必要时与健侧或供区进行对比。正常时移植组织颜色应与健侧皮肤或供区一致,色泽红润(图

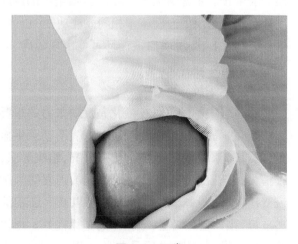

图 6-1　正常

6-1);动脉危象时,因动脉供血不足,导致皮肤颜色变白(图 6-2);而静脉危象时因静脉血液回流受阻,皮肤颜色变紫(图 6-3)。

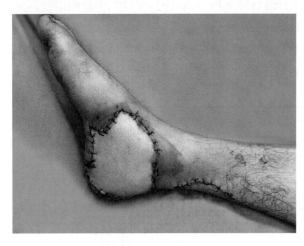

图 6-2　动脉危象(白)

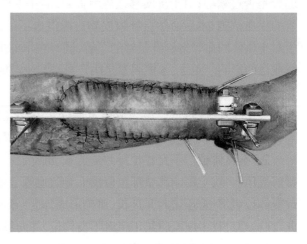

图 6-3　静脉危象(紫)

(二)毛细血管回流

毛细血管回流可反映观察区域的血液供应情况,是关键性指标。常用方法是使用棉签按压指腹或者移植组织,使按压区域皮肤颜色由红变白,然后松开棉签,观察皮肤由白变红所需要的时间;对于舌再造术患者,在查看患者毛细血管回流时应嘱患者张口,适度暴露皮瓣。正常情况下,毛细血管回流时间多为 2~3s。毛细血管回流判断方法参见第四章第一节临床监测法。毛细血管回流时间的判定受观察者经验的影响,为确保判定准确,可以在判断时使用计时器进行辅助测定,在按压使皮肤由红变白时计时开始,皮肤恢复红润时计时结束。但是仍会受到观察者反应时间的干扰。但是该方法操作简单,易于掌握,因此在临床使用广泛。

(三)皮温温度

皮温可以通过皮温计进行监测,通过皮肤温度的变化,反映血液供应的好坏,作为血运观察的辅助性指标。但是皮肤温度受患者体温、环境温湿度等多种因素的干扰,因此测量时应确保环境温、湿度恒定,以"定时、定点、定力、先健肢再患肢、先正常皮肤后移植/再植组织"为基本原则,以免对测量结果造成干扰。正常情况下,移植/再植组织的皮肤温度应与正常组织的温度基本相同或波动 2℃以内,如低于 3℃以上,则说明血液循环可能出现障碍,应通知医生酌情处理。

(四)组织肿胀程度

移植组织的肿胀程度变化是反映张力的重要指标。若观察区皮肤皱缩,皮纹加深,表明动脉供血不足,提示动脉危象;若观察区皮肤发亮,组织肿胀,皮纹消失,甚至出现张力水疱(图 6-4),则表明静脉回流受阻,提示静脉危象。断肢再植以及大面积的游离皮瓣,张力变化明显,该指标的适用性好。指体末节再植或微型皮瓣,术后早期张力变化不明显,不应

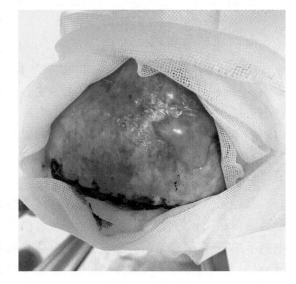

图 6-4　张力水疱

以此为主要观察指标。

(五) 小切口放血

小切口放血内容见第五章第四节放血疗法。

小切口放血操作为有创操作,在操作过程中应注意遵守无菌操作原则。此方法的弊端在于会对患者造成疼痛刺激,且操作不当会导致患者失血过多或者感染。因此在使用此方法进行血管危象判断时应谨慎,需要由专业人员实施。此操作也可用于血管危象的治疗,称为放血疗法。目的是通过切口放血来改善静脉回流,改善移植/再植组织的血液循环,缓解静脉危象,提高手术成功率。

(六) 血管危象观察与预警的创新

随着多学科的交叉融合以及智能医学的不断发展,国内外的显微外科学者充分利用这一优势,在传统指标的基础上,做出了很多的改进与创新,希望建立血管危象的客观指标和早期预警系统,提升显微外科医疗护理质量。如皮下组织血氧情况、皮瓣血流监测等方式。此部分内容参见第四章显微外科常用的监测技术。

四、鉴别

血管危象的鉴别是显微外科皮瓣与再植术后的观察重点,是显微外科医务人员必须掌握的专业技能。及时地鉴别血管危象,有利于医务人员制订针对性的措施,进行有效干预,为患者再植指体和皮瓣的成活保驾护航。血管危象鉴别见表6-2。

表6-2 血管危象鉴别

鉴别项目	正常	动脉危象	静脉危象
危象发生时间		吻合术后1~3d内多见	吻合术后10~24h内多见
病变速度		突起,变化快	逐渐发生,变化慢
颜色(指甲)	红润或与健指/取皮区一致	苍白	发紫
指腹	饱满有弹性	凹陷	丰满,膨胀
皱纹	正常	加深	不明显或消失
温度	与健肢/供区相同或低1~2℃	下降	下降
脉搏	存在	减弱或消失	存在
毛细血管回流时间	2~3s	延长或消失	缩短,晚期消失
指端渗血	1~2s流出鲜红色血液	减少或不出血	较多,为紫色

五、应急处理

血管危象的抢救成功率与危象发生的时间以及发生的时间间隔密切相关,术后48h内出现的血管危象抢救成功率高于术后48h后;发生血管危象与探查的时间间隔越长,抢救的成功率越低。因此,对于血管危象,应早发现、早干预,才能提高移植组织的成活率。

动静脉危象的应急处理原则在于消除诱发因素,增加观察频率,及时使用解痉、扩血管药物治疗,必要时尽早手术探查。

（一）动脉危象的处理

①立即通知医生查看患者血运情况，并拍照留档。②消除诱发因素，适当提高环境温度，必要时增加患肢局部保暖；评估患者情绪状态，及时安抚患者紧张情绪；根据患者的疼痛情况给予镇痛处理；调整患者体位，必要时松解敷料，防止患肢或皮瓣血管蒂部受压；再次强调严禁吸烟的目的及重要性。③必要时遵医嘱给予解痉药或抗凝、溶栓治疗，观察用药后的反应。④密切观察患者血运情况，每0.5~1h观察1次，有变化及时告知医生。⑤必要时遵医嘱做好血管探查的术前准备。

（二）静脉危象的处理

①立即通知医生查看患者的血运情况，并拍照留档。②消除诱发因素，肢体再植或再造患者患肢用软枕抬高，阴茎再造患者使用棉垫托起，防止血管蒂部受压或扭转，促进血液回流，消除肿胀；必要时松解敷料及缝线，减轻压迫，促进血液回流；消除便秘及尿潴留的影响。③必要时协助医生行小切口放血　防止血液淤滞，而造成吻合的动脉受压，从而影响动脉血液供应，导致再植或再造组织坏死。④遵医嘱给予抗炎、消肿、活血药物治疗，观察用药后的反应。⑤密切观察患者血运情况，每0.5~1h观察1次，有变化及时告知医生。⑥必要时遵医嘱做好血管探查的术前准备。

六、血管危象患者的护理

（一）严密观察

联合使用温度、颜色、毛细血管回流、肿胀程度等指标严密观察患者的再植指体或皮瓣的血运变化，必要时每15~30min评估1次，同时加强夜间巡视，评估干预措施是否有效，若血运进一步恶化时，可及时发现并告知医生床边查看，及时干预，防止坏死的发生；必要时测量血管危象发生的范围，拍照留档，以便对照分析。若患者需要行手术探查，应立即通知患者禁食、禁水，完善术前相关检查及术前准备，节省时间，提高探查成功率。

（二）体位护理

协助患者调整体位。肢体修复的患者，患肢软枕抬高20°~30°，保持患肢功能位；包扎时应确保压力均匀，松紧度可容1~2指为宜。重视患者的主诉，及时根据患者组织水肿程度进行敷料松紧度调整。使用棉被保暖，避免寒冷刺激。与医生确认皮瓣的范围以及吻合血管蒂的位置，予以标记；告知医务人员及患者在调整体位时，避开蒂部血管，以免吻合动静脉受压，而导致血管危象的发生，必要时予以肢体悬吊抬高；腹部皮瓣患者，协助患者调整体位，防止皮瓣扭转；颜面部及乳房再造术的患者，应适当摇高床头，保证患者呼吸道通畅，防止蒂部血管受压；会阴部手术患者可使用悬吊带托起阴囊与阴茎，防止阴部肿胀导致血管受压。

发生血管危象后，立即查看患者敷料的松紧度，若敷料包扎过紧，应及时告知医生进行敷料松解；同时检查负压引流瓶的引流是否通畅、引流量，若引流量过多，应及时更换，防止因负压不足，积血引流不畅，皮瓣下血肿形成，从而压迫吻合血管，加重血管危象。

（三）疼痛护理

疼痛是加重血管危象的不利因素之一，因此，对于血管危象的患者应每班评估患者的疼痛程度及疼痛的部位与性质，告知患者中度至重度疼痛会诱发血管危象的发生，发生疼痛应及时告知医务人员进行处理。具体内容参见本章第一节疼痛。

（四）用药护理

遵医嘱给予患者解痉、抗凝、活血、消肿等药物治疗，并评估用药后皮瓣或再植指体的血运是否好转，有无不良反应，如在使用扩血管药物过程中注意询问患者有无脸色发红、头痛等不适，宜慢滴；低分子量肝素钠注射液皮下注射时，增加按压时间，防止皮下出血，同时询问患者是否存在牙龈出血、鼻出血等异常情况,定期复查凝血功能;在静脉输注镇痛药时,宜慢滴,观察患者有无头晕及恶心、呕吐等不适;使用消肿药物的过程中应防止输液渗漏及预防静脉炎的发生,具体护理内容参见第八章显微外科常用药物的护理。

(五) 其余治疗方法

高压氧治疗、人工冬眠疗法、放血疗法的具体护理措施参见第五章显微外科患者常用疗法。

(六) 心理护理

血管危象一旦发生,若无法成功逆转,患者将面临二次手术的风险,尤其是舌、耳或阴茎再造的患者,手术的效果直接影响患者的自我形象,所以对于患者而言,紧张焦虑的情绪在所难免。为了稳定患者情绪,医护人员应从容镇定、专业严谨,及时进行巡视。交接班时,尽量避免在患者面前谈论血运的好坏,以免增加患者的焦虑程度。同时向患者强调焦虑、紧张等不良情绪是血管危象发生的诱发因素之一,必要时可采取听音乐、玩游戏等娱乐方式,分散注意力,避免因情绪不良,加重血管危象的严重程度。

(七) 健康宣教

告知患者烟酒及辛辣刺激饮食均会诱发或加重血管危象,应禁止;同时保持病房室温23℃~25℃,在使用空调制冷或天气寒冷时,防止冷风直接刺激移植区域,可采用棉被保暖,但禁止使用热水袋,以防烫伤。加强营养,补充蛋白质丰富食物,如牛奶、蛋制品、肉制品等;适量多食水果蔬菜等高纤维食物,以促进肠蠕动;保持定时排便的习惯,预防便秘发生;一旦出现便秘及尿潴留的情况,及时告知医务人员协助处理,以免诱发血管危象。卧床期间进行床上功能锻炼,如抬臀训练、踝泵运动、未制动关节的屈伸活动等,以促进血液循环,预防肌肉萎缩和僵硬。长期卧床时,采取健侧卧位与侧卧位交替,预防压力性损伤。

(林　玲　娄湘红　杨佳琪　胡三莲　彭伶丽)

第三节　移植组织坏死

移植组织坏死是移植组织供血不足,细胞缺血缺氧而失去活性。一般继发于血管危象,当血管危象得不到及时有效的处理,组织血供严重不足时发生。一旦发生,意味着患者需要进一步的手术清创或创面修复。对于患者,移植物坏死不仅会增加患者的手术创伤,还会增加患者的医疗费用。因此,医务人员需要谨慎对待。

一、发生机制

在血管危象发生的4~6h内,若及时给予干预,患者的血管危象有可能会缓解。但是如果错过干预的有效时间,则会导致动静脉危象同时出现,动脉供血及静脉回血均受阻,最终导致患者移植组织坏死。

二、常见原因

移植组织坏死由多方面原因所导致,与血管危象发生的原因类似。主要包括患者因素、手术因素及术后管理因素相关。患者因素如患者血管损伤程度、血管条件、高凝状态、全身血供不足、未严格禁烟等,均会增加患者血管危象的风险,从而导致移植物坏死的发生。手术因素如术前准备不充分,创面感染未有效控制;血管吻合质量欠佳;移植物大小设计不合理导致边缘血供不足;术后引流不充分导致血肿压迫等;术后管理因素包括体位不当导致移植组织受压、术后容量补充不足、血管危象未及时干预等。具体可参见本章第二节血管危象。

三、分类

(一)完全坏死

移植组织内供血完全阻断,移植组织全层失去活性,与周围正常组织界限分明(图 6-5)。

(二)部分坏死

移植组织内供血未完全阻断,超出吻合血管的供血范围的组织失活坏死,如移植物边缘或皮肤浅层坏死,移植组织的其他部分仍具有组织活性。

四、临床表现

移植组织坏死常表现为移植组织颜色变黑、皮肤张力下降、毛细血管回流消失、组织冰凉、小切口放血时无明显血液流出。

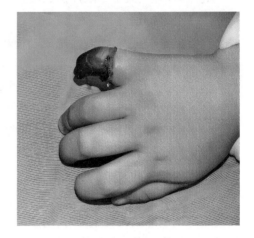

图 6-5　坏死(黑)

五、应急处理

移植组织一旦坏死,意味着患者不仅创面修复未成功,同时还失去供区正常的组织,患者及家属一般难以接受,大多会出现失望甚至愤怒情绪。除了在术前严格评估,告知相应风险外,术后一旦出现此情况,应急处理包括以下方面:①立即告知医生。②安抚患者及家属的情绪。③鼓励患者表达疑虑,及时给予专业的解答。④及时与患者沟通,讲解后期可能的补救措施。⑤协助医生做好进一步手术前准备。

对于移植组织坏死者,医生会根据移植物的坏死范围进行局部清创,首先清除失活组织;后期根据移植组织的种类,会采取不同的修复方式。对于断肢再植患者,一旦再植肢体坏死,医生会立即截除肢体,进行截肢断端的修复。对于断指再植的患者,医生在发现指体坏死后会选择坏死组织界限分明后,进行清创,尽量保全未坏死的皮肤或组织,后期可联合采用植皮或皮瓣对指体末梢进行组织修复。

对于皮瓣坏死患者,医生会首先判断坏死组织的范围,若是由于皮瓣大小超出血管供血范围而造成的边缘坏死,医生会通过手术清创的方式,将边缘坏死组织进行清创。根据清创后创面缺损的范围进行植皮或缝合处理。若皮瓣皮下组织成活,仅皮肤坏死,同样可通过后期植皮,完成创面修复;若皮瓣完全坏死,医生只能移除坏死皮瓣,后期再采取更为稳妥的方式进行创面修复。

六、移植物坏死患者的护理

(一)术前护理

1. 心理护理　鼓励患者表达疑虑,及时给予专业的解释与安抚,告知患者移植组织坏死与多种因素相关,同时鼓励患者树立信心,及时与医生沟通后续修复方案。

2. 积极协助患者术前建立正确的生活习惯,包括禁烟酒、控制糖尿病、高血压等慢性疾病,评估患者的营养风险,对于营养高风险患者进行营养补充。

3. 积极做好术前准备。

（二）术后护理

根据患者的手术方式给予针对性的术后护理。

1. 截肢患者 床边备止血带及止血钳,以防患者截肢残端出血。

2. 植皮患者 做好供区及受区护理,观察取皮区渗血情况,确保植皮区加压包扎,指导患者禁止抓挠受区,以免导致植皮处皮肤破损和感染。

3. 皮瓣移植患者 严密观察皮瓣血液循环情况,具体护理措施参见本章第二节血管危象。

（林　玲　娄湘红　杨佳琪　胡三莲　彭伶丽）

第四节　骨筋膜室综合征

骨筋膜室综合征（osteofascial compartment syndrome,OCS）是骨科及显微外科最严重并发症之一,是指由骨、骨间膜、肌间隔和深筋膜形成的筋膜室内肌肉、神经等组织因急性缺血、缺氧而引起的一系列综合征,最常见于前臂与小腿,在显微外科术后还可见于皮瓣供区直接缝合,张力过高而引起。如果不能及时处理,不仅会造成神经损伤和永久性肌肉坏死,导致肢体功能严重障碍;而且还会因代谢性废物的积累而导致严重感染和电解质紊乱,应引起重视。

一、病因

骨筋膜室综合征的发生主要与骨筋膜室内容物增加或容积减少相关。骨筋膜室综合征基本病因见表6-3。

表6-3　骨筋膜室综合征基本病因

分类	危险因素	致伤原因
骨筋膜室内容物增加	创伤	骨折、软组织挫伤（血友病及其他凝血功能障碍者）
	组织液外渗	感染、蛇咬伤、烧伤、挤压伤
骨筋膜室容积减少	肢体受压	重物压迫、肢体卡压（截石位）、石膏、支具固定过紧
骨筋膜室内容物增加及容积减少	缺血再灌注损伤	大动脉损伤后修复（胭动脉、肱动脉）
	其他因素	输液外渗、介入治疗术后并发症、供区直接缝合

（一）创伤

研究表明约有70%的骨筋膜室综合征都与骨折相关,其中胫腓骨骨折、尺桡骨骨折是引起成人骨折的最常见原因,可能与其解剖结构相关,两者都是双骨结构,前臂由尺骨和桡骨组成,而小腿由胫骨和腓骨组成,在双骨之间由骨间膜连接,筋膜将前臂及小腿分割成多个间室,间室内容纳肌肉、神经以及血管。因此一旦骨折,筋膜室血管破裂,血液聚集于筋膜室,从而导致间室内神经、血管受压而产生一系列症状与体征。亦可见于血友病患者及其他原因引起的凝血功能障碍患者软组织损伤的情况下,筋膜室内血肿形成,导致骨筋膜室综合征。

（二）组织液外渗

感染、蛇咬伤、烧伤、挤压伤等因素引起筋膜室内毛细血管通透性增加,组织渗出液增多,从而导致间室内内容物增加,导致骨筋膜室综合征。

（三）肢体受压

肢体长时间受压导致筋膜室容积减小，若不及时放松，造成组织损伤肿胀，筋膜室内容物增加，从而导致骨筋膜室综合征的发生，如石膏、支具或绷带包扎过紧、肢体重物压迫、长时间截石位导致小腿肌肉长时间受压等。

（四）缺血再灌注损伤

肢体大动脉损伤（如腘动脉、肱动脉损伤），导致机体长时间失去血供，若组织缺血缺氧超过 4h，机体产生大量的代谢废物，一旦血管修复，恢复供血，缺血再灌注损伤，导致组织急剧肿胀，一方面导致筋膜室内容物增加，另一方面组织水肿压迫骨筋膜室，使其容积减小，而导致骨筋膜室综合征的发生。

（五）其他因素

显微外科的患者，在进行组织瓣移植术时，供区若缝合时张力过大也会导致供区的骨筋膜室综合征的发生。

二、病理生理机制

骨筋膜室综合征导致机体损伤的机制一方面在于筋膜室内压力剧增，对周围组织造成压迫导致组织缺血缺氧。研究表明，肌肉组织缺血缺氧 4~6h 会出现不可逆改变，神经缺血缺氧 30min 即出现功能异常，12~24h 则完全丧失功能。

骨筋膜室综合征造成机体损伤的另一方面重要机制是缺血再灌注损伤。骨筋膜室综合征发生之后，机体缺血缺氧导致组织坏死、细胞破坏，产生一系列的代谢废物，如钾离子、磷酸盐、肌酸激酶、肌红蛋白等，一旦恢复血供，这些有害物质会进入血循环，导致多器官功能衰竭，进而危及生命；另外在恢复血供时产生的氧自由基、脂质过氧化以及钙离子内流，会直接破坏细胞膜，造成再灌注组织的进一步损伤。

三、临床表现

（一）疼痛

骨筋膜室综合征的疼痛（pain）表现为进行性加重的静息痛。疼痛的严重程度与患者的损伤程度不符，骨折肢体制动后疼痛程度仍得不到有效缓解。因此可以判断疼痛产生的原因除了与肢体创伤相关外，主要与骨筋膜室综合征导致的肢体早期缺血缺氧相关。

（二）苍白

在骨筋膜室综合征早期，肢体的动脉血液供应并未完全阻断，皮肤颜色紫红，毛细血管回流慢；后期随着筋膜室压力的进一步增加，患肢动脉受压，血流灌注进一步减少，患肢皮肤苍白（pale）、发绀，甚至出现皮肤花斑样改变。

（三）无脉

骨筋膜室综合征早期肢体的组织肿胀压迫肢体远端供血小动脉，筋膜室内压力小于机体收缩压，因此，患肢末梢小动脉搏动较健侧弱；若肢体的肿胀程度进一步加重，导致末梢供血小动脉完全受压，末梢动脉搏动则完全不可触及，表现为无脉（pulselessness）。

（四）感觉异常

肢体肿胀会导致筋膜室内的血管受压，神经组织缺血，同时周围肿胀的组织也会导致神经卡压，从而产生神经缺血卡压的症状表现，如感觉异常（paresthesia）。其中触觉异常是最早出现的感觉异常表现，压力觉和本体感觉异常则最迟出现。

(五) 麻痹

肢体的麻痹(paralysis)可能由创伤出血、肿胀导致的紧束感、疼痛等综合因素引起,受累间隔内肌肉出现麻痹意味着肌肉、神经组织已发生不可逆的损伤,预后将较差。

(六) 肿胀

筋膜室压力增高,压迫周围组织以及血管,导致肢体静脉回流受阻,肢体肿胀(swelling),皮肤发亮,皮温升高,严重时甚至会出现张力水疱。随着肢体缺血缺氧的加重,组织肿胀会进一步加重。发生于深部的骨筋膜室综合征,其肿胀程度并不明显,因此,不建议通过肿胀的程度来推测筋膜室压力的大小。

(七) 被动牵拉痛

被动牵拉痛在所有临床表现中特异性最高,当被动牵拉患肢手指或足趾时若引起疼痛加剧,是早期诊断骨筋膜室综合征的敏感体征。

临床常将骨筋膜室综合征的临床表现概括为经典的 5P 征,包括:疼痛(pain)、苍白(pallor)、无脉(pulselessness)、感觉异常(paresthesia)、麻痹(paralysis)。不过值得注意的是,经典 5P 征中的"4P"(苍白、无脉、麻痹和感觉异常)大多是在肢体长时间缺血缺氧,以及已经导致严重神经血管损伤后才出现的晚期症状;而疼痛的表达则具有较强主观性,且由于后期感觉异常的出现,患者疼痛程度可能降低甚至部分出现疼痛感消失。因此,仅用 5P 征来鉴别和发现早期骨筋膜室综合征仍有所欠缺。研究表明,被动牵拉痛能提示骨筋膜室综合征的特异性,但是对于意识不清、使用麻醉药或镇痛药的患者,牵拉痛的症状可能被掩盖,因此需要结合临床综合判断。

四、辅助检查

(一) 骨筋膜室内压力监测

正常人骨筋膜室内压力一般在 0~8mmHg,如果压力 >30mmHg 就可能已经发生骨筋膜室综合征。但是鉴于部分患者发生骨筋膜室综合征时,筋膜室内压力增高不明显,因此,临床常采用舒张压与筋膜室压力的差值来进行监测,若两者的差 ≤ 30mmHg,即可确诊骨筋膜室综合征。

(二) 生化指标监测

肌红蛋白、脂肪酸结合蛋白、肌钙蛋白、肌酸激酶、乳酸脱氢酶的明显增高有助于诊断早期的骨筋膜室综合征,可为辅助诊断提供证据支持。肌红蛋白和脂肪酸结合蛋白在肌肉缺血的 30min 后会显著增高,创伤后 24h 会逐步下降至基线水平;肌酸激酶则在肌肉缺血后 2h 升至高峰水平,数值升高可持续 48h。而肌钙蛋白及乳酸脱氢酶均在创伤发生后的 24 小时显著增高,随后两者均呈下降趋势但仍会高于正常水平。

(三) 其他

可联合磁共振、B 型超声、下肢动静脉彩超以及脉搏血氧饱和度监测进行辅助诊断。

五、诊断

对于骨筋膜室综合征的诊断直接关系到后续治疗是否有效,诊断不及时,可能延误患者的治疗,导致肌肉神经坏死,甚至肢体截肢,严重影响患者的预后。因此,临床医护人员应结合患者的致伤因素、损伤部位、患者的临床表现进行综合判断,尤其是当患者存在以下情况时应高度怀疑为骨筋膜室综合征。

1. 患肢高度肿胀,伴明显张力水疱,皮温降低。
2. 疼痛剧烈,且持续加重,与受伤程度不符。

3. 被动牵拉痛阳性。

4. 患肢动脉(足背动脉、桡动脉)搏动减弱或消失。

5. 伴或不伴辅助检查 舒张压与筋膜室压力差≤30mmHg。

对于年幼婴幼儿或其他无法明确表述自身感受患者,可进行持续骨筋膜室内压力监测,结合患者的临床表现,如患肢重度肿胀伴水疱、皮温高、皮肤颜色变化,若患者出现烦躁(agitation)、焦虑(anxiety)、镇痛药(analgesic)需求增加的"3A"征即可确诊。

六、预防与治疗

(一)预防

应积极排查可诱发患者骨筋膜室综合征的危险因素,改善患者的微循环。比如:可适当松解敷料及石膏或支具,协助患者抬高患肢,与心脏在同一水平线,勿高于心脏,以防肢端供血进一步减少,从而加重组织缺血缺氧。对于下肢闭合性骨折的患者,可行下肢牵引恢复肢体的长度,使骨折稳定,从而利于组织消肿。

(二)手术切开减压

一旦确诊,应立即进行手术切开减压,使筋膜室内压力下降,防止神经、血管、肌肉组织持续受压,缺血缺氧而导致不可逆的损伤(见图6-6)。在伤口切开减压后,创面若以无菌敷料覆盖,应及时更换,注意无菌操作,以防伤口感染发生。目前临床结合负压封闭引流技术进行切开减压创面的覆盖与引流。待患者肢体消肿,感染控制后,择期再行伤口缝合术或植皮术,进行创面覆盖,必要时行肌皮瓣手术。

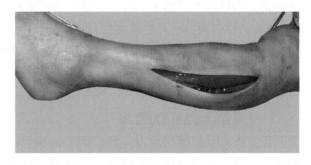

图6-6 骨筋膜室综合征切开减压

(三)高压氧治疗

高压氧治疗可显著增加物理溶解氧,增加骨筋膜室综合征区域内的血流与组织间的氧分压差,促进其向缺氧组织弥散,从而改善组织缺氧状态,促进细胞内代谢,避免组织发生坏死或坏疽。同时在高压氧的条件下,毛细血管张力增高,血管自调节功能增强,小动脉收缩,毛细血管静水压降低,从而利于组织间液重吸收,减轻水肿。另外,高浓度氧还可以抑制无复流情况下氧自由基对组织的损伤。

(四)消肿、改善微循环

药物治疗以消肿、改善微循环、预防缺血再灌注损伤为目的。通过联合使用消肿药物如甘露醇、七叶皂苷钠等,促进组织消肿,中断缺氧—肿胀—缺氧的恶性循环,从而改善肢体血供,防止肢端坏死的发生;使用解痉药如罂粟碱或活血药物如复方丹参药物治疗,可解除微循环侧支毛细血管前动脉的痉挛,改善局部供血及回流。

(五)缺血再灌注损伤预防与治疗

术后密切监测血清电解质浓度,以便及时发现高血钾及代谢性酸中毒等缺血再灌注损伤的表现。术后早期,为了预防肌红蛋白尿对肾脏的损伤,可通过积极补液进行预防;同时积极纠正高血钾,静脉滴注5%碳酸氢钠碱化尿液纠正酸中毒,以减轻缺血缺氧产生的代谢废物对机体的损害。

七、骨筋膜室综合征患者的护理

(一)术前护理

1. 病情观察 除了需要密切关注患者生命体征外,对于具备骨筋膜室综合征高危因素的患者,护理人员应每班评估患者的疼痛情况,皮肤温度、颜色、感觉,张力以及患肢动脉搏动情况。若患者出现 5P 征,应立即告知医生,并密切关注患者肢端末梢血运变化。

2. 体位护理　对于肢体肿胀明显的患者,协助患肢软枕抬高至与心脏平齐。对于下肢损伤患者,指导患肢行踝泵运动,促进静脉血液回流,促进肢体消肿的同时,预防下肢深静脉血栓形成;对于上肢损伤的患者,指导患者手指行抓握训练,促进肢端血液回流,同时预防指关节僵硬。对于石膏或支具固定患者,松紧度以 2 指为宜,若因包扎过紧导致肢体卡压,应及时告知医生进行敷料松解,并评估患者肢体肿胀是否缓解;对于牵引的患者,确保患者牵引方向与肢体长轴保持一致,确保牵引的有效性。

3. 疼痛护理　每日根据疼痛评估量表及患者的面容神态、主诉,评估患者疼痛的程度、性质、部位、持续时间,鉴别是原发伤还是肌肉缺血引起的疼痛,告知医生,评估其疼痛程度与创伤症状是否相符。遵医嘱使用镇痛药治疗,并评估用药后疼痛是否缓解、是否有头晕、恶心、呕吐等不良反应。

4. 术前准备　对于需要行切开减压的患者,协助患者行术前准备,通知禁水食的时间及目的。安抚患者及家属情绪,及时解答患者的疑问,告知切开减压、术前检查相关目的及注意事项。

(二) 术后护理

1. 病情观察　密切观察患者的生命体征,若患者发热,应警惕是否存在术后感染的情况,及时告知医生。密切观察患者的伤口敷料渗血情况及引流管引流物的颜色、性质及量,若引流液过多(超过100ml/h)应警惕血管破裂导致的活动性出血,应立即告知医生。除此以外,还应警惕患者末梢温度降低、发绀、麻木、疼痛等逐渐加重等异常情况,一旦出现,应立即通知医生,以防骨筋膜室切开减压不彻底,导致肌肉持续缺血缺氧,组织损伤加重。

2. 饮食护理　指导患者术后严禁进食辛辣刺激性饮食,包括:辣椒、胡椒、孜然粉等。术后当日饮食宜清淡。术后第 2 日可进高蛋白、高维生素、高能量饮食,以提升患者免疫力,满足机体的营养需求。若患者患有糖尿病或高血压等慢性疾病,则应遵守低糖、低盐饮食,维持血压及血糖稳定,以促进患者的康复。

3. 引流管护理　切开减压,行 VSD 的患者,应保持持续负压吸引,负压维持在 –125~–200mmHg。为了预防伤口感染,操作过程中注意无菌操作。每班观察引流液的颜色、性质、量。若引流液为血性且超过 100ml/h 时,考虑活动性出血,应及时关闭负压,告知医生。注意保持引流通畅,防止引流管反折。发现引流管堵塞、漏气等情况,应立即告知医生,进行排查处理。

4. 深静脉血栓预防　下肢骨筋膜室综合征患者,存在深静脉血栓的高危因素(若骨折或血管损伤),因此,在卧床期间应尽早预防。下肢损伤的患者,可指导患者行踝泵运动和股四头肌收缩训练,必要时给予药物预防,具体内容参见本章的第六节静脉血栓栓塞。

5. 皮肤护理　协助卧床患者更换体位,保持骶尾部及会阴部清洁干燥,每班查看患者皮肤情况,以防压力性损伤及皮肤腌渍的情况出现。若患者伤口渗血、渗液较多,应及时更换,保持床单位清洁。告知患者及家属张力水疱会随着肢体消肿而被机体吸收;若水疱过大时,可告知医护人员采用无菌注射器抽取,疱液抽取后,采用无菌敷料包裹;严禁自行处理和抓挠,以防感染。

6. 疼痛护理　每班评估患者疼痛情况,常规使用镇痛药治疗,并评估用药效果,具体内容参见本章的第一节疼痛。

7. 用药护理　遵医嘱给予患者消肿、补液、活血、镇痛、抗凝等治疗,观察用药后不良反应。输液过程注意巡视,尤其在静脉输注甘露醇或其他消肿药物治疗时应防止输液渗出和静脉炎的发生。在静脉输注 5% 碳酸氢钠溶液过程中,除预防药物渗出外,还应注意输注速度不宜过快。具体护理内容参见第八章显微外科常用药物的护理。

8. 心理护理　关心爱护患者,重视患者的情绪表达,及时与患者沟通,了解患者的疑虑,并及时给予专业的解答;采取同伴教育方式,让患者树立战胜疾病的信心;主动介绍术后治疗护理相关知识,让其可以主动参与到治疗护理过程中。同时,医护人员在操作时应专业严谨,赢得患者的信任,缓解其焦虑心情。

(林　玲　娄湘红　杨佳琪　胡三莲　彭伶丽)

第五节　感　　染

感染是指细菌、病毒、真菌等病原体入侵机体引起的局部或全身的炎症反应,是显微外科创伤患者最常见的术后并发症。其中按病原菌的来源,可分为外源性感染和内源性感染。显微外科患者一般为外源性感染,多与创伤、手术有关,但也可由留置导管、侵入性的检查等多种因素诱发。老年体弱患者或多发伤患者,因体液流失、创伤应激导致机体免疫能力下降,也可并发内源性感染。因此,预防和控制患者术后感染对提高医疗护理质量、建立良好的医患关系具有重要意义。

本节将介绍外科感染的基础知识、显微外科常见感染及特异性感染。其中显微外科的特异性感染为本节的重点。

一、分类

(一) 按照部位分类

感染可病发于机体的各个部位,如手术切口感染、创伤部位的感染;甚至涉及机体多器官与系统,如显微外科常见的坠积性肺炎、尿道感染、慢性骨髓炎等。

(二) 按病原菌的种类

可分为非特异性感染(non-specific infection)与特异性感染(specific infection)。

(三) 按病程分类

可分为急性、亚急性、慢性感染。病程在 3 周以内为急性感染;病程超过 2 个月为慢性感染;介于急性与慢性感染之间为亚急性感染。

(四) 按病原菌的来源

可分为外源性感染和内源性感染等。

(五) 按入侵时间分类

可分为原发感染和继发感染。原发感染是指由特定部位发生的首次感染;继发感染是指在原发感染未经治疗或治疗效果不佳的情况下,机体免疫力下降,导致新侵入的或者定植于机体的另一种病原微生物的感染。

二、致病因素

(一) 机体因素

1. 局部因素　开放性创伤、手术等使皮肤或黏膜屏障遭到破坏,病原菌由此入侵机体,若术中清创不彻底或者术后抗菌药物使用不当,就会导致患者术后感染的发生;局部的损伤导致组织血供障碍或水肿、积液以及坏死,以上异常情况不仅会抑制吞噬细胞的功能,降低细菌清除率,还有助于致病菌的生长,从而并发感染。因此在进行侵入性操作时务必避开感染区域,严格消毒,彻底清创。

2. 全身因素　凡是能引起全身抗感染能力下降的因素均可促使显微外科术后感染的发生。常见于显微外科严重损伤、休克的患者；严重营养不良、贫血、低蛋白血症的患者以及糖尿病、高龄老人、婴幼儿等免疫力低下的人群。

(二) 病原菌

感染的发生与病原菌的数量和毒力有关。侵入人体组织的病原菌数量越多，增殖速度越快，毒力越强，导致发生感染的概率越高。

(三) 诊疗活动

1. 手术时长　研究显示，创面感染率的发生随着手术、麻醉时间的延长、手术次数的增加而上升。显微外科肢体再植再造、皮瓣移植等手术需在显微镜下进行操作，手术较为精细，耗时较长，长时间的手术增加了创面与病原菌接触的机会，增加患者术后感染的风险。

2. 植入物　术中内固定器材、人工骨、去细胞同种异体神经修复材料等外来器械的植入，若植入物消毒灭菌不合格、患者局部存在皮肤软组织的感染或者免疫抑制的情况时，会增加患者的植入物后并发感染的风险。

3. 导管相关性感染　与显微外科相关的导管相关性感染包括中心静脉留置管道引起的感染、伤口分泌物引流管引起的感染以及 VSD 引起的感染等。导管的反复操作(如中心静脉导管的冲管与封管、伤口引流管的更换等)增加了细菌从外界侵入机体的机会，另外若管道固定不当导致伤口分泌物反流，管道堵塞导致血液或者分泌物淤积，管道留置时间过长，操作违反无菌原则等因素，导致细菌大量繁殖，也会增加导管相关感染的风险。

4. 其他　其他诊疗活动诱发感染的因素包括抗生素的不合理使用，使得病原菌耐药性上升，产生多重耐药，从而增加治疗难度；术中清创不彻底、皮肤缝合时张力过大、血肿的存在，也会增加感染风险；术后包扎不当，换药不及时，操作不规范等均会增加患者术后感染的风险。

(四) 环境因素

医院是各类患者聚集的场所，其环境易受各种病原微生物的污染。显微外科创面复杂，病原菌种类多，若消毒隔离不严，极易造成院内感染的发生。

三、病理生理机制

致病菌侵入组织并繁殖，产生多种酶与毒素，激活凝血系统、补体、激肽系统以及血小板和白细胞、巨噬细胞等，白细胞与巨噬细胞进入感染部位发挥吞噬作用，渗出液中的抗体与细菌表面抗原结合，激活补体，参与炎症反应。炎症反应一方面使入侵的微生物局限化，最终被清除，同时局部会出现红、肿、热、痛等炎症的特征性表现。部分炎症介质、细胞因子和病菌毒素等也可进入血流，引起全身炎症反应，导致全身血管扩张，血流增加(高血流动力学状态)以及全身水肿。全身炎症反应介导的组织特异性破坏是多器官功能障碍发生发展的直接机制。感染的演变与结局取决于致病菌的种类、数量和毒性，机体抵抗力，感染的部位以及治疗护理措施是否得当等因素相关。感染的转归包括以下几种情形：治愈、炎症扩散(菌血症、脓毒血症)、转为慢性炎症。

四、辅助检查

(一) 实验室检查

白细胞及中性粒细胞测定是诊断感染的最常用检查，其中白细胞计数 $>12 \times 10^9/L$ 或 $<4 \times 10^9/L$ 或出现未成熟的白细胞，常提示感染严重。另外，C 反应蛋白(C-reactive protein，CRP)也被认为是敏感度较高的炎症标志物，临床上常将 CRP 用于评估机体组织损伤或炎症反应严重程度的非特异性标志物。除此以外，还可以通过伤口分泌物、渗出物、脓液或穿刺液作涂片可确定显微外科致病菌的种

类;血或伤口分泌物细菌培养及药物敏感试验,可明确治疗致病菌的有效抗菌药物。

(二)影像学检查

超声、X射线、磁共振等也可作为感染的辅助诊断措施,比如X射线及磁共振对于慢性骨髓炎的诊断有参考价值。

五、预防与控制

显微外科的感染并发症的治疗与处理原则是积极手术清创,在消除感染病灶的同时联合敏感性抗生素进行药物治疗,做好发热、感染性休克或由感染诱发的不同器官功能障碍的对症处理。

(一)患者层面

术前评估其手术耐受程度,给予术前认知干预,加强宣教,指导患者禁烟、提醒注意保暖、增强机体抵抗力等。积极治疗原有疾病,控制血糖、血压等相关指标,降低术后感染的可能性。若有感染病灶,应规范就医,勿滥用抗生素,以防多重耐药菌感染。术后指导患者在病情允许条件下避免长期卧床,严格禁烟,注意口腔及会阴部卫生,伤口敷料滑脱时及时告知医务人员进行处理,避免自行处理,以防感染。

(二)医务人员层面

1. 加强手卫生及手消毒　加强手卫生及手消毒,防止交叉感染。遵守手卫生的"三前四后"原则。三前:接触患者前、进行无菌操作前、用药配餐前;四后:接触患者后、接触患者周围环境或物品后、接触血液体液后、摘掉手套后。

2. 遵守无菌操作原则　严格遵守无菌操作原则及预防医院感染的规范与流程;严格遵守抗生素的使用指征,防止抗生素的滥用,导致多重耐药的发生;需要隔离的患者,严格落实隔离制度;加强基础护理质量,落实皮肤感染、伤口感染等防护措施。

3. 积极预防感染的发生　保持患者伤口敷料清洁干燥。卧床患者,保持呼吸道通畅,必要时行雾化吸入、协助排痰,减少支气管阻塞及感染的机会;给予营养支持;遵医嘱合理使用抗生素等。

(三)医院感染管理

建立医院感染管理体系,健全各项规章制度,包括感染发生后的应急处理预案和院内感染上报流程,做好医院感染的预防、管理和持续改进。落实院内感染质量控制,进行院感质量监督与指标收集,积极进行质量改进。组织医护人员进行感染的相关学习,增强全员医护人员预防感染的意识。

六、显微外科常见的感染及护理

(一)皮肤软组织非特异性感染

1. 病因　显微外科患者因皮肤黏膜屏障破损,伤口若清创不彻底,极易并发创面感染。常见的致病菌有葡萄球菌、链球菌、大肠埃希菌、铜绿假单胞菌等;感染可由单一的病原菌引起,也可由几种病原菌共同作用形成混合感染。

2. 临床表现　早期常表现为急性炎症反应,表浅切口出现红、肿、热、痛的典型表现。感染进展后伤口可有脓性分泌物、脓肿或播散性的蜂窝织炎,局部有压痛,严重时可出现肌肉或皮肤组织坏死。

3. 护理措施

(1)密切病情观察:观察患者体温及感染指标变化,患者体温≥38.5℃时,应及时给予降温措施;预防小儿因高热引起惊厥;保持切口敷料干燥整洁,及时检查切口有无红、肿、热、痛和硬结、渗血、渗液等情况;留置管道者防止管道反折及引流液反流,遵守无菌操作原则和拔管指征。

(2)创面评估:在对创面进行植皮或皮瓣术前,必须评估肉芽组织生长情况及创面感染的控制情况,以免创面感染而导致植皮或皮瓣坏死。

(3)改善营养状态:进行营养风险评估,对于高风险患者,给予高能量、高维生素、高蛋白、易消化的饮食。对不能进食、明显摄入不足或高分解代谢患者,酌情提供肠内或肠外营养支持。

(4)合理用药:遵医嘱进行血培养或者药敏试验,选用敏感性抗生素进行对症治疗。全身中毒症状严重者,在大量应用抗生素的同时,可短期使用糖皮质激素以改善一般状况,减轻中毒症状;出现感染性休克者,应给予抗休克治疗。

(5)物理疗法:可使用热超短波或红外线辐射治疗等,改善局部血液循环,促进炎症局限、吸收或消退,常用于预防植皮后供区感染。

(6)健康宣教:提高患者对疾病的认知进而提高依从性,积极控制基础疾病,如糖尿病。

(二)骨髓炎

1. **病因**　显微外科常见的骨髓炎一般并发于开放性骨折患者,多表现为慢性骨髓炎。慢性骨髓炎患者病程较长,骨髓炎迁延不愈,往往需要多次手术治疗,以清除死骨及炎性肉芽组织,消除解剖无效腔和窦道,严重时可能导致截肢,会对患者身心健康造成极大伤害。同时在患者免疫力低下时会突发高热、寒战,局部出现红、肿、热、痛等急性骨髓炎的表现。

2. **临床表现**　慢性骨髓炎全身表现为贫血、体重下降,急性发作期可有高热;局部表现为皮肤色素沉着、皮肤窦道、关节畸形或病理性骨折。

3. **护理措施**　针对骨髓炎患者除采取感染的一般护理措施外,还应重点落实伤口冲洗治疗的护理,具体护理措施如下。

(1)保持稳定的负压吸引:评估中心负压吸引的有效性,异常及时告知医生。若中心负压停止时,应暂停冲洗,并告知医生。

(2)伤口冲洗:遵医嘱进行关节腔冲洗,冲洗液距离伤口60~70cm,引流袋低于引流管出口50cm,防止速度过快或过慢。速度过快会导致引流液引流不彻底,而增加感染概率;速度过慢则会导致引流管堵塞。

(3)引流液的观察:记录引流液的颜色、性质、量,评估与冲洗液的入量是否平衡。若入量大于出量,说明引流管引流不畅,应及时告知医生进行处理;若出量远大于入量,且颜色鲜红,应高度怀疑活动性出血,应立即告知医生,暂停冲洗,严密观察患者的生命体征及引流液情况。

(4)积液罐更换:遵守无菌操作原则。及时更换引流袋或积液罐,以保证有效引流。

(三)坠积性肺炎

1. **病因**　肺部感染的细菌主要以革兰氏阳性菌为主,常见有金黄色葡萄球菌,其次为肺炎克雷伯菌等。显微外科的患者发生肺部感染的高风险因素包括:老年、多发创伤导致的肋骨骨折、胸腔积液;麻醉导致的支气管分泌物增多及痰液浓稠,术后排痰及呼吸运动减弱、全身性感染等。

2. **临床表现**　早期常表现为畏寒、发热、咳嗽、咳痰等,或者原有呼吸道表现加重,伴或不伴胸痛。感染进一步发展可出现患者呼吸增快、血氧饱和度下降甚至意识障碍等缺氧症状。肺部听诊可闻及湿啰音。

3. **护理措施**　坠积性肺炎应以预防为主。

(1)术前干预:术前对患者的基础疾病进行评估,包括患者是否存在肺部疾患、吸烟史,患儿评估是否感冒、流涕和咳嗽。给予术前认知干预,指导患者禁烟,积极治疗原有的肺部疾病。对于老年患者还应加强宣教,提醒注意保暖、增强机体抵抗力等;对于存在感冒症状的患儿,应等感冒症状好转后择期进行手术。对有肺部疾病的患者,应术前指导患者深吸气训练、有效咳痰训练等肺功能锻炼。

(2)术后护理措施:保持患者呼吸道通畅,必要时给予患者吸氧、雾化吸入,协助翻身、叩背法排痰,减少支气管阻塞及感染发生的机会。病情允许时协助患者取半卧位,指导患者多饮水,加强营养支持,避免由于手术及创伤导致术后低蛋白血症,导致免疫力下降。密切观察患者的呼吸频率以及深度、氧饱和度情况,评估患者痰液的颜色、性质、量以及黏稠度,一旦发现患者咳嗽伴有明显痰鸣音时应及时告知医生,遵医嘱合理使用抗生素及化痰药物,促进痰液的稀释,使其易于咳出。指导患者有效咳嗽,必要时予以吸痰。

(四) 败血症

败血症是致病菌侵入血液循环,并在体内生长繁殖并产生大量毒素,从而诱发全身炎症反应综合征。若侵入的细菌仅在血液短暂停留并未释放毒素,无明显的毒血症状,称为菌血症。当败血症患者存在原发性或迁徙性化脓病灶则称为脓毒血症。败血症是一种严重的全身感染,会导致机体多器官功能衰竭,从而危及患者生命,因此应注意预防,一旦发现,及时干预。

1. 病因　显微外科患者中,大面积烧伤、皮肤及软组织撕脱、开放性骨折等是感染并发败血症的高危因素。尤其当患者为婴幼儿、高龄,或其他原因导致抵抗力低下、局部病灶清创不彻底、长期中心静脉置管或不合理使用抗生素时,会增加败血症的风险。败血症的常见致病菌有革兰氏阳性菌如经黄色葡萄球菌,革兰氏阴性菌如大肠埃希菌、铜绿假单胞菌,也可见于厌氧菌或真菌感染。

2. 临床表现　全身性感染的表现包括原发感染病灶的表现、全身炎症反应、休克或者进行性多器官功能衰竭。具体表现为患者骤起寒战,继之高热,体温可高达 40~41℃,伴脉搏及呼吸加快,老年人及衰弱患者可出现体温不升(低于 36℃)等毒血症状;同时在疾病早期患者全身血管扩张和血管通透性增加,导致应激性血容量减少,从而导致低血容量状态,出现血压降低、尿量减少、毛细血管回流延迟甚至出现皮肤花斑等循环不足表现。患者可伴有泌尿系统及消化系统症状,如呕吐、腹泻、少尿等,如病情发展还可出现氧饱和度下降、低血压等多器官功能衰竭的症状和表现。

3. 护理措施　除了需要采取预防感染的一般护理措施之外,还应警惕感染性休克及多器官功能衰竭的症状与体征,给予对症护理。具体如下:

(1) 病情观察:如体温、脉搏、血压及呼吸、氧饱和度变化等,准确记录患者 24h 出入量,尤其是尿量。若患者血压降低、心率增快、尿量减少,应警惕感染性休克发生,需要立即告知医生给予对症处理。关注患者实验室异常指标变化,如白细胞、C 反应蛋白、肌酐、乳酸、胆红素及凝血功能。

(2) 对症处理:在患者寒战、高热发作时,正确采集血标本做细菌培养,并给予物理或药物降温措施,指导患者多饮水,及时为患者更换干燥衣物。患者若出现低血容量性休克症状时,建立 2 条以上静脉通路,遵医嘱尽早补充液体和电解质,应用抗生素控制感染、血管活性药物恢复重要器官的灌注压力等,观察药物疗效及不良反应,在使用血管活性药物的过程中,应密切关注患者末梢血液循环情况,避免输液外渗而导致皮肤破溃等不良反应。在患者出现呼吸功能紊乱时,立即给予患者吸氧,急查动脉血气,必要时进行机械通气治疗,做好气管切开或气管插管的护理。患者若出现急性肾功能不全时,必要时做好血液透析的准备。

(3) 营养支持:给予高热量、高蛋白、富含维生素、易消化饮食;鼓励患者多饮水。进食不足者,遵医嘱给予肠内或肠外营养支持,必要时输白蛋白、血浆等。对严重感染者,可少量多次输注新鲜血液、免疫球蛋白等。

(4) 导管护理:严格无菌操作,每日常规消毒静脉留置导管入口部位,及时更换敷料,以免并发导管相关性血流感染。若高度怀疑是导管因素诱发的感染时应及时拔除留置管道,并进行导管尖端细菌培养。

(5) 心理护理:患者反复高热以及病情变化会诱发患者及家属的紧张与焦虑情绪,医护人员应给予患者充足的关心,以认真负责的态度,重视患者的主诉,并及时进行处理。同时向患者及家属讲解疾病相关知识以及与医护人员配合的方法,必要时给予解释安抚鼓励,帮助患者树立战胜疾病的信心。

(五) 气性坏疽

气性坏疽(gas gangrene)是由梭状芽孢杆菌所引起的一种以肌坏死或肌炎为特征的急性特异性感染。其产生的毒素会造成受累区域肌肉水肿、坏死和全身性的感染症状,若处理不及时会导致患者截肢或死亡,病死率约为20%~50%,是创伤中最严重、发展最快的并发症之一。

1. 病因 梭状芽孢杆菌广泛存在于人畜粪便和泥土中,是一种产气的厌氧菌。污染伤口、伤口内有失活或血液循环障碍的肌肉组织、适于厌氧杆菌生长的缺氧环境是3个主要发病因素。因此当在人体抵抗力低下,同时存在开放性骨折伴血管损伤、挤压伤伴深部肌肉损伤、长时间使用止血带、石膏包扎过紧等因素时才容易继发气性坏疽。

2. 临床表现 患者全身性的表现包括高热、脉速、呼吸急促和神经系统症状,晚期患者可出现感染性休克、外周循环障碍和多器官功能衰竭等。气性坏疽的患者除全身性感染表现外,患者局部症状更具特异性,具体如下:

(1)肿胀:气性坏疽的早期患者往往出现局部肿胀,且呈进行性加重。患者伤口周围皮肤肿胀、发亮,皮肤颜色由苍白逐渐变为紫红色,进而变为紫黑色,并出现大小不等的水疱,伤口内肌肉坏死。

(2)疼痛:患者早期可自觉伤肢局部沉重,有包扎过紧感或疼痛感,后随着肢体肿胀的加重,患者会出现"胀裂样"剧痛,一般镇痛药不可缓解。

(3)捻发感:轻压伤口周围可有捻发感,常有气泡从伤口溢出,并有稀薄、恶臭的浆液样血性分泌物流出,进行伤口渗出物涂片可检出粗大的革兰氏阳性梭菌。

3. 治疗原则 气性坏疽发展迅速,预后差。患者全身情况可在12~24h内全面迅速恶化。因此一经诊断,在挽救患者的生命,减少组织的坏死,降低截肢率的前提下,应立即进行彻底清创,控制感染。术后可延迟伤口缝合,进行过氧化氢溶液进行伤口冲洗;亦可给予高压氧治疗以提高组织间的含氧量,造成不适合细菌生长繁殖的环境。同时给予全身支持疗法,以改善机体抵抗力。

4. 护理措施

(1)接触性隔离:气性坏疽可通过血液、伤口分泌物接触传播,因此应严格执行接触隔离制度,具体护理措施如下。

1)单间隔离,医疗物品专人专用,床头及病历贴醒目的接触性隔离标识,门外备隔离衣,病室内备黄色垃圾桶。患者的医疗废物采用双层黄色垃圾袋进行打包后,明确标注后,焚烧处理。

2)进行治疗与护理时应穿隔离衣,皮肤黏膜若存在破损者,应避免接触患者或接触时戴手套。在床边进行交接班或伤口换药操作时,为避免交叉性感染,应遵循普通患者优先的原则,操作完成后严格洗手,落实手消毒。

3)减少病室内人员走动,限制陪护,杜绝探视,若患者病情危重,需要家属留陪时,应向陪护讲解接触性隔离的目的及重要性。

(2)患者护理:气性坏疽的患者除了落实感染患者的一般护理措施之外,还应做好如下护理措施:

1)术前:①严密观察患者的生命体征及患肢末梢血运情况,异常时及时告知医生。②术前行关节腔冲洗的患者,注意保持引流通畅,保持敷料清洁干燥。③积极为患者落实术前准备以及备血,遵医嘱落实患者补液等治疗,维持患者生命体征的稳定。④与手术室做好病情交接,由感染专用通道转运患者至手术室,置于专用手术间。⑤为患者备好隔离病房,确保治疗用具专人专用。

2)术后:①给予患者心电监护及吸氧,密切观察患者伤口敷料渗血渗液情况,有无异常分泌物及异味,异常及时通知医生。②协助患者患肢抬高,每班评估患肢肿胀情况、疼痛有无进行性加重以及末梢血运情况。③对于截肢的患者,床边备止血钳及止血带,警惕截肢术后大出血的发生。④遵医嘱给予患者抗炎、补液、消肿以及营养治疗,以维持患者生命体征的稳定。⑤心理护理,对于创伤性截肢的患者会出现情绪低落、抑郁等心理状况,应及时发现患者异常情绪变化,给予安慰与鼓励,必要时鼓励患者进行情绪的适当宣泄,通过同伴教育给予患者心理支持,让患者正视肢体截肢,树立康复的信心。

(3)终末处理:患者若连续进行 3 次伤口分泌物涂片,且每次涂片时间间隔 24h,若 3 次涂片均未找到革兰氏阳性菌,即可解除接触隔离。在患者解除隔离后,应为患者更衣,病室进行紫外线消毒,地面物表以及床单位采取 1 000mg/L 的含氯消毒剂液进行擦拭。病房内的医用垃圾使用双层黄色垃圾袋打包后,张贴感染性废物标识,进行焚烧处理。患者使用的诊疗器械采用 1 000mg/L 的含氯消毒剂溶液浸泡后,做好感染性标识后送供应室集中消毒灭菌;被服及衣物采用 1 000mg/L 的含氯消毒剂溶液浸泡后才可送洗。其他不可浸泡消毒的物品,如血压计及心电监护仪,应采用 1 000mg/L 的含氯消毒剂溶液擦拭后,待病房紫外线消毒完毕后才可取出。

(六)多重耐药菌感染

多重耐药菌感染定义为一种病原微生物对 3 类或 3 类以上抗生素同时耐药的情况,显微外科常见的多重耐药菌包括:耐甲氧西林金黄色葡萄球菌(MRSA)、耐碳青霉烯类肠杆菌科细菌(CRE)、万古霉素耐药肠球菌(VRE)、耐碳青霉烯鲍曼不动杆菌(CRAB)和耐碳青霉烯铜绿假单胞菌(CRPA)等。

1. 病因 抗生素的不合理使用是多重耐药菌产生的常见原因。过量或错误使用抗生素不仅不会达到预期效果,而且还会诱发机体本身存在的耐药因子,提升耐药性。院内交叉感染也是此病菌主要传播方式。

2. 临床表现 具备感染的一般表现,症状与感染部位相关。

3. 治疗原则 需要根据药敏试验结果,选择合理有效的抗生素遵医嘱进行抗菌治疗;同时根据患者的症状和体征给予对症支持治疗。

4. 护理措施 遵医嘱为患者行床边接触性隔离,条件允许时为患者备单间,隔离用物准备同破伤风患者,确保治疗用物专人专用。落实标准防护,接触患者前后严格手消毒。限制患者的活动范围,尽可能减少转运,如必须转运,应尽量减少对其他患者和环境表面的污染。患者出院后,其终末消毒处理原则可参考破伤风患者的终末处理的要求。

(林 玲 娄湘红 杨佳琪 胡三莲 彭伶丽)

第六节 静脉血栓栓塞症

静脉血栓栓塞症(venous thromboembolism,VTE)是指血液在静脉血管内不正常地凝结,血管发生完全或部分堵塞,导致静脉回流障碍而引发的一种疾病。往往急性起病,是住院患者的常见并发症,也是导致患者在围手术期发生非预期性死亡的重要原因之一。按发生栓塞的位置不同,其症状和体征也各不一样,主要包括:深静脉血栓形成(deep venous thrombosis,DVT)、肺栓塞(pulmonary embolism,PE)、浅静脉血栓形成(superficial venous thrombosis,SVT)、内脏静脉血栓及导管相关性血栓等。其中与显微外科相关的并发症主要是深静脉血栓形成与肺栓塞,作为显微外科的医务人员应重点掌握。

VTE 若不能有效预防和干预不仅会延长患者的住院时间、增加患者经济负担,严重时还会影响患者后期生活质量,甚至危及患者生命。研究表明,有效的预防措施可以使 VTE 相对风险降低50%~60%。因此,显微外科应重视 VTE 的预防和管理,将 DVT 和 PTE 的发生率作为专科护理质量的指标之一,进行持续的监测和质量改进。

一、VTE 的高危因素

静脉血栓栓塞症的发生与多种因素有关,可分为先天性和获得性两大类。其中先天因素包括:莱顿突变(V 因子 Leiden 变异)、蛋白 C 缺乏、蛋白 S 缺乏、凝血酶原基因 G20210A 变异、抗凝血酶缺乏、抗磷脂抗体综合征和高同型半胱氨酸血症等,患者表现为反复的静脉血栓栓塞。获得性因素是临床预防与干预的重点。

菲尔绍(Virchow)提出血栓形成的 Virchow 三角,包括:静脉壁损伤、血流缓慢、血液高凝状态(图 6-7)。任何能导致以上情况的因素,均会增加发生 VTE 的风险。

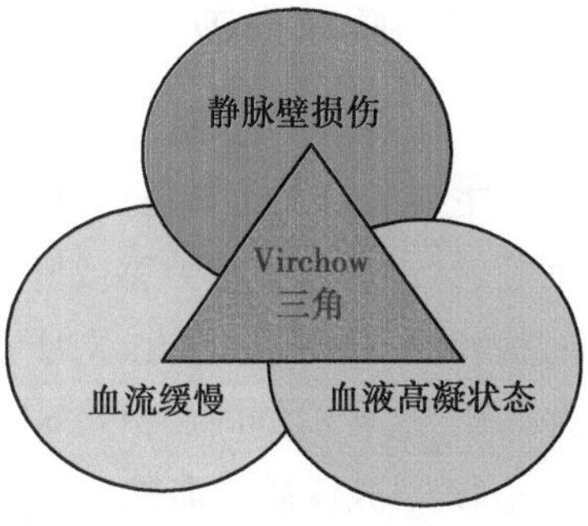

图 6-7　Virchow 三角

(一)静脉壁损伤

包括化学性损伤、感染性损伤及机械性损伤等因素。化学性损伤如静脉输注刺激性或高浓度药物,导致血管内膜损伤,出现静脉炎甚至静脉血栓,以下肢静脉穿刺输液为甚。感染性损伤是由静脉周围感染病灶引起。机械性损伤如创伤、手术、静脉穿刺置管等。显微外科患者静脉壁损伤主要与机械性损伤相关,如碾压伤或绞伤患者的血管损伤严重;再植、皮瓣患者,需要进行血管修复与吻合,否则导致血管壁损伤,增加血栓形成的风险。

(二)血流缓慢

引起血流缓慢的因素包括长期卧床、患肢制动、固定姿势(如"经济舱综合征")、手术中脊髓麻醉或全身麻醉导致周围静脉扩张静脉流速减慢、Cockett 综合征(髂静脉受压综合征)等,导致血流减慢,血液淤滞,从而增加血栓形成的风险。比如,显微外科患者术后患肢石膏托外固定,如骨折、再植、皮瓣术后患者,导致患者活动能力降低;另外长时间卧床导致肌肉萎缩,肌肉泵血功能下降,增加血液淤滞的风险。

(三)血液高凝状态

创伤、大手术后患者因失血导致血容量减少,导致血液浓稠,同时为了止血,机体的血小板数量也会增加,从而导致血液高凝状态。大面积烧伤的患者,大量体液的流失,同样导致血容量的减少,血液浓缩,而出现高凝状态。妊娠和产后的妇女是一种生理性反应,以预防产后出血。研究表明,长期口服避孕药的患者因血液中凝血因子增加、抗凝血酶Ⅲ的活性降低,导致血液高凝状态,从而诱发血栓的产生。部分心脑血管疾病的老年人也会出现生理性的高凝状态,表现为血栓的高发人群。显微外科患者的高凝状态主要与创伤、骨折或皮瓣等大手术相关。

由此可见,显微外科的患者具备 VTE 发生高危因素的一种或几种,VTE 发生率较高。因此,预防显微外科患者住院期间发生 VTE 并发症,及时发现患者 VTE 的症状和体征,进行治疗与护理,防止PTE 的发生,是显微外科医护工作者的工作重点。降低 VTE 的发生率也是显微外科医疗护理质量的体现。

二、病理生理机制

当机体出现血流停滞与缺氧,一方面会引发静脉壁内皮细胞激活,促进黏附受体的表达和棒状小体成分释放,从而介导炎性细胞聚集。另一方面引起活性氧合成,间接通过补体系统激活内皮细胞,促使内皮细胞凋亡,加快局部炎症的发生。中性粒细胞聚集到静脉壁后会被激活,形成中性粒细胞胞外诱捕网(neutrophil extracellular traps,NETs)。NETs可以通过Toll样受体激活炎症,加之血小板通过形成血小板-白细胞聚集体和白细胞相互作用,从而触发静脉血栓形成。脱落后的血栓会随静脉血流移行至身体的其他部位,移行至肺动脉引起肺栓塞;移行至颅内,则会引起脑梗死;移行至冠脉系统,则会导致心肌梗死;但一般以肺栓塞为首发症状。

三、临床表现

(一)深静脉血栓

主要表现为远端静脉回流障碍,可出现肢体肿胀、周径增粗、疼痛或压痛、浅静脉曲张、皮肤色素沉着、行走后患肢疲劳感或肿胀加重等。但值得注意的是50%以上的下肢深静脉血栓患者并无自觉症状和明显体征。因此,对于深静脉血栓高风险的患者而言,我们可通过测量双下肢周径,双侧进行评估比较,若双侧周径相差>1cm即考虑有深静脉血栓形成的可能,需要进一步检查来确诊。

1. **下肢深静脉血栓**　属于深静脉血栓中最常见的类型,可发生在下肢深静脉的任何部位。根据血栓形成的解剖部位分为小腿肌肉静脉丛血栓形成(周围型)、髂股静脉血栓形成(中央型)以及全下肢深静脉血栓形成(混合型)3种类型。

(1)周围型下肢深静脉血栓为手术后深静脉血栓形成的好发部位,往往临床症状并不明显,易被忽略,可有小腿、足踝部轻度胀痛、腓肠肌压痛等症状,霍曼氏征(Homans征)阳性。

(2)中央型下肢深静脉血栓往往起病骤急,压痛明显,腹股沟韧带以下患肢肿胀明显,在股三间区,可扪及股静脉充满血栓所形成的条索状物,可伴有发热。

(3)混合型下肢深静脉血栓临床上最常见,患者可感疼痛剧烈,整个肢体明显肿胀,严重时会发生股青肿,此时表现为患肢皮肤紧张、发亮、发绀、患肢动脉搏动消失;患者体温升高,可达39℃以上,全身反应明显。

2. **上腔静脉血栓**　表现为上肢静脉回流障碍表现,面颈部肿胀,球结膜充血水肿,眼睑肿胀,胸背以上浅静脉广泛扩张,胸壁扩张静脉血流方向向下。

3. **下腔静脉血栓**　常为下肢深静脉血栓向上蔓延所致,出现下肢深静脉回流障碍相应表现;可有心悸,甚至出现心功能不全症状;由于肾静脉回流障碍,诱发肾功能不全的表现,包括尿量减少、全身水肿等。

4. **上肢深静脉血栓**　表现为前臂和手部肿胀、胀痛,上肢下垂时症状加重。

(二)肺栓塞

肺栓塞情况危急,一旦发生,尽快确诊,组织人员进行抢救;若抢救不及时,患者极有可能出现猝死。但是PTE的症状和体征表现多样,缺乏特异性,应与急性心肌梗死、主动脉夹层动脉瘤破裂相辨别。因此,医务人员应根据患者的临床表现及患者的PTE风险,尽快联合辅助检查进行确诊。

1. **症状**　不明原因的呼吸困难及呼吸急促尤以活动后明显是最多见的症状。部分患者可出现胸痛、咯血、咳嗽、心悸等症状。患者烦躁不安、惊恐甚至有濒死感。当肺血管阻塞严重,可引发患者突发晕厥,可为PTE的唯一或首发症状,此时极易误诊,而延误抢救时机。

2. **体征**　以呼吸急促最常见,也可出现发绀、肺部哮鸣音、颈静脉充盈或搏动。听诊可见肺部细湿啰音、肺动脉瓣第二音亢进或分裂、三尖瓣区收缩期杂音。血压变化严重时可出现血压下降甚至休克。患者可伴发热,但多为低热,少数患者发热可达38℃以上。

四、诊断与治疗

(一) 辅助检查

1. **深静脉血栓辅助检查** D-二聚体测定对于深静脉血栓的灵敏度高,但是特异性不够,可通过 D-二聚体进行血栓筛查,若结果为阴性可初步排除血栓;若结果阳性,一般需要联合其他手段进一步确诊。诊断深静脉血栓的首选检查为血管多普勒超声检查,此方式无创、简便且准确,若超声显示血栓段静脉管腔管径变宽,管腔内可探及实性低回声,管腔不能压瘪,且无血流信号,可确诊。其他检查包括血小板参数、静脉血图及静脉造影等。

2. **肺栓塞的辅助检查** CT肺动脉造影 (computed tomographic pulmonary angiography, CTPA) 是诊断PTE的确切标准(图6-8)。放射性同位素肺灌注显像、核磁共振成像等方法也可协助诊断。

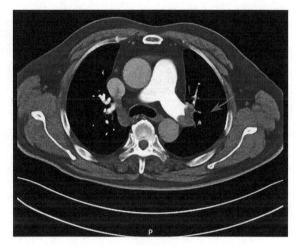

图 6-8　肺动脉栓塞 CTA 显影

(二) 诊断

患者出现单侧肢体突发性肿痛,有阳性体征,若患者具备 Virchow 三角的高危因素,应高度怀疑深静脉血栓,应完善进行 D-二聚体筛查,若为阳性,则应完善下肢超声或造影检查予以确诊。

(三) 治疗

深静脉血栓主要是进行抗凝治疗。临床常用直接作用的口服抗凝剂,包括直接凝血酶抑制剂 (达比加群)和凝血因子Xa抑制剂(包括阿哌沙班、利伐沙班等)两大类,维生素 K 拮抗剂(vitamin K antagonist, VKA);也可采用间接凝血酶抑制剂(普通肝素、低分子量肝素等)治疗等方法进行抗凝治疗。必要时在抗凝及祛聚治疗的基础上,进行静脉导管取栓术或下腔静脉滤器植入等防止肺栓塞的发生。对于肺栓塞的患者应立即给予高流量氧气吸入纠正低氧血症,同时给予抗凝溶栓治疗,在溶栓治疗无效时可采用肺动脉导管碎解和抽吸血栓术。

五、VTE 风险评估

(一) 评估量表

风险评估是有效预防血栓形成的重要组成部分,目前 VTE 风险评估模型主要为各类评估量表,例如卡普里尼(Caprini)血栓风险评估量表、Padua 量表、Wells 量表、Autar 量表等,不同评估表应用范围各有侧重。其中,Caprini 血栓风险评估量表涵盖更多危险要素,涉及范围广,在外科住院患者 VTE 风险评估中预测效果优于其他量表,更易发现住院 VTE 事件,已被广泛应用于临床外科住院患者 VTE 风险评估。

(二) 评估时机

1. 在患者入院后 24h 内、术前 2d、术前 1d 应对患者进行深静脉血栓发生风险的评估。

2. 若患者治疗过程发生变化时,如术后第 1 日、服用避孕药、糖皮质激素等特殊药物治疗、机械通气、永久性起搏器植入、中心静脉导管置入、石膏固定、牵引等应及时复评。

3. 若患者病情变化时,如活动能力下降、感染、严重腹泻、脑梗死、心肌梗死、肺功能障碍、血液相关检查结果变化时,应随时评估。

六、预防与护理

(一)深静脉血栓预防

根据患者深静脉血栓风险评估的结果,落实相应预防措施。具体如下:

1. 一般预防

(1)术后将患者患肢抬高至心脏水平 20~30cm,促进静脉回流。根据显微外科手术情况指导患者行翻身、抬臀、肌肉等长收缩训练、踝泵运动(图 6-9)等活动,依据循序渐进原则。身体允许情况下帮助患者早日下床活动,预防血栓形成。

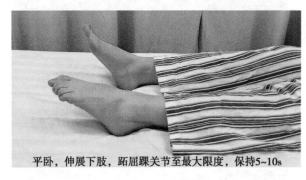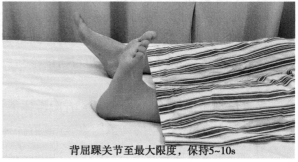

平卧,伸展下肢,跖屈踝关节至最大限度,保持5~10s　　　　　　　背屈踝关节至最大限度,保持5~10s

图 6-9　踝泵运动

(2)饮食方面忌食高糖、高脂食物,戒烟戒酒,多饮水,饮水量以至少保证 1 500~2 000ml/d 为宜,避免血液浓缩引起血栓。

(3)及时镇痛。

(4)密切评估患者是否出现患肢肢体疼痛,评估疼痛的性质、程度、持续时间,以及皮温、皮肤颜色、动脉搏动、肢体感觉异常、肢体周径等情况,注意倾听患者主诉,若下肢突然肿胀、疼痛时应警惕血栓形成。

(5)尽量避免在同一部位反复穿刺,尽量避免下肢静脉穿刺,减少血管损伤。

2. 物理预防　包括静脉足底泵、间歇性充气加压装置(intermittent pneumatic compression,IPC)、医用弹力袜或医用弹力绷带等方法促进静脉血液回流,但不适用于皮肤破损、皮疹、外固定支架固定、下肢深静脉血栓急性期和出血倾向的患者。

3. 药物预防　遵医嘱正确使用抗凝、溶栓药物,临床常用口服抗凝剂、皮下注射低分子量肝素注射液等。用药期间避免碰撞及跌倒,用软毛牙刷刷牙等。监测患者的出凝血时间,若患者出现鼻出血、牙龈出血、黑便、月经量增多时,及时告知医护人员。

4. 健康宣教　告知患者及家属深静脉血栓的危险性及临床表现、预防措施,一旦出现患肢胀痛不适时及时告知医护人员。告知患者及家属正确穿戴弹力袜、配合使用各项物理预防措施及尽早开展功能康复训练,积极进行血栓预防。讲解抗凝血药使用注意事项,出现鼻出血、黑便等不良反应,及时告知医护人员。

(二)深静脉血栓患者的护理

对于静脉血栓形成的患者,应采取相应的治疗护理措施,以控制病情发展,同时注意防止血栓脱落等,警惕肺栓塞的发生,并且按照医院流程及时上报相关管理部门。

1. 一般护理

(1)体位护理:已并发深静脉血栓者,抬高患肢高于心脏水平 20~30cm,患肢制动,禁止热敷、按摩患肢,活动幅度不宜过大,以免造成血栓脱落,发生肺栓塞而危及生命。

（2）病情观察:每班评估患肢疼痛程度、性质及持续时间,皮肤颜色及温度、动脉搏动等情况,每日进行患肢周径测量。大腿围的测量在髌骨上缘向上 10cm 位置测量;小腿围测量在胫骨结节下10cm 位置测量,并进行双侧对比。

（3）皮肤护理:保持患者皮肤清洁干燥,定时协助患者变换体位,适当减压,防止压力性损伤的发生。

2. 介入术后护理

（1）体位护理:术后抬高患肢,高于心脏平面 20~30cm,保持膝关节微屈,在循序渐进原则下适当进行足背屈伸运动,以促进下肢深静脉再通和侧支循环建立。避免穿过紧衣物,以免影响静脉回流。

（2）并发症观察:密切观察患者是否出现其他部位的静脉血栓栓塞,观察有无抗凝、溶栓药物后发生出血倾向、肺栓塞等并发症。若有异常应立即通知医生,并协助处理。

（3）病情观察:观察伤口敷料有无渗血、渗液,介入手术创面加压包扎至少 24h,以防产生血肿。加压过程中注意观察患者末梢血运、动脉搏动情况及肢体感觉有无异常。若患者出现肢体肿胀明显,伴肢端麻木时,应立即通知医生。

3. 肺栓塞患者的护理　对于深静脉血栓高风险患者或深静脉血栓形成的患者,一旦出现胸闷、气短、呼吸不畅、神色惊恐时应警惕肺栓塞发生,应立即启动肺栓塞发生后应急预案。立即告知医生床边查看患者,给予患者心电监护及高流量给氧,摇高床头,建立静脉双通道,密切观察患者生命体征、神志、尿量。必要时通知呼吸科、ICU、麻醉科、心内科会诊,床边急查动脉血气、D-二聚体;必要时行气管插管。遵医嘱给予患者抗凝或溶栓药物,并评估用药后的反应。安抚患者及家属情绪,防止焦虑不安情绪增加患者缺氧症状,必要时做好转入 ICU 抢救的准备。

（林　玲　娄湘红　杨佳琪　胡三莲　彭伶丽）

第七节　肌肉萎缩

肌肉萎缩是指横纹肌营养障碍,肌肉纤维变细甚至消失等导致的肌肉体积缩小。肌肉营养状况除肌肉组织本身的病理变化外,更与神经系统有密切关系。显微外科术后发生肌肉萎缩可增加患者的伤残发生率,严重影响其生活质量。

一、病因

肌肉萎缩的病因之一是患者受伤后长时间卧床,肌肉没有适量的收缩运动而导致的失用性萎缩;另外是神经损伤导致肌肉无法收缩。还有部分患者是由于自身的营养摄入不足或营养结构不平衡导致机体蛋白供应不足,引起肌肉变性、肌肉结构异常等,从而产生肌肉萎缩。遗传、中毒、代谢异常、感染、变态反应等也可能引起肌肉萎缩,但病理生理机制尚不明确。

二、病理生理机制

（一）神经源性肌萎缩

神经源性肌萎缩是神经根、神经丛及周围神经病变引起的神经传导阻滞使部分肌纤维失用,导致失用性肌萎缩。另外,运动神经元损伤后,交感神经营养作用减弱导致肌肉无法收缩,也引起肌萎缩。

(二)肌源性肌萎缩

肌源性肌萎缩是由肌膜功能障碍、肌肉结构异常、神经-肌肉传递障碍或直接压伤引起,如先天性肌病、肌营养不良、炎症性肌病、代谢性肌病等。

三、临床表现

1. 腿部肌肉萎缩　是指腿部肌肉体积较正常缩小,肌纤维变细甚至消失,早期会出现两侧腿围不等,肌力变化等,表现为走路勾脚尖或抬腿时下肢无力,严重者影响患者行走距离和生活质量。

2. 肩胛带肌肉萎缩　是指由各种原因引起的肩胛带肌群的营养障碍。患者常表现为肩胛带肌和骨盆带肌的萎缩和无力,出现形似"蟋蟀翅膀"的翼状肩胛等表现,以及肢体瘫痪、肩部活动受限及感觉障碍等症状。

3. 骨间肌和鱼际肌萎缩　是指手部小肌肉萎缩。患者多出现一侧或双侧手部小肌肉无力。骨间肌萎缩表现为爪形手畸形,大小鱼际肌萎缩表现为手掌平坦。肌萎缩向上扩延,可侵犯前臂、上臂及肩带。肌束颤动常见,可局限于某些肌群或广泛存在,用手拍打,较易诱发。

四、辅助检查

(一)肌力评估

肌力评估可以测定肌肉的发育情况和用于肌肉损伤时的定位,对于神经、肌肉的治疗和预后有一定的价值。肌力分级标准(6级)见表6-4。

表6-4　肌力分级标准(6级)

级别	项目
0级	完全瘫痪,不能做任何自主活动
Ⅰ级	完全瘫痪,肢体运动时,可见肌肉轻微萎缩,但肌体不能移动
Ⅱ级	肢体能在床上平行移动,但不能抬离床面
Ⅲ级	肢体可以克服地心吸引力,能抬离床面
Ⅳ级	肢体能做对抗外界阻力的运动
Ⅴ级	肌力正常,行动自如

(二)肌电图

用于鉴别神经源性与肌源性肌肉萎缩。肌肉收缩时会产生微弱电流,在皮肤的适当位置附着电极可以测定身体表面肌肉的电流。电流强度随时间变化的曲线叫肌电图(electromyogram,EMG)。肌电图应用电子仪器记录肌肉在静止或收缩时的生物电信号,在医学中常用来检查神经、肌肉兴奋及传导功能等,以此确定周围神经、神经元、神经肌肉接头及肌肉本身的功能状态。

(三)神经传导速度

包括运动神经传导速度、感觉神经传导速度、F波、H反射。异常表现为传导速度减慢和波幅降低。用于各种原因的周围神经病的诊断和鉴别诊断,能够发现周围神经病的亚临床病灶,能区分是轴索损害还是髓鞘脱失;结合EMG可以鉴别前角细胞、神经根、周围神经及肌源性损害等。

(四)诱发电位

诱发电位机体的自发电活动可以为直接的或外界的确定性刺激(电、光、声等刺激)所影响,产生另一种局部化的电位变化称为诱发电位。包括脑干听觉诱发电位、视觉诱发电位和上、下肢体感觉诱发电位。

五、预防与治疗

(一) 预防

对于显微外科的患者而言,应评估患者的肌肉萎缩的风险,对于长期患肢制动、营养不良、神经损伤等肌肉萎缩高风险的患者,应早期进行有效干预,降低肌肉萎缩的发生率。

1. 显微外科术后患者的预防护理　早期患肢即可进行肌肉按摩,按捏或轻轻拍打患处肌肉,可促进局部血液循环,同时指导患者进行患肢肌肉的静力收缩,维持肌张力。术后中晚期,在患者能耐受的情况下,可指导患者患肢关节主动活动,从而预防肌肉萎缩的发生。患者的健肢可进行正常关节屈伸活动,根据康复进程可适当进行抗阻训练。

2. 神经损伤患者的预防护理　术前为预防肌肉萎缩,可协助患者保持患肢功能位,同时协助患者进行患肢肌肉的按摩或者电刺激治疗。

3. 康复仪器的使用　必要时可使用功能康复仪进行训练,增加肌肉活动,促进代谢,有效避免肌肉萎缩。

(二) 治疗

1. 康复运动治疗　制订康复运动计划,通过运动刺激萎缩的肌肉,促进肌肉生长,以减少或减轻肌肉萎缩产生的后遗症。注意运动的循序渐进,避免对肌肉的超负荷刺激,误用综合征表现为关节肌肉损伤、骨折、肩部和髋部疼痛、痉挛加重、异常痉挛模式和异常步态,下肢可出现足下垂、内翻等问题。因此,医务人员不应忽视对患者的关节活动度、肌张力及拮抗之间协调性的康复治疗,以免导致患者肌力虽然恢复正常,但是遗留异常的运动模式。

2. 肌肉协调性训练　肌肉萎缩引起的肢体运动障碍不仅是肌肉无力导致的,而且肌肉收缩的不协调也是重要因素。因此,应重视肌肉协调性训练。根据肌肉萎缩病因及部位,制订适当的康复训练,从而使肢体运动趋于协调。

3. 其他治疗　低频或中频电刺激、神经营养药物,配合针灸、电针和推拿。

六、肌肉萎缩患者的护理

1. 病情观察　对于显微外科长期卧床或神经损伤的患者,需要定期评估患者的肌力情况,除此以外还要注意原发病的观察,监测生命体征,如有异常及时汇报主管医生。

2. 饮食护理　肌肉萎缩患者需要补充高蛋白、高能量饮食,提供神经细胞和骨骼肌细胞重建所必需的物质,以增强肌力、增长肌肉。早期采用高蛋白、富含维生素、磷脂和微量元素的食物。适当增加粗纤维素、水果的摄入,预防便秘,鼓励多饮水,预防尿路感染。如有吞咽困难、饮水呛咳,可给予糊状流质或半流质小口慢慢喂食,必要时给予鼻饲流质饮食。中晚期患者,以高蛋白、高营养、富含能量的半流食和流食为主,并采用少食多餐的方式,以维护患者营养及水电解质平衡。

3. 康复训练　肌肉萎缩引发肢体运动障碍的患者经过正规的康复训练可以明显减少或减轻瘫痪后遗症。制订个性化的康复计划,上肢神经卡压及手外伤术后患者进行手指操锻炼;骨折、皮瓣移植、断指再植等显微外科术后患者制订分期康复计划,做到主动锻炼与被动锻炼相结合,对萎缩的肌肉的肌力、收缩协调性进行康复训练。对肢体活动障碍患者,保持肢体功能位;病情稳定后鼓励早期活动,要循序渐进。教会患者使用各种辅助用具,指导患者进行各种日常生活功能训练,如进食、穿衣、如厕等,有计划地进行肌力训练,恢复相应功能,以增强患者自我照顾的能力和信心。

4. 心理护理　多与患者进行有效的沟通,使其了解肌肉萎缩的原因、预防及治疗的方法、发展和预后,让患者可以保持平和的心态,树立战胜疾病的信心,避免情绪低落,减轻精神压力,主动配合治疗。

5. 并发症护理　及时完成患者的各类风险评估,根据评估结果悬挂警示标识,落实安全措施,预防压力性损伤、肺部感染及尿路感染、下肢深静脉血栓等并发症。发现相关并发症及时通知医生,遵医嘱做好相应处理,保证患者安全。

6. 健康教育　进行肌肉萎缩病因及预防相关知识宣教,鼓励患者参与病情管理。加强康复知识宣教,使患者及家属掌握正确的、系统的功能锻炼方法,减轻肌肉萎缩症状,快速恢复肢体功能。做好出院宣教,运用电话回访等方式进行院外随访,遵医嘱用药,定期复查。

(刘东苗　杨佳琪　胡三莲　彭伶丽)

第八节　神经损伤

显微外科患者术后常见的神经损伤为周围神经损伤,周围神经常为混合神经,包括感觉神经、运动神经、交感神经等。因此,损伤后可引起其所支配区域的感觉、自主神经功能障碍,为显微外科的严重并发症。这类神经损伤有其自身的特点,有别于创伤性周围神经损伤,是一种可以预防的神经损伤。因此,应积极追究其病因、探讨其分类、总结预防和护理等方式,最终达到预防术后神经损伤发生的目的。

一、病因

(一) 手术损伤

术中周围神经的牵拉、缝线打结、烧灼等是医源性周围神经损伤的主要原因。

(二) 牵伸性损伤

在进行矫形手术时,周围神经因相对短缩,可导致牵伸性损伤。在关节脱位、骨折的手法复位过程中,常需要反复牵伸关节、骨折断端,可造成附近周围神经被过度牵拉损伤。新生儿的上肢在产道里被过度牵拉也可引起臂丛神经被牵伸而致部分性或全臂丛神经损伤。

(三) 石膏夹板外固定压迫损伤

在四肢骨折后,骨折端出血、骨折周围软组织肿胀,石膏或夹板外固定较紧时,组织内压逐渐增大,当神经受压达 4.0kPa 时,神经可发生功能改变,导致受压远端轴突输送蛋白功能障碍,长时间压力达 4.0~7.0kPa 时,可引起神经内水肿、纤维瘢痕形成,导致神经功能障碍或消失。

(四) 体位性神经损伤

患者处于麻醉或昏迷情况下,长时间置于强迫性体位,如手术体位摆放不当,或在手术过程中肢体受到压迫或牵拉,则极易发生体位性神经损伤,轻者在麻醉清醒后出现肢体疼痛、僵硬、肿胀、麻木等现象,严重者可能造成肢体活动功能障碍,引起神经损伤。

(五) 术后神经周围瘢痕生长或异物刺激

手术后减压部位组织瘢痕修复,造成神经根和周围组织粘连或异物刺激周围神经,均可导致神经损伤。

二、病理生理机制

周围神经干具有很强的抗牵拉性,其主要张力承受部位是神经束膜及外膜。然而急性牵张达到一定程度时,可造成周围神经断裂伤,其近、远端神经纤维将发生沃勒变性。伤后1周,近端轴索出现再生支芽。神经两断端相连接时,再生的支芽可向远端生长,直到终末器官恢复功能。如神经两端不连接,近端再生的神经元纤维组织迂曲呈球形膨大,称为假性神经瘤。

三、临床表现

(一)运动功能障碍

神经损伤后其所支配的肌肉呈弛缓性瘫痪,主动运动、肌张力和反射均消失。由于关节活动的肌力平衡失调,可以出现一些特殊的畸形,如桡神经肘上损伤引起的垂腕、垂手畸形,尺神经腕上损伤所致的爪形手畸形等。

(二)感觉功能障碍

皮肤感觉包括触觉、痛觉、温度觉。检查触觉时用棉花接触,检查痛觉时用针刺,检查温度觉分别用冷或热刺激。神经断伤后其所支配的皮肤感觉均消失。由于感觉神经相互交叉、重叠支配,故实际感觉完全消失的范围很小,称之为该神经的绝对支配区。如正中神经的绝对支配区为示、中指远节,尺神经为小指。如神经部分损伤,则感觉障碍表现为减退、过敏或异常。

(三)神经营养性改变

即自主神经功能障碍的表现。神经损伤后立即出现血管扩张、汗腺停止分泌,表现为皮肤潮红、皮温增高、干燥无汗等。晚期因血管收缩而表现为苍白、皮温降低、感觉寒冷,皮纹变浅,触之光滑。此外尚有指甲增厚、出现纵嵴、生长缓慢、弯曲等。

四、辅助检查

(一)体格检查

1. **感觉功能检查**　对神经功能恢复的判断亦有重要意义,包括触觉、痛觉等检查。在具有痛觉的区域可行两点辨别觉检查。患者在闭目状态下用两点辨别检查器针刺皮肤,检查患者对针刺两点的距离区别能力。不同部位两点辨别觉的距离亦不同,如手指近节为4~7mm,末节为3~5mm,而手掌部为6~10mm。可用圆规的双脚同时刺激或特制的两点辨别觉检查仪来检查。

2. **实体感觉检查**　即闭目时可分辨物体的质地和形状,如金属、玻璃、棉布、丝绸、纸张等,可以代替视觉。神经损伤修复后,实体感觉一般难以恢复。

3. **汗腺功能检查**　对神经损伤的诊断和神经功能恢复的判断均有重要意义。无汗表示已经损伤;从无汗到有汗则表示神经功能恢复,而恢复早期为多汗。

4. **蒂内尔征(Tinel sign,Tinel 征)**　又称为神经干叩击试验,可帮助判断神经损伤的部位,了解神经修复后再生神经纤维的生长情况。神经轴突再生尚未形成髓鞘之前,外界叩击可引起疼痛、放射痛和过电感过敏现象。沿修复的神经干部位,到达神经轴突再生的前端为止,出现上述感觉,为 Tinel 征阳性,表明神经再生的到达部位。神经损伤未行修复时,在神经损伤部位亦可出现上述现象。

(二)辅助检查

1. **肌电图**　通过高敏感性的肌电图机将神经及肌肉兴奋时所发出的微量生物电引出、放大,检测神经传导的速度。根据神经轴索中断时,传导速度减慢或不能传导,且神经部分损伤时传导速度减慢,完全横断损伤时传导中止,及其在损害部位以远传导速度减慢,在损害部位以近传导速度无明显改变等特性,可以排除心理因素及肌肉损伤、中枢神经损伤等因素的影响,并协助判断神经损伤的程度及部位。

2. 超声　高频超声检查可清晰地显示主要周围神经的分布、走行、粗细及其与周围组织的解剖关系,且可随时与健侧比较,对周围神经损伤的诊断提供帮助。然而,目前高频超声对于周围神经损伤的诊断仍缺乏相应的诊断标准。

五、预防与治疗

(一)预防

1. 术前充分准备　术者应熟悉周围神经的解剖,注意周围神经与骨性标志的关系。术前做好充分的准备,规范手术操作。

2. 术中合理安置体位　术中应根据患者手术方式和手术部位合理摆放体位,注意躯体负重点和支点,避免出现着力点安置不当导致的神经受压和牵拉。

3. 石膏或小夹板的应用　对应用石膏或小夹板固定的骨折患者,注意在血管、神经浅处和骨突出处垫棉垫,适时调整松紧度。除此以外,注意协助患者保持患肢功能位,防止神经因异常姿势过度受压,而出现神经损伤的发生。

4. 注射治疗的注意事项　熟悉解剖,注射时严格按照护理操作常规,部位准确,避开神经走行区域,掌握进针深度和方向。如果护士在为患者注射时,注射部位马上出现放散性疼痛、麻木感时,应立即停止注射,并通知医生,判断针刺部位是否是神经走行部位,确定后应立即将针刺部位周围用5%利多卡因注射液和地塞米松局部封闭。

(二)治疗

显微外科术后并发神经损伤的治疗方案及预后依赖于早期、明确的诊断,因此对于显微外科术后患者应重视患者的运动及感觉功能评估,及时发现异常,明确病因,进行早期干预。根据损伤程度,采取不同的治疗方法。

1. 保守治疗　森德兰分类法(Sunderland classification)的Ⅰ度、Ⅱ度损伤一般可保守治疗。

(1)药物治疗:①维生素类药物(维生素 B_1、维生素 B_6、地巴唑、甲钴胺)是最常用于治疗神经损伤的神经营养药物。其可以加速神经纤维合成所需要的蛋白质、磷脂,促进神经再生。②神经节苷脂注射液也已开始应用于临床,其通过促进施万细胞增殖并增强其吞噬能力,为神经再生创造条件,并促进轴突出芽。③早期适量应用地塞米松可促进周围神经损伤后运动终板的恢复。④各种神经生长因子、成纤维细胞生长因子、胰岛素样生长因子等也被发现在实验中对周围神经损伤后的修复、再生功能有帮助。

(2)康复理疗:周围神经损伤后电针和推拿治疗能有效地改善失神经肌肉的结构、代谢和功能失调状态。对肌肉萎缩恢复上,电针优于推拿治疗;对肌肉酶代谢的恢复,推拿优于电针治疗。红外线理疗对失神经肌肉有一定影响。

2. 手术治疗　经保守治疗无明显恢复或者恢复停止在某一阶段者均应行手术治疗,如神经松解术、神经吻合术、神经移植术。由于显微手术技术的广泛应用,当今的神经修复与以往相比具有损伤小、更精确的特点而且手术结果有望进一步改善。

六、护理措施

1. 病情观察　术前评估患者肢体的运动、感觉和功能情况,术后定时观察伤口渗血、渗液等情况。石膏或支具固定的患肢,需要定时检查末梢血运情况及未固定部位的感觉、活动功能。

2. **心理护理**　神经损伤患者,往往伴有心理问题,主要表现有急躁、焦虑、忧郁、躁狂等,且其焦虑抑郁常与患者疼痛程度相关。可采用心理咨询、集体治疗、患者示范等方式来消除或减轻患者的心理障碍、减轻疼痛。

3. **康复训练**　术后进行系统康复训练。早期(术后2周内)患肢抬高,功能位妥善固定,避免牵拉,术后24h内开始轻柔地、向心性按摩切口以下水平肌肉,每日数次,并适当被动活动关节;中期(术后2~4周)被动运动训练,指导患者对未固定关节进行伸、屈运动训练,关节活动的同时也牵涉肌肉的运动。后期(4周后)采用主动运动训练,肌肉训练、感觉功能训练与作业训练(捡玻璃球、夹纸、撕纸、编织或弹钢琴)相结合的方式进行系统功能锻炼,从而加速神经功能恢复,提高患者生活质量。

4. **疼痛护理**　参见本章第一节疼痛相关内容。

5. **并发症护理**　神经损伤患者易出现关节挛缩及肌肉萎缩等并发症,应早期进行康复锻炼,指导患者及家属进行主、被动运动训练,不但可牵拉伸展肌肉、韧带和关节囊,有利于关节的血运和营养,保持关节的活动范围,防止关节挛缩;而且可以改善失神经支配肌肉的血液循环,维持肌肉的正常代谢,从而延缓失神经支配肌肉的失用性萎缩。

6. **健康宣教**　向患者及家属讲解康复训练的重要性及注意事项,告知患者运动应循序渐进,以患肢承受能力为度,避免神经重复损伤;指导出院患者根据其神经、感觉恢复情况及时调整锻炼方案,增加训练次数及强度,定期复查。

(刘东苗　杨佳琪　胡三莲　彭伶丽)

第九节　血　管　损　伤

血管损伤是指血管受到各类伤害后,完整性遭到破坏,受伤部位血液流动状态被迫发生改变。显微外科术后易并发四肢血管损伤,处理不当会导致患者出现感染或缺血性坏死,严重时甚至需要采用截肢手术方式进行治疗。术后及时发现血管损伤并正确修复是确保手术成功和保全肢体的关键。

一、病因

(一) 创伤或手术

1. **创伤**　包括刀、机器绞压、玻璃割伤等锐性损伤,以及扭伤、石膏固定、压迫止血等钝性损伤,均可导致血管不同程度损伤。

2. **手术**　显微外科术后创伤血管持续强烈收缩,血管由于受牵拉过强烈而撕裂损伤;皮瓣移植或断指再植术后,血管吻合处受温度、外力等刺激也可导致血管损伤,出现血管危象。

(二) 药物注射

对血管有刺激的药物,在经动脉或静脉灌注时,可引起血管炎,甚至诱发血栓形成,从而导致相应的血运障碍。

二、病理生理机制

(一) 损伤性血管痉挛

损伤性血管痉挛是血管受到牵拉或外伤后中层平滑肌纤维出现功能性收缩,引起的一种防御性反应。损伤性血管痉挛一般在数小时内即可缓解,若血管痉挛性反应的时间过长,常提示伴有血管内膜挫伤。

(二) 血管伤口的收缩

血管完全断裂后可引起血管伤口的收缩,断端向内蜷曲并导致局部血栓堵塞,可暂时起到积极有效的止血作用。

(三) 继发性血栓形成

血管撕裂、切断或挫伤后,由于局部血液循环有不同程度的障碍,使得远端血流少、缓慢甚至停滞,极易引起继发性血栓形成。

(四) 肢体缺血影响

肢体组织缺血后,患肢的残余血流量和缺血组织对缺氧的耐受能力是患者预后的主要决定因素。

三、临床表现

(一) 出血

动脉损伤最常见的直接后果是出血。出血量取决于损伤血管的口径和损伤类型。必须注意刀枪伤等体表伤口较小的损伤,皮肤伤口出血可自行停止,但内部中等血管的出血常不会自行停止。在钝性闭合性血管损伤中,虽然体表未见出血,但血液可流入组织间隙和体腔内,表现出严重的失血性休克的症状。

(二) 休克

大动脉损伤会导致机体活动性出血,常常是显微外科患者失血性休克的重要原因,创伤和疼痛会加重休克。尤其对于闭合性损伤,出血常较隐匿,失血量较难估计,易延误诊断而造成休克。

(三) 血肿或搏动性肿块

血管损伤后血液流入组织间隙形成血肿。如果血肿有搏动,则提示与动脉破口相通。外伤性动脉瘤形成后,局部可扪及搏动性肿块,听诊有收缩期杂音。外伤性动静脉瘘可闻及连续性杂音,流量较大的动静脉瘘如果不及时处理,会很快诱发心力衰竭。

(四) 远端肢体和内脏器官缺血

当肢体动脉完全断裂或因动脉内膜损伤而形成血栓时,引起远端肢体的缺血,表现为肢体苍白或青紫、皮温降低、动脉搏动减弱或者消失。内脏血管损伤可引起内脏器官缺血。

四、鉴别诊断

在主干动、静脉行径中任何部位的穿通伤、严重骨折以及关节脱位等损伤时,均应怀疑血管损伤的可能。典型的血管损伤诊断困难,对有休克表现且生命体征不平稳者,应尽早行手术探查。对生命体征平稳的多发性损伤和闭合性损伤者,应尽快判明:①有无血管损伤;②损伤部位;③损伤程度。

应详尽询问伤情,仔细检查神志、血压、四肢脉搏、肢体皮肤颜色、皮温以及体表伤口等,选用彩色多普勒超声、磁共振血管造影、动脉血管的计算机断层扫描和数字减影血管造影等影像学检查来明确诊断。

五、预防与治疗

(一) 预防

1. 对于医源性血管损伤,术者应进一步严格操作,有高度的责任心和警惕性,可降低医源性血管损伤的发生率。

2. 随着吻合技术和显微外科技术的发展,应用血管移植技术预防血管牵拉及痉挛造成的二次损伤。

（二）治疗

1. 术中血管损伤的处理 首先,明确出血点,找到出血部位。对于血管痉挛,常规应用2%利多卡因注射液或盐酸罂粟碱予以解除。对于较小的出血点,可以使用电凝止血的方法来完成止血。当无法确定出血部位又不危及生命时,可采用压迫止血的方法。对于血管断裂后大量出血时,如无须修复可将断裂的血管结扎,若损伤的为重要动脉,需要进行断端修复时,可使用止血钳钳夹止血后进行血管吻合,特别需注意的是止血钳的合理使用,避免对血管的二次损伤。

2. 促进腔内治疗后受损内皮的修复 主要包括药物治疗、支架改进以及细胞治疗等措施,如脂联素、RhoA抑制剂洗脱支架、静脉输注间充质干细胞、光动力疗法(吲哚菁绿)等。

六、护理措施

1. 病情观察 肢体大血管损伤患者,应严密观察患者神志、瞳孔及生命体征的变化。视具体情况每15~30min测量生命体征直至病情稳定后改为每1~2h测量1次,同时详细记录出入量。密切观察患者有无口渴、尿少、肢冷、烦躁等休克的临床表现。对活动性出血的患者,立即建立2条静脉通路,遵医嘱给予补液治疗。血管吻合术后要着重观察肢体末梢的温度、血管充盈、颜色、血管搏动、肿胀情况,发现异常情况,及时告知医生。

2. 饮食护理 患者术后首先选择半流质清淡饮食,待肠道功能恢复后,可给予低盐、低脂、高蛋白饮食,同时嘱患者多饮水,补充膳食纤维及维生素,禁止食用辛辣刺激、生冷高糖食物,避免引起便秘或胃肠道胀气。

3. 康复训练 四肢血管损伤患者,在吻合血管及全身情况稳定后,即可进行肢体肌肉等长收缩运动,或不影响远端关节活动的情况下,进行患肢的按摩、下肢深静脉血栓治疗仪的治疗等,从而预防肌肉萎缩,促进机体快速康复。

4. 心理护理 患者受伤初期,医护人员应及时与家属沟通,对神志清醒的患者要主动关心,给患者以精神上的安慰。术后早期患者易出现焦虑、抑郁等情绪,医护人员可通过叙事护理、音乐疗法等方式缓解患者不良情绪。

5. 并发症护理

（1）吻合口瘘:血管修补术后最常见的并发症是吻合口瘘。其原因包括吻合口缝合不当、人造血管扭曲、血栓形成、吻合口内膜过度增生,人造血管新生内膜粥样硬化等,若不及时治疗可引起移植血管闭塞。因此,术后应密切观察患者的末梢血运及皮温、感觉情况,若患肢出现皮温降低、动脉搏动减弱或消失,患肢疼痛、麻木、感觉异常应及时通知医生进行血管探查,必要时行动脉造影以明确诊断。

（2）深静脉血栓形成:血管损伤修复术后,由于肢体制动,血流缓慢,深静脉血栓形成的概率大为增加。护理内容参见本章第六节静脉血栓栓塞。

6. 健康宣教 吻合血管易受疼痛、低温、寒冷、吸烟等刺激发生痉挛,出现血管危象,应指导患者及家属建立无烟病房,保持适宜温度,注意患肢保暖。

（刘东苗 杨佳琪 胡三莲 彭伶丽）

第十节 关节僵硬

关节僵硬(joint stiffness)是指正常关节功能(如屈伸、旋转等)发生不同程度的活动障碍,表现为活动范围的减小。关节僵硬主要与患肢长时间固定,静脉和淋巴回流不畅,关节周围组织中浆液纤维性渗出和纤维蛋白沉积,发生纤维粘连,并伴有关节囊和周围肌挛缩相关,是显微外科术后最为常见的并发症。

一、病因

(一) 创伤

创伤可导致直接的关节损伤,也可破坏支持关节的肌肉、神经、韧带等组织,致使关节僵硬。

(二) 术后制动

显微外科术后石膏、支具或外固定架长期固定,使关节无法活动,局部血流速度变慢,引起部分组织发生粘连,引起关节僵硬。

(三) 其他

关节负重过多、长期慢性创伤、过度牵拉等引起的关节退行性病变,类风湿性关节炎、强直性脊柱炎、骨性关节炎等关节疾病均可导致关节僵硬。

二、病理生理机制

所有外源性挛缩常累及关节周围软组织,但并没有累及关节面本身。挛缩可累及关节囊、韧带结构或周围肌肉。异位骨化也可认为是一种外源性挛缩,异位骨化形成的骨块可形成骨桥。骨桥可通过关节,或在关节囊内形成骨化,或在跨过关节的肌肉组织内形成骨化。肌肉在发生脱位时发生撕裂,在愈合过程中发展成为瘢痕组织或异位骨化,常合并发生关节囊挛缩。

三、临床表现

关节僵硬最主要、最明显的临床表现是关节处活动度不足,主、被动活动受限。

四、辅助检查

(一) X 射线检查

观察关节间隙、关节面、骨质密度以及有无骨质增生等骨关节炎病变。

(二) 关节活动度

测量关节活动度(range of motion, ROM)又称为关节活动范围,是指关节运动时所通过的运动弧或角度,一般用度数表示,可采用通用量角器手工测量。

五、预防与治疗

(一) 预防

1. **关节退行性病变及各类关节疾病患者**　应调整日常工作、生活习惯,控制体重,戒烟、戒酒,根据病情需要控制饮食,循序渐进锻炼身体,密切观察关节僵硬程度变化,定期复查。

2. **长期卧床或关节固定患者**　可早期开展功能锻炼,促进骨内血液循环并对肢体软组织予以改善,提升肌肉力量,防止出现关节僵硬现象。

(二) 治疗

1. **康复治疗**　轻症患者可采用局部按摩、理疗、中药外敷、关节功能锻炼器以及手法松解等疗法,非手术疗法也适用于有手术禁忌证者及手术前后的辅助治疗。

2. **手术治疗**　对于重症患者应行关节粘连松解术,对伴有骨折畸形愈合者一般应先矫正畸形,有局部软组织缺损者应行修复性手术。

六、护理措施

1. 病情观察　观察患侧肢体末梢的血液循环情况,并根据需要抬高患肢,及时调整夹板、外固定架或石膏等固定装置的送进,保持良好的固定效果。注意观察手术切口的敷料情况,及时进行更换,保持干燥清洁。

2. 饮食护理　嘱患者多饮水,食用新鲜蔬菜与水果,食物应富含维生素,但要控制蛋白质、盐分及糖等摄取,禁忌辛辣、生冷及刺激性食物。

3. 康复训练

(1)术前康复训练:术前指导患者对肌肉力量进行锻炼,防止术后肌肉发生萎缩,为康复训练创造良好条件,早期在术后开展功能训练可为手术成功提供保障,避免关节内再次发生粘连,可使挛缩的软组织在后期锻炼的基础上得到有效伸长。

(2)皮瓣移植、断肢(指)再植、再造术后康复训练:皮瓣移植、断肢(指)再植、再造术等显微外科术后应进行早期功能锻炼,制订锻炼计划并有序进行,由被动向主动转换,使运动量逐渐增加,运动次数由少到多,范围由小到大,强度由弱到强,时间由短到长。若在锻炼过程中出现疼痛,可在实施前30min给予镇痛药口服。

(3)腹部带蒂皮瓣术后康复训练:腹部带蒂皮瓣术后,在腹部的手指即可进行主动屈伸功能锻炼,可有效减少肌腱及关节囊的粘连和挛缩。功能锻炼按时间可大致分为3个阶段:①术后1周,指导患者进行肩肘腕关节缓慢活动,防止关节粘连、僵硬;锻炼时,患者健侧手扶住患侧手皮瓣,动作要适度,次数不宜过多,避免撕裂,每2~3次。②术后2~3周,可在床边做下肢、腰部及健侧上肢的活动,锻炼前患肢行绷带外固定。③断蒂后,指导患者作肩、肘、腕及患指的主、被动功能锻炼,锻炼手指的捏、抓、握、捻的功能,主动屈伸掌指关节和指关节;抗阻力练习,可用捏皮球或挑橡皮网方法。

(4)交腿皮瓣移植术后康复训练:交腿皮瓣移植术后2d,即可对皮瓣波及的关节进行被动锻炼,活动范围由小到大,开始每次5min逐渐上升到每次10min,每日3~4次,并逐渐过渡至主动锻炼,在术后皮瓣血运及伤口愈合稳定后,行股四头肌的主动收缩锻炼,进行踝关节背屈、跖屈训练,以达到恢复和维持关节活动的目的,预防关节僵硬的发生。

(5)断肢(指)再植术后康复训练:断肢(指)再植术后康复锻炼分为早、中、后3期。早期应在不影响组织愈合的前提下对关节进行轻微的被动练习,3周后为软组织愈合期,为防止正常关节发生粘连,应对未固定的关节给予专业的功能康复锻炼。中期康复为术后4~6周,此时骨折处骨痂开始形成,功能康复以主动加被动活动为主,主动活动未损伤关节、被动活动损伤的部位。后期康复为术后6周以上,骨折已基本愈合,应嘱患者进行主动活动。显微外科术后康复动作应由简单到复杂,逐渐增加负荷和精确度,应由专科康复师指导,让患者了解康复功能锻炼的重要性,提高患者对于康复功能锻炼的配合度。

4. 心理护理　患者大部分因机体突然损伤,加之需要较长的恢复和治疗时间,担心生活不能自理,影响到生活质量,身心均承受着负担,易产生悲观、紧张、焦虑等不良情绪,护理人员需要主动和患者沟通,就术后恢复及关节僵硬的相关知识和康复锻炼的必要性、目的、远期效果向患者进行讲解,并将成功案例进行介绍,帮助患者树立战胜疾病的信心,积极主动配合治疗和锻炼,提高康复效果。

5. 健康宣教　护理人员需要掌握正确的关节功能训练方法,对肢体的固定情况、动脉搏动和末梢血液循环、关节活动的进展和局部肌肉收缩的恢复进行密切观察。出院时,应对家属进行全面的训练指导,使其认识到功能锻炼的必要性,并配合医护人员积极开展诊疗工作,使康复工作早日完成。

(刘东苗　杨佳琪　胡三莲　彭伶丽)

第十一节　乳　糜　漏

乳糜漏是由于术中损伤到胸导管及淋巴管的主干,淋巴液漏出所引起,在临床上非常少见,可发生于各种显微外科术后,颈部手术如甲状腺癌、喉癌、下咽癌、食管癌、颈部淋巴结活检术、锁骨下静脉穿刺置管术,尤其好发于根治性和功能性颈淋巴结清扫术后。

一、病因

导致乳糜漏的原因众多,目前认为主要的病因包括恶性肿瘤、先天性淋巴管畸形、创伤(包括手术)、感染(包括结核、寄生虫病)、放射治疗和腹膜透析等。

二、病理生理机制

1. 堵塞乳糜池及肠系膜根部的淋巴管堵塞导致淋巴管壁过度膨胀、破裂使淋巴液漏出。
2. 髂、腹股沟皮瓣移植术中损伤主淋巴管使淋巴液直接漏出。
3. 渗出周围软组织因扩大淋巴结清扫挛缩,使淋巴回流受阻,淋巴液渗出。

三、临床表现

根据乳糜漏发生的位置不同,患者的症状也不相同,早期可表现为伤口或术后引流管流出清亮淡黄色或乳白色液体,或表现为肢体水肿、腹水、胸腔积液等淋巴液积聚在体内的症状;晚期可导致营养不良、易感染,甚至危及生命。当24h引流出的乳糜液 >500ml 时为重度乳糜漏。

四、诊断

淋巴管造影(lymphangiography)以及淋巴系闪烁造影(lymphoscintigraphy)是判断乳糜漏部位的确切标准,但由于操作复杂等原因两者在临床上的应用并不广泛。

患者术后引流量逐渐增多,引流液颜色由血清样液体转变为乳白色浑浊液体,进食后加重可判断为乳糜漏。若实验室结果中显示,术后引流液甘油三酯浓度 >1.129mmol/L,或者超过血清含量即可诊断。

五、预防与治疗

(一) 预防
术中结扎好胸导管和破裂的淋巴管破裂口是预防术后乳糜漏的重要措施。

(二) 治疗
1. 保守治疗
(1)引流管的护理:如采取穿刺引流,应保持引流管通畅,一方面可以避免乳糜在伤口内聚集,继发感染,另一方面可动态观察引流量的变化,及时调整治疗方案。

(2)局部填塞加压治疗:局部加压包扎,一方面,可有效减少淋巴液渗出;另一方面,加压包扎时,由于淋巴液的虹吸作用受到影响,在组织中浸润和渗漏,导致假性淋巴囊肿形成,或造成更严重的后果。

(3)硬化剂治疗:通常选用淋巴管造影,以明确渗漏部位,指导下一步治疗。另外,造影剂可引起渗漏部位的淋巴管发生无菌性炎症,导致淋巴管纤维化、闭塞,起到治疗效果。

（4）饮食治疗:饮食治疗的目的是减少乳糜漏的产生,补充液体和电解质,维持充足的营养状态。淋巴液的成分与血浆类似,富含蛋白质、脂肪酸、电解质和维生素等营养物质,大量丢失时会引起营养不良、电解质紊乱等问题,加之低脂饮食或禁食时营养摄入不足,因此,应及时评估患者的营养状态并给予个性化的营养支持。乳糜渗漏量与饮食种类和量密切相关,可选用肠内营养,调节膳食结构或禁食、禁水给予肠外营养。

（5）生长抑素治疗:对于较严重的乳糜漏,若饮食治疗无效,可给予生长抑素-奥曲肽治疗6mg/d,持续5~7d,以降低甘油三酯的吸收,进而减少淋巴液的形成。

2. 手术治疗 对于淋巴管损伤较重的患者,保守治疗3d后引流量未见减少,可考虑手术治疗,通过显微外科手术结扎乳糜通道或淋巴管,从而达到治疗目的。

六、护理措施

1. 病情观察 术后观察患者局部切口有无发红、肿胀、渗液、皮瓣波动感等情况,警惕出血、乳糜漏等并发症的出现。显微外科术后乳糜漏常表现为引流液持续性增多或骤然增多,若术中伤及腹股沟大淋巴管,则引流液颜色常为清亮淡黄色;若伤及乳糜通道或主淋巴管,则引流液为白色。患者进食后,饮食中大量长链三酰甘油经肠道吸收进入淋巴系统,引流液表现为乳白色或淡粉色。

2. 饮食护理 术后发生乳糜漏的患者应遵医嘱给予无脂饮食。无脂饮食或禁食的目的是减少胃肠道的吸收,减少淋巴液的产生和丢失,缩短淋巴管裂口的闭合时间。严重的患者每日引流量大于500ml,应遵医嘱给予禁食,全肠外营养,补充水分、电解质和蛋白质等成分,满足治疗需求。24h引流量降至200ml后改为低脂饮食。所有患者引流量<15ml时改为正常饮食,24h引流量无明显增加后给予拔除引流管。

3. 局部加压包扎 发生乳糜漏后在有效引流、切口皮瓣正常情况下进行局部加压包扎,促进引流和皮瓣贴合,注意压迫力度要均匀,以不影响静脉回流、不压迫气管引起呼吸困难为宜。加压包扎期间严密观察患者有无呼吸困难及有无颈部肿胀、疼痛等循环受阻情况,发现异常应及时调整局部的加压力度。

4. 负压引流的护理 有效的引流和持续负压吸引是目前公认的乳糜漏的有效治疗方法,有效的引流可以防止漏出液局部积聚所引起的继发感染,一定的负压吸引还可以促使皮瓣紧贴颈部组织,以闭合或缩小漏口。严格执行无菌操作,防止乳糜液积聚、继发感染。

当患者每日引流液较多达到200ml,局部加压包扎及负压引流都无效时,改为持续中心负压吸引治疗,负压强度控制在-80~-50kPa,充分地引流和均匀加压,同时观察引流管是否有大量鲜红色血性液体情况,避免因过度吸引出现皮肤坏死、出血等并发症,每日调整引流管的位置,防止引流管口正好吸住淋巴管的漏口。当患者每日引流量<15ml后,考虑拔除引流管。

5. 生长抑素的使用及护理 生长抑素可抑制多种肠道激素的释放,抑制胃液、胰液的分泌,抑制胃和胆道的运动,促使内脏血管收缩,减少淋巴液的生成。生长抑素的半衰期为1~3min,停用药物时间不超过3min,输注速度70.05mg/min时,患者会出现胸闷、恶心、呕吐等不良反应。在使用生长抑素时,应单独建立静脉通路,确保给药的连续性,选择外周浅静脉留置针,严格控制输液速度,通过微量注射泵持续匀速给药,保证有效的血药浓度,观察用药的不良反应。由于生长抑素会抑制胰岛素及胰高血糖素的分泌,在治疗期间会导致短暂的血糖水平下降,尤其1型糖尿病患者使用生长抑素后,需要每隔3~4h监测血糖浓度1次,使用期间加强安全防护,告知患者及家属注意事项。

6. 心理护理　发生乳糜漏患者术后住院时间和拔管时间的增加、饮食的改变以及引流量增多导致的体液流失会导致患者的情绪变化,使其出现焦虑、担心、失眠等情况,甚至丧失治疗信心。术前护士应配合医生耐心讲解疾病的相关知识、术后可能发生的并发症,帮助患者正确对待并发症。术后护理人员需观察患者心理变化,根据患者心理个体差异针对性指导患者正确认识乳糜漏,减轻心理负担,指导患者及家属参与及早发现乳糜漏,对患者主动参与行为给予肯定,取得配合。提醒家人多陪伴,增加患者安全感。

7. 健康宣教　指导患者维持高蛋白、低脂饮食1周,以减轻淋巴循环的压力,促进淋巴管瘢痕形成;循序渐进地活动,近3个月不要做重体力劳动和剧烈体育运动,如搬运重物、引体向上等;观察伤口,发现有严重的渗血、渗液,皮下游离液体或伤口局部红、肿、热、痛等表现应及时就医。

（刘东苗　杨佳琪　胡三莲　彭伶丽）

第七章

显微外科手术患者的康复护理

第一节 显微外科康复护理的意义

随着人们对健康和医学模式的新认识,对生活质量的要求不断提高,患者对康复的需求量不断增加。加速康复外科(enhanced recovery after surgery,ERAS)理念的临床应用,即基于循证医学证据而采用的一系列围手术期优化措施,将多学科包括外科、麻醉、护理、营养、理疗等最新研究成果结合,减少了患者围手术期的生理及心理创伤应激,减少并发症,达到了加速康复的目的。

显微外科康复护理是指促进显微外科患者身体、心理、社会健康所需的康复护理理论、知识、技能。为了达到康复的目的,实施功能评定、治疗、护理,将康复护理与预防、保健相结合,提高患者的生活质量。

一、显微外科康复护理的对象

显微外科不是某个专科所独有,而是手术学科各种专业都可采用的一门外科技术甚至可以从该专业分出专门的分支学科。显微手术在外科领域已广泛开展,主要有两方面:一是断(肢)指再植、各种带血管游离组织的移植,包括大网膜、肠段、肌肉、骨、关节及皮与皮下脂肪组织的移植;二是显微外科在临床各科的开展,包括心血管外科、神经外科、泌尿科、妇产科、淋巴管外科等方面。收治的患者范围广,手术精细,患者的术后功能康复尤为重要。因此,显微外科康复护理的对象为显微外科手术的患者,涉及多个专科。

二、显微外科康复护理的内容

显微外科康复护理的内容包括运用护理程序及训练患者自我康复护理。

(一)运用护理程序

护理程序包括对显微外科康复护理对象及其家庭从生理、心理、社会文化、个人背景及精神等诸多方面进行评价,对其康复需求、康复知识、技能水平进行评估,做出必要的护理诊断,制订并实施康复护理计划。康复护理在动态的、治疗性的和支持性的环境中进行。应协助患者维持和恢复功能,预防并发症的发生,评价康复护理的效果,实现全面康复的目标。

(二)训练患者进行自我康复护理

在患者病情允许的条件下,训练患者进行自我康复护理。对患者及其家属要进行必要的康复知识宣教,进行引导、鼓励和帮助,使他们掌握自我护理技巧,指导患者及家属正确使用各种支具、矫形器、假肢、辅助设备,从而部分或全部地使患者能够生活自理,重返社会。

三、显微外科康复护理的重要性

显微外科患者术后功能康复集中于功能恢复,如防止挛缩、关节僵硬、肌肉萎缩、神经损伤、传导激活神经细胞再生、训练患者发挥残留的功能、达到代偿能力等。显微外科康复护理是实现显微外科手术患者康复计划的重要组成部分。护理人员围绕全面康复的目标,紧密配合康复医生和康复治疗人员,以帮助显微外科手术患者达到康复或减轻残疾的影响,使患者最大限度地回归家庭和重返社会。

(莫 兰 傅育红 杨佳琪 胡三莲 彭伶丽)

第二节 临床检查与康复评定

康复评定(rehabilitation evaluation)是收集评定对象的病史和相关资料,提出假设,实施检查和测量,对结果进行比较、综合、分析、解释,最后形成结论和障碍诊断的过程。通过康复评定,发现和确定障碍的部位、范围或种类、性质、特征、程度以及障碍发生的原因、预后,为预防和制订明确的康复目标和康复治疗计划提供依据。广义的康复评定还包括康复目标的设定和制订治疗计划。显微外科的临床检查及康复评定主要包括:运动功能评定、感觉功能评定、日常生活活动能力评定以及生活质量评定。

一、运动功能评定

(一)关节活动度

1. 定义 关节活动度(ROM)是指一个关节的运动弧度,是衡量一个关节运动量的尺度。

2. 分类 分为主动关节活动度(initiative joint range of motion)和被动关节活动度(passive joint range of motion)。主动关节活动度是指被测量者自行活动关节时,所能够产生的最大的关节活动范围。被动关节活动度是指被测量者在外力帮助下被动活动关节,所能够产生的最大的关节活动范围。

3. 测量方法

(1)关节活动度测量的基本姿位:解剖姿位为关节 0°。

(2)普通量角器测量法:普通量角器常用于肢体的测量,用两根直尺连接一个半圆量角器或全圆量角器制成(图 7-1),手指关节用小型半圆角器测量。使用时将量角器的中心点对准关节活动轴的中

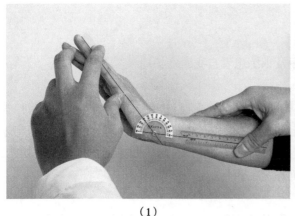
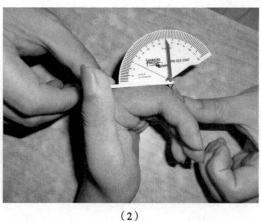

(1)　　　　　　　　　　　　　(2)

图 7-1 关节活动度

心(参照一定的骨性标志),两尺的远端分别放到或指向关节两端肢体上的骨性标志或与肢体长轴平行。随着关节远端肢体的移动,在量角器刻度盘上读出关节活动度。

（3）电子角度计:固定臂和移动臂为2个电子压力传感器,刻度为液晶显示器。将固定臂和移动臂的电子压力传感器与肢体的长度重叠,用双面胶将其固定在肢体表面,液晶显示器显示的数字为该关节活动的角度。

4. 关节活动度的计算

（1）手指关节活动度测量的计算方法:分别测量手指的掌指关节、近端指间关节和远端指间关节的主动屈曲度数和伸展受限度数,将各个关节的主动屈曲数之和减去主动伸展受限度数之和,得到该手指的总主动活动度。

（2）公式

总关节活动度 = 总关节活动屈曲度(掌指关节 + 近端指间关节 + 远端指间关节) – 总指关节伸展受限度数(掌指关节 + 近端指间关节 + 远端指间关节)

在此基础上发展的总主动活动度体系是由美国手外科协会所提出的通过患侧和健侧的手指总活动度的比值,反映手部功能的手部外伤及康复评估标准体系,手指总主动活动度功能分级见表7-1。手外科相关常见关节活动正常值见表7-2。

总主动活动度百分比(%)= 患侧总主动活动度 / 健侧总主动活动度

表 7-1　手指总主动活动度功能分级

手指总主动活动度功能分级	总主动活动度百分比 /%	手指总主动活动度功能分级	总主动活动度百分比 /%
优	100%	差	<50%
良	>75%	极差	<手术之前
尚可	50%~75%		

表 7-2　手外科相关常见关节活动正常值

关节	运动	测量姿位	测量器放置位置			正常值
			中心	固定臂	移动臂	
肩	屈、伸	解剖位	肩峰	与腋中线平行	与肱骨纵轴平行	屈 180°
	外展	解剖位	肩峰	与身体中线平行	与肱骨纵轴平行	伸 50°
	内、外旋	仰卧、肩外展、肘屈 90°	鹰嘴	与腋中线平行	与前臂纵轴平行	180°
肘	屈、伸	解剖位	肱骨外上髁	与肱骨纵轴平行	与桡骨纵轴平行	各 90°
前臂	内、外旋	坐位、肩内收肘屈 90°	中指尖	与地面垂直	包括伸展拇指的手掌面	屈 150° 伸 0°
腕	屈、伸	解剖位	茎突	前臂纵轴	第二掌骨	屈 90° 伸 70°
	尺、桡屈	解剖位	腕关节背侧中点	前臂背侧中点	第三掌骨纵轴	尺屈 65° 桡屈 25°
踝	背、跖屈	侧卧(踝关节中立位)	外踝	与腓骨纵轴平行	与第五跖骨纵轴平行	屈 45° 伸 20°
	内、外翻	侧卧	踝后方两踝中点	下腿后纵轴	跖面	内翻 35° 外翻 25°

(二) 肌力评定

1. 定义　肌力 (muscle strength) 指肌肉或肌群收缩的力量。肌力评定指应用徒手或器械的方法对肌肉主动收缩的能力进行评定,常用于肌肉骨骼系统病损以及周围神经病损患者的功能评定。肌力评定旨在评估肌力大小,确定肌力障碍程度、制订康复治疗方案、评定康复疗效,判断预后。

2. 分类　常用的肌力检查法有徒手肌力测定和器械肌力测定。根据肌肉收缩的形式又分等张收缩测定、等长肌力评定及等速肌力测定。

3. 测量方法

(1) 徒手肌力测定 (manual muscle test,MMT):徒手肌力测定指根据肌肉或肌群功能,使患者处在不同受检位置。通过观察肌肉在助力、抗重力和抗阻力情况下完成动作的能力,对患者的肌肉主动收缩的能力进行判断。检查时应让受试者采取标准受试体位,对受试肌肉做标准的测试动作,观察该肌肉完成受试动作的能力,必要时由测试者用手施加阻力或助力,判断该肌肉的收缩力量。

临床中常用英国医学研究理事会 (Medical Research Council,MRC) 分级法将肌力评分级别在六级评分法基础上加以调整,当认为肌力比某级稍强时,可在此级的右上角加 "+",稍差时则在右上角加 "−",使评定结果级差更小,更为细化。徒手肌力测定分级标准见表 7-3。

表 7-3　徒手肌力测定分级标准

分级	标准	
5	能对抗与正常相应肌肉相同的阻力,且能做全范围的活动	N
5−	能对抗与 5 级相同的阻力,但活动范围在 50%~100%	N⁻
4⁺	在活动的初、中期能对抗的阻力与 4 级相同	G⁺
4	能对抗阻力,且能完成全范围活动,但阻力达不到 5 级水平	G
4−	对抗阻力与 4 级相同,但活动范围在 50%~100%	G⁻
3⁺	情况与 3 级相仿,但在运动末期能对抗一定的阻力	F⁺
3	能对抗重力,且能完成全范围活动,但不能对抗任何阻力	F
3−	能对抗重力,但活动范围在 50%~100%	F⁻
2⁺	能对抗重力,但活动范围小于 50%	P⁺
2	不能对抗重力,但能在消除影响	P
2−	消除重力影响能活动,但活动范围在 50%~100%	P⁻
1	触诊能发现有肌肉收缩,但不引起任何关节活动	T
0	无任何肌肉收缩	Z

备注:正常(normal,N)、良好(good,G)、尚可(fair,F)、差(poor,P)、微缩(trace,T)、零(zero,Z)。

(2) 器械肌力测定:器械肌力评定是当肌力达 3 级以上时,可用专门的器械进行肌力检查,这种测试可取得较精确的定量数据,根据测试时肌肉的不同收缩方式分为以下 3 种肌力评定方法。

1) 等长肌力评定:在标准姿位下用不同的测力器测定一组肌群在等长收缩时所能产生的最大肌力。常用的检查方法:①握力测定,用握力计进行测试,测试时上肢在体侧下垂,握力计表面向外,将把手调节至适当宽度,测 2~3 次,取最大值。握力的大小可用握力指数评定。握力指数 = 握力 (kg)/体重 (kg) × 100%。通常握力指数大于 50% 为正常 (图 7-2)。②捏力测定,用拇指与其他手指相对捏压握力计或捏力计即可测定捏力的大小,该测试反映拇对掌肌及屈曲肌的肌力大小,其正常值约为握力的 30% (图 7-3)。③背拉力测定,用拉力计测定,测试时两膝伸直,将把手调节到膝关节以上高度、然后进行伸腰动作,用力向上拉把手。背拉力的大小可用拉力指数评定。拉力指数 = 拉力 (kg)/体

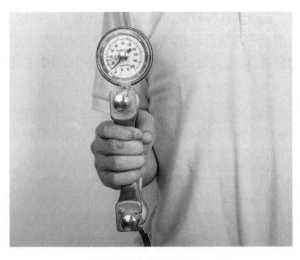

图 7-2 握力测定

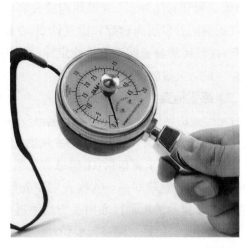

图 7-3 捏力测定

重（kg）×100%。通常拉力指数正常值，男性为 105%~200%，女性为 100%~150%。此测试方法易引起腰痛患者症状加重，所以不宜用于腰痛患者或老年人。

2）等张收缩测定：在标准姿位下测定一组肌群在等张收缩时，关节全幅度运动时的最大肌力。运动的器械：哑铃、沙袋、杠铃片或其他定量负重的运动器械。测试指标，以试举重物进行测试，做 1 次运动所能承受的最大阻力称为 1 次重复最大力量（repetition maximum，1RM），完成 10 次连续运动所能承受的最大阻力为 10 次重复最大力量（10RM）。进行等张收缩测定时须对试用阻力作适当估计。如多次反复试举则使肌肉产生疲劳，影响测试结果。

3）等速肌力测定：运用等速测试仪器可以测定肌肉在进行等速运动时肌力大小和肌肉功能。测定范围包括四肢大关节运动肌群及腰背肌的力量大小，可提供运动功能评定、运动系统伤病的辅助诊断及疗效评价的准确指标。

（三）外观形态

1. 肿胀或肌肉萎缩测量 肢体周径常用于了解肌肉的萎缩程度及观察患肢肿胀。通常采用软尺、体积计及指环等工具进行测量。测量周径时要求：①被测肢体肌肉充分放松。②软尺围绕肢体形成的环面应与肢体纵轴垂直。③软尺松紧度适宜可在皮肤上稍微移动，但上下不超过 1cm。④四肢周径测量时将两侧测量结果进行对比分析。测量周径应选定双下肢相同水平肌肉饱满之处进行比较。通常测量下肢时，标记髌骨上缘和下缘，量取髌骨中点，标记髌骨中点向上 15cm 和髌骨中点向下 10cm。

2. 关节挛缩及变形的测量 当患者受到严重的创伤时，就会导致关节挛缩及变形。遇到这类情况时，记录关节挛缩及变形的程度是相当重要的。测量挛缩及变形的方法包括：半规型关节量角器、描绘、观察、照相。

3. 肌肉萎缩的程度 除了通过观察肌肉的外表来评估外，还可测量肌肉本身。

二、感觉功能评定

（一）肌电图检查

1. 定义 临床肌电图（clinical EMG）是指以同心圆针插入肌肉中收集针电极附近一组肌纤维的动作电位（action potential，AP）以及在插入过程中肌肉处于静息状态下，肌肉做不同程度随意收缩时的电活动。

2. 目的 肌电图可反映运动系统不同环节的损害，包括上运动神经元(皮质和髓质)，下运动神经元(前角细胞和脊髓轴索),神经肌肉接头和肌肉。定位诊断神经肌肉疾病,预测神经外伤的恢复,协助制订正确的神经肌肉诊疗和康复计划,在康复治疗中为物理治疗师提供信息以帮助评定或确定治疗方案;神经传导检查能够定量测定神经损害的程度,确定反射弧损害的存在和部位,是康复评定中的客观、可靠、灵敏的指标。

(二) 感觉检查

感觉检查由两部分组成,即给予刺激和观察患者对刺激的反应。如感觉有障碍,应注意感觉障碍的类型、部位和范围、程度及患者的主观感受。

1. 常规检查　步骤包括:①向患者介绍检查的目的、方法和要求,取得患者的合作。②检查前进行检查示范。③遮蔽双眼。④检查顺序先健侧后患侧。检查非患侧部位是在判断患者理解力的同时,建立患者自身的正常标准用于与患侧进行比较。⑤给予刺激。⑥观察患者的反应。患者不能口头表达时,可让其用另一侧进行模仿。⑦将检查结果记录在评定表中,或在节段性感觉支配的皮肤分布图中标示。

(1) 触觉(touch sensation)

1) 刺激:令患者闭目,检查者用棉签或软毛笔轻触患者的皮肤。测试时注意两侧对称部位的比较,刺激的动作要轻,刺激不应过频。检查四肢时,刺激的走向应与长轴平行,检查胸腹部的方向应与肋骨平行。检查顺序为面部、颈部、上肢、躯干、下肢。

2) 反应:患者回答有无一种轻痒的感觉。

(2) 痛觉(pain sensation)

1) 刺激:令患者闭目。分别用大头针的尖端和钝端以同等的力量随机轻刺患者的皮肤。

2) 反应:要求患者立即说出具体的感受(疼痛、痛觉减退/消失、感觉过敏)及部位。对痛觉减退的患者检查要从障碍部位向正常部位逐步移行,而对痛觉过敏的患者要从正常部位向障碍部位逐渐移行。测试时注意两侧对称部位的比较。有障碍时,要记录障碍的类型、部位和范围。

(3) 压觉(pressure sensation)

1) 刺激:检查者用拇指或指尖用力压在皮肤表面。压力大小应足以使皮肤下陷以刺激深感受器。

2) 反应:要求患者回答是否感到压力。

(4) 温度觉(temperature sensation)

1) 刺激:用盛有热水(40~45℃)及冷水(5~10℃)的试管,在闭目的情况下冷热交替接触患者的皮肤。选用的试管直径要小,管底面积与皮肤接触面不要过大,接触时间以 2~3s 为宜。检查时应注意两侧对称部位的比较。

2) 反应:患者回答 "冷" 或 "热"。

(5) 皮肤定位觉(skin topethesia)

1) 刺激:令患者闭目,用手轻触患者的皮肤。

2) 反应:让患者用手指出被触及的部位。

(6) 两点分辨觉(two point discrimination)

1) 刺激:令患者闭目,采用心电图测径器或触觉测量器沿所检查区域长轴刺激两点皮肤,两点的压力要一致。若患者有两点感觉,再缩小两点的距离,直到患者感觉为一点时停止,测出此时两点间的距离(图 7-4)。

2) 反应:患者回答感觉到 "一点" 或 "两点"。

两点分辨觉测量则可测试皮肤分辨接触点之间距离的敏感程度。正常的手指尖可分辨 2~6mm 的两点距离。

（7）塞姆斯-温斯坦单丝测验：塞姆斯-温斯坦单丝测验（Semmes-Weinstein monofilament test）用作测试慢速适应性纤维或感受器系统的阈值，可以查明神经损伤患者的程度和术后恢复情况。塞姆斯-温斯坦单丝测验用不同直径的尼龙丝与手指皮肤接触，通过皮肤对不同压力（轻触觉）的反应测得触觉阈值。正常人对轻触觉很灵敏。正中神经感觉分布区的触觉阈值测量选择示指近节指骨和远节指骨掌侧面、拇指的远节指骨掌侧面；尺神经感觉分布区的触觉阈值测量选择小指近节指骨、远节指骨的掌侧面和小鱼际（图7-5）。

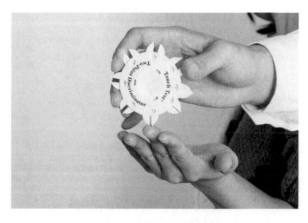
图7-4　两点分辨觉测量

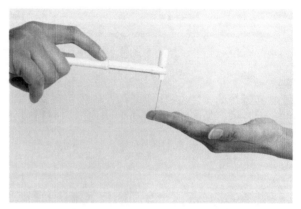
图7-5　塞姆斯-温斯坦单丝测验

2. 疼痛评定

（1）定义：疼痛是一种与组织损伤或潜在组织损伤相关的感觉、情感、认知和社会维度的痛苦体验，是临床上最常见的症状之一。

（2）目的：疼痛评定是判断疼痛的发生原因、进行障碍诊断的必要步骤。通过疼痛评定，可准确地判定疼痛特征，寻找疼痛与解剖结构之间的联系；确定疼痛对运动功能和日常生活活动能力的影响；为选用最恰当的治疗方法和药物提供依据；用定量的方法判断治疗效果。

（3）疼痛的评估：疼痛的评估贯穿患者患病及患病后的全过程。评估内容包括：疼痛的发生时间和诱因、疼痛的部位、疼痛的性质、疼痛的程度、缓解或加剧疼痛的因素、伴随症状、治疗经过等。

（4）测量方法：疼痛的评定适用于需要对疼痛的强度及强度变化（如治疗前后的对比）进行评定的患者。量化评定疼痛强度及其变化的方法较多，临床常用视觉模拟评分法（VAS）。VAS通常采用100mm长的直线（可为横线或竖线），按毫米画格，该直线的一端表示"无痛"，另一端表示"疼痛到极点"。被检查者根据其感受程度，用笔在直线上划出与其疼痛强度相符合的点，用一个点或一个"×"等做标记，代表他们体会到的当时的疼痛强烈程度。从"无痛"端至记号之间的距离即为痛觉评分分数。一般重复2次，取2次的平均值。VAS是目前最常用的疼痛强度评定方法（图7-6）。疼痛评定具体内容参见第十六章第一节疼痛评估及操作标准。

三、日常生活活动能力评定

(一)定义

日常生活活动（activity of daily living，ADL）反映了人们在家庭（或医疗机构内）和在社区中最基本的能力。在日常生活活动中，最大程度的自理，构成了康复工作的重要领域。为了照料自己的衣、食、住、行，保持个人卫生整洁和进行独立的社区活动所必需的一系列的基本活动是人们为了维持生存及适应环境而每日必须反复进行的、最基本的、最具有共性的活动。

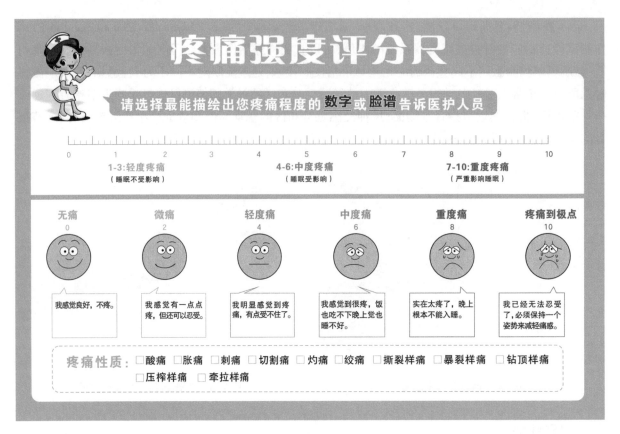

图7-6　视觉模拟评分法

(二) 范畴

日常生活活动包括运动、自理、交流及家务活动等。运动方面有床上运动、轮椅上运动和转移、室内或室外行走、公共或私人交通工具的使用。自理方面有更衣、进食、如厕、洗漱、修饰(梳头、刮脸、化妆)等。交流方面有打电话、阅读、书写、使用电脑、识别环境标志等。家务活动方面有购物、备餐、洗衣、使用家具及环境控制器(电源开关、水龙头、钥匙等)。

(三) 目的

ADL的评定对确定患者能否独立及独立的程度、判定预后、制订和修订治疗计划、评定治疗效果、安排返家或就业都十分重要。

常用的标准化评定方法为巴塞尔指数(Barthel index)。它是一种评定简单,可信度高,灵敏度高的评价方法,被临床广泛应用。巴塞尔指数评定包括进食、洗澡、修饰、穿衣、控制大便、控制小便、上厕所、床旁转移、行走、上下楼梯10项内容。根据患者是否需要帮助以及被帮助的程度分为0分、5分、10分、15分4个等级,总分100分,评分越高,独立性越强,巴塞尔指数评分标准见表7-4。不能达到项目中规定的标准,评0分。60分以上提示被检查者生活基本可以自理,40~60分者生活需要帮助,20~40分者生活需要很大帮助,20分以下者生活完全需要帮助。

表7-4　巴塞尔指数评分标准

序号	项目	得分	评分标准
1	进食	10	能使用任何必要的装置,在适当的时间内完成独立进食
		5	需要帮助(如切割食物,搅拌食物)
2	洗澡	5	独立

续表

序号	项目	得分	评分标准
3	修饰	5	独立地洗脸、梳头、刷牙、剃须
4	穿衣	10	独立地系鞋带,扣扣子、穿脱支具
		5	需要帮助,但在适当的时间内至少做完一半的工作
5	控制大便	10	不失禁,如果需要,能使用灌肠剂或栓剂
		5	偶尔失禁或需要器具帮助
6	控制小便	10	不失禁,如果需要,能使用集尿器
		5	偶尔失禁或需要器具帮助
7	上厕所	10	独立用厕所或便盆,穿脱衣裤,擦净、冲洗或清洗便盆
		5	在穿脱衣裤或使用卫生纸时需要帮助
8	床旁转移	15	独立地从轮椅到床,再从床回到轮椅,包括从床上坐起,刹住轮椅,抬起脚踏板
		10	最小的帮助和监督
		0	能坐,但需要最大的帮助才能转移
9	行走	15	能在水平路面独立行走45m,可以用辅助装置,但不包括带轮的助行器
		10	在帮助下行走45m
		5	如果不能行走,能使用轮椅行走45m
10	上下楼梯	10	独立,可以用辅助装置
		5	需要帮助和监督

四、生活质量评定

康复的目的除了获得日常生活活动的能力,还可进一步帮助患者适应生活环境,参与社会生活,进而提高生活质量。

(一) 生活质量

世界卫生组织提出的生活质量(quality of life,QoL)的定义:处于不同文化和价值体系中的个体与他们的目标、愿望、标准以及所关心的事情有关的生存状况的自身体验。生活质量不仅是指消除疾病和提高物质生活方面的质与量,而且包括精神生活方面的质量状况,即"对人生和生活的个人满意度"。因此,生活质量是一个多维度的概念,由生活者自身的质量和生活者周围环境质量两大方面构成。

(二) 评定方法

生活质量评定方法很多,主要依靠一些标准化量表进行评定。

1. 访谈法　采用当面访谈或电话访谈的方式,了解访谈对象的心理特点、行为方式、健康状况、生活水平等,从而对其生活质量进行评价。

2. 自我报告法　由被评定者根据自己的健康状况和对生活质量得分理解,在评定量表上打分。

3. 观察法　评定者在某段时间内对特定对象的心理行为表现或活动、疾病的状况以及副作用等进行观察,从而判断其综合的生活质量。

4. 标准化的量表评定法　采用有较好信度、效度和敏感度的标准化量表对被评定者的生活质量进行多方面的综合评定。

(三) 常用生活质量评定量表简介

1. 世界卫生组织生活质量测定简表(World Health Organization Quality of Life-BREF, WHOQOL-BREF)　量表共有26个项目,其中包括2个关于总体生活质量和健康状况的项目,需要单独计分。剩下的 24 个项目可划分为 4 个维度,包括生理领域、心理领域、社会关系领域和环境领域共 26 个条目,量表采用的是五点量表的形式,得分越高,生活质量水平越高。26 个项目中有 23 个项目为正向计分,还有 3 个项目(3 题、4 题、26 题)为反向计分。世界卫生组织生活质量测定简表(WHOQOL-BREF)见表 7-5。

表 7-5　世界卫生组织生活质量测定简表(WHOQOL-BREF)

请您一定回答所有问题,如果某个问题不能肯定回答,就选择最接近你自己真实感觉的那个答案,所有问题都请您按照自己的标准、愿望或者自己的感觉来回答。注意所有问题都只是您最近两周内的情况。

(1)您怎样评价您的生活质量?

| 很差① | 差② | 不好也不差③ | 好④ | 很好⑤ |

(2)您对自己的健康状况满意吗?

| 很不满意① | 不满意② | 既满意也不满意③ | 满意④ | 很满意⑤ |

下面的问题是关于两周来您经历某些事情的感觉。

(3)您觉得疼痛妨碍您去做自己需要做的事情吗?

| 根本不妨碍① | 很少妨碍② | 有妨碍(一般)③ | 比较妨碍④ | 极妨碍⑤ |

(4)您需要医疗的帮助进行日常生活吗?

| 根本不需要① | 很少需要② | 需要(一般)③ | 比较需要④ | 极需要⑤ |

(5)您觉得生活有乐趣吗?

| 根本没乐趣① | 很少有乐趣② | 有乐趣(一般)③ | 比较有乐趣④ | 极有乐趣⑤ |

(6)您觉得自己的生活有意义吗?

| 根本没有意义① | 很少有意义② | 有意义(一般)③ | 比较有意义④ | 极有意义⑤ |

(7)您能集中注意力吗?

| 根本不能① | 很少能② | 能(一般)③ | 比较能④ | 极能⑤ |

(8)日常生活中您感觉安全吗?

| 根本不安全① | 很少安全② | 安全(一般)③ | 比较安全④ | 极安全⑤ |

(9)您的生活环境对健康好吗?

| 根本不好① | 很少好② | 好(一般)③ | 比较好④ | 极好⑤ |

下面的问题是关于两周来您做某些事情的能力。

(10)您有充沛的精力去应付日常生活吗?

| 根本没精力① | 很少有精力② | 有精力(一般)③ | 多数有精力④ | 完全有精力⑤ |

(11)您认为自己的外形过得去吗?

| 根本过不去① | 很少过得去② | 过得去(一般)③ | 多数过得去④ | 完全过得去⑤ |

(12)您的钱够用吗?

| 根本不够用① | 很少够用② | 够用(一般)③ | 多数够用④ | 完全够用⑤ |

(13)在日常生活中您需要的信息都齐备吗?

| 根本不齐备① | 很少齐备② | 齐备(一般)③ | 多数齐备④ | 完全齐备⑤ |

(14)您有机会进行休闲活动吗?

| 根本没机会① | 很少有机会② | 有机会(一般)③ | 多数有机会④ | 完全有机会⑤ |

下面的问题是关于两周来您对自己日常生活各个方面的满意度。

续表

（15）您行动的能力如何？

很差①　　　　　　　差②　　　　　　　不好也不差③　　　　　好④　　　　　　　很好⑤

（16）您对自己的睡眠情况满意吗？

很不满意①　　　　　不满意②　　　　　既非满意也非不满意③　　满意④　　　　　很满意⑤

（17）您对自己日常生活的能力满意吗？

很不满意①　　　　　不满意②　　　　　既非满意也非不满意③　　满意④　　　　　很满意⑤

（18）您对自己的工作能力满意吗？

很不满意①　　　　　不满意②　　　　　既非满意也非不满意③　　满意④　　　　　很满意⑤

（19）您对自己满意吗？

很不满意①　　　　　不满意②　　　　　既非满意也非不满意③　　满意④　　　　　很满意⑤

（20）您对自己的人际关系满意吗？

很不满意①　　　　　不满意②　　　　　既非满意也非不满意③　　满意④　　　　　很满意⑤

（21）您对自己的性生活满意吗？

很不满意①　　　　　不满意②　　　　　既非满意也非不满意③　　满意④　　　　　很满意⑤

（22）您对自己从朋友那里得到的支持满意吗？

很不满意①　　　　　不满意②　　　　　既非满意也非不满意③　　满意④　　　　　很满意⑤

（23）您对自己居住的条件满意吗？

很不满意①　　　　　不满意②　　　　　既非满意也非不满意③　　满意④　　　　　很满意⑤

（24）您对得到卫生保健服务的方便程度满意吗？

很不满意①　　　　　不满意②　　　　　既非满意也非不满意③　　满意④　　　　　很满意⑤

（25）您对自己的交通情况满意吗？

很不满意①　　　　　不满意②　　　　　既非满意也非不满意③　　满意④　　　　　很满意⑤

下面的问题是关于两周来您经历某些事情的频繁程度。

（26）您有消极感受吗（如情绪低落、绝望、焦虑、忧郁）？

没有消极感受①　　偶尔有消极感受②　　时有时无③　　　经常有消极感受④　　总是有消极感受⑤

您是在别人的帮助下填完这份调查表的吗？

□是　　　　　　　　□否

您花了多长时间来填完这份调查表？　（　　　）min

2. 健康状况调查问卷（The Short-From-36 Health Survey,SF-36） 又称简化36项医疗结局研究量表（Medical Outcomes Study short-from 36，MOS SF-36），是目前国际上最为常用的生命质量标准化测量工具之一。SF-36共有9个维度和36个条目，测量有关健康的8个方面：躯体功能（PF）、躯体健康所致的角色限制（RP）、躯体疼痛（BP）、总体健康感（GH）、生命活力（VT）、社交功能（SF）、情感问题所致的角色限制（RE）、精神健康（MH）。另有一项为健康变化自评（HT）是与1年前的健康相比，未被纳入分量表或总量表计分，它反映了纵向的动态变化。SF-36可以自评，也可他评或通过电话问询。测评一般需要5~10分钟，老年人可能用到15分钟。其计分方法是根据各条目不同的权重，计算分量表中各条目积分之和，得到分量表的粗积分，将粗积分转换为0到100的标准分。量表分数越高，表明生命质量越好。SF-36见表7-6。

表 7-6　SF-36

项目	评分标准			
1. 总体来讲,您的健康状况是:				
极好(5.0 分)	很好(4.4 分)	好(3.4 分)	一般(2.0 分)	差(1.0 分)
2. 跟一年前相比,您觉得您现在的健康状况是:				
比一年前好多啦(5 分)	比一年前好一些(4 分)	跟一年前差不多(3 分)	比一年前差一些(2 分)	比一年前差多了(1 分)
3. 以下这些问题都与日常活动有关。请您想一想,您的健康状况是否限制这些活动? 如有限制,程度如何?				
		限制很大(1 分)	有些限制(2 分)	毫无限制(3 分)
(1) 重体力活动,如:跑步、举重物、参加剧烈运动等				
(2) 适度的活动,如:移动一张桌子、推动吸尘器、扫地、打太极拳、做简单体操、玩保龄球等				
(3) 手提日用品,如买菜、购日常用品等				
(4) 上几层楼梯				
(5) 上一层楼梯				
(6) 弯腰、屈膝、下蹲				
(7) 步行 1 600 米以上的路程(3 里地,公交车 1 站地)				
(8) 步行 800 米的路程				
(9) 步行 100 米的路程				
(10) 自己洗澡、穿衣				
4. 在过去 4 个星期里,您的工作和日常活动有无因为身体健康带的原因而出现以下这些问题?				
		有(1 分)		没有(2 分)
(1) 减少了工作或其他活动时间				
(2) 比想要做的事情完成少				
(3) 想要干的工作和活动的种类受到限制				
(4) 完成工作或其他活动困难增多(比如需要额外的努力)				
5. 在过去的 4 个星期里,您的工作和日常活动有无因为情绪的原因(如焦虑或抑郁)而出现以下问题?				
		有(1 分)		没有(2 分)
(1) 减少了工作或活动的时间				
(2) 本来想要做的事情只能完成一部分				
(3) 干事情不如平时仔细了				
6. 在过去的 4 个星期里,您的健康或情绪不好在多大程度上影响了您与家人、朋友、邻居或集体的正常社会交往?				
完全没有影响(5 分)		有一点影响(4 分)		中等影响(3 分)
影响较大(2 分)		影响极大(1 分)		
7. 在过去 4 个星期里,您有身体疼痛吗?				
完全没有(6 分)		稍微有一点(5.4 分)		有一点(4.2 分)
中等(3.1 分)		严重(2.2 分)		很严重(1.0 分)
8. 在过去 4 个星期里,身体疼痛影响您的工作和家务事吗?				
(1) 如果条目 7 选择"完全没有",则得分依次为:				
完全没影响(6 分)	有一点影响(4.75 分)	中等影响(3.5 分)	影响很大(2.25 分)	影响非常大(1 分)
(2) 如果条目 7 选择"完全没有"外的其他选项,则得分依次为:				
完全没影响(5 分)	有一点影响(4 分)	中等影响(3 分)	影响很大(2 分)	影响非常大(1 分)

9. 以下这些问题是关于过去 4 个星期里您自己的感觉,对每一条问题所说的事情,您的情况是什么样的?	所有的时间	大部分时间	比较多时间	一部分时间	一小部分时间	没有这种感觉
(1) 您觉得生活充实吗?	6分	5分	4分	3分	2分	1分
(2) 您是一个敏感的人吗?	1分	2分	3分	4分	5分	6分
(3) 您有没有情绪非常不好,什么事都不能使您高兴?	1分	2分	3分	4分	5分	6分
(4) 您的心里很平静、平和吗?	6分	5分	4分	3分	2分	1分
(5) 您做事感到精力充沛吗?	6分	5分	4分	3分	2分	1分
(6) 您有没有情绪低落呢?	1分	2分	3分	4分	5分	6分
(7) 您有没有觉得筋疲力尽呢?	1分	2分	3分	4分	5分	6分
(8) 您是一个快乐的人吗?	6分	5分	4分	3分	2分	1分
(9) 您感觉厌烦吗?	1分	2分	3分	4分	5分	6分

10. 身体健康或情绪问题影响了您的社会活动(如走访亲友等)

所有时间(1分)	大部分时间(2分)	比较多时间(3分)
一部分时间(4分)	小部分时间(5分)	没有这种感觉(6分)

11. 请看下列每一条问题,哪一种答案最符合您的情况?	完全对	大部分对	不能肯定	大部分不对	完全不对
(1) 我好像比别人容易生病	1分	2分	3分	4分	5分
(2) 我跟周围人一样健康	5分	4分	3分	2分	1分
(3) 我以为我的健康状况在变坏	1分	2分	3分	4分	5分
(4) 我的健康状况非常好	5分	4分	3分	2分	1分

	初得分	终得分
躯体功能(PF) 3(1)~(10)		
躯体健康所致的角色限制(RP) 4(1)~(4)		
躯体疼痛(BP) 7,8		
总体健康感(GH) 1,11(1)~(4)		
生命活力(VT) 9(1),9(5),9(7),9(9)		
社交功能(SF) 6,10		
情感问题所致的角色受限(RE) 5(1)~(3)		
精神健康(MH) 9(2)~(4),9(6),9(8)		
健康变化自评(HT) 2		

3. 患者报告结局 生活质量作为患者主观感受方面的健康结局指标,应以患者自我报告的结果为标准。患者报告结局是指未经过医生或其他人的解释,直接来自患者的有关患者健康状态任何方面的信息。患者报告结局测量信息系统(Patient-reported Outcomes Measurement Information System,PROMIS)是患者报告结局理念的临床落地,为患者自我报告的健康结局提供了一套标准化工具。PROMIS是一个收集患者自我报告的生理、心理和社会完好状态的精确可信的测量工具系统。它通过问卷的形式收集患者能够自我报告的信息和主观感受。可作为临床治疗效果中的主要结局指标或次要指标。

PROMIS-57特征集共有57个条目,包含7个领域,即身体功能、焦虑、抑郁、疲劳、睡眠困扰、担任社会角色与参加社交活动的能力、疼痛影响和疼痛强度。每个维度有8个条目,各条目用李克特(Liket)5级评分,评分选项包括:从来没有、很少、有时候、常常、总是。该量表总分为56分到280分,得分越高,说明生活质量越差。疼痛强度为单条目,为0~10分,从无痛到无法忍受。

(莫 兰 朱琳怡 傅育红 杨佳琪 胡三莲 彭伶丽)

第三节 康复治疗的原则

康复医学主要是研究患者功能障碍及伴发功能障碍而产生的各种残疾,提高康复治疗效果,改善患者功能障碍,提高患者生活自理能力的学科。康复医学是一门综合性的医学学科,由康复基础学、残疾学、康复评定学和康复治疗学4部分构成。康复治疗学包含物理疗法学、作业疗法学、言语治疗学、心理治疗学、康复工程学、支具治疗学、体疗学等。康复治疗应遵循以下基本原则。

一、早期治疗原则

采取康复治疗的时机将根据疾病种类、疾病病程、患者情况、手术方式等情况开展。近年来,加速康复外科(ERAS)理念在医学领域开展取得了良好的效果,基于加速康复外科理念,在患者病情稳定,无康复禁忌证情况下,康复治疗开展越早,效果越好。在围手术期,应采取一系列经循证医学证据证实有效的康复治疗,从而减少并发症、减轻患者心理和生理的创伤应激反应。为此,康复治疗的介入时机,从功能障碍形成以后,提前到了障碍出现之前。

首先,通过健康教育、康复预防措施,从源头上预防疾病。其次,早期采取积极有效的康复治疗方式避免或减少并发症及功能障碍的发生。最后,残疾或功能障碍一旦已经形成,应及时采用有效的康复治疗手段,限制残疾的程度,避免造成严重残疾,并解决患者功能障碍带来的问题。早期康复治疗与其他临床医学治疗同步进行,以提高整体治疗效果。

二、因人而异原则

患者因为病情、手术方案不同,在年龄、性别、兴趣爱好、受教育程度、家庭状况、经济情况等方面均存在明显差异,因此,制订康复治疗目标及方案时要根据患者个性化开展,建立个性化运动处方进行指导,才能保证康复治疗的有效性。

三、循序渐进原则

康复治疗的强度应是由小到大,运动时间由短到长,康复动作应由易到难,运动组合由简到繁,以逐步产生心理及生理性适应,以免负荷过大,造成损伤或活动性疼痛。避免患者产生消极情绪,减低锻炼依从性,影响治疗效果。

四、主动参与原则

在康复治疗中患者积极主动参与,更能提高治疗效果。医护人员通过与患者及家属交谈、开展健康宣教等形式获得患者的主动参与。宣教内容、形式多样化,利用信息化、多媒体宣教及康复治疗手段提高患者兴趣,提升患者主动参与积极性。制订康复治疗方案时,应全面考虑患者社会情况、心理状态、家庭情况等,为其制订康复治疗处方,使患者能够主动参与康复。

五、整体康复原则

美国心理学家马斯洛(Maslow)在50年代提出了马斯洛的需求层次论,包括5种需要,生理、安全、社会、尊重、自我实现需要。因此,患者需要进行全面康复,不仅需要进行功能训练,而且要在生理上、心理上、职业上和社会生活上进行全面的、整体的康复,最终重返社会。

六、团队形式原则

康复医学的特点是多学科、多专业联合开展康复治疗,综合协调地发挥各学科和专业的作用,才有可能改善患者的功能,提高参与家庭、社会的能力,完成康复目标。临床上医护康养一体化康复模式的构建,医护康养良好的协作关系是取得最大康复疗效的关键。护理人员需要与康复小组其他人员保持密切联系,遇到康复中存在的问题,及时沟通并解决,通过医护康养一体化查房、病例讨论等形式,确保康复治疗及时、全面有效落实。

七、持之以恒原则

康复治疗需要持续一定的时间才能获得显著效应,停止治疗后效应逐步减退,故康复治疗需要坚持持之以恒原则。随着住院时间大幅度降低,康复治疗大多集中在家庭康复、社区康复等,迫切需要开展延续性康复护理,纵向延伸护理服务时间,横向拓宽照护层次,加强"医联体""护联体"联动机制,满足患者回归家庭和社会后的健康需求。

八、提升质量原则

提高生活质量是康复医学的重要目标。这一目标是使患者在躯体上、心理上、社会上、职业上等全面得到康复,能够像正常人一样地生活。其中,尤其需重视心理上的全面康复,由于身体征象的改变,患者存在有自卑感、敏感等负性情绪,需要采取有效心理治疗,使其正确面对各种功能障碍,并积极进行康复治疗,才能帮助他们更好地适应生活,回归社会。

(莫　兰　傅育红　杨佳琪　胡三莲　彭伶丽)

第四节　康复治疗的常见方法

开展康复治疗必须有一个团队合作的康复小组,包括康复医生、物理治疗师、作业治疗师、康复护士、心理治疗师、职业治疗师等。康复治疗护理是在康复计划实施过程中,由护士紧密配合康复医生和其他康复专业人员,对康复对象进行基础护理和各种康复护理的专业技术。运用现代化医疗仪器设备、材料、技术方法,根据患者情况,设定康复疗程,通过物理治疗、运动疗法、支具治疗、感觉脱敏和再教育、作业疗法、压力疗法、心理治疗等一系列康复治疗护理方法,最终使患者达到最大限度的康复并重返社会。

一、物理疗法

物理疗法(physical therapy,PT),亦称为理疗,是指采用自然界和人工的各种物理因子作用于人体,达到防治疾病的方法。主要包括治疗性训练和物理因子的应用,生物反馈、手法治疗等。世界物理治疗协会所下的定义:物理治疗是使用治疗训练、热、冷、水、按摩与电进行治疗的科学。

本小节介绍的物理疗法主要为物理因子治疗,这些物理治疗对炎症、疼痛、痉挛、瘢痕和改善局部血液循环障碍均有较好的效果。

(一)超声波治疗

1. 定义 超声波治疗是指利用超声波治病的方法。超声波在人体相同的组织内呈直线传播,遇界面时则发生反射或折射。在传播过程中,超声波对组织产生机械作用和热作用,在体内引起一系列理化变化,能有效改善人体功能,消除病理过程,促进病损组织恢复(图 7-7)。

2. 作用机制 机械振动作用、热作用、加速血液循环作用、消除炎症作用、减轻水肿作用、加速骨折修复作用。

3. 治疗

(1)治疗模式:治疗模式分连续模式和脉冲模式。连续模式指超声波持续作用于治疗部位;脉冲模式指超声波间断作用于治疗部位,通断比有 10%、20%、50% 等。

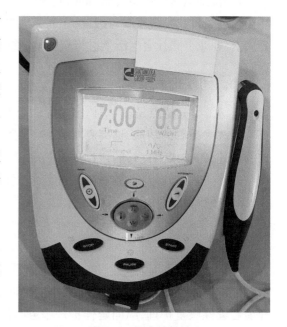

图 7-7 超声波治疗

(2)频率:位置深的损伤使用 1MHz 声波;位置较浅的损伤使用 3MHz 声波。

(3)声头直径:有 1cm、2cm、5cm 等不同规格的声头直径可供选择,肌肉丰厚的部位选择大直径声头,手、足部位选择小直径声头。

(4)操作方法:①直接法,将声头直接放置在治疗部位,根据需要选择治疗参数,具体细分固定法和移动法 2 种治疗方式。②间接法(水下超声),让患者把手、足浸浴在去气水中,声头对准治疗部位,距离皮肤 1~5cm,治疗方法和过程与直接法相同。

4. 注意事项

(1)声头不可空载,以防损坏。

(2)去气水是经过煮沸后冷却的水。

(3)耦合剂涂布均匀,否则易造成空载。

(4)疼痛患者,耦合剂中可加入适量盐酸利多卡因;瘢痕粘连患者,耦合剂中可加入适量地塞米松针剂。

(5)注意观察机器和声头的散热,如果过热应暂停一段时间。

(二)光疗

1. 定义 使用受激辐射发出的光,作用于人体进行治疗的方法。

2. 分类　低能量氦氖激光治疗、紫外线疗法、可见光疗法、红外线疗法(图7-8)等。

3. 治疗　使用机器对创面进行局部照射,照射距离约11~13cm,每次治疗时间为20~30min。

4. 注意事项

(1)应避免光线直接照射眼部,照射部位接近眼部或光线可射及眼睛时,患者应戴深色防护眼镜或眼罩覆盖双眼。

(2)照射前评估治疗部位皮肤的感觉是否正常,有障碍者不予照射,如必须照射,适当增加距离,严密观察,以防烫伤。

(3)照射部位有创面时应先给予清洁处理。

(4)急性创伤24~48h内不宜照射。

(5)照射时,患者感觉过烫时应及时中止治疗。

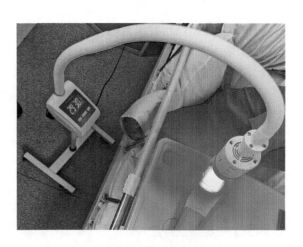

图7-8　红外线疗法

(三) 蜡疗

1. 定义　石蜡是高分子碳氢化合物,热容量大而导热差,加热的石蜡冷却后体积缩小紧贴皮肤,产出机械压迫作用,使皮肤表面毛细血管轻度受压,促使温热作用达到深层组织,保持皮肤柔软弹性,提高皮肤紧张度,达到抑制瘢痕的作用(图7-9)。

2. 分类　蜡疗可分蜡饼法和浸蜡法。

3. 治疗　显微外科术后有感觉障碍或血液循环障碍的患者,蜡的温度宜低。

(1)蜡饼法:将制作成形的蜡饼敷于治疗部位,使用棉垫裹紧使之固定于患处,每次治疗20~30min。

(2)浸蜡法:先将熔化的蜡液冷却至60℃,将患者的手、足浸入蜡液后快速取出,蜡液冷却就会在皮肤表面形成一层蜡膜,反复8~10次,最后将手、足包裹住,保持温度。

4. 注意事项

(1)石蜡不能直接加热,以免燃烧。

(2)治疗时,患者不能活动治疗部位,以免蜡块或蜡膜破裂,造成烫伤。

(3)治疗时,患者感觉过烫或皮肤有任何不良反应时,应及时中止治疗。

(4)有感觉障碍或血液循环障碍的患者,蜡的温度宜低。

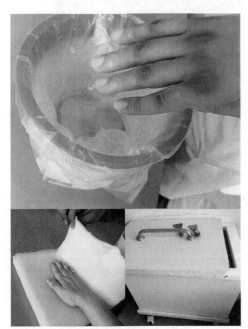

图7-9　蜡疗

(四) 电疗

1. 定义　使用电能作用于人体,以防治疾病的方法称为电疗法。神经肌肉电刺激疗法(图7-10)。

2. 分类　电疗法常用的电能有直流电、交流电和静电3类。医用电疗法包括:直流电疗法、低频脉冲电疗法、中频电疗法、高频电疗法、静电疗法等。

3. 治疗　电疗作用于人体引起体内的理化反应,并通过神经-体液调节作用影响组织器官的功能,达到消除病因、调节功能、提高代谢、增强免疫、促进病损组织的修复和再生的目的。电疗仪内预置了由不同类型调制波组合的电流处方,可用于治疗多种疾病,可按处方选用,将电极放置在治疗部位,用沙袋或固定带压迫固定,每日治疗 1~2 次,15~20 次为 1 个疗程。

4. 注意事项

(1)患者取舒适体位,充分暴露治疗部位,必要时让患者摘除佩戴的饰物、清除治疗部位的毛发、死皮等。

(2)有感觉障碍的患者,要避免电流强度过大引起电击伤。

(3)治疗前告诉患者,治疗时电极下应有舒适的麻颤感、捶打感或肌肉抽动感。

(4)启动电源,缓慢调节电流强度,以患者可以耐受为度。

(5)治疗完毕,电流输出归零,关闭电源,取下电极。

(五)中药熏洗疗法

1. 定义　使用中药药液进行熏蒸和治疗的方法称为中药熏洗疗法(图 7-11)。

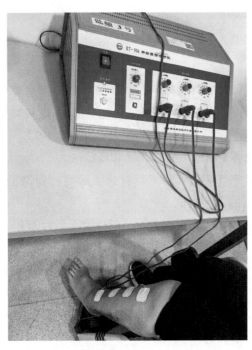
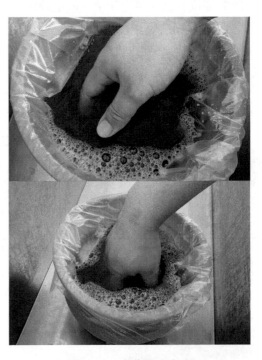

图 7-10　神经肌肉电刺激疗法　　　　图 7-11　中药熏洗疗法

2. 原理　中药熏洗疗法通过把热度、湿度与药物浓度融为一体,达到扩张局部血管、促进淋巴循环吸收,加速新陈代谢的功效。

3. 治疗　中医骨伤科开展中药熏洗疗法,使用中药熏洗方,包括:透骨草、伸筋草、桑枝、川牛膝、红花、当归、干姜、威灵仙、没药、细辛、乳香、木香、冰片。将所选药物加水煎煮,将滤过的药液倒入瓷盆或木桶内,外置布单,将患处与容器封严,趁热熏蒸,然后待药液温后浸洗患处,用手摩擦穴位。水温以 50~60℃为宜。根据患病部位的不同,决定药液量的多少。

4. 注意事项

(1)将上述方剂煎制成煎剂,加入电脑中药熏洗机中,加热成中药蒸气,患者将肢体放入其中熏蒸,每次 20min。

(2)将上述方剂煎制成煎剂,加入水浴槽内,患者将肢体浸入其中水浴。

(3)持续性高热、出血倾向、化脓性炎症、损伤急性期、伤口未完全愈合、湿疹等患者禁忌使用。

二、运动疗法

运动疗法（exercise therapy）亦称为体疗（图 7-12）。其目的是恢复或改善身体的柔韧性、力量、耐力和协调能力，根据疾病的特点和患者现状，基于力学因素，为缓解症状或改善功能而进行全身或身体某一部分的运动进行治疗。

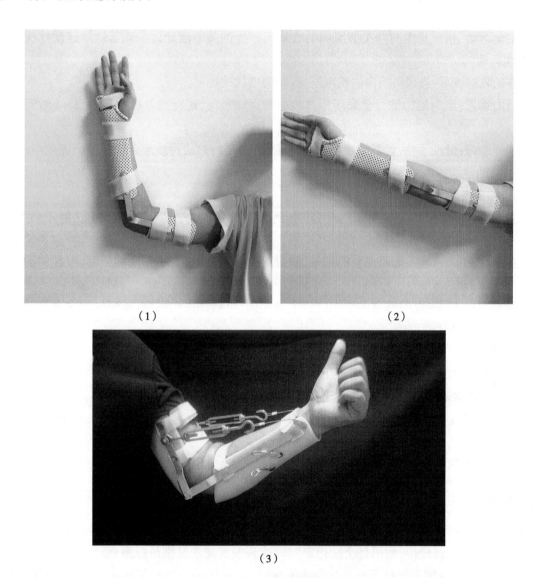

（1）　　　　　　　　　　　　　　　（2）

（3）

图 7-12　运动疗法

（一）定义

运动疗法是指利用器械、徒手或患者自身力量进行运动训练，使患者恢复或改善功能障碍的方法，是康复治疗的核心手段。

（二）分类

运动疗法包含运动治疗、按摩、牵引、手法治疗等。

（三）治疗

治疗师根据手部生物力学及组织愈合特征采取相对的运动治疗，在恢复阶段期间，各个期均采取治疗性运动的内容和目的也有所不同。

1. 治疗性运动的内容

（1）被动运动：适用于组织损伤修复术后、肌力 0~1 级，给予适当的关节被动运动，有利于保持肌肉张力，维护关节的正常形态和功能。

（2）助力运动：适用于肌力 2~3 级，患者能够做主动活动，但不足以抗阻力，需要给予适当的助力，帮助其完成主动活动。

（3）抗阻运动：适用于肌力在 4 级以上，通过抗阻运动增强肌力。

（4）主动活动：依靠患者自身关节肌肉的收缩而产生的关节活动。主动活动是运动疗法中最重要的治疗性运动。

（5）等长收缩练习：患者做肌肉的长度不变、张力增加的练习。

（6）耐力练习：肌肉耐力练习会采用相对较小的运动负荷，进行重复次数较多、持续时间较长的训练。

（7）牵伸练习：借助手法、器具或患者自身体重，以适当的方法持续地牵伸关节周围软组织，从而增加关节的活动范围。

2. 损伤恢复各阶段的治疗

（1）急性期（0~1 周）：此时受伤的组织处于修复阶段，治疗以保护为主，适当进行治疗性运动。

（2）亚急性期（1~4 周）：此时修复的韧带、肌腱等组织已愈合，有了一定的强度，可在保护下进行适当的主、被动活动。

（3）康复期（>4 周）：此时修复的组织已经十分牢固，可增加运动强度，从轻度的主动活动至渐进抗阻运动到日常生活活动训练。

3. 注意事项

（1）运动时产生的疼痛以患者耐受为度。

（2）运动时注意观察患肢血供，如出现患肢皮肤发白、变冷等缺血症状，需警惕。

（3）肌肉练习过程中，患者出现明显的肌肉酸胀疲劳感才能起到康复训练效果，练习时一定要专心。

（4）运动强度要严格遵医嘱，避免自行加重训练强度，避免激进跳跃式运动。

三、支具治疗

随着医学、材料学的发展，力学的介入，石膏、夹板等固定装置已不能满足快速康复的需求，支具以方便、灵巧为主，材料轻便、耐用且个性化定制既达到康复需求又满足舒服感。显微外科围手术期采用支具固定，在支具加强保护下开展早期康复训练，晚间提供合适的置放位，促进肢体功能恢复。在康复的不同阶段，随着病情发展，制作个性化支具，配合康复锻炼，能为患者取得更好的疗效。

（一）定义

支具是指采用低温或高温热塑板、铝条、钢丝、布料、橡皮筋等材料制作并装配在人体外部，通过力的作用，以预防、矫正畸形，补偿功能和辅助治疗骨关节及神经肌肉疾病的器械的总称。支具治疗主要用于保持不稳定的肢体于功能位、提供引力以防止软组织挛缩、运用力的杠杆原理预防或矫正肢体畸形、帮助无力的肢体运动，达到减少残疾程度、促进功能恢复的目的。

（二）分类

康复支具根据其作用原理可分为静态性支具、动态性支具、功能性支具 3 种（图 7-13、图 7-14、图 7-15）。静态性和动态性支具的形态及对伤病的作用为分类准则，功能性支具主要为帮助患者日常

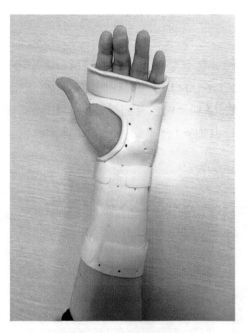

图 7-13 静态性支具

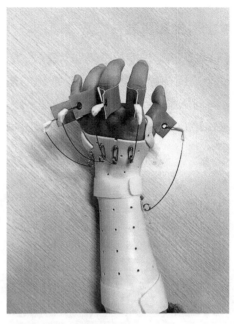

图 7-14 动态性支具

生活活动。

(三) 治疗

一般根据伤口愈合阶段选择定制康复支具。伤口愈合分为 3 个阶段：炎症期（0~8 日）、增殖期（1 日~4 周）和重塑期（3 周~12 个月）。

在炎症期，选择静态性支具，其固定的稳定性有利于伤口、组织的愈合；将关节放置在抗挛缩体位，可防止关节挛缩造成活动受限；严重创伤时，将关节固定在功能位，防止关节僵硬，僵硬在功能位亦有利于后期修复。

在增殖期和重塑期，使用动态性支具和功能性支具，以增加关节的被动活动度，伤口愈合稳定后可逐步增加牵伸的力量，以获得更大的被动活动范围，后期被动和主动相结合的活动，促进肢体功能恢复。

(四) 注意事项

1. 如穿戴支具时造成皮肤发红或破损、疼痛、肿胀等情况，立即停止佩戴，与康复治疗师联系。

2. 穿戴支具时，魔术贴或扣带以舒适为宜，不得太紧，以免影响血流。

3. 每日取下支具 1~2 次，用冷水清洁支具，干毛巾擦干，继续戴好。

4. 取下支具时，保持手的姿势不变。

5. 支具不能够接触高温的物体。

6. 穿戴支具时可喷洒爽身粉，保持患肢干燥，帮助消除异味。

7. 支具需要行阶段性调整，需要按要求定期复查。

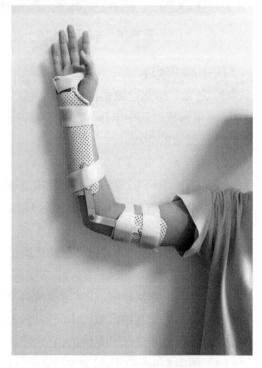

图 7-15 功能性支具

四、感觉脱敏和再教育

显微外科术后感觉功能的恢复非常重要,尤其手、足等部位对感觉恢复要求较高。1966 年,Wynn Parry 首次提出周围神经损伤后感觉再训练的概念。1968 年,Dellon 发现周围神经感觉恢复的顺序,认为早期运动训练超过了患者的承受能力,便会失败,感觉功能恢复同样如此。因此,感觉功能再训练的最佳途径是在感觉恢复的适宜时间采用相应的训练方法,才能促进感觉功能的恢复(图 7-16、图 7-17)。

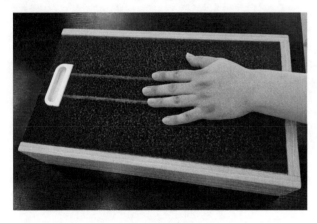

图 7-16　感觉训练(1)

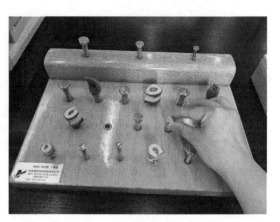

图 7-17　感觉训练(2)

(一)感觉脱敏

1. 定义　感觉过敏是指正常的触摸刺激即使患者产生极端的不舒服或过敏的情况。外伤、截肢术后,瘢痕形成过程中卡压周围神经或神经断端形成神经瘤,常常导致感觉过敏。脱敏治疗可以逐步缓解感觉过敏的症状。

2. 治疗

(1)刺激:用不同质地的物品轻拍过敏区域,从棉球、毛毡等开始,然后过渡到尼龙扣。

(2)浸入颗粒物:把感觉过敏区域浸入棉花球堆中搅动,逐步过渡到浸入颗粒更大的物品中搅动。

(3)振动:用音叉或者电动振动棒刺激感觉过敏区域,选择合适的速度、外形和振动时间。

3. 注意事项

(1)脱敏治疗从轻微、能够耐受的刺激开始,循序渐进过渡。

(2)评估感觉过敏区域对不同质地、不同大小颗粒和振动刺激的疼痛及感觉的耐受程度。

(3)脱敏治疗应该是系统的,有次序的,结构化的,重复性的,功能性的。

(4)使用与生活工作相关的活动进行脱敏治疗。

(5)鼓励患者自行进行轻柔的摩擦,使脱敏治疗可以持续进行,若长时间无改善,及时就医检查。

(二)感觉再教育

1. 定义　周围神经损伤显微修复后损伤部位并不能完全恢复原来的感觉状态,各种原因会造成非正常感觉和某些部位的感觉缺如。这就需要大脑的重新认知和辨别。感觉再教育是让大脑学习及适应,从神经损伤部位接收到新信号、新感觉、新语言,让大脑重新学习新的语言,理解手的感觉的过程。

2. 分类

（1）痛觉和温度觉训练。

（2）振动觉训练。

（3）触觉训练。

（4）定位觉训练。

（5）辨别觉训练。

3. 治疗　感觉再教育应根据患者感觉缺失特性采取不同的教育方式。

（1）当患者感觉障碍严重时，患者易受到冷、热等损伤，应采取保护性训练，首先完成触觉训练，随着感觉恢复，逐步开展振动觉、定位觉训练。

（2）如果患者存在温度和触觉等保护性感觉，但定位觉，两点分辨觉不足，这些患者需要分辨性感觉再训练，按次序重复刺激进行物体识别，对大小、形状、重量、温度有差异的物品进行感觉分级，再进展到差别细微的物品。

4. 注意事项

（1）感觉再教育对环境要求较高，应选择安静环境下进行治疗。

（2）治疗时患者需要集中注意力，以免出现偏差。

（3）患者需要闭眼后感知刺激，告诉患者注意体会，切忌睁眼。

（4）如果患者存在针刺、深压，温度和触觉等保护性感觉，但辨别觉不足，包括定位觉，两点辨别觉，实物辨别觉，这些患者需要分辨性感觉再训练。

（5）感觉再教育治疗较缓慢，要告知患者需要坚持不懈治疗。

五、作业疗法

伤残者或急性损伤恢复期患者要重返社会必须经过一段时间的调整和适应过程，作业疗法可以帮助患者在功能残缺的情况下，通过训练，促使肢体最大限度发挥功能，包括力量、活动范围、感觉、各种动作的协调性、灵巧性等，预防肌肉萎缩、关节僵硬等并发症的发生。

(一) 定义

作业疗法（occupational therapy，OT）是为使患者的功能恢复，从日常生活活动、手工操作劳动、文娱活动和认知活动中选择一些有针对性的、能恢复患者功能和技巧的作业内容进行训练，使患者缓解症状、改善功能的治疗方法。作业训练项目应根据患者的性别、年龄、兴趣、原来的职业和障碍的情况等进行选择。

(二) 分类

作业疗法可分为功能性作业疗法、心理作业疗法、日常生活活动训练、就业前评价和就业前训练。可分为早期、中期、后期阶段。

(三) 治疗

常用的方法有进食、梳洗、穿衣、用厕及各种转移等日常生活活动；纺织、刺绣、制陶、手工艺品制作等手工操作；使用套环、七巧板、书法、绘画和各种游戏等文体活动（图7-18、图7-19）。通过制作一些自助工具、简单夹板，帮助患者克服肢体功能的障碍，训练装配假肢、矫形器和轮椅等的正确使用。有心理和认知能力障碍的患者，则进行心理素质及认知作业训练。

(四) 注意事项

1. 作业疗法需要患者投入参与，可增加治疗成效。

2. 作业疗法可在日常生活中开展治疗。

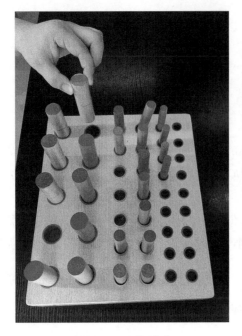

图 7-18　文体活动

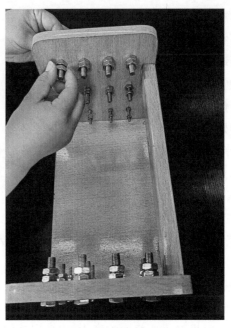

图 7-19　作业疗法

六、压力疗法

显微外科术后产生肿胀、瘢痕等并发症,均会影响肢体功能恢复,尤其是感觉功能的恢复,为促进患者全面康复,保证患肢外形美观,采取压力疗法以减少相关并发症,压力疗法见图 7-20。

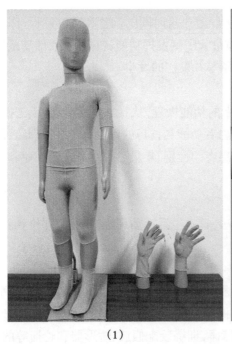

（1）

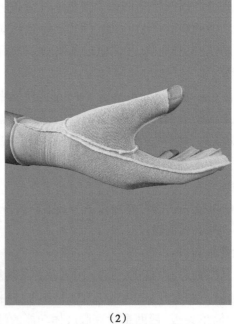

（2）

图 7-20　压力疗法

(一) 定义

压力疗法指通过瘢痕或肿胀肢体的表面施加均匀、持续的压力,减少局部毛细血管网内血液、养分的供应,促进组织间液回流,达到抑制瘢痕增生和消除肢体肿胀的目的。

(二) 分类

压力疗法包括弹力自粘绷带缠绕、压力(指)手套、压力衣治疗、气压治疗等。

(三) 治疗

显微外科手术成功的关键在于小血管吻合后通畅。外在因素也是影响小血管通畅、造成血管栓塞、导致显微外科手术失败的因素,故压力疗法在显微外科术后使用时机需要根据修复组织成活情况而定。

1. 使用自粘绷带由远端向近端螺旋形缠绕,后一圈绷带要盖及前一圈的1/2,缠绕时压力不可过大。

2. 康复治疗师通过测量患肢不同部位的围度,根据部位的不同采取不同的比例收缩后加工设计压力衣或压力(指)手套。

(四) 注意事项

1. 压力疗法治疗过程中应注意询问患者疼痛情况及观察肢体末梢血液供应情况。

2. 每日应保证23h以上的穿戴,持续治疗1~2年。

3. 压力一般维持于24~25mmHg水平,需要按身体不同部位、血供情况、瘢痕成熟程度调节压力。

4. 压力衣或压力(指)手套需要在伤口愈合后穿戴,穿戴时避免抓挠,必要时涂抹止痒霜。

5. 穿戴过程中避免过度拉拽,保证各部位受压均匀。

6. 压力衣使用温水清洗,不要暴晒,需定期更换。

七、心理治疗

遭受创伤患者往往存在创伤后应激障碍,而显微修复术后由于神经生长速度缓慢及康复治疗可能存在缺失,造成患者肢体感觉及运动功能恢复不理想,均会造成患者产生一定的心理问题。心理治疗减轻患者抑郁、悲观、恐惧、愤怒等心理平衡失调和行为异常,帮助患者树立康复信心,自强、自立、自尊,提高康复效果,达到全面康复,重返社会。

(一) 定义

从广义上讲,凡是运用心理学的原则和技巧,通过言语、表情、态度、行为和周围环境的作用,去影响、改变患者的感受、认识、情绪和行为等,从而达到改善患者的心理状态、行为方式以及由此引起的各种躯体症状的治疗方法,都可称为心理治疗。

从狭义来说,心理治疗则专指经过专业训练的治疗者运用心理治疗的有关理论和技术,对来访者进行帮助的过程,用以消除、矫正或缓解症状,调整异常行为模式,以促进患者人格积极地成长和发展的方法。

(二) 分类

心理治疗有人本主义疗法、暗示疗法、行为矫正疗法、精神分析疗法、松弛疗法、催眠疗法、音乐疗法、认知疗法、生物反馈疗法等。

(三) 注意事项

1. 存在心理问题多的严重伤残患者需要个别心理治疗。针对神经损伤患者,要使患者对神经损伤康复的长期性做好心理准备,并说明手术情况和术后恢复情况,增加其自信心。

2. 开展集体心理治疗人群不宜过多,一般不超过10人。

3. 家属参与心理治疗很必要,为延续性康复护理有效开展提供了基础。

4. 心理治疗时限有限,一般以每次 50min,每周 1 次为宜,不可依照患者要求随意延长或缩短治疗时间。

5. 若治疗效果不佳,应进一步评估,计划下一步治疗措施,考虑重新更换治疗方法或应用药物治疗。

(莫　兰　朱琳怡　傅育红　杨佳琪　胡三莲　彭伶丽)

第八章
显微外科常用药物的护理

显微外科患者常用药物包括抗感染药、抗凝血药、抗痉挛药物、镇痛药、脱水药物、溶栓药物、营养神经药物、冬眠药物、其他药物等。

第一节　抗感染药的护理

抗感染药是指具有杀灭或抑制各种病原微生物作用的药物。显微外科手术操作精细复杂,手术时间较长,创面长时间暴露,容易发生感染。一旦发生感染,炎症波及血管,导致血管痉挛,血管壁肿胀引起血管闭塞,形成血栓,甚至导致血管破裂出血,严重者可发生败血症等,危及患者生命。因此术后常规应用抗生素防治感染。以下重点介绍常用抗生素。

一、青霉素类

(一) 作用机制

其抗菌作用原理为,β 内酰胺抗生素与细菌细胞膜上的青霉素结合蛋白(penicillin-binding protein,PBP)结合而妨碍细菌细胞壁黏肽的合成,使之不能交联而造成细胞壁的缺损,从而使细菌细胞破裂死亡。对大多数革兰氏阳性细菌和阴性球菌、某些革兰氏阴性杆菌、各种螺旋体及放线菌有强大的抗菌作用。

(二) 用法

可以口服、肌内注射、静脉注射;也可与其他抗生素联合营养,可有效杀灭革兰氏阴性和阳性细菌。

(三) 不良反应

此类药物常见的不良反应为过敏反应,包括皮疹、药物热、血管神经性水肿、过敏性休克等,其中以过敏性休克最为严重。青霉素 G 大剂量应用可出现神经精神症状,哌拉西林注射局部引起静脉炎或局部红肿。

(四) 注意事项

1. 在应用青霉素类药物前,应询问患者有无过敏史,若患者曾有青霉素过敏或皮试强阳性史者应禁用。

2. 青霉素钾盐水溶液不能直接静脉注射,青霉素钠盐或钾盐的水溶液均不稳定,应现用现配。

3. 用药前询问患者有无出血史、溃疡性结肠炎、克罗恩病等病史,有以上病史者慎用。

4. 长期使用哌拉西林应注意患者肝、肾功能。

5. 显微外科术后应用肝素等进行抗凝治疗患者,使用哌拉西林可增加出血风险,应注意观察。

二、头孢菌素类

(一) 作用机制

头孢菌素类同属于 β 内酰胺类抗生素,与青霉素类具有相似的杀菌机制。对细菌的选择作用强,而对人几乎没有毒性,具有抗菌谱广、抗菌作用强、耐青霉素酶、过敏反应较青霉素类少见等优点。头孢菌素类按其发明年代的先后和抗菌性能的不同分为五代。对于植皮、皮瓣移植、断指再植等显微外科手术患者首选第一、二代头孢菌素。

1. 第一代头孢菌素　抗菌谱较窄,抗革兰氏阳性菌作用优于革兰氏阴性菌,用于敏感菌所致的呼吸道、皮肤软组织、骨和关节等部位感染。

2. 第二代头孢菌素　对革兰氏阳性菌的抗菌性能与第一代相近,对革兰氏阴性菌抗菌作用较强,用于敏感的革兰氏阴性菌所致的下呼吸道、皮肤软组织、骨和关节等部位感染。

3. 第三代头孢菌素　对革兰氏阳性菌有中度抗菌作用,对革兰氏阴性菌抗菌作用强,用于敏感菌所致的肺部、皮肤软组织、骨和关节、创面等部位感染,还可用于败血症。

4. 第四代头孢菌素　以头孢吡肟为例,头孢吡肟对铜绿假单胞菌的抗菌作用与头孢他啶相似或略差;对金黄色葡萄球菌等革兰氏阳性菌的抗菌活性也比第三代头孢菌素有所增强;对多数革兰氏阳性菌及革兰氏阴性菌有抗菌活性。

5. 第五代头孢菌素　以头孢吡普为例,头孢吡普对革兰氏阳性菌、革兰氏阴性菌以及厌氧菌都有抗菌活性,是第一个对耐甲氧西林金黄色葡萄球菌和耐万古霉素金黄色葡萄球菌有效的头孢菌素类药物,与头孢吡肟比较,头孢吡普具有更广的革兰氏阳性菌抗菌谱,而革兰氏阴性菌抗菌谱相似。

(二) 用法

可口服、肌内注射和静脉注射。

(三) 不良反应

1. 过敏反应　头孢菌素与青霉素存在交叉过敏。

2. 肾毒性　大剂量使用或与氨基糖苷类抗生素联合应用时易造成肾衰竭。

3. 胃肠道反应　腹泻、恶心、呕吐等。

三、碳青霉烯类

(一) 作用机制

注射用亚胺培南西司他丁钠为复方制剂,其组分为亚胺培南和西司他丁钠。亚胺培南是一种最新型的 β 内酰胺抗生素亚胺硫霉素;西司他丁钠是一种特异性酶抑制剂,它能阻断亚胺培南在肾脏内的代谢。其用于多种细菌的联合感染和需氧或厌氧菌的混合感染。因其具有强力抑制细胞壁合成能力,可杀灭大部分革兰氏阳性和革兰氏阴性的需氧和厌氧病原菌。

(二) 用法

静脉滴注。

(三) 不良反应

1. 血栓性静脉炎　观察注射部位有无红斑、硬结、疼痛。

2. 过敏反应　皮疹、瘙痒、荨麻疹、多形性红斑、血管性水肿等。

3. 胃肠道反应　恶心、呕吐、腹泻、牙齿和 / 或舌色斑。

(四) 注意事项

静脉滴注的剂量≤500mg 时,静脉滴注时间应不少于 20~30min;剂量 >500mg 时,静脉滴注时间应不少于 40~60min。如患者在滴注时出现恶心症状,可减慢滴注速度。使用前询问患者过敏史,对 β 内酰胺类抗生素有过敏性休克史者禁用。

四、氨基糖苷类

(一)作用机制

氨基糖苷类(如依替米星)是由微生物产生或经半合成制取的一类由氨基糖与氨基环醇键相结合的碱性抗生素。此类抗生素主要作用于细菌蛋白质合成过程,引起细菌死亡。其具有广谱抗菌性质,用于革兰氏阴性杆菌、大肠杆菌等敏感菌所引起的呼吸道、皮肤软组织等部位的感染。

(二)用法

静脉滴注,儿童慎用。

(三)不良反应

1. **耳毒性** 观察患者有无出现听力下降、耳鸣等。
2. **肾毒性** 观察患者是否出现蛋白尿、管型尿。
3. **神经肌肉阻滞** 能引起心肌抑制、呼吸衰竭等,可用新斯的明和钙剂(静脉注射)对抗。

(四)注意事项

滴速不宜过快。避免与呋塞米联合应用,以免加强耳毒性。

五、大环内酯类

(一)作用机制

大环内酯类(如阿奇霉素)是由链霉菌产生的一类弱碱性抗生素,通过作用于细菌细胞核糖体,阻碍细菌蛋白质合成。其用于敏感微生物所致的呼吸道、皮肤软组织等部位的感染。

(二)用法

口服或静脉滴注。

(三)不良反应

大环内酯类抗生素的主要特点在于其低毒性,一般很少引起严重不良反应。

1. **胃肠道反应** 恶心、呕吐、腹痛、腹泻。
2. **肝损害** 正常剂量时对肝脏的毒害较小,长期大量应用可引起胆汁淤积性肝炎,常见发热、黄疸、转氨酶升高等,停药后可恢复,但酯化后药物如罗红霉素、琥乙红霉素、阿奇霉素等对肝脏的毒性更大,应短期减量使用。肝损害在各年龄均可发生,以成人较多,故肝功能不全者应慎用。
3. **耳毒性** 大剂量给药或肝肾疾病患者、老年患者用药后可引起耳毒性,主要表现为耳鸣、听力下降,前庭功能亦可受损。停药或减量后可恢复。其与耳毒性药物合用,尤其肾功能衰竭患者可能增加耳毒性。
4. **过敏反应** 偶可出现药物热、皮疹、荨麻疹、嗜酸粒细胞增多等,过敏性休克和血管神经性水肿极为少见。

(四)注意事项

进食可影响口服阿奇霉素的吸收,指导患者在餐前 1h 或餐后 2h 服用。

六、林可霉素类

(一)作用机制

林可霉素类(如盐酸克林霉素)主要用于厌氧菌和革兰氏阳性球菌所致的肺炎、皮肤软组织、骨关节等部位感染。

(二) 用法

肌内注射或静脉滴注。

(三) 不良反应

1. **胃肠道反应**　恶心、呕吐、腹痛、腹泻。

2. **血液系统**　偶见白细胞减少、中性粒细胞减少，再生障碍性贫血。

3. **过敏反应**　可见皮疹、皮肤瘙痒，偶见荨麻疹、血管神经性水肿和血清病反应，还有表皮脱落、大疱性皮炎、多形性红斑等。

4. **肝肾功能异常**　关注患者有无血清转氨酶升高、黄疸、血尿等。

(四) 注意事项

与阿片类镇痛药合用时，应密切观察患者有无呼吸抑制。

七、喹诺酮类

(一) 作用机制

喹诺酮类属于化学合成抗菌药，具有以下共同特点：①抗菌谱广，尤其是对于革兰氏阴性杆菌具有强大抗菌作用。②药物在组织、体液中浓度高，体内分布广泛。③消除半衰期相对较长，多数品种有口服及注射两种制剂，因而减少了给药次数，使用方便。

1. **左氧氟沙星氯化钠注射液**　主要用于敏感菌所致下列感染：慢性支气管炎急性细菌感染加重、社区获得性肺炎和医院获得性肺炎、骨关节感染等。

2. **莫西沙星**　具有广谱抗菌作用，主要用于敏感菌所致下列感染：慢性支气管炎急性细菌感染加重、社区获得性肺炎和医院获得性肺炎、复杂性皮肤及皮肤结构感染等。

(二) 用法

口服或静脉滴注。

(三) 不良反应

1. **胃肠道反应**　腹部不适或疼痛、腹泻、恶心或呕吐。

2. **中枢神经系统反应**　观察患者有无震颤、头晕、头痛、嗜睡或失眠等。

3. **过敏反应**　可表现为皮疹、皮肤瘙痒、红斑和血管神经性水肿；光过敏和光毒性，表现为暴露部位轻至中、重度皮疹、疱疹；偶见过敏性休克。

(四) 注意事项

18 岁以下患者禁用；应用此类药物期间避免过度日光或人工紫外线照射。莫西沙星可诱发癫痫发作，癫痫患者慎用。

八、糖肽类

(一) 作用机制

糖肽类抗生素的分子中含有糖及肽链结构，包括万古霉素、去甲万古霉素及替考拉宁，具有以下特点：抗菌谱窄，抗菌作用强，属于杀菌药物，具有不同程度的肾毒性，主要用于对其敏感的多重耐药菌所致重症感染。

(二) 用法

静脉滴注。

(三) 不良反应

1. **过敏反应**　可出现皮疹等；快速滴注可出现类过敏反应血压降低，甚至心跳骤停以及喘鸣、呼吸困难、皮疹、上部躯体发红(红颈综合征)、胸背部肌肉痉挛等。

2. 肾毒性　输入速度过快、大剂量和长时间应用易发生严重的肾中毒,肾功能不全者禁用。

3. 皮肤黏膜综合征　观察患者有无皮肤红斑、水疱、口腔炎等。

4. 耳毒性　大剂量和长时间应用尤易发生严重的耳中毒。

(四)注意事项

静脉滴注在60min以上。

九、其他

(一)奥硝唑

1. 抗菌作用　广泛应用于抗厌氧菌感染。

2. 用法　静脉滴注。

3. 不良反应

(1)胃肠道反应:最为常见,如恶心、呕吐、食欲不振。

(2)神经系统症状:如头痛、头晕、感觉异常、肢体麻木等。

4. 注意事项　与抗凝血药合用增加出血风险,应注意观察患者有无出血表现。

(二)利奈唑胺

1. 抗菌作用　主要应用于革兰氏阳性球菌引起的感染,如复杂性皮肤及软组织感染、万古霉素耐药肠球菌引起的感染等。

2. 用法　静脉滴注或口服。

3. 不良反应

(1)胃肠道反应:最为常见,如腹泻、恶心、呕吐。

(2)较少见的不良反应:有可逆性骨髓移植、周围神经病、癫痫和视神经病变等。

4. 注意事项　对应用利奈唑胺治疗的患者应每周进行全血细胞计数的检查,尤其是用药超过2周者;此药物有非选择性单胺氧化酶抑制作用,因此服药期间限制患者食用发酵、熏制、酒类及奶酪等食物。

(房玉霞　杨佳琪　胡三莲　彭伶丽)

第二节　抗凝血药的护理

抗凝血药是阻止血液凝固或降低血凝活性的药物,常用的有肝素和香豆素两大类。右旋糖酐作为血容量扩充剂,可降低血液黏滞性,改善微循环,也归于此类进行阐述。外科患者创伤与手术后,由于机体的应激反应、肾上腺素递质释放、血液凝固物质增多,使得全身血液凝固性升高,血栓形成风险增高。而显微外科手术吻合血管管径较细,血流量较小,形成血栓的机会就大。因此术后应用抗凝血药可预防凝血发生,减少血管危象的发生。

一、肝素

(一)作用机制

肝素首先从肝脏发现而得名,是一种黏多糖物质,可同时与抗凝血酶Ⅲ、凝血因子Ⅹa、凝血因子Ⅱa结合,同时发挥抗凝血因子Ⅹa、Ⅱa作用,达到抗凝目的。用于防治血栓形成或栓塞性疾病、弥散性血管内凝血、血液透析等。

(二) 用法

伤口局部应用或静脉滴注。

(三) 不良反应

1. **自发性出血**　毒性较低,主要不良反应是自发性出血,主要表现为鼻出血、牙龈出血、皮肤出血点及瘀斑、消化道出血等,故应定期监测凝血酶原时间(prothrombin time,PT)、活化部分凝血活酶时间(activated partial thromboplastin time,APTT)的测定等。如注射后引起严重出血,应立即停药,可缓慢静脉注射硫酸鱼精蛋白进行急救(1mg 硫酸鱼精蛋白可中和 100IU 肝素)。

2. **过敏反应**　偶可引起过敏反应,表现为发热、皮疹、瘙痒、哮喘、心前区紧迫感及呼吸急促等。

3. 偶见一次性脱发和腹泻。

(四) 注意事项

对肝素过敏、有出血性疾病、严重未控制高血压等患者禁用,哮喘病史者慎用。用药期间应密切关注 APTT 数值,用药期间注意观察患者有无出血表现,女性患者应注意月经期是否延长、经量是否过多。

二、低分子量肝素

(一) 作用机制

近年来,应用化学式或酶解方法将普通肝素解聚制备成的一类分子量较小的肝素称为低分子量肝素(low molecular weight heparin,LMWH)。此类药物与肝素相比,具有更强的抗血栓作用,且半衰期长、皮下吸收好、生物利用度高,而无须常规实验室监测抗凝指标或调整剂量。目前在国内上市的低分子量肝素有两类制剂,一类是分子量范围较宽的低分子量肝素钠和低分子量肝素钙;另一类是分子量较明确的制剂,如那屈肝素钙、依诺肝素钠和达肝素钠等。

(二) 用法

皮下注射。

(三) 不良反应

1. 出血发生率低,常见注射部位血肿。

2. 药物治疗期间偶尔发生血小板减少。

3. 偶见过敏反应。

(四) 注意事项

对低分子量肝素过敏、有出血性疾病、凝血功能异常等患者禁用,接受脊髓或硬膜外麻醉和腰椎穿刺患者慎用。

三、注射用纤溶酶

(一) 作用机制

该类药物为蛇毒中提取的蛋白水解酶,作用于纤维蛋白原及纤维蛋白,使其降解为小分子可溶片段,从而产生去纤维蛋白效应,还可降低血小板聚集及血液黏度。用于脑梗死、高凝血状态及血栓性脉管炎等外周血管疾病。

(二) 用法

静脉滴注。

(三) 不良反应

1. **全身性损害**　寒战、发热、畏寒、高热、多汗、疼痛、过敏反应、过敏性休克等。

2. 出血　血尿、创面出血增多、皮肤及黏膜出血、皮下出血等。

(四) 注意事项

1. 用药前应仔细询问患者用药史和过敏史,过敏体质患者慎用。使用前先做皮试,皮试液应用 0.9% 氯化钠溶液稀释成 1U/ml 后进行皮试,15min 后观察结果,红晕直径不超过 1cm 或伪足不超过 3 个为阴性,皮试阳性反应者禁用。

2. 用药过程中如出现患肢胀麻、酸痛、头胀痛、发热感、出汗、多眠等,可自行消失或缓解,不需要特殊处理。

3. 用药过程中密切观察患者有无出血表现,如出现血尿或皮下出血点,应立即停止使用,并对症处理。静脉滴注速度宜慢,45~50 滴 /min 为宜。

四、低分子右旋糖酐

(一) 作用机制

低分子右旋糖酐为血容量扩充剂,其分子量与人体蛋白相近,静脉注射后能提高血浆胶体渗透压,吸收血管外水分而增加血容量,维持血压。它可使已经聚集的红细胞和血小板解聚,降低血液黏滞性,改善微循环,防止血栓形成。用于治疗各种休克、血栓性疾病及预防移植(再植)术后血栓形成。

(二) 用法

静脉滴注。

(三) 不良反应

1. 过敏反应　少数患者应用后出现皮肤瘙痒、荨麻疹、红色丘疹等皮肤过敏反应,也可引起哮喘发作,个别患者可发生过敏性休克。

2. 发热反应　偶见发热反应。常为致热原反应,多在用药第 1~2 次出现寒战、高热。也可在多次用药或长期用药停药后,出现周期性高热或持续性低热。

3. 出血　用量过大可致出血,如鼻出血、齿龈出血等。

(四) 注意事项

1. 每日用量不超过 1 500ml,否则有导致出血的危险。

2. 肝肾疾病患者慎用,充血性心力衰竭患者禁用。

3. 严格控制滴注速度,初始滴速 <20 滴 /min,严密观察 15min,如无异常,可调整至 <40 滴 /min。若出现异常立即停药。

五、利伐沙班

(一) 作用机制

利伐沙班是一种高选择性,直接抑制因子Xa,从而达到抑制凝血酶的产生和血栓形成的口服药物。

(二) 用法

口服。

(三) 不良反应

1. 出血风险。

2. 肝、肾损害。

（四）注意事项

对该药物过敏、有临床明显活动性出血等患者禁用。服药期间观察患者有无出血倾向。

（房玉霞 杨佳琪 胡三莲 彭伶丽）

第三节 抗痉挛药物的护理

血管痉挛是显微外科手术中及手术后的常见并发症。它属于机体的生理保护性反应，是机体对各种内、外因素刺激的反应。它可使血管处于强烈收缩状态。严重持久的血管痉挛可造成血管的一系列病理表现，如血管内膜脱落、血栓形成等，致使移植（再植）组织缺血缺氧甚至坏死。下面以常用盐酸罂粟碱为例进行介绍。

一、作用机制

用于脑、心肌外周血管痉挛所致的缺血等，常用于移植（再植）术中、术后预防和治疗血管痉挛。

二、用法

肌内注射、静脉注射或静脉滴注。

三、不良反应

1. 用药后出现黄疸，眼及皮肤明显黄染，提示肝功能不全。
2. 胃肠道外给药可引起注射部位发红、肿胀或疼痛。快速胃肠道外给药可使呼吸加深、面色潮红、心跳加速、低血压伴眩晕。
3. 过量时可有视力模糊、复视、嗜睡。
4. 肌内注射易出现局部红肿、硬结。

四、注意事项

1. 完全性房室传导阻滞者禁用。
2. 密切关注患者肝功能，尤其是患者有胃肠道症状或黄疸时。出现肝功能不全时应立即停药。
3. 静脉注射速度宜慢，注射时间不少于 1~2min，以免发生心律失常及窒息等。

（房玉霞 杨佳琪 胡三莲 彭伶丽）

第四节 镇痛药的护理

显微外科患者由于创伤刺激、炎症反应、急性缺血等原因可导致疼痛发生。虽然疼痛可作为机体受到伤害的一种警告，可引起机体一系列防御性保护反应，但同时也会对全身各系统产生影响，如疼痛可导致患者烦躁不安、血压升高、呼吸急促、血管痉挛等，因此显微外科患者应规范使用镇痛药预防、减轻患者疼痛。将临床常用镇痛药分为非甾体类镇痛药、阿片类镇痛药及复方制剂类镇痛药。

一、非甾体类镇痛药

(一) 作用机制

非甾体类镇痛药主要通过抑制前列腺素的合成,发挥镇痛作用。常见的非甾体类镇痛药有阿司匹林、布洛芬、吲哚美辛、氟比洛芬酯等。

(二) 用法

口服、外用、肌内注射、静脉注射或静脉滴注。

(三) 不良反应

1. 胃肠道溃疡、出血、穿孔,手术后出血。

2. 注射部位疼痛。

(四) 注意事项

1. 酮咯酸氨丁三醇静脉注射时间不少于 15s,肌内注射缓慢给药。

2. 观察患者是否发生胃肠道出血或溃疡,如有应立即停药。

3. 高血压患者应慎用,用药过程中应密切监测血压。

4. 服用阿司匹林或其他非甾体抗炎药过敏者禁用。

二、阿片类镇痛药

(一) 作用机制

阿片类镇痛药是从阿片中提取的生物碱及体内外的衍生物,与中枢特异性受体相互作用,能缓解疼痛。常见的阿片类镇痛药有曲马多、盐酸羟考酮、可待因、芬太尼、吗啡等。

(二) 用法

口服、肌内注射、静脉注射、静脉滴注等。

(三) 不良反应

1. 常见恶心、呕吐、头晕、心动过速等。

2. 呼吸抑制。

(四) 注意事项

1. 静脉注射时宜慢,注意观察患者呼吸情况,发生呼吸抑制时可应用纳洛酮对抗治疗。

2. 盐酸羟考酮缓释片必须整片吞服,可引发严重的低血压症状,故低血压患者慎用。

3. 可产生耐受性及依赖性。

三、复方制剂类镇痛药

(一) 作用机制

非甾体类镇痛药与阿片类镇痛药有镇痛的相加或协同作用,制成合剂后单药剂量减少,可达到镇痛作用加强、副作用减少的目的。常见的复方制剂类镇痛药有氨酚曲马多片、氨酚羟考酮片、氨酚双氢可待因片等。

(二) 用法

可口服、皮下注射、肌内注射或静脉注射等。

(三) 不良反应

1. 常见出汗、眩晕、恶心、呕吐等。

2. 偶见皮疹、瘙痒、便秘。

3. 剂量过大也可抑制呼吸。

（四）注意事项

1. 静脉注射时速度宜慢,过快可致心悸、出汗。

2. 甲状腺功能减退的患者慎用氨酚双氢可待因片,服药期间应忌酒。

（房玉霞 杨佳琪 胡三莲 彭伶丽）

第五节 脱水药物的护理

显微外科术后低蛋白血症、静脉血液回流不畅、淋巴液回流受阻及炎症反应等全身或局部原因可导致患肢肿胀,临床上常应用脱水类药物进行治疗。常用脱水药包括七叶皂苷钠、甘露醇、呋塞米、甘油果糖等。

一、七叶皂苷钠

（一）作用机制

七叶皂苷钠有显著抗炎、清除自由基、改善循环等作用,能改善多种病因引起的渗出和微循环障碍。适用于创伤或手术后引起的肿胀及静脉回流障碍性疾病。

（二）用法

口服、静脉注射或静脉滴注。

（三）不良反应

1. 可见注射部位局部疼痛肿胀、静脉炎。

2. 偶有过敏反应。

（四）注意事项

1. 一日总量不超过 20mg,更大剂量则可能出现急性肾衰竭。

2. 注射时宜选用较粗静脉,如发生药物外渗可使用复方七叶皂苷钠凝胶局部涂抹。

3. 用药前后须检查肾功能。

二、甘露醇

（一）作用机制

甘露醇注射液可提高血浆渗透压,使组织内水分进入血管,从而减轻组织水肿;还可增加血容量,扩张肾血管,增加肾血流量及肾小球滤过率,从而起到脱水效果。

（二）用法

静脉滴注。

（三）不良反应

1. 水和电解质紊乱最常见。

2. 寒战、发热。

3. 排尿困难、尿潴留。

4. 过敏反应引起皮疹、荨麻疹、呼吸困难、过敏性休克。

5. 甘露醇外渗可致组织水肿、皮肤坏死。

（四）注意事项

1. 甘露醇遇冷易结晶,故应用前应仔细检查,如有结晶可置于热水中或用力振荡待结晶完全溶解后再使用。

2. 使用甘露醇期间应关注患者血压、尿量、肾功能、血 Na^+ 和 K^+。

三、呋塞米

（一）作用机制

呋塞米是通过抑制肾小管髓袢对氯化钠的主动重吸收,从而引起水、钠、氯排泄增多,是一种广泛应用于治疗水肿的祥利尿药。

（二）用法

静脉注射。

（三）不良反应

1. **水、电解质紊乱**　尤其是大剂量或长期应用时,如直立性低血压、休克、低钾血症、低氯血症等以及与此有关的口渴、乏力、肌肉酸痛、心律失常等。

2. **过敏反应**　偶见过敏反应、视觉模糊、黄视症、头晕、头痛、恶心、呕吐、指(趾)端感觉异常等。

（四）注意事项

1. 呋塞米应用后可使血糖增高,糖尿病患者慎用。

2. 使用期间应关注患者电解质、肝功能、肾功能等指标。

四、甘油果糖

（一）作用机制

甘油果糖注射液是高渗制剂,通过高渗性脱水减轻组织水肿。

（二）用法

静脉滴注。

（三）不良反应

偶有瘙痒、皮疹、头痛、恶心、口渴和溶血现象。

（四）注意事项

1. 该药对血管刺激性较大,滴速不宜过快,外渗可致组织水肿。

2. 长期应用要注意有无水、电解质紊乱。

3. 对有遗传性果糖不耐受症、高钠血症、无尿、严重脱水患者禁用此种药物。

（房玉霞　杨佳琪　胡三莲　彭伶丽）

第六节　溶栓药物的护理

溶栓药物是指主要针对血管内形成血栓进行溶解的药物,以下重点介绍常用溶栓药物尿激酶。

一、作用机制

尿激酶以其众所周知的溶栓作用在治疗深静脉血栓形成、急性心肌梗死、脑血栓形成等方面具有广泛应用。最新研究结果显示,尿激酶还有预防血管移植或人工血管移植术后管腔狭窄、抗肿瘤等作用。在显微外科中,特别是在血管吻合术后发生血管危象后挽救肢体或皮瓣时,尿激酶已作为常用药。

二、用法

静脉滴注。

三、不良反应

1. 出血是尿激酶最常见的不良反应。
2. 偶见过敏性休克、听力障碍、心室颤动。

四、注意事项

1. 应用本药前,关注患者进行血小板计数、凝血酶时间(thrombin time,TT)、凝血酶原时间(PT)、活化部分凝血活酶时间(APTT)的测定。TT 和 APTT 应小于 2 倍延长的范围内。

2. 用药期间应密切观察患者反应,如脉率、体温、呼吸频率和血压、出血倾向等,至少每 4 小时记录 1 次。发现过敏症状如皮疹、荨麻疹等,应立即停用。

3. 下列情况的患者禁用本药　急性内脏出血、急性颅内出血、陈旧性脑梗死、近 2 个月内进行过颅内或脊髓内外科手术、颅内肿瘤、动静脉畸形或动脉瘤、血液凝固异常、严重难控制的高血压患者。相对禁忌证包括延长的心肺复苏术、严重高血压、近 4 周内的外伤、3 周内手术或组织穿刺、妊娠、分娩后 10 日、活跃性溃疡病及重症肝脏疾病。

(房玉霞　杨佳琪　胡三莲　彭伶丽)

第七节　营养神经药物的护理

营养神经药物是指能够参与神经的代谢,对神经功能的恢复有一定作用的药物。

一、鼠神经生长因子

(一)作用机制

鼠神经生长因子是神经保护剂、神经营养剂,主要成分为从小鼠颌下腺中提取的神经生长因子,是一种生物活性蛋白。

(二)用法

肌内注射。

(三)不良反应

1. 无严重不良反应,临床试验中未发现有肝、肾、心脏等功能损害。

2. 用药后常见注射部位疼痛或注射侧下肢疼痛,停药后多可自行缓解,一般不需要进行特殊处理,个别症状严重者,口服镇痛药即可缓解。

3. 偶见荨麻疹,可自行缓解,严重者可给予抗过敏治疗。偶有患者出现一过性转氨酶升高、头晕、失眠。

(四)注意事项

对本品过敏者禁用。孕妇、围生期及哺乳期妇女慎用。

二、甲钴胺

(一) 作用机制

甲钴胺为内源性维生素 B_{12},对神经元的传导有良好的改善作用,可修复被损害的神经组织。

(二) 用法

口服、肌内注射、静脉注射或静脉滴注。

(三) 不良反应

1. 口服给药偶见食欲下降、恶心、呕吐、腹泻等;少见过敏反应,如皮疹等。

2. 注射给药偶见皮疹、头痛、出汗、发热等。

(四) 注意事项

1. 如果使用 1 个月以上无效,则无须继续应用。

2. 给药时见光易分解,开封后立即使用的同时,应注意避光。

3. 避免同一部位反复肌内注射,避开神经分布密集的部位。

4. 妊娠及哺乳期妇女用药尚不明确。

5. 老年患者因身体功能减退,应酌情减少剂量。

(房玉霞　杨佳琪　胡三莲　彭伶丽)

第八节　冬眠药物的护理

显微外科术后患者常因剧烈疼痛、睡眠形态改变以及负性情绪等多种因素而导致血管危象发生,严重影响术后移植(再植)组织的成活。研究表明,人工冬眠可使中枢神经系统处于抑制状态,降低基础代谢和组织耗氧量,发挥镇痛、镇静作用,可有效缓解患者紧张、焦虑等负性情绪,改善微循环,减少血管危象的发生。常用的冬眠合剂有以下几种:

Ⅰ号方:氯丙嗪 50mg、哌替啶 100mg、异丙嗪 50mg。

Ⅱ号方:哌替啶 100mg、异丙嗪 50mg、氢化麦角碱 0.3~0.9mg。

Ⅲ号方:哌替啶 100mg、异丙嗪 50mg、乙酰丙嗪 20mg。

Ⅳ号方:异丙嗪 50mg、氢化麦角碱 0.3~0.9mg。

Ⅴ号方:氯丙嗪 50mg、异丙嗪 50mg、普鲁卡因 500mg。

一、作用机制

1. **氯丙嗪**　加强中枢抑制,具有镇痛、镇静、催眠的效果。

2. **异丙嗪**　通过阻断中枢 H_1 受体而产生较强的镇静和嗜睡作用。

3. **哌替啶**　利用其镇静作用来缓解患者的紧张、焦虑情绪,大剂量使用时会明显抑制呼吸。现已较少使用。

4. **氢化麦角**　为 α 受体阻断剂,能直接刺激多巴胺和 5-羟色胺受体,有扩张血管、减慢心率和降低血压的作用,并有中枢镇静作用。

5. **乙酰丙嗪**　阻断多巴胺受体,还可产生 α 肾上腺素受体阻断作用,并可影响下丘脑与脑下垂体的内分泌,从而发挥其镇静作用。

6. **普鲁卡因**　为局部麻醉药,可阻断神经纤维的传导,抑制中枢神经系统,并产生一定的神经肌肉阻滞作用。

二、用法

肌内注射或静脉滴注。

三、不良反应

1. 可见嗜睡、呼吸抑制及血压下降。
2. 亦可见头晕、头痛、出汗、口干、恶心、乏力等。

四、注意事项

1. 哌替啶有抑制呼吸的作用,应严密观察患者的神志、意识、脉搏、呼吸、血压、氧饱和度等。
2. 长期应用哌替啶可能会产生依赖性和成瘾性,因此要严格掌握冬眠合剂的用量及使用时间。

（房玉霞　杨佳琪　胡三莲　彭伶丽）

第九节　其他药物的护理

显微外科其他常用药物包括白蛋白、血浆代用品、抗血小板聚集药、人破伤风免疫球蛋白等。

一、白蛋白

(一) 作用机制

1. **增加血容量和维持血浆胶体渗透压**　白蛋白占血浆胶体渗透压的 80%,主要调节组织与血管之间水分的动态平衡,维持正常与恒定的血容量,增加循环血容量和维持血浆胶体渗透压的作用。

2. **运输及解毒**　白蛋白能结合阴离子也能结合阳离子,可以输送不同的物质,也可以将有毒物质输送到解毒器官。

3. **营养供给**　组织蛋白和血浆蛋白可互相转化,在氮代谢障碍时,白蛋白可作为氮源为组织提供营养。

(二) 用法

静脉滴注或静脉推注。

(三) 不良反应

偶可出现寒战、发热、颜面潮红、皮疹、恶心呕吐等症状,快速输注可引起血管超负荷导致肺水肿,偶有过敏反应。

(四) 注意事项

1. 药液呈现浑浊、沉淀、异物或瓶子有裂纹、瓶盖松动、过期失效等情况不可使用。
2. 开始输注 15min 内,滴速宜慢,逐渐加速至每分钟不超过 2ml 为宜。
3. 对白蛋白有严重过敏、高血压、急性心脏病、心力衰竭、严重贫血患者,应禁用或慎用。

二、血浆代用品

(一) 作用机制

羟乙基淀粉作为合成的血浆代用品,静脉注射后可以补充血浆容量,预防和治疗各种原因引起的血容量不足和休克,特别是创伤性休克和失血性休克。其适用于节约用血技术(急性等容血液稀释或急性高容血液稀释)时补充血容量,也可以用于治疗性血液稀释。

(二) 用法

静脉滴注。

(三) 不良反应

大剂量输注后能够抑制凝血因子,引起凝血障碍。个别病例可发生过敏反应。

(四) 注意事项

羟乙基淀粉的补充血容量效能较强,作用时间较长,应该注意输入的速度、剂量和患者的反应,并及时监测患者的容量状态,避免引起容量超负荷导致心力衰竭。

三、抗血小板聚集药

(一) 作用机制

本类药物如前列地尔系外源性前列腺素 E_1(prostaglandin E_1,PGE_1),是一种血管扩张药及抗血小板聚集药。

(二) 用法

静脉滴注或静脉注射。

(三) 不良反应

1. 休克为最严重反应,但偶见。注射过程中需严密观察,发现异常立即停药,并采取相应治疗。

2. 注射部位偶见发红、硬结、瘙痒或局部血管疼痛。

3. 可出现面部潮红、头晕、胸闷、心悸、心动过速、心律失常、血压下降等,停药后可消失。

4. 可出现食欲缺乏、呕吐、腹胀、便秘等症状,偶有丙氨酸转氨酶、天冬氨酸转氨酶升高等肝功能异常。

5. 可表现头晕、头痛、乏力,偶见麻木感。

(四) 注意事项

1. 下列患者慎用　①已存在心功能不全,未经适当治疗的心律失常、6 个月内心肌梗死患者。②青光眼或眼压增高者。③活动性消化性溃疡患者。④间质性肺炎患者。⑤有严重慢性阻塞性通气功能障碍者。⑥肝脏疾病和肝功能损伤患者。⑦正在使用抗凝血药的患者。⑧有出血倾向的新生儿。

2. 老年人、冠心病、心功能不全、肾功能不全及水肿患者在用药的第 1 日应严密观察血压、心率、心律及心功能情况。

3. 用药后若发生血压下降,应平卧,将双腿抬高。

四、人破伤风免疫球蛋白

(一) 作用机制

主要成分为人破伤风免疫球蛋白,用于预防和治疗破伤风;尤其适用于对破伤风抗毒素(tetanus antitoxin,TAT)有过敏反应者。

(二) 用法

肌内注射。

(三) 不良反应

严重过敏反应较为罕见,偶有注射部位红肿、疼痛感,少数病例可出现发热,可自行恢复。

(四) 注意事项

1. 液体或冻干注射剂复溶后如浑浊,有摇不散的沉淀、异物或瓶壁有裂纹,标签不清或超过有效期者均不可使用。

2. 开瓶后应一次用完,如剩余应废弃。冻干制剂按标签规定量加入灭菌注射用水,轻摇溶解后使用。

3. 限于臀部肌内注射,不需要做皮试,禁止静脉注射。

(房玉霞 杨佳琪 胡三莲 彭伶丽)

第九章
断肢（指）再植的显微外科护理

【案例引导】

案例一：

基本信息：凡某；男；49 岁已婚；高中；工人。

主诉：机器碾压致右示指完全离断伤 6 小时余（图 9-1）。

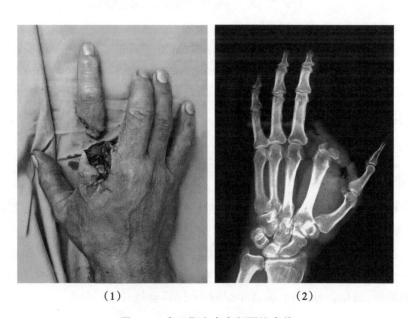

（1） （2）

图 9-1 右示指完全离断再植术前

现病史：患者 6h 前因外伤导致右示指完全离断伤，患指疼痛、流血、畸形，伤口污染重，肌肉、软组织损伤严重，离断肢体苍白。来院急诊就诊。X 射线片示：右示指近节指骨骨折。入院前完善检查，排除相关手术禁忌，于急诊臂丛神经麻醉下行右示指完全离断再植术，手术顺利，术中出血少，未进行输血。术后为进一步抗凝、扩血管、对症支持治疗，拟 "右示指完全离断再植术后" 收治显微外科病房进一步治疗。10d 后再植指成活，术后 1 年随访，患者右示指屈伸、对指功能良好（图 9-2、图 9-3）。

导入问题：

1. 该患者入院前该如何进行现场急救处理？
2. 该患者入院后的护理要点是什么？

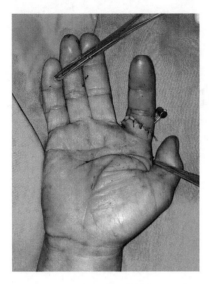 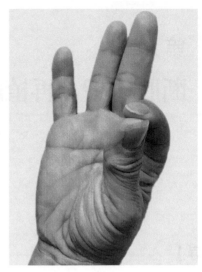

图 9-2　右示指完全离断再植术后　　　图 9-3　术后 1 年随访

第一节　再植的定义及分类

再植（replantation）是指将各种原因所造成的离断组织或器官通过血管吻合，重建离断组织与母体的血液循环，使离断组织成活并恢复其外形与功能的手术。断肢是指四肢的大肢体发生创伤性离断；断指是指掌指关节远侧端的手指离断。实施断肢（指／趾）再植手术必须是在抢救患者生命的前提下，救治离断的肢体，使缺乏血液供应的离断肢体，通过显微外科手术再次建立血液循环，并恢复一定的功能。

一、流行病学

研究报道，再植和重建血供的肢体或组织的总体存活率大约为 50%~92%。大肢体再植的存活率为 40%~80%，甚至更高。肘上断肢再植的结果很不一致，上臂和前臂近端再植存活率为 36%~90%，腕部或紧邻腕部的近侧再植具有稳定而满意的存活率，为 61%~88%。大肢体再植后的康复效果因患者的年龄、损伤平面以及机制而有所差异，这主要取决于感觉恢复和运动功能的神经再生情况。一般说来，损伤越靠近远侧，致伤物越锐利，患者年纪越小，预后会越好。

二、损伤类型的分类

（一）按损伤程度分类

1. 完全性离断　断肢（指）完全离断，且没有任何组织相连接或仅有少量残存组织相连，但在清创时须将这部分组织清除者。

2. 不完全性离断　肢体离断时，伤肢局部组织大部分离断，并有骨折或脱位，与断面相连软组织少于断面总量的 1/4，主要血管断裂或者伤指断面只有肌腱相连，伤肢（指）断面相连皮肤不超过周径 1/8。供应肢体远端的主要血管发生离断或栓塞，致使肢体远端无供血或严重缺血，如若不经血管修复将导致远端肢体坏死，不完全性离断要与开放性骨折合并血管神经损伤相区别。

（二）按致伤原因分类

1. 切割性离断　多由锐器导致的损伤，往往由电锯、切纸刀、铣床、玻璃等工具致伤。此类损伤人群大多数是从事与机器、器械打交道的工人,此类损伤断面较为整齐,多在同一平面上,由于导致损伤的原因单一,肢体较少被污染等,再植的成活率较高。

2. 撕脱性离断　此类损伤常见于肢(指)体被高速旋转的皮带轮或转轴卷入造成,撕脱性离断在车祸中也常见,离断面有时可见皮肉分离脱套伤,断缘不规则,血管神经等组织损伤较大,血管床一般损伤严重,通常需要清创完短缩肢体后再植,手术难度大。

3. 碾轧性离断　一般由钝物或钝器所伤,此类损伤离断面可在同一平面上,但与切割伤不同,钝物造成的切面较宽,可使一段组织失活,远端肢体的完整性较差,常见于火车、汽车车轮等的碾压损伤,多数为完全性离断。

4. 挤压性离断　通常由于重物或外力直接作用肢(指)体所致,造成离断面肉眼可见不规整,组织损伤污染严重,重力或外力直接破坏软组织及血管,远端肢体血管床破坏严重,对软组织血供的影响较大,一旦血供遭到破坏,导致肌肉或浅筋膜组织坏死,从而增加手术难度。此类损伤多由滚石、重物或其他高能量物体等砸压所致。

5. 火器伤离断　由于火器、爆炸等导致的离断伤。此类损伤往往导致组织污染严重,另外火器、爆炸的高温直接灼伤组织,会导致组织失活,再植条件非常差,只有极少数患者会满足再植条件。

(三) 按离断平面分类

不同的致伤因素和机制所导致的离断方式和损伤范围不同。临床上一般分为肢体离断和手离断两大部分。根据解剖部位上肢、下肢的离断平面可细分为肩胛带离断、肩关节离断、上臂离断、肘关节离断、前臂离断、断腕、断掌及断指以及髋关节离断、大腿离断、膝关节离断、小腿离断、踝关节离断、后足离断及足离断。手部又可分手掌及手指离断,足部离断一般归类为肢体离断。

不同离断部位,其热缺血时限也有所不同,离断平面越高,肌肉组织越丰富,对缺血、缺氧的耐受性就越差,再植时限就越短。断掌、断指(趾)等肢体远端的离断,肌肉组织少,再植时限可适当放宽。肌肉在未经冷藏的环境下缺血6h即可发生不可逆的坏死。因此,手掌以近的离断应在此时间内再植。在4℃冷藏情况下,该时限可延长至12h。

随着生活水平的提高和医学科学的发展,断肢(指)再植在技术上已不再是难题。然而,判定断肢(指)再植的成功标准不仅是肢(指)体是否成活,而且是恢复有用的感觉和运动功能,这就进一步要求医护人员不断总结经验教训,提高专业技术水平。

(何　丹　胡三莲　彭明霞　冯乐玲　黄天雯)

第二节　断肢(指)再植的病理生理学改变

肢体离断和再植后,离断肢体的病理生理学变化主要涉及血管离断后,缺血缺氧损伤及再植后的缺血再灌注损伤。本章将通过对断肢(指)再植后组织发生的缺血缺氧及再灌注损伤的病理生理机制进行介绍,同时对再植后的重要病理生理学变化进行分析。

一、离断肢体的缺血缺氧损伤

(一) 无氧代谢

肢体离断后,随之血流终止。在离断之初,肢体依靠周围仅存的血氧及营养物质维持其本身的氧化代谢;随后肢体在得不到有效血流灌注的缺血缺氧情况下进行无氧代谢。在进行无氧代谢过程中,其产生的腺苷三磷酸(adenosine triphosphate,ATP)要较有氧代谢少,细胞的正常功能受限。

此外,由于细胞的无氧代谢产物的积累,细胞和细胞膜在无氧代谢产物的作用下结构受损,蛋白质和离子通透性产生障碍,细胞及组织发生水肿、受损,随着缺血缺氧的时间增加,细胞逐渐坏死,崩解。

(二) 组织对缺血缺氧的敏感度

离断肢体可耐受短时间的缺血。其耐受的时间与离断部位的组织类型、环境温度及组织质量密切相关。一般而言,肌肉组织可耐受 4h 缺血、神经可耐受 8h 缺血、脂肪组织的耐受时间可达 13h、皮肤可达 24h、骨骼可长达 4d。

(三) 断肢(指)再植的时限

由于离断肢体不同,其组织含量有所差异,因此,其对缺血缺氧的耐受也有所差异。对于腕关节近侧(前臂)的损伤,骨骼肌肉耐受缺血缺氧的时间为 6h。因此,若缺血时间大于 6h 将不考虑进行再植。若对肢体进行冷藏,由于组织的代谢减缓,其再植时限可延至 12h。

上臂损伤或下肢损伤,由于离断肢体组织肌肉组织丰富,若出现肌肉坏死,坏死肌肉会释放大量的肌红蛋白及钾离子进入血液循环,严重者可引起急性肾损伤等不良后果。因此,对于上臂或下肢全肢体离断,其再植时限把握较为严格。对于手指的离断伤,由于其没有或者肌肉成分较少,在 4℃ 环境下,保存 24h 后仍可进行再植。

二、离断肢体的缺血再灌注损伤

缺血再灌注损伤是当肢体的血供恢复后,组织损伤并未减轻,反倒加重甚至出现不可逆的损伤现象,称之为缺血再灌注损伤(ischemia-reperfusion injury,IRI)。其本质上是由于组织缺血缺氧过程中,低氧、低钙和低 pH 的基础上产生的代谢产物,在恢复血流后在氧气充足、含钙及纠正酸碱平衡的条件下产生了对组织的损伤效应。

(一) 氧自由基损伤

离断肢体缺血缺氧后,局部组织氧化代谢由有氧转为无氧代谢后,无氧代谢产生大量的代谢产物积累。在离断肢体再植后,组织恢复供氧,大量的氧化酶激活产生大量的氧自由基,此外细胞内的 Ca^{2+} 内流进一步加剧氧自由基的产生。此外被氧自由基破坏的磷脂分子会进一步产生脂质自由基。细胞内自由基化学性质极其活跃,由于其具有强烈的氧化性,对细胞膜、膜蛋白、胞内蛋白及核酸产生破坏、在破坏的过程中会再次释放自由基,导致氧自由基对细胞的损伤进入恶性循环。

(二) 钙超载

离断肢体组织细胞在缺氧后,钙离子在细胞中出现交换障碍。恢复肢体血供后,细胞膜在缺血缺氧环境下出现损伤,导致 Ca^{2+} 大量进入细胞质,出现钙超载的现象。胞质内 Ca^{2+} 浓度过度增加会进一步促进自由基形成,加重细胞内酸中毒,破坏细胞膜的稳定性,并导致线粒体的功能障碍,同时还能激活其他蛋白水解酶、核酸酶对蛋白质及核酸造成损伤。

(三) 白细胞的作用

离断肢体进行再灌注后,损伤部位组织崩解释放大量的趋化因子,导致局部再灌注区域出现炎症细胞浸润,浸润的白细胞释放大量炎症介质介导微血管及细胞损伤。

三、断肢(指)再植后的重要病理生理学变化

(一) 断肢(指)再植后骨骼肌的病理生理学变化

由于骨骼肌占四肢肢体绝大部分的体积。因此,其损伤是引起肢体缺血再灌注损伤的关键结构。骨骼肌的损伤程度与其缺血的严重程度及持续时间直接相关。目前研究认为,缺血时间超过 3h,骨

骼肌已出现显著的损伤；缺血在 4~6h 内，骨骼肌已出现较为严重的损伤；缺血时间大于 6h 后，骨骼肌肉活性只有正常骨骼肌活性的 3%。肌纤维由红肌纤维及白肌纤维构成，不同的肌纤维类型对缺血耐受程度不同。红肌纤维其代谢方式为甘油三酯氧化代谢，因此，更容易受到缺血缺氧的影响。而白肌纤维主要以无氧糖酵解为主要的供能模式，因此，其对缺血缺氧的耐受能力较强。

目前多数研究认为，缺血的持续时间及骨骼肌纤维类型是缺血损伤最重要的解剖决定因素。缺血缺氧后肌纤维细胞大量崩解，释放出大量的肌红蛋白、K^+、乳酸等。离断肢体再植后，原本缺血受损的骨骼肌发生再灌注，大量的血液涌入。缺血状态下，细胞代谢相关的线粒体受到严重损伤，产生大量氧自由基，进一步对骨骼肌组织造成破坏，同时，细胞内的钙超载进一步加剧自由基的产生，导致再植肢体出现严重的缺血再灌注损伤。

（二）断肢（指）再植后微循环的变化

离断肢体缺血后微循环会产生极大的变化，在缺血后微循环的第 1 个变化发生在毛细血管管腔内。缺血 30min 后，内皮细胞膜向毛细血管管腔中突起，细胞质内陷。随着缺血时间的不断延长，内皮细胞内囊泡数量不断增加，此时内皮细胞与内皮细胞之间完全分离，导致血管内皮之间形成极宽的间隙。缺血后的内皮细胞由于氧化代谢障碍，能量供应不足，出现进行性肿胀，但内皮细胞的肿胀并不均匀，进一步使得管腔内皮之间形成大量间隙，同时肿胀的内皮细胞增加了毛细血管的压力阻碍了再植后微循环的再灌注。在微循环中，红细胞仅仅嵌在毛细血管管腔中。在再灌注的早期，红细胞被压成圆面包状，这使得内皮表面容易变性及破裂。在缺血大于 4h 的肢体进行再植后可以发现在毛细血管小静脉中形成了血小板团块，偶尔也可以观察到管腔内有纤维蛋白网格形成，同时白细胞对于血管内皮的黏附性增加，在毛细血管水平可以见到白细胞堵塞管腔。目前已有多项研究证明，随着缺血持续时间的增加，微循环的小静脉压力增加，同时血管内皮的病理生理改变，导致血管对血浆蛋白的通透性增加，引起严重的间质水肿。

（三）断肢（指）再植后的无复流现象

无复流现象是当组织缺血进展到一定程度时，营养血管发生永久性闭合，恢复血供后缺血组织仍旧无血液回流的现象，叫无复流现象。该种现象可在身体任何组织严重缺血中发生。目前对于无复流现象的病理生理学解释还未形成统一的意见。

部分的研究者认为，缺血后出现无复流现象与内皮细胞管腔内突起、形成血栓、毛细血管内皮肿胀、间质水肿导致的血管外压力增加等因素有关，缺血肢体再植后，内皮细胞损伤更为严重，间质水肿进一步加重，使得毛细血管内压力进一步增加，导致无复流现象的发生。部分研究者认为，无复流现象可能与白细胞有关，白细胞在毛细血管管腔内阻塞血流导致毛细血管的无复流现象。还有研究认为，缺血肢体骨骼肌损伤是导致无复流现象的原因。但相关研究使用电刺激消耗肌肉中的糖原，对肌肉细胞造成广泛损伤后，其对微循环的影响较小。此外，目前已有证据证实，完全缺血 6h 或者更长时间后，微循环才会出现无复流现象，这远远长于肌肉缺血耐受时间。因此，肌肉损伤不是导致无复流现象的主要原因。

（四）炎症反应

1. 再植肢体的局部炎症反应　肢体经历缺血并对肢体进行再植后，再植肢体局部会产生炎症反应。骨骼肌的缺血性损伤相对较为均匀，正常组织与受损组织之间有着清晰的界线，该区域也是局部炎症反应最常发生的区域。损伤的组织坏死分解，其分解产物包括酸性磷酸酶、溶酶体酶、肌红蛋白等，这些分解产物促发局部组织的炎症反应。局部组织的炎症反应具有双面性，一方面募集炎症细胞清除坏死组织以加速组织修复，另一方面局部的分解产物可以作为促凝因子激活凝血反应系统以诱发局部的炎症反应。局部的炎症反应加速了毛细血管小静脉中的血栓形成，从而加重骨骼肌的损伤程度。同时，局部的炎症反应使得微循环小血管通透性进一步增加，间质压力不断上升，导致再植后血流无法进入微循环，这使得骨骼肌进一步损伤，形成恶性循环。目前已有研究证实，组织损伤的进展是由于凝血激活的炎症介质所引起。

2. 再植后全身炎症反应 再植后是否会出现全身炎症反应与再植肢体骨骼肌量的多少有关。炎症反应可能出现在局部也可能波及全身。如腘动脉断裂的患者，下肢受损的肌肉相对有限，再植后局部组织产生的炎症反应相对较轻，多局限在再植肢体，因此，全身炎症反应较少见。若缺血涉及整个肢体，炎症反应的影响将超出局部，波及全身各器官。四肢严重缺血的患者进行再植后，由于局部组织出现严重的再灌注损伤，死亡或即将死亡的细胞不断向血液中释放分解产物，该种分解产物大量进入血液循环再进入全身，导致全身处于一种高凝状态。

在凝血级联反应开始时，凝血因子Ⅻ的激活会同时激活如组胺、补体、血栓素和缓激肽。这些炎症相关因子破坏血管内皮细胞，进一步导致血管通透性的上升，导致诸多器官间质水肿，从而引起多器官功能衰竭。此外，全身的高凝状态及死亡或即将死亡的组织分解产物共同作用激活了白细胞。激活的白细胞静脉流出物中释放额外的炎症介质，加重全身的炎症反应。

一般而言，健康的断肢（指）再植患者可耐受一定时间的缺血及小腿的再灌注，但即使是健康的20岁断肢（指）再植患者，恢复整个肢体的血流也会面临较高的全身炎症反应风险。为了避免再植后患者发生全身炎症反应的风险，必须在肢体发生广泛肌肉损伤之前重建缺血肢体的血流。

（何　丹　胡三莲　彭明霞　冯乐玲　黄天雯）

第三节　再植显微外科的基本原则与技术

一、概述

修复离断肢体以重建四肢的外形及功能一直是患者的诉求。自1963年陈中伟教授成功进行世界首例断肢再植手术，六十多年来我国显微外科事业飞速发展，目前断肢（指）再植手术也在我国基层医院广泛开展，且很多年轻的医生都可以胜任此手术。因此，显微外科医生关注的重点也从手术的成活率更多地集中在再植肢体的外形及功能恢复上，再植肢体的预期功能应好于截肢或佩戴假肢。

显微外科学术界充分地认识到，保证离断肢体再植存活仅仅是再植术成功的基础，再植肢体仅仅存活而无功能也是无意义的，实现离断肢体的重建及肢体功能的恢复才是显微外科医生断肢（指）再植的最终目标。因此，在讨论手术适应证时，应认真考量再植后肢体外形和功能情况，不进行存活而无功能的再植肢体手术。同时重视围手术期护理及术后的复健工作，将更优的外形和功能重建作为追求的目标。

二、显微外科技术的基本原则

显微外科技术是处理细微结构的精细外科操作，为尽可能提高手术成功率，显微外科操作应由专业的医生在合适的器械、放大设备下进行，并遵循6项基本原则。

1. 选择手术适应证 再植后手指或肢体的功能应优于截肢及佩戴假肢。

2. 无创伤操作 显微外科手术中避免对精细结构如血管、神经等用力钳夹、拉扯。无创伤操作对于保证显微修复的效果十分必要。

3. 专业的显微外科器械　开展显微外科手术应在合适的显微操作器械及放大设备的条件下开展。

4. 精确的结构辨认与解剖重建　急诊再植手术应对断肢(指)的解剖结构尽可能修复,再植成活并不是手术的终点,应尽可能考虑到术后再植手指或肢体的功能,并为二期修复手术打下良好基础。

5. 血管操作手术　吻合前吻合处血管的血管壁及内膜应没有损伤,近端动脉射血良好,吻合后吻合口处应无张力,应时刻牢记避免可能产生吻合口处血栓的操作(如损伤内膜、血管外膜未充分去除、缝线同时穿过两侧血管壁及未注意操作区肝素化等)。

6. 术中应对吻合质量进行检查　若吻合口存在张力或动脉过血不通畅,术中应及时处理,必要时应进行重新吻合。优秀的外科医生更加注重手术操作细节,懂得如何取舍,并选择正确的术式实现患者利益最大化。

三、显微血管修复技术

血管吻合(vascular anastomosis)是指通过外科手段恢复血管的连续性的方法。直径小于3mm的小血管,须采用专门的显微外科技术进行吻合。血管吻合是显微外科修复中的重要手段。对于再植、再造、血管损伤修复以及骨或软组织游离移植重建手术,血管吻合的质量往往是手术成功与否的关键。显微外科医生应熟练掌握血管吻合技术,用严格的无创操作,高质量地完成显微外科手术。

对于断肢(指)再植手术,血循环重建的质量是决定再植肢体存活与否及后期功能的基础。因此,显微血管技术也是再植显微外科技术中的重中之重。可以说,医生唯有熟练掌握了显微血管技术,才具备了开展再植手术的资格。

(一)血管吻合前准备

1. 无创分离血管　使用显微镊及显微剪去除血管周围的脂肪组织及其他挫伤或污染组织,使远近血管断端可以进行无张力对合,双极电凝或风险结扎不需要的血管分支。

2. 血管断端修整　若内膜存在损伤,则修剪至血管断端内膜正常位置,将断端的外膜拉出2~3mm并修剪。

3. 吻合口观察　吻合前断端血管外膜修剪回缩,没有筋膜悬垂于管腔内。此外,近端血管应有足够的血流,最终调整血管夹位置使吻合口处无张力,使用肝素盐水冲洗吻合口,将血管内血液及破碎组织冲出,并张开吻合口便于缝合。

(二)端端吻合(定点缝合法,120°或180°)

1. 在吻合口间隔120°或180°对角各缝一针作为固定牵引线。

2. 在90°(即两针中点)进行缝合,并作为牵引。

3. 在牵引线之间等针距、等边距缝合。

4. 缝合完毕一侧后,翻转血管夹及血管至未缝合一侧。

5. 肝素盐水冲洗并观察确认未缝到对侧血管壁。

6. 将此侧血管壁缝合完成。

7. 打开止血夹并观察吻合情况,漏血处视情况补针。

要点:针尖进入血管壁时应垂直于血管壁轴线,针尖与血管壁角度小于90°可能造成内翻;针穿过血管壁的动作应为下压旋转,而不是上拉,并顺着针的弧度出针;缝合应注意管口的平整及外翻;缝合时打结不可过紧以免造成管壁内翻、破裂外膜突入管腔或吻合口狭窄;只可用镊子轻轻提拉外膜,切忌用镊子夹持血管壁及内膜；缝合时一般边距为血管壁厚度的1~2倍（静脉为2~3倍），针距为边距的2~3倍；最后一针非常关键，注意不要缝到对侧壁上。

（三）端侧吻合

端侧吻合多适用于需要吻合的血管为肢体仅有的供血动脉，不能牺牲作端端吻合者，也可用于吻合血管间直径有较大差异者。

1. 用尖刀切开管壁，并用弯剪剪除适量管壁造出椭圆形切口。

2. 端侧吻合的血管壁剪成斜面，斜面与血管纵轴呈45°。

3. 先用两针将端侧吻合的血管壁的近远端与受区血管椭圆形切口吻合。

4. 按端端吻合的手法先缝合一侧管壁。

5. 将血管牵拉暴露未缝合的另一侧管壁，并缝合。

6. 打开止血夹并观察吻合口情况。

要点：在供血动脉上开口是手术中最重要的步骤，此过程不可逆；可用缝线通过动脉壁全层，将血管壁提起后切开；切掉部分血管壁：有利于血管吻合操作、不容易缝合到对侧壁、有利于保持吻合口通畅；转角部位容易缝到对侧壁，且是漏血好发处；端侧吻合可以进行连续缝合。

（四）其他吻合技术

1. **后壁先吻合方法**　对于管径一致但不易翻转的血管，可采用后壁先吻合的方法。这种方法最大的好处是不容易将前后血管壁缝合到一起。先在血管后壁中央缝第一针，线结打在管腔外。随后，依次在前一针的侧方向前缝合，最后一针在第一针的对侧。不必翻转血管，在缝最后一针前都可以看到吻合口内的情况。

2. **翻转吻合技术（flipping technique）**　主要适用于某些特殊情况下，一侧的血管断端可以自由活动时，尤其适合于静脉移植的患者，由于可以自由翻转，可以在缝合后壁时将血管翻转。

3. **"袖套"缝合法**　主要用于血管直径不匹配，但管径差异小于3∶1时。该方法将小的血管置于大的血管内进行缝合，类似于望远镜的套筒。这种方法对血流从直径小的血管流向直径大的血管时较为安全。

4. **管非缝合吻合技术**　包括机械吻合器、激光吻合、生物胶水或黏合剂等。

（五）血管通畅试验

血管吻合口的通畅性判断，一般可以通过吻合口的搏动性扩展（蠕动）或扩张性搏动（一般是薄壁血管）进行观察；同时，还可以通过组织颜色、边缘渗血、静脉显现等进行间接观察。

血管通畅的排空再通畅试验是使用两只平滑的镊子来阻断吻合口远端的血管，将更远端的镊子沿血流方向轻轻移动约1cm，以将该处血管排空，然后释放近端的镊子。如果排空的血管快速充盈，证明吻合口处通畅。但需要注意此检测方法是有创的，在操作时应动作轻柔，并尽量少进行。

（何　丹　胡三莲　彭明霞　冯乐玲　黄天雯）

第四节　断肢（指）再植的围手术期护理

断肢（指）再植是将完全或不完全离断的肢（指）体，在显微镜的帮助下，将离断的血管重新吻合，彻底清创，进行骨骼、神经、肌腱及皮肤的修复术，使再植肢体成活以及恢复患肢的感觉与运动功能。肢体再植成功与康复，不仅与精湛的显微外科技术，严格的手术时间和肢体再植条件有关，而且在围手术期管理中更离不开医护一体化的配合。有经验的团队，术后系统规范的管理，严密的观察，并发症的早发现、早处理都会影响再植肢体的成功及预后。

一、院前急救

原则是控制残端出血，抢救生命，保存断肢（指），迅速转运，尽早救治。

（一）止血

断肢（指）如未完全离断，残端因血管断端回缩并自动闭塞而不会有持续的出血，残端可用清洁敷料加压包扎即可。不完全离断，尤其是主要动脉血管破裂造成的出血必须使用止血带。

（二）包扎

完全离断的残端可用无菌敷料或现场清洁干燥的布类加压包扎，断面禁止涂抹消毒药水或消炎药物。不完全离断的肢（指）体，不可为包扎方便自行剪断，而应使用夹板等对肢体进行固定，避免运送途中再度损伤。

（三）断肢（指）保存

完全离断的肢（指）体妥善存放，将直接影响肢体能否再植成功以及术后功能恢复。最理想的保存方法为低温冷藏保存，即将离断肢体用湿纱布覆盖，再用干净敷料包裹后放入4℃冰箱或恒温箱中保存。如果急救现场不具备以上条件，可将离断肢体用干净的湿布覆盖，外面裹上几层干净的敷料或布，放入塑料袋中扎紧袋口，袋口朝上放入大的保温桶或容器中，周围放入一些冰块，将容器盖紧，迅速转运至医院。冷藏时切勿将断指直接与冰块接触，以免冻伤，也不可浸泡在任何液体中，临床证实用液体浸泡的断指，再植存活率明显降低。

（四）转运

应采用最迅捷的转运工具，将患者转运至有条件进行肢体再植的医院进行紧急处理，途中注意观察患者的生命体征、意识，防止休克，保障患者生命安全。

二、院内围手术期管理

（一）术前准备

1. 急诊室处理

（1）评估

1）病史：受伤原因，受伤机制，现场处理情况，受伤至就诊时间，了解患者有无高血压、糖尿病、冠心病、血管性疾病等基础疾病。

2）心理社会状况：了解患者工作性质、患者及家属心理反应及对断肢（指）预后的心理承受能力。

（2）检验检查：血液检查、X射线、心电图。疑似有其他合并伤应同时做相应的检查，并邀请相关科室会诊，避免漏诊。

（3）禁食、禁水：遵医嘱注射破伤风抗毒素、备血、静脉输液。

（4）让患者及家属充分了解病情、再植肢体成活及功能恢复的不确定性、手术时间、住院时间、再手术的可能性等，以取得配合。

（5）通知手术室做好手术准备。

（6）若患者的生命体征不稳定应先抢救生命，之后再根据病情考虑是否再植。

2. 病房环境准备　　显微外科术后的患者应安置在相对安静、温湿度适宜和通风良好、绝对禁烟的病房，条件允许的情况下可以将再植术后的患者安置在具备层流设施的专用病房。再植的肢体，因

失去神经支配而丧失局部体温调节能力，对周围的温度较为敏感，温热的刺激可导致血管扩张，而寒冷的刺激可导致血管痉挛。因此，室温最好保持 23~25℃，湿度 50%~60% 为宜，避免对流风，同时保持病房安静，整洁，适合患者休息。墙面、地面、桌面、床单位每日清洁消毒，病房严格探视管理，避免交叉感染。

（二）手术治疗

1. 麻醉 显微外科手术多采用局部神经阻滞、全身麻醉等方法。注意麻醉药中不加肾上腺素、麻黄碱类药物，防止血管持续痉挛。

2. 手术 不同部位的解剖特性不同，再植方法和顺序也有相应变化。一般情况按以下顺序完成再植：刷洗创口→清创→骨关节固定→吻合血管、神经→缝合肌肉肌腱→缝合皮肤。任何部位肢体离断，清创是关键步骤之一，清创目的包括：一是清除污染坏死组织；二是判断可再植的长度及寻找血管神经等重要组织。骨关节固定一般根据部位和伤情确定，以简单、快捷、稳定为原则。在污染轻、清创彻底、组织无明显缺损的肢体，以内固定术较为理想；在污染较重、组织损伤严重且有组织缺损的情况下，一般用外固定术。血管及神经吻合是肢体能否成活和恢复功能的关键，所以，必须在尽可能短的时间内恢复离断肢体的血供。再植完成后的患者将送入显微外科病房进行监护治疗。

（三）术后护理

1. 病情观察与评估 监测患者的生命体征、神志、尿量、血液指标等变化。尤其是大肢体离断，缺血时间较长的再植患者，除警惕因血容量不足引起的休克和再植肢体血液循环不良外，还需要对可能因心、肾、脑中毒而出现持续高热、烦躁不安甚至昏迷，心跳加快、脉弱、血压下降，尿量减少，血红蛋白尿，甚至无尿等情况，应及时加以对症处理。如情况无好转，保留肢体可能危及患者生命时，则应考虑及时截除再植的肢体。

2. 再植肢（指）体血液循环监测 术后 1 周对再植肢（指）体皮肤温度、皮肤颜色、组织肿胀程度、毛细血管回流等指标进行定时、定点连续监测，评估时与对侧或周围正常组织进行对照，并将 4 项指标进行综合评估，判断再植肢体血循环情况。术后 24~72h 易发生血管危象，24h 内尤多见，每 0.5~1h 观察再植肢（指）体的血液循环，并随时做好记录。再植肢（指）体血液循环监测的具体内容参见本书的第四章显微外科常用的监测技术。

采用实时、动态、立体监测方式。随着信息化高度发展，医护团队借助信息平台、智能手机等技术手段对术后患者情况，进行实时监测，共同管理。通过实时上传拍摄的再植肢体的照片、视频及患者其他身体数据，治疗团队及上级医生实时了解患者病情动态变化，从而达到早发现、早诊断、早处理的目的。

3. 术后保温 显微外科术后应注意保温，避免寒冷、冷风等刺激而导致血管痉挛，避免再植肢体过多暴露。常规可用 40~60W 烤灯，距离再植肢体 30~50cm 进行持续照射，保持温度，使血管处于舒张状态，但使用烤灯期间，需注意距离过近易造成灼伤、灯泡爆裂等潜在风险，注意防护，保障烤灯安全有效的使用（图 9-4）。如果局部血液循环较差则不宜使用烤灯，否则会加速局部组织的新陈代谢，加速组织耗氧、组织变性和坏死的过程。

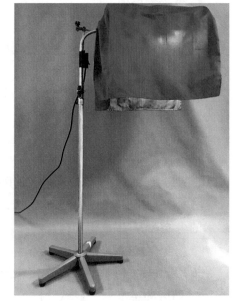

图 9-4 护架烤灯

4. 饮食护理　根据不同的麻醉方式告知术后进食时间及相应的饮食指导。术后饮食应清淡易消化，高纤维类饮食，忌辛辣、刺激性食物，多吃新鲜蔬菜水果。多饮水，100~200ml/h，防止便秘。禁烟、酒，不喝含咖啡因的饮料，有助于预防血管痉挛。失血渗出多者给予高能量、高蛋白饮食，协助纠正低蛋白血症。

5. 体位护理　术后 1 周患者卧床休息，患肢抬高 20°~30°，略高于心脏水平。可使用枕头或具有一定支撑作用的体位垫辅助患肢的摆放（图 9-5），可有效避免血管走行部位及再植肢（指）体受压，影响血液循环。如果再植肢体因动脉供血不足而变苍白，则需要将其降低至心脏平面以下以增加动脉血流。

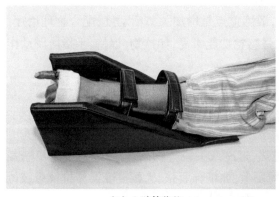 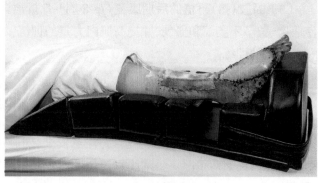

（1）上肢体位垫　　　　　　　　　　　　　　（2）下肢体位垫

图 9-5　多功能体位垫的运用

6. 创面护理　再植术后需要严密观察，纱布包裹不利于血液循环观察，且容易对局部产生卡压，可采用创面暴露疗法，在术后早期 6~8h 拆除纱布，将患肢放置于治疗巾上，如被血液污染及时更换。保持创面局部清洁，及时去除血迹，避免形成血痂。血痂一旦形成，避免机械擦拭，应采用生理盐水纱布湿敷后去除。如患者是安置在普通病房，可在创面覆盖单层无菌纱布遮盖。

7. 用药护理　常规行抗炎、抗凝血、抗痉挛、消肿治疗。具体内容参见本书第八章显微外科常用药物的护理。

8. 并发症预防

（1）血容量不足：血容量不足大多发生在大肢体，多指离断时。患者创伤时的失血、长时间的手术，及术后创面大量渗出，可出现血容量不足。早期可表现为脉搏细速，脉压减少，尿量减少等。应严密观察患者的神志及生命体征变化、创面渗血情况，监测患者的尿量、血常规、出凝血时间等化验指标；做好抗休克治疗，如输血、输液，补充血容量，纠正酸碱失衡。需要注意的是，应慎用升压药，以免造成再植肢（指）坏死。

（2）急性肾衰竭：急性肾衰竭是断肢再植患者最为严重的并发症，会危及生命。多数患者早期表现为少尿或无尿，尿比重降低。应严密监测每小时尿量变化，及时补充血容量，预防和纠正休克，保证肾脏的血容量。避免使用损害肾功能的药物，及时利尿或进行透析疗法。

（3）感染：感染可表现为局部切口感染和全身感染。主要见于大肢体再植术后，局部感染处理不及时而扩散或者深部伤口内的污染物清除不彻底导致。一旦患者出现持续高热不退，伴有全身感染症状时，应及时对症处理，合理正确使用抗生素。

（4）血管危象：血管危象的预防及护理参照本书第六章第二节血管危象。

9. 促进再植的肢（指）体功能恢复　肢（指）体再植成活，软组织愈合，骨折愈合，应循序渐进，积极进行主动和被动的功能锻炼，并适当辅以物理治疗，促进功能恢复。若有肌腱、神经需要二期修复者，应尽早予以修复。肌腱、神经粘连严重时，应适时进行松解手术，以便更好地恢复再植肢（指）体的功能。

（1）断肢（指）再植的早期康复（0~4 周）：康复内容包括光疗、热疗、按摩、被动和主动的功能锻炼，主要目的是减轻和消除肢体的肿胀，防止关节韧带、肌肉挛缩僵硬或发生纤维化。未制动的关节可做轻微的屈伸活动，以免后期影响关节活动度。

（2）断肢（指）再植的中期康复（4~6 周）：肿胀基本消退或明显减轻，吻合的血管神经肌腱都已愈合，骨折端愈合尚不牢固。重点预防关节僵硬、肌腱粘连及肌肉萎缩。应以主动活动为主，练习患肢（指）伸屈，握拳等动作；被动活动时，应注意对再植肢体的保护。

（3）断肢（指）再植的后期康复（6~8 周）：骨折愈合，锻炼重点是增加关节活动度，配合物理治疗，使肌肉、关节不萎缩和僵硬，并提高肌肉力量的训练，加强感觉功能康复，如捡物、握持、手指协调动作和温度觉的训练。

三、院外康复指导

（一）自我防护

冬季患肢注意保暖，可戴手套，并注意安全，勿碰过热、过冷或尖锐等物品，时常注意手部皮肤是否出现红、肿、热等情况。日常注意避免诱发血管痉挛的发生，如精神紧张、大幅度变换体位及患肢位置不当、疼痛、吸烟、进食辛辣、刺激性食物、过冷过热、用力排便等情况。

（二）基于移动信息技术的延续护理

医护人员可利用网络信息平台将住院护理进行科学延伸，确保患者在院外康复期得到专业的健康指导，对患者术后恢复情况进行跟踪评估，也能更好地监督患者，尽量避免发生其他不良情况，同时也有助于提升患者的自我管理能力，保持良好的心理状态，促进手功能恢复。

【基于临床案例的思考题】

案例一：

基本信息：李某；男；40 岁；已婚；初中；建筑工人；吸烟 20 支 /d。

主诉：患者于入院前 2h，因工作不慎被机器绞伤右上臂，当即右上臂大部分离断，疼痛、流血伴活动障碍。

现病史：由"120"送至医院就诊。急诊 X 射线片示：右肱骨干粉碎性骨折，部分骨质缺失。

查体：温度 37.3℃，脉搏 108 次 /min，呼吸 22 次 /min，血压 100/50mmHg，神志清。初步诊断：右上肢不全离断，右肱骨干开放性骨折。急诊完善检查，备血，在全身麻醉下行右上肢部分离断肢体再植术，右肱骨干外固定支架术。手术顺利，术后收入显微外科病房进一步治疗。术后 40h 患者肢体肿胀明显，手背出现散在水疱，肤色紫红。

导入问题：

1. 该患者可能会发生哪些并发症？

2. 术后如何判断该患者再植肢体血液循环是否正常？

3. 发生血液循环异常该如何处理？

案例二：

黄某，男，25 岁，患者就诊前 5h 被石块砸伤右拇、示指，当即拇指大部分离断，示指完全离断，疼痛、流血伴活动障碍。患者朋友将离断的示指存放在含有乙醇的容器中，随患者一起送至医院。急诊完善检查后在全身麻醉下进行右拇指再植术，右示指残端修整术，术后收入病房进一步治疗。10d后右拇指成活。

导入问题：

1. 导致患者右示指未进行再植手术的原因可能是什么？

2. 离断的手指现场该如何保存？

（何　丹　胡三莲　彭明霞　冯乐玲　黄天雯）

第十章

其他组织器官再植的显微外科护理

【案例引导】

案例一:

基本信息:王某;女;38 岁;已婚;初中;职业:工人。

主诉:机器绞缠头发致全头皮撕脱离体后 4h 入院。

现病史:患者于 5 月 10 日因机器绞缠头发致全头皮撕脱离体后 4h 入院。检查:头皮自帽状腱膜下撕脱,前起于额部发际上 2cm,后及枕部发际上 4cm,右侧达耳后 4cm,左侧达耳后 3cm,撕脱面积为 28cm×25cm。颅骨裸露,骨膜基本完整。撕脱头皮的左颞区小部分毁损,左顶枕区及颞区有多处不规则全层撕裂伤(见图 10-1)。患者自起病以来,无腹泻、腹胀、便秘、反酸、呕吐、嗳气、呕血、黄疸、食欲缺乏、厌油,睡眠、精神好,大小便正常,体重无明显变化。

导入问题:

1. 患者的急救处理措施是什么?

2. 患者入院后给予手术治疗,围手术期的护理要点是什么?

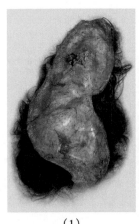
（1）

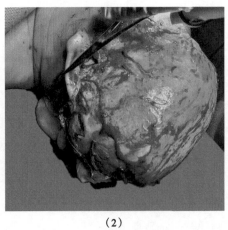
（2）

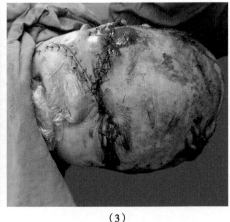
（3）

图 10-1 头皮撕脱伤后再植

第一节 头皮再植的围手术期护理

头皮撕脱伤是十分严重的机械性损伤,常因长发被机器卷入所致,多见于女性,具有无类似组织可以替代、受伤缺损面积较大,常伴有休克、脱位以及骨折等特点,且易对患者外貌造成严重影响。头皮吻合血管再植术是其主要治疗方式,且效果最佳。围手术期护理是头皮再植成活能否成功的关键,直接影响了手术成功与否。围手术期护理措施具体如下。

一、术前护理

1. 急救处理

（1）入院处理:入院后即刻测量生命体征,观察神志、尿量以及头皮的渗血情况,用无菌敷料加压包扎头部创面止血。迅速建立静脉通道,快速输血、补液,纠正休克并镇静止痛、预防感染,破伤风抗毒素肌内注射,保持呼吸道通畅,高流量给氧(4~6L/min),同时积极进行其他手术前准备。

（2）撕脱头皮处理:取回被撕脱的头皮后,动作轻柔地折叠撕脱内面,然后用干净的布单包裹并放置于绝对干燥的塑料袋内,禁止将撕脱的头皮放置于任何药液中,塑料袋外放冰块保存,随同患者一起送至医院处理。根据撕脱头皮的大小离断层次、碾压程度、保存情况、热缺血时间等判断有无条件再植,检查完后,等待手术期间将撕脱头皮妥善保存,放至 4℃冰箱备用。

2. 心理护理
耐心细致地与患者及家属沟通,稳定患者的不安情绪,排除患者紧张、恐惧的心理,讲述紧张因素的危害性,举例成功的病例建立起患者的信心,取得患者的信任与配合。

二、术中护理

取仰卧位,术中根据失血量给予输血、输液。撕脱头皮剃除毛发,以强力碘溶液等消毒液清洗后,尽量清除黏附于头皮内面的发丝。

三、术后护理

1. 一般护理
病房保持安静,因吻合的血管对低温十分敏感,术后保暖是关键,室温维持在 23~25℃之间。

2. 体位护理
术后患者麻醉未清醒时给予平卧位,头偏向一侧。待患者麻醉清醒且生命体征平稳后,协助患者取半卧位,有利于静脉回流,可以减轻头部水肿的情况。头部垫海绵垫,每 2 小时更换一次头部受压部位。

3. 病情观察
严密观察再植头皮创面渗血情况,保持外敷料清洁干燥。外敷料有渗血浸湿时用无菌纱布棉垫再加压包扎,注意检查外敷料包扎松紧程度,包扎过紧会压迫血管,影响头皮的血供,过松则达不到止血目的,一般以能伸入一个示指为宜;严密观察再植头皮血液循环情况并详细记录;每小时观察并记录再植头皮的温度、颜色、肿胀情况及毛细血管回流时间,若再植头皮颜色和正常头皮相似,毛细血管回流时间在 1~2s 内,有轻度肿胀且有弹性,提示再植头皮血液循环好,成活概率大;若头皮血液循环不佳时,则表现为头皮颜色呈暗红色或苍白、肿胀明显甚至出现水疱、毛细血管回流时间延长、皮温偏低或升高等,须及时报告医生进行处理。

4. 饮食护理
早期饮食清淡易消化,且富含营养,为避免过度咀嚼牵拉创口,增加疼痛,给予软食、流质或半流质饮食;后期为保证头皮再植成活,需进食高维生素、高蛋白、高纤维饮食,少量多餐,避免进食辛辣、冷等刺激性大的食物,禁止食用含咖啡因食物,以免影响血管收缩,多饮温水(100~150ml/h),保持 24h 尿量 >2 500ml。

5. 疼痛护理
术后积极给予镇痛药,可预防性使用镇痛泵,静脉滴注 0.9% 氯化钠溶液 100ml 加帕瑞昔布钠注射剂 40mg,2 次 /d,可有效降低患者疼痛程度。疼痛护理内容参见本书第六章第一节疼痛。

6. 用药护理
头皮再植术后需要使用抗凝血药、抗痉挛药物、抗感染药,有利于保持吻合血管通畅,保证头皮血供,但同时也会使创面渗血增多,因此要密切观察患者病情变化以及创面出血情况。

7. 心理护理　由于头皮撕脱伤位置明显且多见于长发女性,容易对外貌造成严重影响,患者心理创伤较大,常怀有负疚、悔恨等负面情绪,出现情绪低落、悲观、不愿意社交等表现,严重者甚至有轻生念头。因此,在治疗的整个过程中,护理人员要多与患者沟通,及时了解患者情绪以及心理状态变化,建立良好的护患关系,对患者提出的问题耐心解答,使其保持良好的情绪,积极配合治疗。

8. 常见并发症护理　头皮再植术后最容易发生的并发症是血管危象。当出现血管危象时积极配合医生查找原因,针对性给予处理措施。比如给予换药、拆缝线减小张力、轻柔按摩、温盐水热敷、扩张血管等处理,0.5h后再植头皮转红润,毛细血管回流时间恢复正常,针刺放血可见鲜红色血液流出,给患者戴颈托制动,防止血管再受压。如果仍无好转,即可确定为血栓形成,须尽早行血管探查。

四、出院护理

由于再植头皮末梢神经感觉差,感觉减退,出院后要注意保护头皮。洗头时可选择中性洗发液,禁止使用刺激性的洗发液,水温以 39~41℃为宜;经常按摩头皮,以促进局部血液循环;早期可选择戴棉质等柔软材质的帽子,避免刺激皮肤,短期内可选择使用假发套,室内应摘下帽子或假发套,保持头皮干燥;术后 3 个月剃光头 1 次,有利于头发生长;外出活动避免碰撞头部。

【基于临床案例的思考题】

案例一:

患者,女,33 岁,已婚。患者于 2017 年 2 月 8 日 12:20,在工作时不慎将头发卷入运转的机器中,造成头皮完全性撕脱,当时感到剧烈头痛并伴头部出血。在当地医院紧急加压包扎,并将撕脱的头皮用冰袋保存后,连同患者一并送至某院急诊。患者当时无意识丧失,无恶心呕吐。经过骨科及神经外科会诊,排除手术禁忌后,于当日 18 时在全身麻醉下行血管吻合撕脱头皮回植术。手术顺利,术中输血 1 600ml。为进一步观察再植头皮血运,急诊手术后拟 "头皮撕脱回植术后" 收治入 ICU。

导入问题:

1. 该患者入院后该如何进行紧急处理?

2. 如何护理该患者?

案例二:

患者,女,19 岁,未婚。患者在工作中头发不慎被机器卷拉,致头皮大面积撕脱,伤后在当地行急诊简单包扎处理后于术后 4h 转院治疗。转院途中生命体征尚稳定,行补液支持治疗。来院后继续予以抗休克治疗,并完善术前检查,予以急诊入院治疗。入院查体:体温 37.3℃,脉搏 109 次/min,呼吸 15 次/min,血压 90/60mmHg。神志清楚,肢端皮肤苍白,四肢皮温冷,头部包扎,敷料见新鲜渗血,双侧瞳孔等大等圆,直接、间接对光反射灵敏。头部头皮大面积撕脱伤,前侧从眉弓上缘向上后方撕脱,双侧自耳上方撕脱。患者入院后行保护撕脱头皮,并给予积极抗休克治疗,监测生命体征,30min 内完成了各项术前检查及准备,送入手术室在全麻下行血管吻合撕脱头皮回植术。

导入问题:

1. 该患者入院时首优护理措施是?

2. 如何护理该患者?

(杜　棣　彭明霞　冯乐玲　黄天雯)

第二节 阴茎再植的围手术期护理

【案例引导】

案例一：

基本信息：姓名：翁某男；28岁；已婚；文化程度：初中；职业：自由职业。

主诉：阴茎切断3h。

现病史：患者在熟睡中被人用菜刀将阴茎齐根部切断。在当地医院经包扎后3h送达医院。查体：阴茎距根部约0.8cm处离断，创面整齐，离断阴茎体长约7cm。入院后即行抗休克治疗，用8号橡胶导尿管束扎阴茎残端控制活动性出血，再将离断的阴茎创面先后用含抗生素的生理盐水及肝素生理盐水冲洗阴茎海绵体，直至经阴茎深静脉流出清亮的液体。并在连续硬膜外麻醉下行阴茎再植术。

导入问题：

1. 患者断离阴茎的保存方式是什么？

2. 患者入院后给予手术治疗，围手术期的护理要点是什么？

阴茎离断再植术是针对阴茎不完全性或完全性离断伤进行的吻合手术。常见的阴茎离断通常是由于意外事故、刑事案件、自残行为等原因造成。断离的阴茎行再植术的最佳时间是离断后6h内，如不能及时进行手术治疗，应将断离的阴茎低温、干燥保存，并尽早完成再植手术治疗。有关围手术期护理措施如下。

一、术前护理

1. 心理护理 治疗过程中，患者的配合对护理工作起着非常重要的作用，应针对患者的受伤情况、年龄以及心态，采取个性化的护理措施，为患者做好心理护理。多与患者沟通，言辞恰当，避免使用一切可能刺激患者的言行，及时了解患者情绪以及心理状态变化，建立良好的护患关系，对患者提出的问题耐心解答，使其保持良好的情绪，积极配合治疗。

2. 术前准备 患者入院后立即开始禁食禁水，迅速建立静脉通道，快速补充血容量。离体阴茎用无菌纱布包裹后并放置于绝对干燥的塑料袋内，再放入4℃冰箱保存。快速准确地配合医生完成术前各项检查和准备工作。

二、术中护理

取平卧位，术中根据失血量给予输血、输液。

三、术后护理

1. 一般护理 患者术后需要绝对卧床1周，禁止吸烟，限制探视人员。为避免手术部位受压，可在病床中部放置带烤灯的支架，注意保暖，防止低温引起血管痉挛。用纱布垫将阴囊下部托起，抬高纱布隔开阴茎与阴囊间皮肤，将阴茎保持与腹部垂直的位置，改善局部肿胀情况。选择易消化食物，多饮水（2 000~3 000ml/d），保持大便通畅，必要时给予泻药，防止因便秘而引起的出血或不适。

2. 疼痛护理 为患者进行翻身、更换敷料等操作时，动作要轻柔，尽量避免产生疼痛刺激。入睡时防止手术部位受压。睡前可遵医嘱口服2片己烯雌酚，防止阴茎勃起影响伤口愈合。

3. 局部观察与护理　再植术后的阴茎正常表现为皮肤较肿胀,龟头颜色红润,毛细血管回流良好,针刺有血渗出。若动脉供血不足,表现为肤色发黑或呈青紫色,皮温低,毛细血管回流不明显;若毛细血管回流良好、阴茎周径变大、肿胀、肤色紫红,甚至有小水疱,常提示静脉回流障碍。

4. 用药护理　全身血液凝固性反应在创伤及手术后48h达到高峰,易形成血栓,应及时补充血容量,使用抗凝血药,以增加有效血循环。每晚遵医嘱给予已烯雌酚2mg,防止晨间阴茎勃起。可适当应用镇痛药,预防疼痛、躁动引起的伤口破裂出血以及再植血管危象。以上药物应用至少1周。用药期间密切观察患者病情变化,如有无恶心、呕吐、头晕、头痛、牙龈出血等症状,发现异常须及时做好相应处理。

5. 预防感染　除全身应用抗生素预防伤口感染外,还应加强基础护理:每日2次进行会阴护理,用苯扎氯铵棉球擦拭尿道口和导尿管,定期进行膀胱冲洗,保持导尿管通畅,定期更换尿袋。保持伤口敷料干燥整洁。鼓励患者多饮水,防止尿道堵塞。

【基于临床案例的思考题】

案例一:

张某,男,24岁,已婚。患者被锐器离断部分阴茎后。由"120"送至当地医院急诊行止血包扎处理,随后转诊入院,入院时已离断7h。查体:生命体征平稳,神志清,急性面容。会阴部可见阴茎于根部约5cm处部分离断(两侧阴茎海绵体完全离断,尿道海绵体部分离断,尿道离断面积约2/3,整体离断面积约4/5),创面平整,可见离断血管处搏动性出血,阴茎及尿道海绵体渗血,阴囊外观无异常,触诊睾丸、附睾正常。

导入问题:

1. 该患者入院后该如何进行紧急处理?

2. 该患者目前护理诊断及观察要点是什么?

案例二:

李某,男,41岁。患者被人先用尖刀刺伤左大腿而大出血,其后在休克状况下阴茎又被齐根部割去抛入垃圾桶。在附近医院将两处伤口加压包扎后2h送至医院。查体:左侧股动脉在左大腿中下部开放性伤口中探及并已离断。双侧睾丸自阴囊伤口外翻、无损伤。离体的阴茎污染较重;反复用肝素生理盐水冲洗,直至阴茎背深静脉流出清亮液体。同时在全身麻醉下行阴茎离断再植手术,术后3d,患者阴茎呈发黑或呈青紫色,且皮温低。

导入问题:

1. 该患者现在首优护理诊断是什么?

2. 根据该护理诊断如何护理患者?

(杜　棣　彭明霞　冯乐玲　黄天雯)

第三节　断耳再植的围手术期护理

【案例引导】

案例一:

基本信息:章某;女;29岁;未婚;高中;职业:工人。

主诉:车祸致全身多处外伤1h。

现病史:患者在车祸中左耳郭被撕脱并离断,左耳断裂及周边皮肤撕裂出血。体格检查:左耳前皮肤自下颌关节处向后撕开,腮腺部分暴露,左耳郭自外耳道软骨部;连带左侧颞部头皮撕脱,耳郭软骨外露,仅耳垂下约1cm皮肤组织相连。创面污染严重,活动性出血多,离断耳郭颜色呈暗红色。骨性外耳道通畅,鼓膜无穿孔。

导入问题:

1. 患者术后如何安置体位?
2. 患者围手术期的护理要点是什么?

耳郭损伤较常见,而离断则不多。它多由撕脱、切割或咬伤等原因引起,使耳郭受伤的部分完全离体[图 10-2(1),图 10-2(2)],无任何组织相连,它包括耳郭完全离断和耳郭部分离断。受伤后如果处理不当,很容易造成手术失败,遗留耳郭缺损、畸形。术前明确判断伤情,妥善保存离断耳郭,尽快做好术前准备是手术成功的根本保证。术后密切观察患者再植耳郭血液循环情况,做好预防并发症的针对性护理以及应用三抗措施药物安全护理是保证手术成功的关键。后期的康复护理则有助于患者早日康复,回归家庭与社会。有关围手术期护理措施如下。

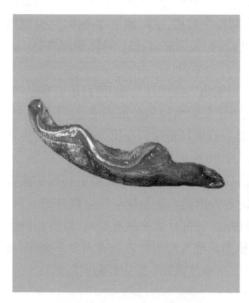
图 10-2(1) 耳郭完全离断

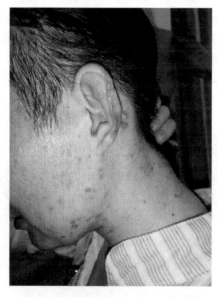
图 10-2(2) 断耳再植术后1个月

一、术前护理

1. 术前准备 患者入院后立即禁食禁水;待全身情况稳定后,为患者进行清洁处理,头颈部备皮,剃除全部头发,更换清洁衣裤;因手术时间较长,术前给予留置尿管。

2. 心理护理 护理人员应耐心细致地与患者及家属沟通,稳定患者不安情绪,排除患者紧张、恐惧的心理,讲述紧张因素的危害性,讲解患者主动配合的重要性以及配合不良的危害等,举例成功的病例,增强患者的信心,取得患者的信任与配合。

二、术后护理

1. 一般护理 患者取头高位,头偏向一侧,患侧向上,避免再植耳郭受压。绝对卧床7d。指导患者及其家属床上使用便器的方法,排便时避免过度用力而引起血管痉挛,便秘要及时给予通便;加强病房的管理,病房内严禁吸烟,减少人员探视,吸烟人员禁止进入病房;术后注意保暖,病房室温保持 23~25℃,提供温暖环境,避免寒冷刺激;床旁使用 40~60W 的烤灯持续照射再植耳郭,距离约30~50cm,烤灯保暖常规使用 7d;术后给予高热量、高维生素、高蛋白、易消化饮食,补充足够水分,失血、失液较多的患者,遵医嘱输血、输液,以保证充足的血容量。

2. 密切观察再植耳郭血液循环　血液循环的建立是耳郭再植成功的关键。术后 7d 内每小时观察再植耳郭血液循环一次,并做好记录。观察指标包括:再植耳郭的颜色、皮温、毛细血管回流、耳郭肿胀程度以及伤口渗血情况等。若再植耳郭血液循环正常,则表现为颜色红润、皮温等于体温或稍高于体温、皮肤弹性好、毛细血管回流时间在 1~2s 内、耳郭轻度肿胀以及有少量渗血等。若再植耳郭动脉供血不足,则表现为皮肤颜色呈灰色或灰白、耳郭皮肤弹性差或出现干瘪、皮肤温度低于体温,毛细血管回流时间 >3s,伤口无渗血或针刺不出血;若皮肤发紫、耳郭肿胀严重或有水疱、毛细血管回流时间 <1s 则提示静脉回流障碍,应立即报告医生,给予对症处理。

3. 预防血管危象　剧烈活动、低温、烟草中的尼古丁、疼痛刺激、血容量不足、情绪紧张等均会导致血管痉挛的发生,而持续剧烈的血管痉挛会导致血液凝固、血栓形成,从而发生血管危象,影响再植耳郭的成活。因此,要密切观察患者再植耳郭血循环情况,一旦发生,立即报告医生,采取相应处理措施。

4. 疼痛护理　针对创伤引起的伤口疼痛,及时给予镇痛药。若患者是由于长期卧床、头颈部制动引起的身体酸痛,协助患者采取舒适体位,如头部垫小软枕,定时翻身改变体位,头颈部每 1~2h 轻轻扭动 3~5 次,指导患者及其家属定时按摩受压部位,如头颈部、肩部、手臂、臀部等受压部位,必要时可给予镇痛药。

5. 心理护理　耳郭再植术如果不成功不但会影响患者的生理功能,而且还严重影响了患者的生活、工作等,如传导性耳聋、聚音能力减弱、日常生活中佩戴眼镜或口罩不便等。因此,患者常伴有极大的心理压力。护理人员应及时与患者沟通,了解其心理及情绪的变化,耐心地解答患者疑问,讲述手术成功的案例等,使患者对手术充满信心。

6. 用药护理　术后全身应用抗生素以预防伤口感染;遵医嘱应用抗凝血药预防血管栓塞;术后7d 内采取盐酸罂粟碱肌内注射等预防血管痉挛的各种措施。用药期间抗生素与抗凝血药分开静脉通道输入,抗凝血药应连续使用 7d,选择粗、直的静脉,且每日更换输液器具,以防止静脉炎的发生;应用抗凝血药期间密切观察患者有无出血倾向,肌肉或静脉注射针眼处有无皮下瘀斑、血尿等,每次拔针后应按压针眼至少 5min。具体内容参见本书第八章显微外科常用药物的护理。

三、出院护理

指导患者出院后外出活动时要注意保护再植耳郭,防止碰伤,寒冷季节佩戴耳罩或围巾以防冻伤。鼓励患者多参加户外活动,保持良好的心态,避免情绪激动。多食新鲜蔬菜和水果,保持大便通畅,教会患者和家属观察患耳的颜色,有变化及时来院就诊。

【基于临床案例的思考题】

案例一:

患者,男,37 岁,因左耳完全离断、出血伴疼痛 8h 入院。检查:左耳自耳垂上部向上至耳郭中、上1/3 处呈弧形完全离断。入院后完善检查,在急诊局部麻醉下行左耳清创再植术。现术后第 3 日,给予消炎、止痛、营养药物治疗。观察离断耳郭色苍白,皮肤干瘪,针刺不出血。

导入问题:

1. 该患者发生了什么现象?

2. 如何护理该患者?

案例二:

患者,男,35 岁,头面部及颈部被砍伤 2h 入院。查体左面部约 10cm 长伤口,左耳郭连带耳前部分皮肤完全离断,左颈部约 10cm 长伤口,左颈外静脉及第五颈椎神经根部分断裂,出血较多。入院时测脉搏 120 次 /min,血压 80/60mmHg,面色苍白。

导入问题:

1. 该患者目前首优护理诊断及措施是什么?

2. 如何护理该患者?

（杜　棣　彭明霞　冯乐玲　黄天雯）

第四节　断唇再植的围手术期护理

【案例引导】

案例一:

基本信息:黄某;男;26 岁;未婚;高中;职业:公务员。

主诉:动物咬伤唇部导致上嘴唇完全分离半小时。

现病史:患者被大型犬扑倒并咬伤嘴唇,导致上嘴唇完全游离,流血不止。体格检查:生命体征平稳,痛苦面容。上嘴唇完全缺如,口腔内牙齿外露,创面不齐,有活动性出血。离断嘴唇颜色呈暗红色。创缘有咬痕。

导入问题:

1. 患者术后如何进食?

2. 患者围手术期的护理要点是什么?

口唇是面部重要器官之一,具有复杂的解剖结构及进食、说话等重要功能,唇缺损不仅造成患者进食、语言、表情功能的障碍,也给患者造成极大的心理障碍和精神上的痛苦,严重影响了患者的工作及日常生活。因此唇部缺损修复尤其重要。

一、术前护理

1. 术前准备　刮胡须,彻底清洁口腔、洁齿。因术后会有缝线固定上下唇,限制张口,术前要指导患者锻炼用吸管进食,有利于术后进食方式的改变。

2. 心理护理　参见本章第三节断耳再植的围手术期护理。

二、术后护理

1. 一般护理　术后清醒者尽量取头高位,有利于头面部血液回流,促进消肿。病房保持安静整洁,光线柔和,温湿度适宜,有落地烤灯,局部照射保温。定时监测生命体征,观察患者情绪及精神状态。因术后缝线固定上下唇,限制口角之间的间隙,给患者进食带来了极大的困难,进食时将食物置于患者一侧口角处放入口内,由流质饮食开始,后逐步过渡到半流质,食物一定要软、碎、稀稠适中,注意进食半流质时吸管粗细要选择适宜。

2. 定时观察唇部血液循环　手术当日 30~60min 观察 1 次，术后第 1~2 日，每 1~2h 观察一次，一般唇瓣颜色正常或稍白，如血液循环较差，会与正常唇色差异过大，发紫或发黑且唇部温度低，应立即报告医生给予对症处理。上下颌严格制动，限制张口。防止出现缝线断裂，伤口出血、撕裂，甚至坏死。

3. 用药护理　根据医嘱合理应用抗菌药物，药物现配现用。多饮水，减少家属陪护及探视人员，预防感冒，避免出现咳嗽、打喷嚏症状。

4. 疼痛护理　参见本书第六章第一节疼痛。

5. 预防感染　口腔属于有菌环境，伤口直接暴露其中，故口腔护理对术后预防感染有着重要意义。患者进食后先用生理盐水或漱口水冲洗口腔，直到冲洗干净，再用 3% 硼酸液及 95% 乙醇等量混合液擦拭伤口，因术区皮肤过于干燥会影响边缘区血液循环建立，故要用无菌石蜡油涂于术区皮肤。

6. 心理护理　参见本章第三节断耳再植的围手术期护理。

【基于临床案例的思考题】

案例一：

患者，男，10 岁，因右侧部分上唇被犬咬伤后疼痛流血 2h 入院。检查：右侧上唇自口唇中部至右口角外侧，上自鼻底，下至唇红边缘的皮肤，皮下组织及部分肌肉缺失。面积约 3cm×2cm。创面唇红上缘可见上唇动脉主干搏动。右鼻唇沟见一 "H" 形裂伤。右耳郭内见一 "L" 形挫裂伤口。离断组织块大小约 2.5cm×2cm×1cm，表皮挫伤，布满暗红色瘀斑。皮下组织污染重。有直径 0.7cm 的贯穿伤口。

导入问题：

1. 该患者如何进行急救处理？

2. 如何护理该患者？

案例二：

患者，男，25 岁，头面部被砍伤 1h 入院。查体右面部约 8cm 长伤口，右侧面部及嘴唇部分皮肤完全离断，出血较多。入院时测脉搏 120 次/min，血压 80/60mmHg，面色苍白。

导入问题：

1. 该患者目前首优护理诊断及措施是什么？

2. 该患者目前的护理及观察要点是什么？

（杜　棣　彭明霞　冯乐玲　黄天雯）

第五节　断鼻再植的围手术期护理

【案例引导】

案例一：

基本信息：蒋某；男；46 岁；已婚；初中；职业：工人。

主诉：鼻被酒瓶炸伤后出血，疼痛 2h。

现病史：患者不慎被酒瓶炸伤，导致鼻部出血不止。在当地医院给予简单清创包扎后送来医院就诊。打开伤口见鼻尖、双侧鼻翼及部分软骨完全离断。急诊以断鼻收治入院。

导入问题:

1. 患者术后如何做好呼吸道管理?

2. 患者围手术期的护理及观察要点是什么?

鼻部血供十分丰富,变异的交通较多,尤其鼻尖鼻翼部皮肤较厚,皮下毛细血管呈血窦状,渗血严重,血管找寻非常困难,手术难度大。术后的护理工作也是断鼻再植能否成活的关键步骤,有关围手术期护理措施如下。

一、术前护理

1. **术前准备** 完善相关检查后,通知患者禁食、禁水,备皮。注意患者有无感冒、发热、上呼吸道感染。

2. **心理护理** 参见本章第三节断耳再植的围手术期护理。

二、术后护理

1. **一般护理** 术后清醒者取头高位,有利于头面部血液回流,促进消肿。术后注意保暖,病房室温保持 23~25℃,提供温暖环境,避免寒冷刺激;床旁使用 40~60W 的烤灯持续照射再植断鼻,距离约 30~50cm,注意保护患者眼部;为预防便秘,护理人员指导患者进食富含膳食纤维的食物;排便时避免过度用力而引起鼻部出血,便秘时及时给予通便;加强病房管理,病房内严禁吸烟,烟雾中含有尼古丁,会引起血管痉挛;减少人员探视,吸烟人员禁止进入病房;术后给予高热量、高维生素、高蛋白饮食,提高机体免疫力;预防感冒,避免出现咳嗽症状。

2. **定时观察鼻部血循环** 术后 7d 内每小时观察再植鼻部血液循环一次,并做好记录,以便早期发现和处理血管危象。观察指标包括:再植鼻部的颜色、温度、毛细血管回流监测、皮肤弹性、肿胀程度、伤口渗血情况等。

3. **疼痛护理** 参见本书第六章第一节疼痛。

4. **用药护理** 参见本章第三节断耳再植的围手术期护理。

5. **心理护理** 参见本章第三节断耳再植的围手术期护理。

6. **常见并发症护理** 术后应用低分子右旋糖酐、肝素钠及盐酸罂粟碱,可有效减少血管危象的发生。如出现再植外鼻大部皮肤颜色暗紫,指压后皮肤颜色变白,鼻尖点可见皮肤颜色苍白等血管危象,立即报告医生,给予对症处理。

【基于临床案例的思考题】

案例一:

患者,男,40岁,因车祸致鼻部完全断裂 1h 入院。检查:离断鼻自鼻头、鼻翼组织约 3/4 完全离断,仅左侧鼻翼基底处及鼻小柱少部分皮肤尚未离断,双侧面动脉鼻翼支及右侧静脉断裂,游离组织呈缺血表现。入院后完善检查,在急诊全身麻醉下行鼻部清创再植术。现术后第 3 日,给予消炎、止痛、营养药物治疗。观察离断鼻尖部发黑,皮肤干瘪,针刺有暗红色淤血。

导入问题:

1. 该患者发生了什么现象?

2. 该患者目前的护理及观察要点是什么?

案例二:

患者,男,25岁,机器切割致鼻尖部完全离断 2h 入院。查体:面部鼻尖部软组织及部分软骨完全缺失,创面出血明显。入院时测脉搏 120 次 /min,血压 100/80mmHg,痛苦面容。

　　导入问题:

　　1. 该患者目前首优护理诊断及措施是什么?

　　2. 该患者目前的护理及观察要点是什么?

(杜　棣　彭明霞　冯乐玲　黄天雯)

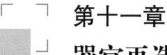

第十一章
器官再造的显微外科护理

【案例引导】

案例一:

基本信息:王某;男;22岁;未婚;高中;职业:工人。

主诉:右手机器压伤致畸形伴活动障碍2h。

现病史:患者因右手被机器压伤致疼痛、出血、畸形伴活动障碍2h入院,在当地医院诊断为"右手指骨、掌骨多发粉碎性骨折",经当地"120"转送至其他医院,完善相关检查后,急诊全身麻醉下行"游离左侧第一趾骨及胫侧皮瓣、踇甲皮瓣全形再造右拇指;右手第三掌骨截除术"(图11-1、图11-2)。术后患者右手感觉、运动功能障碍,医护人员协助患者行功能锻炼及物理治疗。伤后1年复诊,右手感觉及运动功能恢复良好,患者已顺利融入工作与生活。

导入问题:

1. 患者入院后行手术治疗,围手术期的护理要点是什么?

2. 患者术后右手感觉、运动功能障碍的可能原因是什么?

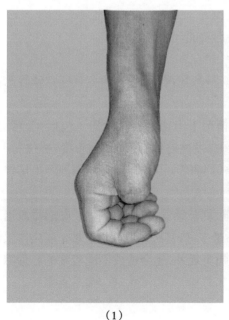
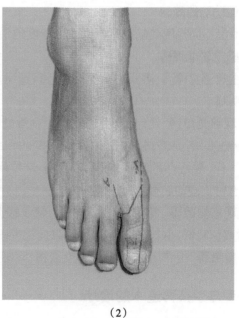

(1)　　　　　　　　　　　　(2)

图 11-1　术前及术中设计

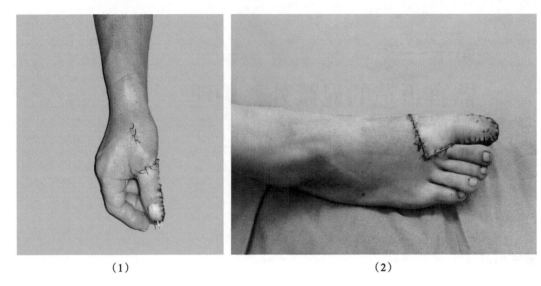

（1）　　　　　　　　　　　　　　　　　　（2）

图 11-2　术后拇指再造

第一节　手与手指再造术的围手术期护理

显微再造（microsurgical reconstruction）是对已失去原有结构的组织器官,采用显微外科的技术（带血管蒂组织移位、吻合血管组织移植）和方法（自体组织、异体组织、人造组织等）恢复其正常或接近正常的结构和 / 或功能的方法。又称显微重建。手与手指的显微再造（microsurgical hand and finger reconstruction）是采用显微外科技术,将带血管的全部（或部分）足趾或其他部位的组织移植到手部（或上肢残端）,重建缺损的手指（或手）的手术方法。

一、手与手指缺失的临床表现

（一）运动功能障碍
手与手指不同程度的缺损将丧失不同程度的手部功能。

（二）感觉功能障碍
包括主观感觉障碍、客观感觉障碍和心理障碍。一般情况下,患者的主观感觉障碍比客观感觉障碍多而且明显。

1. **主观感觉障碍**　指在没有任何外界刺激的情况下出现的感觉障碍。包括:①感觉异常,如局部麻木、冷热感、潮湿感、振动感,以麻木感多见。②自发性疼痛,随损伤的程度、部位的不同,疼痛的性质也不一样,常见的有刺痛、跳痛、刀割痛、牵拉痛、灼痛等。③幻肢痛,周围神经损伤伴有肢体缺损或截肢者有时出现幻肢痛。

2. **客观感觉障碍**　包括:①感觉丧失,深浅感觉、复合感觉、实体觉丧失。②感觉减退。③感觉过敏,即感觉阈值降低,小刺激出现强反应,以痛觉过敏最多见,其次是温度觉过敏。④实体感缺失。

3. **心理障碍**　手与手指的不同程度缺损,除影响美观外,还会造成不同程度的心理障碍。

二、手与手指再造术的治疗

（一）手与手指显微重建手术分类
手术方法主要有 3 大类:功能性再造、足趾移植、全形再造。

1. **功能性再造** 早期的手指再造术是通过手指残留组织的提升或延长以及用皮瓣包绕骨条的方式造出一个"棍"样的手指,虽然没有指甲也没有关节,但是变长的"手指"具有手指的部分功能。

2. **足趾移植** 20世纪60年代开始将足趾移植到手部再造手指。足趾虽然短小,但是解剖结构与手指相似,具有关节与趾甲,还有丰富的感觉神经。再造的手指外形、功能和感觉较好,但是需要牺牲供区足趾,而且长手指再造的外观和功能往往不理想。

3. **全形再造** 一般用足部组织瓣按照手指的结构与功能拼接组装成一个新的手指,也有人称之为拼接再造。这样再造出的手指外形与功能更接近正常手指,并且对足的损伤小,足趾大部分情况可以保留。目前全形再造是手指再造术的发展方向。手指和手显微再造,用于再造手指的组织大都取自于自身,一旦手术失败,不仅是再造手指不成功,而且是取自供区的健康组织白白浪费。因此,全形再造对医生的技术要求较高。

(二) 手与手指显微再造的手术目的

无论再造手指还是再造手,其最终目的是恢复手与手指的基本功能并有良好的外形。随着人民生活水平的提高,手与手指再造术需要达到以下要求。

1. 再造手指有良好的血液循环。

2. 有一定的长度。

3. 有良好的感觉。

4. 有较大范围的活动度,并能完成对指、对掌、伸展及捏握等基本功能。

5. 有宽大柔软的虎口或指蹼。

6. 具有指甲。

(三) 治疗原则

1. 手术尽量一次完成,缩短疗程,减轻患者的痛苦及经济负担。

2. 再造手指长度适中,具有指甲,外形较佳。

3. 再造手指具有良好血液循环,不畏寒,术后可以早期开始功能锻炼。

4. 再造手指具有伸、屈、对掌及捏握等基本功能。

5. 再造手指能恢复良好的感觉功能。

6. 供区外观和功能损害较小。

(四) 手术治疗

1. 拇指再造术

(1)第二足趾移植再造拇指:术式相对简单,手术时间短,成活率高,再造拇指伸屈功能好,需要牺牲第二足趾。

(2)踇趾移植再造拇指:术式相对简单,手术时间短,成活率高,再造拇指外形较第二足趾好,需要牺牲(部分)大足趾而影响足部外观和功能。

(3)踇甲瓣拼接/全形再造拇指:再造拇指外形与指甲接近正常拇指,功能好,可以不牺牲。

(4)拇指修饰性再造:对存在外形缺陷或部分组织缺损的拇指,为了恢复其正常的功能与美观,采用显微外科技术进行修复与重建。其适用于拇指功能与外形有缺陷,精神、心理正常且要求拇指更完美,全身情况及经济条件允许的患者。

(5)带血管神经蒂皮瓣再造拇指:将一块或数块带血管神经蒂皮瓣移位至手指残端,包埋残指指骨或髂骨块,进行再造拇指的手术(图11-3)。

2. 手指再造术

(1)足趾移植再造手指。

（2）蹈甲瓣组合髂骨块移植再造手指。

（3）蹈甲瓣组合第二趾关节移植／髂骨再造手指。

3. 多指再造　2个或2个以上手指外形与功能的修复与重建手术。包括皮管植骨法、游离皮瓣包裹法、拇指残端提升术、牵引延长术、足趾游离移植术、全形再造等。

4. 手再造

（1）残指移位再植手再造。

（2）足趾移植手再造。

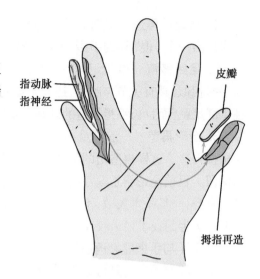

指动脉
指神经
皮瓣
拇指再造

图 11-3　带血管神经蒂皮瓣再造拇指

三、手与手指再造术的护理

（一）术前准备

1. 了解供区血管状况　检查足背动脉是否存在，检查第一跖背动脉的类型。可将足放入温热水中浸泡10~15min，检查供足足背静脉及大隐静脉的充盈度和弹性，用二指法检查血流方向，以排除血栓性静脉炎。用三点一线法检查动脉状况，即于足背动脉起始部、第一跖骨间隙基底部及移植足趾的趾底部，触诊检查血管搏动情况及血管弹性，再检查第一跖骨间隙是否有动脉搏动存在。也可用彩色超声检查估计血管外径。

2. 术前对供、受区皮肤进行清洁　术前3d对供、受区皮肤用温水进行彻底清洁，每日2次。尤其要注意清洗手部残端瘢痕。指导患者局部皮肤按摩，促使皮肤松弛、柔软，提高抗感染能力。尽量不用剃刀准备皮肤，有条件的可用脱毛剂。

3. 保护供、受区血管　避免在供、受区进行静脉穿刺、抽血等有创操作。足部如有足癣或局部感染时应积极治疗。

4. 术前3d进行血管充盈训练　将血压计袖套系在受区或供区的肢体上，测出血压的脉压，然后把压力增加到收缩压与舒张压之间，此时能扪及动脉搏动，阻碍静脉回流，使静脉充盈、扩张，3~4次／d，20min／次，以促使静脉柔软，为手术创造良好的血管条件。

5. 禁止吸烟　吸烟者需戒烟1周以上。

（二）术后护理

1. 一般护理　术后尽可能为患者创造良好的环境，尽量安排患者住单间，以减少干扰，室内禁烟。室温保持在23~25℃，湿度50%~60%。术后保持绝对卧床7~10d，患肢（再造手指和供足）给予体位垫抬高15°~30°，并制动以减少肿胀。双患肢用40~60W烤灯持续局部照射，灯距40~50cm，保持局部温度为25℃。由于长时间卧床，骨隆突部位容易受压，协助患者变换卧位，按摩受压部位，防止压力性损伤的发生。

2. 再造指的血液循环观察　术后3d内每30min观察并记录再造指的颜色、肿胀情况、皮温和毛细血管回流监测，术后3~7d每1h观察记录一次。观察再造手指要在自然光线下进行，自然光线不足的环境可以结合烤灯光线下观察，可通过下列方法来确定皮瓣的血液循环。

（1）看：再造指颜色红润，与其他正常手指颜色相一致。

（2）摸：直接触摸，感觉皮瓣的饱满度，血供正常时指腹饱满，弹性好。

（3）试验：检查者用棉棒轻压再造指数秒后抬起，受压区域由苍白迅速变红润，为毛细血管回流时间正常。

（4）测：可用红外线皮温仪测量再造指温度变化，再造指温度低于健指相对应部位皮肤温度2℃

以内为正常。

3. 疼痛护理　疼痛是一种不良的刺激,可引起血管痉挛,影响再造手指的血液循环。应认真听取患者对疼痛的主诉,结合部位、性质、原因、持续时间、程度进行评估。疼痛护理具体参见第六章第一节疼痛。

4. 解痉药及抗凝血药的应用　术后 7d 内使用盐酸罂粟碱 30mg 肌内注射解痉,每 6~8 小时 1 次;使用肝素钠或肝素钙抗凝治疗。应注意观察出血情况,如有无鼻出血、切口出血等,解痉药及抗凝血药的护理参见第八章显微外科常用药物的护理。

5. 预防感染　严格无菌操作,遵医嘱应用有效抗生素,抗生素做到现配现用,根据细菌培养和药敏试验及时调整抗生素;保持伤口清洁干燥,及时更换伤口敷料;术后 48~72h 拔除伤口内引流条;2 周后拆除缝线,4 周后拆除外固定。如有克氏针内固定时,需要等 4~6 周拍片后骨基本愈合后再拔除克氏针。

6. 并发症护理　血管痉挛和血管栓塞引起的血管危象是术后最严重的并发症,发现异常需要尽早跟医生汇报,及时处理。如处理不当或不及时,将导致移植组织坏死。

(1)血管危象:具体内容参见第六章第二节血管危象。

(2)再造手指萎缩变细:由于术后血供及神经营养不充分或移植髂骨吸收,再造手指出现不同程度的萎缩。临床表现为皮肤变薄,变透亮;皮下组织减少,质地较硬,指甲变小或畸形,关节活动受限。术后应严密观察,尽早加强功能锻炼,局部加大受力,通过热水浸浴、蜡疗、局部按摩等方法加速局部的血液循环,3~6 个月后会有较大的改观。

7. 功能锻炼　目的是恢复再造手指的肌力、关节活动度以及训练对指等动作,以恢复手的握、捏、抓、捻等功能。功能锻炼开始时间、方法、强度因病情而异,及时跟主刀医生沟通交流康复方案(图 11-4)。

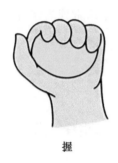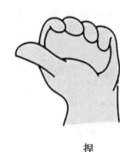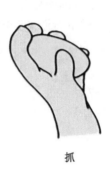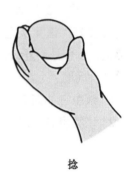

握　　　　　　　捏　　　　　　　抓　　　　　　　捻

图 11-4　手的握、捏、抓、捻锻炼

(1)屈伸锻炼:再造指一般术后 3 周开始进行屈伸锻炼,主动屈、伸掌指关节和指间关节。

(2)被动训练:拆除石膏、克氏针等内外固定物后,应在医生指导下进行再造手指的被动对掌、对指、关节屈伸训练,以及拇指外展、内收训练。

(3)抗阻力练习:可用捏皮球的锻炼方法来增强拇指或其他指的屈曲、内收及对掌肌力,用挑橡皮筋网的锻炼方法来增强拇指及其他手指的伸、屈及外展肌力。

(4)虎口牵拉训练:手术后患侧手常有不同程度的虎口挛缩,轻者可用在自己大腿上撑压的方法逐步撑大虎口;严重者可用虎口牵引器进行牵引。

(5)技能训练:练习持筷、执笔、扣纽扣、扭动开关等生活动作及各种生产工具的使用,用再造指敲击电脑键盘。有意识地在日常生活中使用再造手指。

8. 心理护理　意外的严重创伤使患者内心充满恐惧、焦虑,担心再造指影响生活,再造指不能成活。应耐心向患者解释手术方法及成功率,手术的可行性及术后功能恢复的重要性。介绍同类康复期患者功能锻炼情况和手术效果。使患者稳定情绪,树立信心。针对性地做好健康教育,使患者对自己的伤情、治疗方法及治疗过程中应注意配合的事项,如戒烟、戒酒、卧位、睡姿、肢体放置等有充分了解,并主动配合。

9. 健康教育

(1)功能锻炼的宣教:向患者及家属解释功能锻炼的重要性,功能锻炼应循序渐进,不能操之过急,每个动作都要做到位,达到应有的目的。功能训练宜在理疗或热水浸浴后进行,并先进行数十次用力地握、伸拳运动作为准备活动。

(2)日常生活宣教:指导患者在再造指感觉功能未恢复之前,应注意保护患指,不能用患指试水温,以防止烫伤;冬天应戴上棉手套,外出时可将患指置于胸前棉衣内,防止冻伤。

【基于临床案例的思考题】

案例一:

李某,男,25岁,初中文化。患者因冲压伤致右拇指缺损3年要求再造入院,一般情况良好。医生决定在全身麻醉下行足第二趾移植拇指再造术,术后按常规治疗护理,再造指存活,但患者出现右拇指关节僵硬,背伸与屈曲不能。患者非常焦虑,出现睡眠障碍。

导入问题:

1. 该患者术后如何护理?

2. 该患者如何进行功能锻炼?

案例二:

苏某,男,12岁,小学文化。患者因鞭炮炸伤致左拇指缺损6个月余,要求再造拇指入院,检查一般情况良好。医生决定在全身麻醉下行游离蹬甲瓣拼接再造拇指术,手术顺利,术后常规治疗,再造指存活。8个月后复诊,再造指功能良好,外观完美。

导入问题:

1. 该患者如何进行术前准备?

2. 该类患者如何进行出院指导?

(彭芳莉 彭明霞 冯乐玲 黄天雯)

第二节 舌再造术的围手术期护理

【案例引导】

案例一:

基本信息:张某;女,69岁;已婚;小学文化;自由职业。

主诉:发现右侧舌缘肿物4个月,进食时疼痛症状加重。

现病史:患者于4个月前无意间发现右侧舌缘肿物,当时约黄豆大小,表面有溃疡[图11-5(1),图11-5(2),图11-5(3)]。患者后口服头孢拉定胶囊及外用口腔溃疡散后无明显好转,且出现进食时疼痛症状。患者1周前疼痛症状加重,于本地医院行局部活检,病理提示"中分化鳞状细胞癌",建议其转院治疗。患者自起病以来大小便、体重等均未见明显变化。完善术前检查后,全麻下行"舌癌根治术+舌再造术"。

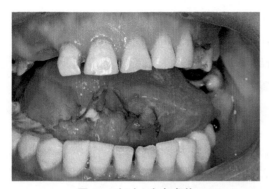

图 11-5（1）　患者术前

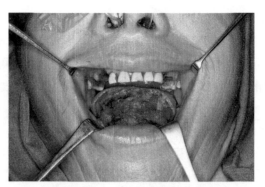

图 11-5（2）　患者术中切除舌体

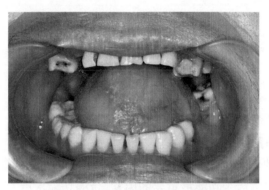

图 11-5（3）　舌再造术后半年随访

导入问题：

1. 舌癌术后软组织缺损的修复，可以选择的方法是什么？
2. 患者手术治疗后会出现吞咽障碍，针对这一问题，如何指导患者进行康复训练？

舌癌是口腔癌中最常见的恶性肿瘤，恶性程度高，淋巴结转移早。按国际抗癌联盟（Union for International Cancer Control，UICC）分类，舌轮廓乳头将舌分为舌前 2/3 的游动部和后 1/3 的舌根部，舌前 2/3 癌属于口腔癌，舌后 1/3 则属于口咽癌。舌癌的治疗是以手术治疗为主的综合治疗，经典术式是将患侧半舌切除并作颈淋巴结清扫，但手术严重影响患者术后吞咽和语言功能，降低患者术后生活质量。目前，显微外科技术的发展使舌癌根治后立即修复舌体外形，恢复部分舌功能变成现实。

一、舌癌临床表现

（一）好发部位

舌癌最常累及的部位为舌侧缘中 1/3，其次是舌腹和舌背，舌尖部最少受累。

（二）常见类型

舌癌可表现为溃疡、外生和浸润 3 种类型。外生型及溃疡型较易被发现，浸润型表面可无明显改变而不易早期发现。早期患者可无症状或仅为轻度疼痛，有些患者疼痛明显，可反射至耳颞部。

（三）疼痛

当舌癌广泛侵袭舌肌时，疼痛多较剧烈，舌体运动受限，语言、咀嚼和吞咽功能受到影响，患者进食可明显减少。晚期舌癌可累及口底、下颌骨、舌根及扁桃体等，此时上述症状更重。

（四）扩散和转移方式

由于舌体组织具有丰富的淋巴和血液循环，舌体活动频繁等特点，舌癌发生早期颈淋巴结转移的发生率较高,文献报告 40%~80% 不等。转移淋巴结常发生在一侧,位于舌中线区舌癌或舌癌浸润超过中线,可以向对侧颈淋巴结转移。舌前部的癌多向颌下及颈深淋巴结上、中群转移;舌尖部癌可以转移至颏下或直接至颈深中群淋巴结;舌根部癌可出现颌下、颈深淋巴结转移,亦可见茎突后及咽后部的淋巴结转移。舌癌晚期可发生远处转移,一般多转移至肺部。

二、舌癌治疗

采取以手术治疗为主的综合治疗,早期舌癌可以手术切除或放射治疗,晚期舌癌手术切除后辅以放射治疗或者同步放化疗。舌癌切除的范围需要依据肿瘤大小、浸润深度和邻近组织的侵犯程度等情况进行综合选择。

(一)肿瘤切除的原则

1. 早期病变(T_1) 病变范围局限,可局部扩大切除后拉拢缝合。

2. 中等大小病变(T_2~T_4) 根据病变部位作半侧或全舌切除,需要同期用组织瓣对缺损进行修复。

3. 舌癌的颈淋巴结转移率较高 除早期 N_0 病例可以定期随访观察,一般应同期行选择性颈淋巴结清扫术。临床检查颈淋巴结阳性者同期行治疗性颈淋巴结清扫术。

(二)舌缺损再造的修复策略

舌再造术并不是简单的创面覆盖,而是在对舌整个形态和体积的修复基础上,对舌功能进行修复。组织瓣类型是影响患者术后舌功能最重要的因素,舌癌切除术后,小的缺损可直接缝合,如果缺损较大常须使用组织瓣进行修复。舌再造术的修复方法有吻合血管的游离组织瓣和带蒂肌组织瓣。吻合血管游离组织瓣主要有前臂皮瓣、股前外侧皮瓣,带蒂肌组织瓣主要为胸大肌肌皮瓣。

1. 前臂皮瓣 当舌体积缺损在 1/3~1/2 时,创口直接拉拢缝合会导致舌尖上抬,残余舌体发生扭转,不利于术后再造舌的功能恢复。此时,应用前臂皮瓣较为合适,它不仅可以有效地重塑舌的外形,且术后舌活动度较好。另外,由于舌尖可操控精细活动,对食物的咀嚼、吞咽作用非常重要,前臂皮瓣良好的舌尖外形再造能力使得患者术后的舌功能得到最大程度的恢复。但前臂皮瓣较薄且组织量有限,不能进行半舌以上缺损或舌根缺损的修复。

2. 股前外侧皮瓣 目前在修复重建外科领域应用非常广泛,被称为"万能组织瓣"。该瓣组织量充足,对于舌癌侵犯口底、舌根或其他须行半舌以上切除的晚期舌癌具有明显优势。应用此组织瓣修复舌体时,医生可根据舌缺损大小对组织瓣进行修薄处理,术后再造舌的灵活性较好;修复舌根部时,此组织瓣可携带较多的组织量重建舌根部,且患者的呼吸及吞咽功能受影响的程度较小;修复舌-口底联合切除或晚期舌癌行全舌切除的术后缺损,选择带蒂肌组织瓣和肌瓣的复合股前外侧肌瓣更加适合,组织瓣重建舌外形,肌瓣填塞口底解剖无效腔,阔筋膜用于口底张力的重建。

3. 胸大肌肌皮瓣 胸大肌肌皮瓣携带较多肌肉组织,可修复舌-口底联合切除后的巨大缺损,同时,该瓣的肌蒂可有效覆盖颈部大血管,非常适用于舌癌复发、局部晚期舌癌或其他类型组织瓣重建舌失败的挽救性修复。与前臂皮瓣和股前外侧皮瓣相比,胸大肌肌皮瓣对同侧前胸壁毁损严重,男性乳头移位,女性乳房变形,再造舌的活动度差,患者吞咽、语音等功能均恢复困难。但由于该瓣安全性高,容易制备且不需要吻合血管,目前仍然是游离组织瓣以外的备选组织瓣。

三、舌再造术的护理

前臂皮瓣和股前外侧皮瓣均属于游离组织瓣,相应内容参见第十二章第五节口腔颌面部游离组织瓣移植的围手术期护理。胸大肌肌皮瓣属于局部组织带蒂肌组织瓣,其围手术期的护理与游离组织瓣略有不同之处,具体不同内容如下。

（一）术前护理

1. 皮肤准备,备皮范围为锁骨至脐平面,左右至腋中线。

2. 其他术前护理内容参见第十二章第五节口腔颌面部游离组织瓣移植的围手术期护理。

（二）术中护理

无血管吻合环节管理,其他内容参见第十二章第五节口腔颌面部游离组织瓣移植的围手术期护理。

（三）术后护理

病房环境、呼吸道管理、口腔护理、管路护理、营养管理、预防压力性损伤、预防下肢深静脉血栓护理及预防便秘的护理内容与游离组织瓣护理内容相同,其他不同内容如下。

1. 术后活动　胸大肌肌皮瓣舌缺损再造术患者术后无须制动,术后第 1 日可垫枕,逐步抬高床头直至床上坐起,鼓励患者床上坐起及床边活动;术后第 2 日,根据患者病情及体力情况,指导并协助患者下地活动。

2. 组织瓣的观察

（1）观察频率:手术当日每 1h 观察记录,术后第 1 日每 2h 观察记录,术后第 2 日停止观察,具体情况遵医嘱执行。

（2）观察内容:参见第十二章第五节口腔颌面部游离组织瓣移植的围手术期护理。

3. 组织瓣供区护理　供区部位伤口直接拉拢缝合,为减小伤口张力,给予患者胸带加压包扎,定期换药,更换包扎敷料,观察伤口有无感染或渗血等特殊情况。

4. 康复训练　舌是重要的吞咽和语言器官,舌再造术的术后患者由于组织及神经受损、修复的组织瓣失神经支配不能进行自主运动等原因,术后患者常出现吞咽和语音障碍。吞咽障碍增加了肺部感染、营养不良等并发症的发生风险,语音障碍严重影响患者术后生活质量,早期康复训练可提高患者的口腔功能。

（1）吞咽评估与训练

1）吞咽评估:目前国际上评价吞咽功能的确切标准是吞咽 X 射线荧光透视检查（video floroscopic swallowing study,VFSS）,但这项检查依赖于专门的仪器设备和专业人员,且需要患者服用造影剂,检查有侵入性且产生射线,不宜反复使用。目前临床常用以下 3 种评估工具。

洼田饮水试验,日本学者洼田俊夫提出的评定吞咽障碍的方法,灵敏度为 42%~92%,特异度为 9%~91%。试验方法为患者端坐,喝下 30ml 温开水,观察饮水时间及有无呛咳发生。根据患者饮水时间和呛咳情况将其分为 5 级:1 级（优）能顺利地 1 次将水咽下;2 级（良）分 2 次以上,能不呛咳地咽下;3 级（中）能 1 次咽下,但有呛咳;4 级（可）分 2 次以上咽下,但有呛咳;5 级（差）频繁呛咳,不能全部咽下。该试验操作简单,能够准确地发现患者的吞咽异常,但该试验需要患者意识清醒并能根据指令完成,且检查只能反映液体误吸而不能发现隐匿性误吸。

容积-黏度吞咽测试（volume-viscosity swallowing test,V-VST）,由 Clave 教授等人提出,用于评估患者的吞咽功能和误吸风险,灵敏度为 99.4%,特异度为 88%。采用 3 种容积（5ml、10ml、20ml）和 3 种不同黏稠度的食物（花蜜型、液体型、布丁型）对患者进行测试,根据吞咽过程中是否存在安全性（声音改变、呛咳、血氧饱和度下降 3% 以上）或有效性受损（流涎或唇闭合不全、口咽部食物残留、反复吞咽）判断患者进食有无风险,并提供饮食建议,具体方法见图 11-6。V-VST 是一种普适型吞咽障碍评估工具,不能评估口腔癌患者吞咽障碍的机制,测试材料需要使用增稠剂且操作复杂。

口腔癌曼恩吞咽功能量表（Mann assessment of swallowing ability-oral cancer,MASA-OC）,由杨悦等人根据口腔癌手术患者吞咽障碍的生理机制进行汉化和修订的评估患者吞咽功能的工具。量表灵敏

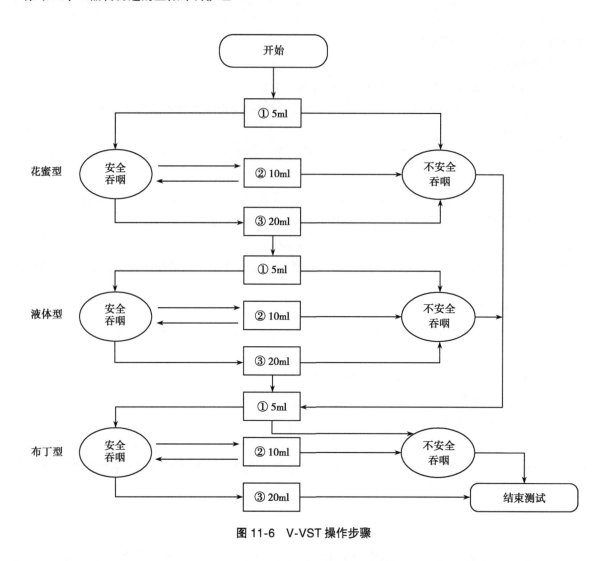

图 11-6 V-VST 操作步骤

度为 95%，特异度为 92.5%，共 15 个条目，囊括口咽癌各期吞咽器官运动、感觉和反射功能评估，并采用等级评分，量表总分 120 分，分值≤105 分提示患者存在吞咽障碍。其优势是能明确患者发生吞咽障碍的部位和严重程度，为不同手术部位的患者提供个性化的康复方案。

2）吞咽训练：主要包括口腔感觉训练、口腔运动训练和气道保护等方法。康复训练开始时间尚无定论，一般在患者术后 6~14d 开始。其中，口腔感觉训练是通过刺激位于口咽部和舌根区域的吞咽感受器，提高其敏感性，加速吞咽启动，包括温度刺激、味觉刺激、改良振动棒振动训练、气脉冲感觉刺激训练等；口腔运动训练包括主动训练和借助唇肌训练器、吸舌器等工具的被动训练，目的是强化口腔肌群的力量及协调性，增加吞咽器官的运动范围和力度，以及残留组织的代偿功能；气道保护包括门德尔松手法和声门上吞咽训练，目的是保护患者气道，减少呛咳和误吸。

（2）语音训练：由于口腔内发音器官的正常生理状况改变、舌体的长度和宽度缩短、舌体的灵活性降低、口腔内的空间发生变化等原因，患者术后出现语音障碍，严重影响日常生活和社会交往。语音训练一般在术后 6~12d 开始，包括呼吸训练和发音训练。

呼吸训练须借助呼吸训练器进行，患者可根据自身情况调节吸气和呼气阻力；发音训练应根据患者舌部受损位置，设置相应的音节练习，如舌尖受损应练习 s、c、z 等舌尖音，舌体中部受损练习 t、d 等舌中音，舌根受损练习 k、g 等舌根音，之后再进行字词和句子练习。与之同时可搭配唇、舌运动操。唇部训练操包括闭唇、展唇、鼓唇、抿唇、双颊内缩和闭唇鼓腮练习，可增强唇部肌肉灵活性，提高唇部和下颌运动的协调性;舌运动操包括舌尖舔上唇、舌尖舔下唇、舌左偏、舌右偏、口腔外舌环转运动和口腔内舌环转运动,可增加患者舌体灵活性和舌体肌肉强度,进而提高舌背与软腭的协调性,提高语音清晰度。

【基于临床案例的思考题】

案例一:

管某,女,38 岁,本科文化。诊断:左上颌骨腺样囊性癌。入院后给予完善相关检查,入院后第 3 日全身麻醉下行"左上颌骨肿物扩大切除术 + 上颌骨次全切除术 + 左侧颈淋巴结清扫术 + 左腓骨肌皮瓣转移修复术"。术后第 3 日,患者组织瓣颜色暗紫,针刺试验血液暗红。

导入问题:

1. 术后应如何观察该患者的游离组织瓣?

2. 该患者游离组织瓣出现了什么异常?应如何处理?

案例二:

林某,男,56 岁,高中文化。4 个月前发现口底肿物,后肿物逐渐变大,诊断为"口底鳞状细胞癌",并在全身麻醉下行"口底鳞状细胞癌扩大切除术 + 下颌骨区段截骨术 + 双侧颈淋巴结清扫术 + 左腓骨肌皮瓣转移修复术 + 气管切开术"。患者术后口腔内痰痂较多且有异味,下床行走时踝关节活动受限、行走步伐协同性降低。

导入问题:

1. 如何对患者进行口腔护理?

2. 如何指导患者进行下肢康复训练?

(杨　悦　彭明霞　冯乐玲　黄天雯)

第三节　鼻再造术的围手术期护理

【案例引导】

案例一:

基本信息:徐某;女;29 岁;未婚;本科;

主诉:发现硬皮病十余年,右侧鼻翼缺损 6 年余。

现病史:患者自 15 年前,无明显诱因下发现右侧内眦部皮肤出现一黑褐色色素沉着斑片,色素均匀不高于皮肤,边界较清晰,未予以特殊治疗,后逐渐消退。十余年前斑片再次出现,呈黑白相间样,并向额头及鼻部方向扩散,曾赴外院皮肤科治疗,诊断为硬皮病。医生建议口服激素及外用积雪草软膏治疗。外用治疗效果不佳,8 年前于某医院接受激光治疗,疗效不明显。6 年前间断口服中药治疗,无效果,后自觉额部、内眦、鼻背色斑区逐渐凹陷,右侧鼻翼组织变薄、退缩,严重影响美观。遂来医院进一步诊治。医院门诊拟"右侧鼻翼畸形"收住入院。患者近来神志清楚,精神及睡眠可,饮食及大小便正常,无咳嗽、咳痰,体重无明显变化。

导入问题:

1. 患者多年来因右侧鼻部黑褐色色素沉着斑片至右侧鼻翼畸形带来的生活影响有哪些?

2. 患者入院后给予鼻再造手术治疗,围手术期的护理要点是什么?

鼻位于面部中央,位置显著而独立,它在整个面部美学形态和面部立体结构中都起着举足轻重的作用。由于鼻部表面复杂的三维立体结构、表面被覆皮肤厚度的变化、鼻支撑结构从软骨到骨的延续性以及其内部衬里的上皮覆盖,鼻再造术在面部整形手术中占有特殊的地位,是难度较大、历时较久的手术。如今,鼻缺损的常见病因有皮肤的恶性肿瘤、意外的车祸伤、暴力伤、动物咬伤等。鼻再造术不仅能够取得较理想的修复效果,而且可以治愈患者的心理创伤,帮助患者重拾信心(图 11-7)。

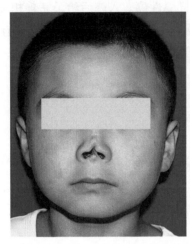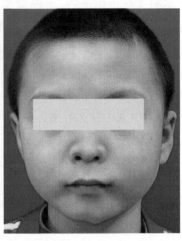

图 11-7　鼻再造术术前及术后对比

建立短期护理目标和长期护理目标对于鼻再造术的成功及最终的手术效果至关重要。短期护理目标包括早期尽早消除炎症、水肿,预防感染,避免皮瓣血液循环障碍、供血不足,避免发生皮瓣血管危象,提高皮瓣成活率;长期护理目标主要是提高患者整体面部美容修复效果,提高患者术后满意度。手术治疗的护理措施如下。

一、术前护理

1. 心理护理　患者在术前通常存在不同程度的心理紧张及焦虑情绪,担心手术效果,或悲观或盲目乐观,此时根据患者不同文化程度,选择相应的健康宣教方式,予以耐心解释及帮助,使其了解手术过程,交代分期手术的必要性及注意事项,让患者对手术有较为准确的认识,减轻心理负担,能够充分地配合治疗及护理。

2. 术区护理　术前鼻腔准备,剪除鼻毛,术前 3d 碘伏棉签或过氧化氢溶液清理鼻腔,保持鼻黏膜的清洁干燥。整理剃除额前头发,并观察移植皮肤部位是否有破损、感染等病灶。成年男性患者须剃去胡须。同时注意保暖,避免发生呼吸道感染。

3. 扩张器植入护理　扩张器植入后注意保护植入部位,避免植入该部位受到撞击等损伤,避免剧烈运动,防止震荡而造成扩张囊破损。注水期间严格按照医生要求,原则是先少后多,先慢后快,避免造成患者的不适,如在注水过程中出现疼痛感,适当减慢注水的速度,缓解不适症状;若疼痛加剧,而且面色苍白时,应立即回抽部分液体直至恢复正常循环。达到扩张要求后,可手术取出扩张器再进行Ⅱ期鼻再造术。

4. 术前检查及准备　包括生化检查、血管 B 型超声、三维成像等影像检查。做好自身清洁,可沐浴一次,修剪指甲,术前禁食,禁水,必要时遵医嘱给予术前用药。

5. 术晨护理　手术当天,护士监测患者的生命体征,关注患者的心理状况及禁食、禁水的情况,若有异常,应及时与医生取得联系。核查患者是否做好进入手术室前的各项准备,如取下义齿、首饰、隐形眼镜等,正确穿着病号服。同时核查患者的各项信息、术中用药及用物等。

二、术后护理

1. 病情观察与评估

(1)按全身麻醉术后护理常规:每小时密切观察患者生命体征及病情变化;观察术区伤口有无渗血及血肿现象,敷料有无渗液或松脱;观察并记录引流液颜色、性质、量;评估伤口疼痛的程度、发生与持续时间等。

(2)观察皮瓣的血液循环:皮瓣血液循环的观察是皮瓣移植术后护理的关键。术后密切观察鼻部皮瓣的皮温、肤色、肿胀、毛细血管回流时间。术后1~3d内每小时观察移植皮瓣血液循环,以后每4h观察,直到手术后第5日,做好记录。观察的内容见下。

1)皮温:正常应与健侧相似或者略高于1~2℃,低于健侧3℃以上并伴有色泽的改变应及时通知医生。

2)肤色:颜色与健侧相近。出现紫色或暗色则提示静脉回流受阻,苍白或灰白提示动脉血供不足。

3)肿胀程度:正常情况下,术后2~3d内皮瓣呈轻度肿胀。

4)毛细血管充盈时间:用棉签棒压迫皮瓣使之苍白,移去棉签棒时皮肤颜色应在1~2s内转为正常,超过5s或更长时间则提示动脉危象,小于1s则提示静脉危象。

2. 体位护理　移植皮瓣与创面血管重建约需要1周,正确安置体位是保证皮瓣血液供应、静脉回流和促进皮瓣存活的重要措施之一。全身麻醉手术患者返回病房后须去枕平卧4~6h,未清醒者头偏一侧,待患者清醒后指导患者平卧1周。告知患者低头时静脉回流受阻,可致血液循环障碍;头部摆动过多,过早坐起,可压迫皮瓣蒂部使动脉供血不足,皮瓣缺血、坏死而导致手术失败。

3. 导管护理　妥善固定,避免受压、反折及滑脱。观察记录引流液颜色、性质、量。给予停导尿管的患者每日2次会阴护理,并嘱患者多饮水。

4. 皮瓣护理　病室保持安静、舒适。室内温度23~25℃,湿度50%~60%。术后遵医嘱给予40~60W烤灯持续照射移植皮瓣,灯距约为30~50cm,持续7~10d。烤灯照射保暖可有效防止血管痉挛,减轻组织水肿,防止蒂部的压迫扭转(具体内容见第十二章第四节)。

5. 饮食护理　良好的机体营养状况是保证皮瓣成活的影响因素之一。评估患者的营养状况,给予高热量、高蛋白、高维生素饮食,以保证营养供应,促进创面愈合,避免进食辛辣、刺激性食物。

6. 疼痛护理　皮瓣移植后,创口疼痛较为剧烈,24h内最为明显,可持续3d左右。疼痛使患者情绪紧张、烦躁、刺激血管痉挛,导致皮瓣血液循环障碍。因此,遵医嘱给予预防性镇痛药。密切观察患者意识、体温、脉搏、呼吸、血压,注意疼痛的评估与护理。注意与患者多沟通交流,通过讲故事、听音乐等方式分散患者的注意力。若疼痛不能缓解,立即报告医生,遵医嘱予以镇痛药。

7. 口腔护理　鼻再造术的术后3d内因鼻孔有油纱填塞,导致患者用口呼吸,会出现呼吸不畅、口内分泌物增多或口干等不适症状。应每日2次给予患者口腔护理,及时清理口腔内唾液、呕吐物,定时湿润口唇及口腔黏膜,嘱患者用吸管少量多次饮水,保持口腔湿润清洁,必要时使用漱口水清洁口腔,避免口腔感染。

8. 心理护理　患者因为鼻缺损往往情绪低落,心理创伤较大,有很明显的自卑感,甚至出现抑郁症,因此,对患者关心、体贴,给予精神上的安慰是较为重要的。护理人员应耐心细心,体贴入微,取得患者的信任,并做好对患者及家属的解释工作,以便消除他们的顾虑,积极配合手术及术后正确面对生活。

9. 常见并发症护理

（1）感染：皮瓣位于鼻腔和口腔上方，且处于半暴露的状态，易发生感染。须保持术区及周围皮肤的清洁卫生，及时清理渗血、渗液及鼻腔分泌物。可用 0.25% 过氧化氢溶液轻轻清洗鼻腔，再用盐水棉球清洗，然后擦干。嘱患者进食后少量饮水或漱口，以清洁口腔食物残渣。定时测量体温，监测患者生命体征及病情变化。

（2）术后血管危象：术后需要密切关注皮瓣血液循环及引流情况，通过皮瓣颜色、温度、肿胀及毛细血管回流判断是否存在血液循环障碍。若发现皮瓣颜色呈苍白或紫红色，经按摩仍未缓解，且皮瓣温度降低，则说明发生血管危象。若出现严重的局部水肿和伤口渗出液的增多，提示皮瓣有坏死、液化的先兆。上述各项观察指标应互相参照，综合分析才能判断，应及时通知医生，配合做好对症护理。

三、健康教育

1. 术前向患者及家属解释术前常规的准备工作及目的，获得家属配合。
2. 向患者及家属介绍手术过程及过往成功案例，树立患者及家属的信心。
3. 指导患者及家属如何进行病情自我观察，患肢摆放及术后如何帮助患者在发生疼痛时分散其注意力等。指导其配合各项治疗与护理。
4. 指导患者及家属掌握术后保持患者口鼻腔清洁、避免感染的方法，积极配合。
5. 评估患者及家属对健康教育内容的掌握程度，配合治疗与护理的依从性，及时满足患者需求。
6. 出院指导。

术后早期患者鼻部感觉功能较差，应避免剧烈运动、冻/烫伤或按压鼻部，并注意防止上呼吸道感染；出院后鼻腔内需留置鼻支架至少 6 个月，以防止鼻腔挛缩/狭窄影响呼吸功能，注意保持鼻腔内清洁，及时清理分泌物，鼻支架可每日取下 5~10min，用温水浸泡清洗；3 个月内以软食或半流食为主，尽量减少面部表情和用力咀嚼。

【基于临床案例的思考题】

案例一：

侯某，男，34 岁，初中文化。因鼻部外伤术后鼻缺损就诊治疗，门诊拟"鼻缺损"收治入院，入院后第 3 日全身麻醉下行"额部扩张器植入术"。术后给予患者平卧位，伤口处留置一根引流管，引流液颜色、性质和量正常，夜间患者伤口疼痛不适，非常担心扩张器感染，导致睡眠障碍。

导入问题：

1. 如何缓解患者疼痛不适？
2. 如何做好引流管的观察与护理？

案例二：

胡某，女，28 岁，大专文化。患者出生后即被发现左侧鼻翼缺损，为进一步改善外观来我院就诊治疗，第一次住院行额部扩张器植入术，术后予扩张器定期注水，现为求进一步后续治疗再次住院，门诊以"先天性鼻翼畸形+扩张器植入术后"收入院。入院后给予完善相关检查，心肺功能正常，抽血结果无明显异常。患者入院后第 3 日于全身麻醉下行"额部扩张器皮瓣鼻再造术"。术后给予患者平卧位。患者当日主诉伤口疼痛，伤口外敷料有渗血，担心皮瓣缺血、坏死，夜间入睡困难。术后给予抗炎、止痛、扩血管药物治疗。

导入问题：

1. 如何观察及处置患者伤口渗血情况？
2. 如何做好皮瓣的观察与护理？

（卞薇薇　彭明霞　冯乐玲　黄天雯）

第四节　耳再造术的围手术期护理

【案例引导】

案例一：

基本信息：陈某；男；8岁；

主诉：发现右侧耳郭结构缺失 8 年。

现病史：患者出生后即发现右侧耳郭结构缺失，无正常外形结构，外耳道存在，面部发育对称，随着生长发育，耳郭畸形未见明显改善［图 11-8（1），图 11-8（2）］，至今未经系统诊治。现患者为求改善外观来医院就诊，门诊以"先天性小耳畸形"收治入院。患者入院后生命体征平稳，一般情况可，无明显不适，饮食睡眠可，大小便正常。

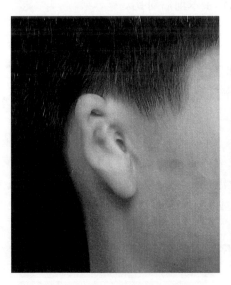
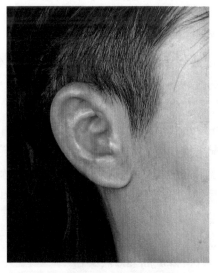

图 11-8（1）　耳再造术术前　　　　　图 11-8（2）　耳再造术术后

导入问题：

1. 患者入院后给予耳再造手术治疗，围手术期的护理要点是什么？
2. 小耳畸形术后回归正常社会生活的心理护理是什么？

先天性小耳畸形是耳郭的先天性发育不良，主要表现为耳郭结构部分缺如或全部缺如，多伴有外耳道闭锁、中耳畸形以及颌面部的畸形。近年来，随着社会生活方式和环境的变化，该疾病的发病率呈上升趋势，在颅面畸形中发病率仅次于唇腭裂。小耳畸形男性多发，男女比例高达 2∶1；单侧多见，其中又以右侧居多，占 60%~70%。

耳再造术的短期护理目标是根据患者术后疼痛情况、术后皮瓣血液循环情况以及皮瓣与支架贴合程度等进行主动护理,为再造耳郭的存活和良好塑形创造有利条件;长期目标是通过正确的居家护理、饮食调节、体重管理等使再造的耳郭外形逼真,恢复患者正常的学习与社交,提高他们的生活质量。手术治疗的护理措施如下。

一、术前护理

1. **心理护理** 首先了解患者的心理需求和手术目的,让患者知晓治疗方案,做好解释工作。做好患者的心理疏导,从而积极配合治疗。

2. **饮食护理** 了解患者的饮食习惯,禁食辛辣、刺激性的食物。

3. **药物护理** 了解患者的服药情况,术前2周禁用扩血管类、抗凝类药物。

4. **术区皮肤保护** 了解患者有无中耳炎、乳突炎、耳周皮炎及耳区有无瘘管、窦道,保持外耳道及耳郭清洁。

5. **完善术前准备** 完善术前检查,做好手术野皮肤的清洁、消毒。修剪指甲,了解女性患者是否处于月经期,若有异常应及时与医生联系。

6. **术晨护理** 护士做好监测患者的生命体征,评估患者的心理状况,评估有无月经及禁食、禁水的情况。术晨给予常规备皮,耳周区域头发剃除,给予女性患者梳发以充分暴露术区,嘱患者取下义齿、饰物、隐形眼镜等物品。带齐术中所需用物,如病历、术中带药等,与手术室的工作人员逐一核对患者的各项信息。协助医生完成手术区域照相,以作手术前后对比。

二、术后护理

1. **病情观察与评估** 术后每小时观察生命体征的变化;评估患者有无胸闷、呼吸急促、胸痛、捻发感等气胸的症状与体征;观察伤口有无渗血、渗液,敷料是否干燥整洁;听取患者主诉,如有异常立即通知医生。

术后24h内是观察皮瓣血液循环的关键时期。严密观察切口出血情况、皮瓣血液循环及耳郭形态。正常情况下皮瓣应贴附于耳支架上,再造耳轮廓清晰,颜色正常。若出现皮瓣贴附支架过紧且颜色发紫或出现局部肿胀严重、颜色暗紫且触诊可及波动感,均为异常情况,应及时通知医生,可通过更换注射器型号、缩短尾部活塞、增减抽吸间隔时间或关闭负压等方法进行调控。必要时停用止血药,针刺淤血皮瓣,并给予肝素钠湿敷。

2. **体位护理** 指导患者取平卧或健侧卧位,不得碰撞或压迫患侧。告知患者夜间睡眠时注意安全,防止搔抓术区,避免局部皮肤破损。

3. **饮食护理** 术后1周内指导患者进流质饮食,减少张口咀嚼活动,避免对再造耳造成牵拉。术后2周给予半流质饮食,之后逐渐过渡至普通饮食。饮食宜富有营养,多进食高热量、高蛋白、易消化的饮食,避免辛辣刺激、坚硬的食物。

4. **引流管护理** 观察并记录引流液的颜色、性质、量。术后加强引流管的安全管理,做到妥善固定,避免受压、反折及滑脱。如有引流管滑脱、引流管已污染,不可将该引流管再次推入皮瓣下。术后保持负压引流通畅,定时抽吸负压,使皮肤与软骨贴合,避免积血。保证有效负压抽吸,可根据患者情况及时调整或关闭负压,如有异常应立即通知医生。

5. **疼痛护理** 指导患者正确的呼吸方法,咳嗽、咳痰时可用双手轻按胸部取肋软骨处,以减轻疼痛。疼痛护理可参见本书第六章第一节疼痛。

6. **早期活动** 鼓励患者积极进行术后早期活动,促进肠蠕动恢复,防止深静脉血栓,提高机体免疫力。活动时应循序渐进、劳逸结合,避免过度造成伤害。

7. 常见并发症护理

（1）出血及血肿：多见于引流不畅，极少为术区活动性出血。可表现为手术伤口出血，或血液积聚于术区皮肤与软骨之间形成的血肿，耳郭形态消失，患者常主诉耳部红、肿，触诊可及波动感并伴有疼痛。耳部引流不畅可通过调整引流管的位置或检查缝线及引流管的衔接情况等方法处理。术区活动性出血可通过局部压迫包扎、应用止血药尝试止血，必要时去手术室探查处理。

（2）感染：多见于无菌操作不规范，局部皮下血肿或局部皮瓣坏死，术区可见红、肿、热、痛、高热等感染症状。术后护士应注意观察外敷料的渗血情况，保持负压引流通畅，倾倒引流液时应严格执行无菌操作。如伤口有脓肿、渗出应尽早细菌培养，药敏试验，根据结果应用抗生素。最常见的感染细菌为金黄色葡萄球菌，其次耐药性金黄色葡萄球菌、绿脓杆菌。药敏结果报告之前可经验性应用青霉素类抗生素。密切观察患者体温的变化，术后体温变化是人体最敏感的反应之一，与可能产生的免疫排斥反应有关。根据患者的实际情况，必要时遵医嘱使用抗生素。

（3）皮瓣血管危象：护理内容参见本书第六章第二节血管危象。

（4）植入物外露：常见手术部位皮肤受压坏死而致植入物材料外露。可表现为软骨外露或颅耳角支撑体外露，常见于术后 1 个月内。软骨外露可根据患者耳郭形态决定处理方法：如耳郭形态较满意者，可局部涂抹抗生素软膏保护，定期随访；严重者须再次入院行局部筋膜瓣修复。颅耳角支撑体外露者尽可能保守治疗，感染严重者予以清创取出支撑体支架。

8. 健康教育

（1）拆线时间：一期术后耳部可吸收缝线会自行脱落，胸部取肋软骨处伤口术后 10d 拆线。Ⅱ期术后耳后敷料于术后 10d 拆线，拆线后保留取皮处凡士林纱布，待自行脱落，切勿用手撕扯。

（2）休息与活动：注意劳逸结合，切取肋软骨后 3 个月内避免剧烈或对抗性运动。

（3）体位：坚持平卧或健侧卧位，告知患者保护好再造耳，勿受压迫、碰撞，避免用金属挖耳勺、扣耳，防止冻伤或烫伤。

（4）饮食指导：术后 1 个月可进普通饮食，忌硬性食物、海鲜类及刺激性食物，防止瘢痕增生；注意饮食结构，严格控制体重。

（5）评估患者及家属对健康教育内容的掌握程度，配合治疗与护理的依从性，及时满足患者需求。

9. 出院护理

（1）耳清洁护理：术后第 12 日开始使用流动水及沐浴露清洗再造耳，动作轻柔。清洗后于缝线处涂抹少许抗生素类眼膏，忌用乙醇等刺激性液体消毒伤口。

（2）复诊：术后 1 个月内每 2 周门诊复查，以了解再造耳清洁、皮瓣血液循环及耳郭形态。Ⅱ期术后患者门诊随访后，遵医嘱佩戴外固定支架，以确保颅耳角的成形。

【基于临床案例的思考题】

案例一：

张某，男，12 岁，小学文化。出生后即发现右侧耳结构缺失，无正常外形结构，外耳道闭锁，面部发育对称，诊断为"先天性小耳畸形"，入院后在全身麻醉下行"右耳一期再造术"。术后患者生命体征平稳，耳郭形态清晰。术后 6h，患者主诉耳部较前疼痛明显，右耳肿胀加重，查体耳郭形态欠佳，轮廓不清晰，耳部引流量较少，触之局部有波动感。

导入问题：

1. 患者出现了何种情况？

2. 如何护理该患者？

案例二:

陈某,女,11 岁,小学文化。出生后即发现左侧耳结构缺失,无正常外形结构,外耳道闭锁,面部发育不对称,诊断为"先天性小耳畸形"。患者入院后经过手术治疗,术后生命体征平稳,耳郭形态清晰,术后第 1 日发现再造耳的耳甲腔处皮瓣远端颜色较紫,并逐渐加重,观察再造耳耳郭形态清晰,负压引流良好,无明显肿胀。

导入问题:

1. 患者出现了何种情况?

2. 目前的主要处理措施是什么?

(卞薇薇　彭明霞　冯乐玲　黄天雯)

第五节　阴茎再造术的围手术期护理

【案例引导】

案例一:

基本信息:尼某;男;39 岁;未婚;文化程度:高中。

主诉:阴茎外伤后缺损 4 年。

现病史:患者 4 年前因电击伤致阴茎缺损和尿道缺如,双手手指部分缺如,当地医院行阴茎、手清创术。术后起初尚有尿道口,后逐渐闭合,靠膀胱造瘘排尿,无肉眼血尿,无腰酸腰痛,无发热,曾于 2016 年入泌尿外科,行"尿道修补术",于 2018 年行"尿道成形术"。现因阴茎缺损及生活质量下降至我院就诊,现门诊拟"阴茎缺损"收住入院[图 11-9(1),图 11-9(2)]。患者神志清楚,精神及睡眠可,饮食及大小便正常,无咳嗽、咳痰,体重无明显变化。

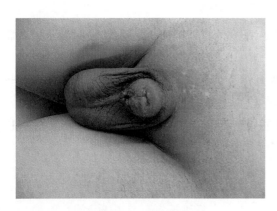
图 11-9(1)　再造阴茎术前

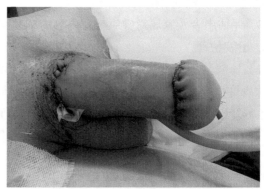
图 11-9(2)　再造阴茎术后

导入问题:

1. 患者电击伤后阴茎缺损带来的生活质量下降有哪些?

2. 患者入院后给予阴茎再造手术治疗,围手术期的护理要点是什么?

一、阴茎缺损的概述

阴茎作为男性重要的生殖器官,具有排尿、性功能及射精作用。阴茎缺损常因外伤、肿瘤切除等因素所造成,有些先天性疾病也会引起阴茎缺损。阴茎缺损可引起男性无法直立排尿及性功能障碍。一般认为阴茎有 3cm 以上的长度,可以满足泌尿及性功能的最低需要。阴茎缺损、女转男性别重置手术等均是阴茎再造术(penis reconstruction)的适应证。阴茎再造术是整形外科的一项重要手术,包括尿道再造、阴茎体再造及阴茎支撑物的植入等,以制造一个形态与功能类似正常的阴茎。

(一)病因

1. 外伤　如电击伤、烧伤、砍伤等。

2. 疾病切除　常见于肿瘤切除。

3. 先天性疾病　如小阴茎、阴茎发育严重不良等。

4. 其他　如易性症。

(二)临床表现

阴茎缺损临床表现为阴茎不同程度的缺失,局部可有瘢痕粘连。患者不能站立排尿且可能因不能过正常的性生活而失去生育力。

二、阴茎缺损的治疗

阴茎再造术为阴茎缺损的主要治疗方式。目前可应用显微外科进行的阴茎再造方法有很多,由于显微外科技术的普及,身体上许多游离皮瓣的供区都可游离移植进行阴茎再造术。

(一)治疗原则

常见显微手术方式有前臂皮瓣游离移植阴茎再造术及带蒂岛状皮瓣移植阴茎再造术。

1. 前臂皮瓣游离移植阴茎再造术　该方法适用于阴茎外伤性次全或全缺损、阴茎严重发育不良而不能进行正常性活动,及性别重置阴茎再造术等。

2. 带蒂岛状皮瓣移植阴茎再造术　该方法适用于阴茎全缺损或次全缺损,腹壁浅动、静脉及旋髂浅动、静脉没有损伤,皮瓣供区皮肤健康者。

(二)手术治疗

1. 前臂皮瓣游离移植阴茎再造术　包括前臂桡侧皮瓣游离移植阴茎再造术和前臂尺侧皮瓣游离移植阴茎再造术两类。在这两类皮瓣移植中,包括前臂皮瓣和足背皮瓣串联游离移植阴茎再造术(图 11-10、图 11-11)。这是一种手术操作方便、术后形态良好的方法,但是前臂皮瓣远期随访的患者,部分显示阴茎再造的皮瓣较薄。

2. 带蒂岛状皮瓣移植阴茎再造术　带蒂岛状皮瓣移植阴茎再造术是一种较优选的方式,手术过

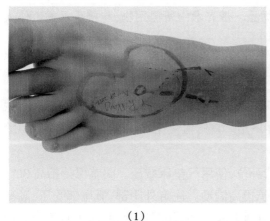
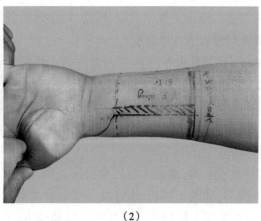

(1)　　　　　　　　　　　　　　　　　(2)

图 11-10　设计前臂与足背串联皮瓣

程中不用吻合血管,更有利于推广应用。包括下腹部岛状皮瓣移植阴茎再造术、脐旁岛状皮瓣移植阴茎再造术、髂腹部岛状皮瓣移植阴茎再造术、阴股沟皮瓣移植阴茎再造术、大腿内侧岛状皮瓣移植阴茎再造术,以及股前外侧岛状皮瓣移植阴茎再造术等。

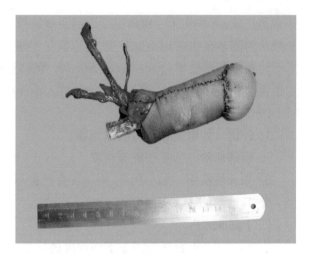

图 11-11　预制阴茎

三、阴茎再造术的护理

阴茎再造术是一个比较复杂的手术,完整的阴茎再造术包括阴茎体、龟头、尿道和支撑体,同时还包括修复再造阴茎体内的感觉神经。这种手术术后形态良好,除了需要对泌尿系统护理有一定经验外,还要有精湛的整形外科技术和熟练的显微外科护理基础。

1. 术前护理

(1)心理护理:阴茎缺损的患者常会出现自卑感、失落感和孤独感。根据患者的不同心理状态,护理人员应以真诚和专业的态度倾听和分析,能够让患者面对现实,建立稳定、乐观良好的心理素质。取得患者及家属的信任,在获取患者信息的同时要注意保护好患者的隐私。运用典型的手术病例,使患者了解手术及护理程序,消除患者对手术的紧张感,正确认识治疗方法及预后的情况,使患者积极配合治疗和护理。

(2)饮食护理:戒烟、酒;术前 3d 给予流质饮食;术前 2d 开始遵医嘱服用泻药。

(3)了解患者服药等情况:术前 2 周禁用扩血管、激素类药物。

(4)完善术前准备:完善术前检查;做好手术野皮肤的清洁;术前常规备皮,前臂皮瓣游离移植阴茎再造术患者的备皮范围是前臂、足背及会阴部;带蒂岛状皮瓣移植阴茎再造术患者的备皮范围是大腿及会阴部;沐浴,修剪指甲;术前晚上及术晨给予清洁灌肠,术前禁食、禁水;取下义齿和饰品,更换衣裤。

(5)病室准备:病室安静、舒适,室温保持在 23~25℃,湿度保持在 50%~60%。

(6)床边备用物品:40~60W 烤灯、三角枕、护架等。

(7)术晨护理:监测患者的生命体征,评估患者的心理状况、禁食、禁水、灌肠的情况,若有异常,应及时与医生联系。取下义齿、饰物、隐形眼镜等物品。带齐术中所需用物,与接手术的工作人员一起详细核对患者的各项信息。

(8)专科特殊指导内容:指导患者床上排便,术后咳嗽的方法。

2. 术后护理

(1)病情观察与评估:与麻醉科做好交接班,了解患者术中的情况;观察患者的生命体征、尿量等变化,做好记录,防止血容量不足导致移植皮瓣灌注不足。皮瓣血液循环观察参见本书第四章第一节临床监测法。

(2)体位护理:患者术后需要卧床 2 周,给予仰卧位,使用气垫床减压。阴茎保持抬高 30°,应用护架保护,局部给予制动,前臂及足背取皮瓣处给予抬高制动。注意外阴部、骶尾部受压、潮湿等情况,防止发生压力性损伤。指导床上活动的方法,包括上肢运动、踝泵运动、股四头肌等长收缩训练等,预防深静脉血栓形成。

（3）饮食护理：术后 1 周给予无渣流质,1 周后改为半流质,逐渐过渡到普通饮食。拆线前控制排便,避免污染伤口,并指导患者多饮水,防止便秘。

（4）疼痛护理：做好疼痛评估,予以心理疏导、音乐疗法、分散注意力等;必要时遵医嘱采用药物治疗,具体内容参见本书第六章第一节疼痛。

（5）皮瓣护理：术后可用 40~60W 烤灯照射移植皮瓣,灯距约为 30~50cm,持续 7~10d。具体内容参见本书第十二章第四节常见类型的皮瓣移植的围手术期护理。

（6）导管护理：妥善固定各个导管,勿扭曲、受压,保持导管通畅。

（7）用药护理：遵医嘱使用消炎、扩血管等药物,观察有无药物副反应,及时处理。

（8）心理护理：再造阴茎皮瓣初期,患者须保持良好的心情。护士应用良好的言语、和蔼真诚的态度对患者进行宣教和指导,防止患者产生焦虑、急躁等不良情绪。同时做好患者家属的思想工作。

（9）常见并发症护理

1）血管危象：如皮瓣颜色苍白,温度降低,张力下降且凹陷,毛细血管回流时间长,针刺出血少,须警惕动脉危象发生。如皮瓣颜色紫红,张力高,毛细血管回流时间快,有散在水疱,针刺出血活跃,放血后颜色由暗红变为鲜红并出现局部增多,须警惕静脉危象发生。密切观察并记录皮瓣动态血液循环,如有变化及时联系医生,进行对症处理。

2）皮瓣坏死：皮瓣坏死是阴茎再造术后严重的并发症,一旦发生将导致手术失败。其原因多样,早期血管危象为其主要预警,一旦发生应及时处理。一般分为部分及全部皮瓣坏死。部分皮瓣坏死是由于皮瓣过大,穿支血管细引起的。全部皮瓣坏死引起原因为吻合口栓塞。发生皮瓣坏死应立即联系医生行皮瓣探查术。

3）感染：如术后 3~4d 起,伤口出现渗血、渗液,局部有红、肿、热、痛,伴体温变化,应怀疑伤口感染。应继续观察体温变化及观察伤口渗液情况,同时观察引流管的颜色、量、性状,保持引流管无菌、通畅、密闭并妥善固定,按医嘱给予抗感染治疗,严格执行无菌操作。发现有伤口渗液,应及时报告医生,及时更换。

4）尿瘘：表现为尿液不从导尿管内排出,而从其他的瘘口排出。指导患者术后每日饮水 1 000~1 500ml,起到自然冲洗尿管作用,预防尿瘘发生。同时保持尿管通畅,勿扭曲、受压,如有血块堵塞及时采取无菌生理盐水冲洗。术后刚形成的针孔样瘘口,大部分能自行愈合。较大的瘘口无法自行封闭,需要在手术半年之后行尿瘘修补术。

（10）健康教育：卧床休息,劳逸结合,避免大幅度运动。少渣饮食 1 个月,保持大便通畅,避免大便时过分用力而影响切口。术后饮食忌辛辣、刺激。

（11）出院护理：术后因皮瓣感觉建立延迟,末梢循环差,擦洗时注意水温,防止烫伤或冻伤。保持会阴部清洁干燥,选择通气性好的棉质平角内裤,再造阴茎保持 30°,穿戴松紧度适宜,勿碰撞,注意坐姿,勿做骑跨姿势,勿使阴茎扭曲受压。定期门诊随访,了解婚姻及性生活状况。

【基于临床案例的思考题】

案例一：

刘某,男,37 岁,初中文化。诊断:阴茎缺损。患者 3 年前因车祸导致阴茎缺损。入院后给予完善相关检查,无明显异常。患者于全身麻醉下行阴茎再造术。术后恢复良好,拔除导尿管后,自主排尿时有少量漏尿现象。

导入问题：

1. 该患者目前可能发生何种情况？

2. 责任护士应该如何做好护理及指导？

案例二：

李某，男，32岁，高中文化。先天性短小阴茎收住入院。患者于全身麻醉下行阴茎再造术。术后第2日体温37.4℃，呼吸频率19次/min，脉搏88次/min，血氧饱和度97%，血压116/75mmHg。引流液颜色、性质和量正常。再造阴茎皮瓣色暗红，毛细血管回流时间偏快，中度肿胀。

导入问题：

1. 该患者皮瓣可能出现的问题是什么？

2. 如何护理该患者？

（卞薇薇　彭明霞　冯乐玲　黄天雯）

第六节　乳房再造术的围手术期护理

【案例引导】

案例一：

基本信息：钱某；女；50岁；已婚；大专；无职业。

主诉：左侧乳腺癌术后5年。

现病史：患者5年前在当地肿瘤医院诊断为"乳腺导管原位癌伴微浸润"，肿瘤分型人表皮生长因子受体-2（human epidermal growth factor receptor type 2，HER-2）阳性，即行左侧乳腺癌切除根治术，术后予以行抗 HER-2 治疗。现为求改善外观及提高生活质量，遂来医院要求行乳房再造术。患者现无肿瘤复发、转移等特殊情况，我院门诊拟"左侧乳腺癌术后"收住入院（图11-12、图11-13）。患者近来神志清楚，精神及睡眠可，饮食及大小便正常，无咳嗽、咳痰，体重无明显变化。

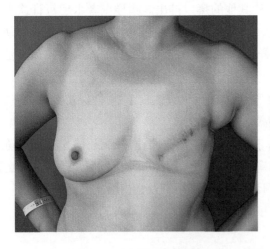

图 11-12　乳癌后乳房缺如

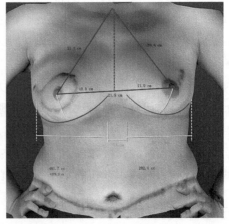

图 11-13　乳房再造术术后

导入问题：

1. 患者乳腺癌切除根治术的术后生活质量下降的可能原因是什么？

2. 患者入院后给予乳房再造手术治疗，围手术期的护理要点是什么？

一、乳房缺如的概述

女性乳房是一个功能器官,以乳汁养育新的生命。女性乳房更是一个形体器官,是女性魅力的象征。乳房的位置在锁骨中线上,内起胸骨旁,外达腋前线。乳房形态不良可造成女性心理上的压抑和缺陷,而乳房的缺如,则更易导致女性形体、精神上的创伤。目前乳房缺如的患者大多是因为乳腺癌。这类创伤,通过乳房再造术(breast reconstruction)可以不同程度地弥补。乳房再造术是通过自体组织移植或联合人工材料恢复正常乳房的外形,重建因先天发育、良恶性肿瘤、外伤等导致缺失的乳房手术方法称为乳房再造术。其目的是通过恢复正常乳房形态,重塑女性胸部曲线,给予患者以功能、形体及心理的三重治疗。

(一)病因

1. 先天性　发育不良造成一侧或两侧乳房缺如。

2. 后天性

(1)乳房良性或恶性肿瘤切除后乳房缺如。

(2)外伤及烧伤,造成乳房缺如。

(3)易性症患者,由男性变为女性,也需要进行女性乳房再造术。

(二)临床表现

根据乳房缺如的严重程度,可分为部分缺如和完全缺如。根据累及部分,分为单侧缺如和双侧缺如。

1. 部分缺如

(1)乳房良性肿瘤切除术后的部分缺如。

(2)外伤所致的部分乳房缺如。

2. 完全缺如

(1)乳腺癌切除术后的完全缺如。

(2)波伦综合征引起的乳房完全缺如。

(三)诊断

以体格检查为主,必要时可以做胸部计算机体层成像(computed tomography,CT)辅助检查。通过临床表现即可诊断乳房缺如,通过病史可得到病因学诊断。

二、乳房缺如的治疗

手术是唯一治疗方式。乳房再造术首先要解决皮肤缺失的修复,在修复的同时或之后的一定时期要进行乳房形态的塑造。患者术后常伴有腋窝前臂缺失及锁骨下空虚区域,需要进行畸形的整形。

(一)治疗原则

所有乳房再造术的患者,特别是乳腺癌术后的患者,必须是身体健康、情绪稳定,没有精神及心理障碍,没有癌症复发的危险,而且对侧乳房是健康的,没有恶性肿瘤。乳房再造术时机的选择因乳房缺如的原因不同而有区别。

1. 外伤性、先天性乳房发育不良性等乳房缺如,应等待女孩至发育年龄时进行再造,时机的选择随受术者身体及心理准备的情况而定。

2. 乳腺癌乳房切除后的乳房再造术可即刻施行,也可在第一次手术后 3~6 个月后进行二期乳房再造术,即在完成化学治疗(化疗)后进行。

3. 乳腺癌手术后需要进行放射治疗的患者,则宜在停止放疗后 6~12 个月后进行,待放疗后皮肤及皮下瘢痕软化后或趋于软化时进行。

(二) 手术治疗

临床中常用显微外科手术方式:背阔肌肌皮瓣(latissimus dorsi myocutaneous flap)转移乳房再造术及腹壁下动脉穿支皮瓣(deep inferior epigastric artery perforator flap,DIEP)乳房再造术。

1. 背阔肌肌皮瓣转移乳房再造术(图11-14) 其是一较常用的手术方法,是自体组织乳房再造术常用的组织供区来源。该皮瓣移植不但可用于乳房皮肤缺损的修复,还可采用其丰富的皮下组织来塑造乳房形状。背阔肌扁平、宽大,利用肌瓣在乳房再造术的同时,可修复乳腺癌根治术后锁骨下区空虚及进行腋窝前壁空虚区域的充填和再造。对侧乳房较大者,可联合乳房假体再造。其禁忌证包括同侧胸部手术史,背阔肌肌体被切断的患者及腋窝清扫时胸背血管受损的患者。术后常见的并发症包括皮瓣血供障碍、皮瓣部分坏死、背部供区血清肿等。

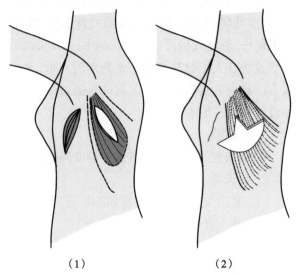

（1）　　　　　　　（2）

图11-14 背阔肌肌皮瓣转移乳房再造术

2. 腹壁下动脉穿支皮瓣乳房再造术 其是乳房再造术的确切标准式式。该皮瓣是在腹直肌皮瓣和脐旁皮瓣基础上发展而来的新型皮瓣,皮瓣切取层面只包括皮肤和浅筋膜组织,将腹壁下动脉穿支从腹直肌中分离出来,从而保留了腹直肌前鞘和腹直肌的完整,且不损伤支配腹直肌的运动神经,改善皮瓣受区外形与功能的同时最大限度减少了腹部供区的损害(图11-15,图11-16)。该式式同样要求术者具备熟练的显微外科技术,且手术时间较长,术前须仔细检查评估供受区血管情况,以确定手术设计,缩短手术时间,减少皮瓣血供障碍的风险。该式式具有再造乳房质地好、易于塑形,外形逼真,效果持久等优点。常见并发症有血管危象(游离皮瓣再造)、皮瓣坏死、血清肿、瘢痕明显增生、感染、脂肪液化。

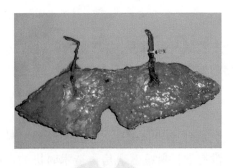

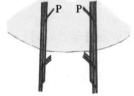

双蒂DIEP皮瓣（P：穿支）

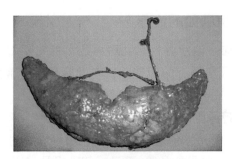

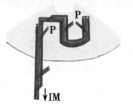

远端法（P：穿支；IM：胸廓内动静脉）

（1）

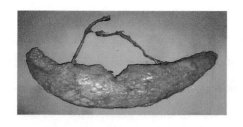
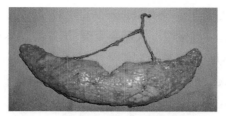
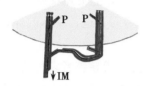
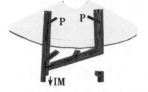

侧支法（P：穿支；IM：胸廓内动静脉）　　　端侧法（P：穿支；IM：胸廓内动静脉）

（2）

图 11-15　DIEP 乳房再造术的术式

三、乳房再造术的护理

乳房再造术已经成为临床上一项常规开展的手术。这一治疗方式具有效果佳、疗效可靠的优点，但是手术难度高，风险大。手术的成功不仅需要医生精湛的技术，同时需要细致护理的配合。护理措施如下。

（一）术前护理

1. 心理护理　乳房缺如对患者的性征和自尊构成威胁，故须做好患者的心理护理。应向患者介绍乳房再造术的概况、注意事项及术后恢复情况，增强患者的自信心，为患者提供一个舒适、安静、整洁的住院环境和必要的帮助。

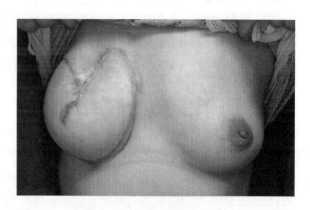

图 11-16　双侧蒂 DIEP 乳房再造术术后效果（术后 6 个月）

2. 饮食护理　进食富有营养，多进食高热量、高蛋白、高维生素的饮食。严禁辛辣刺激性饮食。戒烟、酒。

3. 了解患者服药等情况　术前 2 周禁用扩血管、激素类药物。

4. 完善术前准备　常规术前检查、三维激光扫描、多普勒血管探测仪进行供区穿支血管探查；做好手术野皮肤的清洁，术前常规备皮，DIEP 乳房再造术患者的备皮范围是腹部、会阴部及患侧腋部皮肤；背阔肌肌皮瓣转移乳房再造术患者的备皮范围是患侧腋部及背部皮肤；沐浴，修剪指甲；术前禁食、禁水；取下义齿和饰品，更换衣裤，准备腹带。

5. 病室准备　安静、舒适的环境，室温保持在 23~25℃，湿度保持在 50%~60%。床边备用物品：40~60W 落地式烤灯，便于术后皮瓣保温。

6. 术晨护理　观察患者的生命体征，评估患者的心理状况、禁食、禁水的情况，若有异常，应及时与医生联系。取下义齿、饰物、隐形眼镜等物品。带齐术中所需用物，与接手术的工作人员一起详细核对患者的各项信息。患侧乳房用龙胆紫做好手术标记，并予以照相，以便与术后作比较，观察术后效果。

7. 专科特殊指导内容　DIEP 乳房再造术患者术前进行屈髋屈膝位训练，以适应术后体位要求。指导患者床上排便，术后咳嗽的方法。

（二）术后护理

1. 病情观察与评估　做好交接班,了解患者术中的情况;严密观察患者生命体征,并认真记录,防止血容量不足,导致移植皮瓣灌注不足。乳房再造术术后的患者须密切观察移植皮瓣的血液循环情况,具体观察及护理请参见本书第六章第二节血管危象。

2. 体位护理

（1）DIEP乳房再造术患者:取屈膝屈髋位7~10d,以减轻腹部张力,有利于伤口愈合。

（2）背阔肌肌皮瓣转移乳房再造术患者:平卧5~7d,压迫供区,防止血肿及血清肿等情况发生。患者卧床时间较长,为防止静脉血栓的发生,手术24h后可指导患者每日进行手部的伸指、握拳运动,足部的勾、伸运动,促进全身的血液循环。

3. 饮食护理　给予高热量、高蛋白、高维生素和易消化的软食。指导患者多食蔬菜、水果等含纤维丰富的食物,多饮水,防止便秘。为避免腹部张力增大,应保持大便通畅,必要时可给予泻药。

4. 疼痛护理　正确评估患者疼痛情况,予以心理疏导、音乐疗法、分散注意力等,必要时遵医嘱采用药物治疗,具体内容请参见本书第六章第一节疼痛。

5. 特殊药物护理　运用扩血管药物时,做好防跌倒、相关药物的指导及护理措施。

6. 皮瓣护理　请参见本书第十二章第四节常见类型的皮瓣移植的围手术期护理。

7. 导管护理　妥善固定各个导管,勿扭曲、受压,保持导管通畅。

8. 用药护理　遵医嘱使用消炎、扩血管等药物,观察有无药物副反应,及时处理。

9. 心理护理　再造皮瓣初期,患者须保持良好的心情,护士应用良好的言语、和蔼真诚的态度对患者进行宣教和指导,防止患者产生焦虑、急躁等不良情绪。同时做好患者家属的思想工作。

10. 常见并发症护理

（1）血管危象:血管危象的护理请参见本书第六章第二节血管危象。

（2）皮瓣坏死:皮瓣坏死是乳房再造术术后严重的并发症,一旦发生将导致手术失败。其原因多样,早期血管危象为其主要预警,一旦发生应及时处理。部分皮瓣坏死是皮瓣过大,穿支血管细引起的;全部皮瓣坏死引起原因为吻合口栓塞。发生皮瓣坏死应立即联系医生行皮瓣探查术。

（3）血清肿:血清肿是该手术较常见的并发症。它由血清样液体积聚于皮下而形成,经积极治疗后一般在几周内吸收、消退,但如积液过多会影响皮瓣愈合,甚至造成皮瓣坏死,延迟治愈时间,造成患者精神或者经济上的沉重负担。术后应注意观察患者皮肤状态及引流量,如有异常及时联系医生。

（4）瘢痕明显增生:瘢痕增生主要在再造乳房区皮瓣边缘,故应该重视皮瓣边缘尤其尖端的血液循环问题。术后应做好患者预防瘢痕增生的健康教育,如不应过早活动等。

（5）感染:如术后3~4d起,伤口出现渗血、渗液,局部有红、肿、热、痛,伴体温变化,应怀疑伤口感染。临床操作中注意无菌操作,如有分泌物渗出及时更换外敷料,避免污染切口造成感染。

（6）脂肪液化:脂肪液化是DIEP乳房再造术的供区常见并发症之一。切口早期多有缺血性坏死伴切缘油脂样液体外溢,切口远期经久不愈伴感染等情况发生。术后注意观察患者切口情况,如有渗出及时联系医生查看情况并给予更换外敷料。

11. 健康教育

（1）休息与活动:卧床休息,劳逸结合。拆线后,以乳头为中心,用指腹围绕从近端向远端轻轻按摩移植乳房,促进血液循环。因皮瓣感觉建立延迟,末梢循环差,擦洗时注意水温,防止烫伤或冻伤。

（2）饮食:术后饮食忌辛辣、刺激。

（3）体位:DIEP乳房再造术患者术后2周要保持屈膝屈髋位,尽量避免能引起突然腹压增高的因素。患者咳嗽咳痰时可用双手按压腹部。

12. 出院护理

（1）拆线后佩戴无钢托的内衣 3 个月,避免大幅度运动。

（2）DIEP 乳房再造术患者:术后腹带加压包扎 3 个月,随后使用塑身裤半年,其间避免剧烈运动、提重物。下床活动早期,可将上身前倾,逐步恢复直立行走和日常活动。术后 8 周后,1 日 2 次腹肌锻炼,以后逐渐增加锻炼次数。

（3）定期门诊随访,如有异常及时就诊。

【基于临床案例的思考题】

案例一:

钱某,女,40 岁,已婚已育,高中文化。5 年前患左侧乳腺癌,于肿瘤医院行左侧乳腺癌手术治疗,现为求改善外观及提高生活质量,遂来医院要求行乳房再造术,无明显肿瘤复发、转移等特殊情况。门诊以"左侧乳癌术后"收治入院。

入院后完善各项体格检查,患者于入院后第 3 日在全身麻醉下行 DIEP 乳房再造术,术后恢复良好,皮瓣颜色、血液循环均良好,无血肿、无肿胀。术后第 7 日患者下床活动,术后第 10 日予以出院。

导入问题:

1. 该患者出院后如何进行功能锻炼?

2. 如何进行出院指导?

案例二:

罗某,女,38 岁,初中文化。因乳腺癌切除术后乳房缺如,于入院后第 2 日全身麻醉下行 DIEP 乳房再造术,术后回到病房,体温 37.7℃,脉搏 84 次 /min,呼吸 22 次 /min,血压 106/72mmHg,血氧饱和度 99%。再造乳房皮瓣颜色局部偏紫、其余偏红,毛细血管回流局部不明显、其余偏快,无肿胀,无血肿。

导入问题:

1. 该患者皮瓣可能出现的问题是什么?

2. 根据患者目前情况,护理措施有哪些?

（卞薇薇　彭明霞　冯乐玲　黄天雯）

第十二章
组织瓣移植的显微外科护理

【案例引导】

案例一：

基本信息：徐某；女；27岁；未婚；本科。

主诉：外伤后左足跟溃烂不愈8个月。

现病史：患者因外伤致左小腿及左足踝出血、疼痛伴活动受限在当地医院行手术治疗，术后左足跟部长期溃烂，创面渗出不愈合8个月来医院门诊就诊，以"左足跟慢性溃疡，左下肢皮肤撕脱伤术后"收入院。专科检查见左小腿及足部大面积植皮术后，皮肤瘢痕形成，足跟可见1cm×1cm溃疡创面，创面肉芽水肿，少量渗出，创面周围无明显红肿，局部按压轻度疼痛，踝关节及第一至第五足趾屈伸活动可，小腿及足部植皮部位皮肤感觉减退，左大腿供皮区术后瘢痕存留，余肢体未见明显异常。入院以来，患者神志清、精神可，饮食及睡眠可，大小便未见明显异常。遂在全身麻醉下行"游离皮瓣切取移植术＋左足跟溃疡修复术＋右侧旋髂浅动脉穿支皮瓣移植术＋显微血管吻合术"（图12-1、图12-2、图12-3、图12-4）。

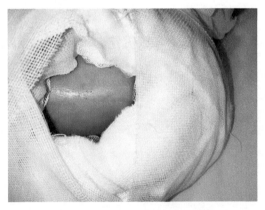

图12-1　游离皮瓣切取移植术后

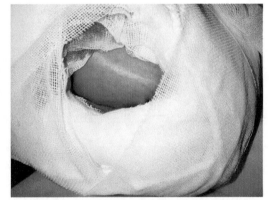

图12-2　游离皮瓣切取移植术后7h

导入问题：

1. 患者行皮瓣移植手术的围手术期护理有哪些？

2. 患者皮瓣术移植后的潜在并发症有哪些？

3. 若患者皮瓣移植术后发生静脉危象，护理措施有哪些？

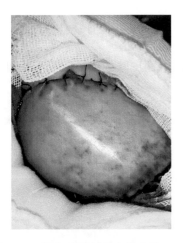
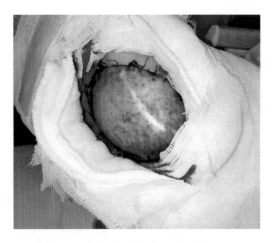

图 12-3　游离皮瓣切取移植术后 16.5h　　图 12-4　游离皮瓣切取移植术后 21.5h

第一节　组织瓣的定义及分类

组织瓣（tissue flap）是具有自身血液循环系统、能独自成活的组织块（tissue block）。它是进行组织修复的一个重要手段。根据组织瓣所携带的组织的不同,组织瓣可分为:①皮瓣（skin flap）,含皮肤,皮下组织;②筋膜瓣（fascial flap）,含筋膜组织;③肌瓣（muscle flap）,含肌肉组织;④骨膜瓣（periosteal flap）,含骨膜组织;⑤骨瓣（bone flap）,含骨和骨膜组织;⑥肌皮瓣（musculocutaneous flap）,含皮肤,皮下组织,肌肉组织;⑦骨皮瓣（osteocutaneous flap）,含皮肤,皮下组织,骨膜和骨组织。

一、皮瓣

皮瓣是带有自身血液供应、包含皮肤组织的活的组织块。

二、筋膜瓣

筋膜瓣的构成以深筋膜为主,在深筋膜表面带有少量的薄层皮下组织,可防止损伤丰富的深筋膜上血管网,保证筋膜瓣的成活。其解剖的深、浅平面分别是深筋膜下间隙和皮下组织的深层。

三、肌瓣

肌瓣是有完整动静脉血管系统,能独自成活的肌肉组织块,以肌肉的营养血管为蒂,可切取整块肌肉或其一部分。

四、骨膜瓣

骨膜瓣是有血液循环系统的骨膜组织块,包括肌蒂骨膜瓣、筋膜蒂骨膜瓣和带血管蒂骨膜瓣。其主要用来修复陈旧性骨折、骨坏死、骨不连或小范围骨缺损。

五、骨瓣

骨瓣是有血液循环系统的骨组织块,包括肌蒂骨瓣、筋膜蒂骨瓣和带血管蒂骨瓣。其主要应用于骨不连、骨缺损、骨坏死的修复。

六、肌皮瓣

肌皮瓣是借助肌肉的血管而成活的复合组织瓣,即肌肉表面皮肤的成活依赖于肌肉,切取皮瓣必须连带切取其深层的肌肉。

七、骨皮瓣

骨皮瓣是包含皮肤、浅筋膜、深筋膜和骨组织等层次,具有自身血液循环系统的复合组织块。其用于修复骨骼缺损、骨不连或伴有皮肤缺损的骨骼缺损、骨不连等。

(彭伶丽　杨佳琪　彭明霞　冯乐玲　黄天雯)

第二节　皮瓣的定义、血管、分类与应用原则

一、皮瓣的定义

皮瓣(skin flap)是外科组织瓣的一种,是带有自身血液供应、包含皮肤组织的活的组织块。临床开展皮瓣手术的目的多种多样,均可归于修复创面、功能重建和改善外形的范畴内。任何皮瓣在结构上包含3部分(图12-5):瓣部(需要转移的组织)、蒂部(有动脉、静脉、神经和淋巴管,皮瓣早期营养代谢的通道)、基底部(蒂部间接母体的部位,瓣部成活的血供来源)。

二、皮瓣的血管

(一) 皮瓣的血管分布与构筑

皮瓣的发展,离不开对皮肤血液供应的研究。1889年,法国解剖学家 Carl Manchot 用法文发表了经典性专著《人体皮肤的动脉》。皮瓣血供来源于深部的动脉干,穿过深筋膜至皮下组织,沿途发出分支,分支间彼此吻合交织,形成不同层次的血管,所以血管的构筑与皮瓣的层次密切相关(图12-6)。

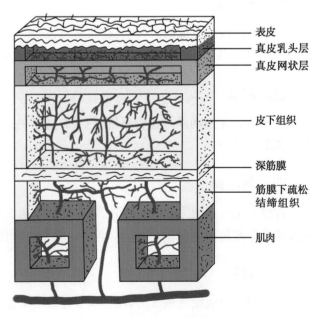

表皮
真皮乳头层
真皮网状层

皮下组织

深筋膜
筋膜下疏松结缔组织

肌肉

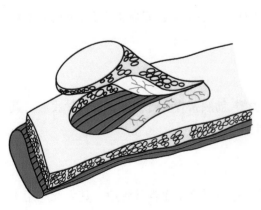

图 12-5　皮瓣结构　　　　　　　　　图 12-6　皮肤筋膜的血管构筑示意图

1. 皮下动脉　进入皮瓣的皮下动脉主要有两种类型(图12-7)。

（1）干线型皮下动脉:干线型皮下动脉是轴型血管皮瓣移植设计的形态学基础。多数是轴型直接皮动脉或肌间隙皮动脉穿出深筋膜后的延续,血管的管径较粗大,行程较长,走行方向与皮肤表面平行,逐渐浅出,沿途发出分支供养皮瓣各层结构,供血量多且分布范围大。

（2）分散型皮下动脉:多数是肌皮动脉的穿支,以垂直方向穿过深筋膜,

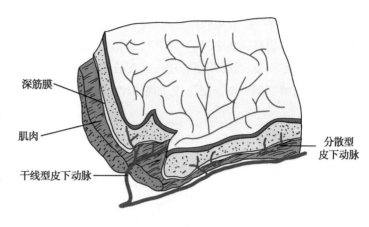

图 12-7　干线型和分散型皮下动脉示意图

多呈"蜘蛛痣"形分布至皮下组织。血管管径均较细,没有1条较长的主干,供血量少且分布范围小。

2. 真皮下血管网　位于真皮与皮下组织交界处,由皮下动脉发出上行支进入真皮而形成。真皮下血管网对皮瓣的血供具有重要的意义,有很强的供血代偿能力。所以在修薄皮瓣的厚度时不要破坏真皮下血管网结构的完整性。真皮网状层致密而皮下组织疏松,真皮下血管网居于真皮网状层内,修薄皮瓣时,在不损伤真皮下血管网的前提下可以剔除大部分皮下脂肪组织和疏松结缔组织。

3. 真皮血管网　位于真皮网状层与乳头层交界处,由真皮下血管网发出的上行支相互吻合构成,也是较为稠密的血管网,但管径较细小,血供的代偿能力也不及真皮下血管网。

4. 乳头血管网　位于真皮乳头内,随乳头层与表皮基膜的形状呈波浪状起伏,每个乳头由一支乳头动脉供应,再分支形成细小而稠密的乳头血管网。由于表皮层尚有血管分布,其营养物质则由乳头血管网提供,以渗透通过表皮层基膜的方式进行。

5. 深筋膜血管网　深筋膜及其血管对维持筋膜皮瓣的血供有重要的作用。肌间隔皮动脉、肌间隙皮动脉和肌皮动脉穿支在穿过深筋膜前、后均发出许多细小的分支,在深筋膜浅(上)、深(下)面动脉支互相吻合形成深筋膜血管网。但也有学者提出异议,认为浅筋膜层是皮瓣血管网最主要寓居地,深筋膜作为一个明显解剖标志并以疏松结缔组织与其深面的结构相连,容易解剖分离,保留完整的深筋膜就保留了其浅面的血管网,从而使筋膜皮瓣的血供优于在浅筋膜层切取的传统皮瓣。

（二）皮瓣血管类型

1. 轴型皮瓣的血管　在皮瓣供区内,由与皮瓣纵轴平行的轴心动脉和轴心静脉构成区域性循环系统。根据轴心血管的来源、位置、行程和分支方式等解剖学特点,可将其分为下列4种皮瓣血管类型。

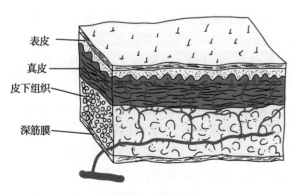

图 12-8　直接皮血管皮瓣示意图

（1）直接皮血管皮瓣:直接皮血管来源于深筋膜深面的血管主干,由于血管主干的位置较浅或居于肌间隙内,皮动脉发出后,不经肌肉,穿出深筋膜后行于皮下组织内,走行的方向与皮肤表面平行,逐渐浅出,沿途分支供养皮下组织和皮肤(图12-8)。这类型的皮下血管位置较浅,是显微外科皮瓣切取的有利因素。但此型皮下血管浅出深筋膜的部位往往居于范围较为宽阔的肌腔隙(如股三角或腋窝等),分支数量和行程的变异性均较大,增加了皮瓣切取的难度。因轴心动脉情况不同,分为侧支型和末梢型。

（2）肌间隙（隔）皮血管皮瓣：肌间隙（隔）皮血管皮瓣发出皮血管的血管主干位置较深，在肌层的深面。皮动脉要通过肌块之间的结缔组织间隙，沿途也可发出部分肌支浅出到达深筋膜，穿深筋膜后分支分布至皮下组织及皮肤）来供养皮肤。在肢体部位，肌群之间的筋膜性结缔组织称为肌间隔。肌间隔皮血管有关的解剖学特点，与肌间隙的结构性质基本相同（图12-9），因此可将其合并在同一类型中。

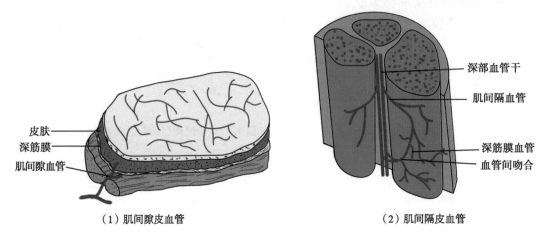

（1）肌间隙皮血管　　　　　　　　（2）肌间隔皮血管

图 12-9　肌间隙（隔）皮血管示意图

（3）主干带小分支血管皮瓣：主干带小分支血管皮瓣（图12-10）是有1条动脉主干贯穿皮瓣供区全长，沿途发出数量众多、管径细小的分支供养皮瓣，如前臂皮瓣。当移植或移位这类皮瓣时，必须截取或移走1条粗大的血管主干。因此，供区的部位只能选有2条以上血管主干并且侧支循环代偿能力很强的部位。根据血管主干深浅位置不同分为直接皮支型和肌间隙皮支型。

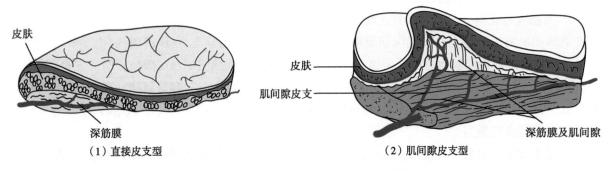

（1）直接皮支型　　　　　　　　　　（2）肌间隙皮支型

图 12-10　主干带小分支血管皮瓣示意图

（4）肌皮血管皮瓣：肌皮血管皮瓣（图12-11）是包含肌肉、深筋膜的复合组织瓣。轴心血管均由深部的血管主干发出，进入肌肉前后分出缘支、肌支和穿支。

1）缘支：缘支是肌皮动脉主干上发出来，没有穿入肌质内，仅从肌肉边缘进入皮肤，是肌皮瓣皮肤供区边缘部分的重要血供来源。

2）肌支：肌支是肌皮血管进入肌块以后分支最多、供血量最大的一些分支。因为肌组织的新陈代谢十分旺盛，需要的供血量大，输送这部分血液的血管管径要粗，数量要多，才能保证肌肉本身的营养。

3）穿支：肌皮血管的分支从肌肉实质中经过时，多数与肌支共干。所以穿支在穿出肌肉后，立即穿过深筋膜，以接近垂直的方向进入皮下组织和皮肤，是供养肌肉浅面覆盖皮区的血管。

2. 非轴型皮瓣的血管（筋膜蒂皮瓣） 这种皮瓣供区内无主要轴心动脉，主要依靠皮肤结构中的

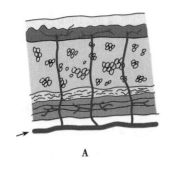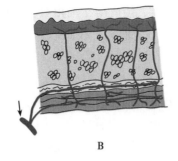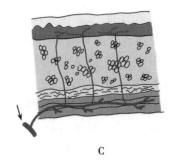

图 12-11　肌皮血管皮瓣血供示意图
A. 肌皮动脉肌支和穿支；B. 肌皮动脉穿支；C. 肌皮动脉缘支
（箭头示轴心动脉）

真皮下血管网和筋膜上血管网以及周围血管网侧支循环代偿作用，通常带筋膜蒂形成皮瓣，又称为筋膜蒂皮瓣。

三、皮瓣的分类

皮瓣尚缺乏统一的分类方法。以皮瓣 3 部分（瓣部、蒂部、基底部）的各种不同特征为标准，如血管蒂类型、组织构成、是否预构皮瓣、转移距离、转移方式、皮瓣形状等，可以将皮瓣划分为各种不同的类型。随着显微技术的发展，目前主要以皮瓣血供类型进行分类：轴型皮瓣（axial-pattern skin flap）、随意型皮瓣（random-pattern flap）、预构皮瓣（prefabricated　skin flap）、非生理性皮瓣（nonphysiologic flap）、皮神经营养血管皮瓣（neurocutaneous flap）。

（一）轴型皮瓣

1973 年，McGregor 和 Morgan 根据皮肤动脉血管的口径大小、走行方向、供血范围的不同，首次提出了轴型皮瓣和随意型皮瓣的概念。轴型皮瓣的皮瓣供区内必须有与皮瓣纵轴平行的轴心动脉和轴心静脉（伴行静脉）。轴心血管在皮瓣内以轴心动脉供血，通过轴心静脉返回循环系统来保证皮瓣的营养（图 12-12）。20 世纪 80 年代后期，随着显微手术器械的发展及临床实际需要，穿支皮瓣是传统轴型皮瓣基础上的新发展，是以管径细小的皮肤穿支供血，包括皮肤和皮下组织的一种小型轴型皮瓣。

（二）随意型皮瓣

这类皮瓣没有轴心血管，皮瓣的血供主要来源于肌皮动脉的肌皮穿支，皮瓣内仅有真皮血管网、真皮下血管网，有时也有皮下血管网，也称非轴型皮瓣（图 12-13）。随着显微手术器械的发展及临床实际需要，随意皮瓣有两个方面的进展：①随意皮瓣的蒂部"轴型"化，设计随意皮瓣时，选择蒂部位

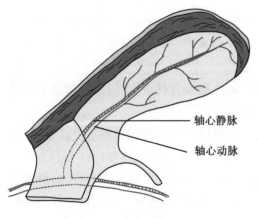

图 12-12　轴型皮瓣示意图

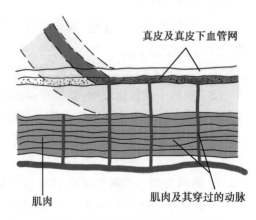

图 12-13　随意型皮瓣血供示意图

置与知名血管分布一致,可保证皮瓣的血供,使皮瓣比例相对加大;②超薄随意皮瓣,1980年Tsukada报道了保留真皮下血管网的皮片的应用,效果满意。在此基础上,我国学者提出了仅保留真皮下血管网的超薄随意皮瓣,并应用于临床。

(三) 预构皮瓣

我国学者沈祖尧和王澍寰首先提出了预购皮瓣,这是一种人为干预的设计方案。预购皮瓣是在某些部位隐蔽、皮肤质地良好、但缺乏理想轴心血管之处,用手术方法从邻近部位解剖出一套轴心血管植入其中,经过一段时间使植入的轴心血管与该部血管建立联系后,作为轴型皮瓣进行吻合血管的皮瓣移植术(图12-14)。

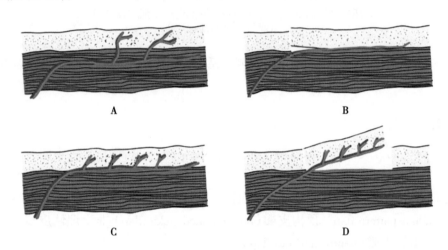

图12-14　预构皮瓣形成过程示意图
A. 切取一块知名血管蒂及其供养的筋膜组织;B. 将血管载体移植到别的需要预构的部位下与该区域的知名血管进行吻合;C. 经过一段时间,植入的血管载体和周围皮肤组织之间再血管化,形成预构皮瓣;D. 切取预构皮瓣,转移修复组织缺损。

(四) 非生理性皮瓣

非生理性皮瓣是一种非生理性血液循环皮瓣,包括动脉化静脉皮瓣和静脉皮瓣。

1. 动脉化静脉皮瓣　由于肢体很多部位缺乏管径较粗、行程较长的皮下动脉,但在很多部位都存在管径粗大、位置表浅、行程较长的皮下浅静脉,如头静脉、贵要静脉、大隐静脉、小隐静脉及其属支等。不少学者有意识地或在手术中被迫地将供区的浅静脉与受区动脉相吻合,主要有3种形式:静脉网动脉化皮瓣、静脉干动脉化皮瓣、动静脉转流轴型静脉皮瓣。其中,静脉干动脉化皮瓣术后皮瓣肿胀严重,渗血渗液多,效果最差。

(1) 静脉网动脉化皮瓣:此类皮瓣的设计是以肢体相邻的2条浅静脉干作为皮瓣供区的轴心静脉。皮瓣移植受区后,其中一支静脉与受区的动脉吻合,作为供血来源;另一支静脉与受区的静脉吻合回流,即构成静脉网动脉化皮瓣(图12-15)。

(2) 静脉干动脉化皮瓣:此类皮瓣区内只有1条浅静脉,将皮瓣倒置移植至受区后,静脉干两端分别与受区1条动脉干的远近端吻合,即构成静脉干动脉化皮瓣。

(3) 动静脉转流轴型静脉皮瓣:此类皮瓣区内的有1条浅静脉干,将皮瓣倒置移至受区后,静脉干的一端与受区动脉吻合,另一端与受区静脉吻合,即构成动静脉转流轴型静脉皮瓣(图12-16)。

2. 静脉皮瓣　皮瓣供区内只有轴心静脉。移植至受区后,轴心静脉的两端只与受区的静脉吻合。因为静脉皮瓣的血流量小、含氧量低,手术时应创造良好的基底床,多吻合一些回流静脉来提高血流量,有助于提高静脉皮瓣的质量。皮瓣最终能稳定成活的血供是由受区基底部和皮瓣周缘侵入

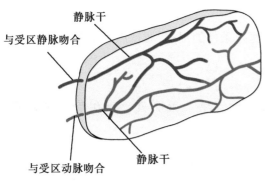

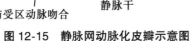

图 12-15 静脉网动脉化皮瓣示意图

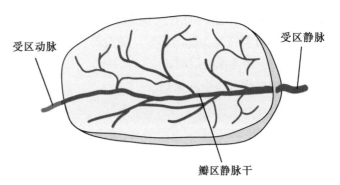

图 12-16 动静脉转流轴型静脉皮瓣示意图

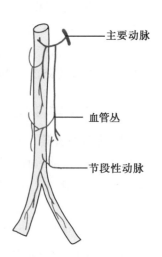

图 12-17 皮神经营养血管皮瓣示意图

的新生血管。早期通血的管径粗大的静脉,最终并不能动脉化。其结局均以阻塞告终,只是担负早期临时性供血的作用。我国于1980年首次带小隐静脉腓肠神经移植术应用到临床后,成功地进行了各种静脉皮瓣的应用。然而经过观察随访发现静脉皮瓣成活后质量欠佳,外形欠佳,还存在很多问题,选择应用时应特别慎重。目前单纯的静脉皮瓣临床上已经很少应用。

(五) 皮神经营养血管皮瓣

这是一种基于营养皮神经的血管分支分布于其邻近皮肤为血供基础的特殊类型筋膜皮瓣。该类型皮瓣血供可靠,有重建感觉功能的重要依据,可顺行或逆行移位,有些部位可进行远位游离移植血管的条件。1998年,Nakajima 将皮神经血供分为3类:①由主要动脉营养;②细小的节段性穿支动脉营养;③由其伴行的浅静脉丛穿支动脉共同营养(图 12-17)。

四、皮瓣的应用原则

在临床实践中,皮瓣移植手术在各种组织缺损的修复重建中发挥了重要作用,挽救了不少严重复杂的毁损性损伤。传统的皮瓣应用原则包括以次要部位修复主要部位、宜近勿远、先简后繁、宜带蒂勿游离。这一原则在皮瓣外科技术发展早期和对皮瓣外科技术初学者都起到了重要的指导作用,在一定程度上保障了患者的治疗效果。随着皮瓣外科发展,皮瓣移植技术日趋成熟,皮瓣移植成活、创面愈合已不是难题,更关注受区外形与功能的恢复及供区外形与功能的损害。应用时必须坚持以下原则。

1. 以患者伤情为主原则。应根据患者的伤情,以及患者的年龄、职业、经济条件及医院的技术条件决定选用移植皮瓣的类型。

2. 以次要部位修复主要部位原则。

3. 先简后繁原则。对于皮肤软组织缺损需要皮瓣修复时,应先考虑采取简便的方法,能采用带蒂的皮瓣(皮蒂、血管蒂、筋膜蒂)修复的就不应随便采用吻合血管的皮瓣修复。

4. 选择成活率高的原则。应选择血管恒定,变异较小,易于切取的皮瓣。作为吻合血管的游离皮瓣移植,还需要考虑皮瓣供血血管口径、长度与受区血管是否匹配,高匹配度血管不但能提高手术成活率,而且能增加手术成功率。

5. 重视受区功能与形态重建原则。

6. 选择损伤小的原则。同样是扁平皮瓣,或带血管蒂皮瓣,或吻合血管的皮瓣,应用时要针对供区的部位功能来选择损伤性小而效果好的皮瓣。

7. 尽可能恢复功能的原则。随着显微技术的发展及医疗条件的提高,要把患者损伤部位的功能恢复放在重要考虑的层面。

8. 缺多少补多少的原则。

（彭伶丽　杨佳琪　彭明霞　冯乐玲　黄天雯）

第三节　皮瓣移植的病理生理学

皮瓣的功能可以分为 3 种:①体温调节功能,包括通过血流的散热、对微环境温度的反应和对冷收缩(储热);②保护功能,包括释出补体、免疫球蛋白、接触因子和白细胞及过敏反应等;③储血功能,与活动、休克及情绪活动等因素的影响有关。与皮瓣移植成活密切相关的影响因素有皮肤血流量、毛细血管内外体液交流(水肿)、受区新生血管长入皮瓣。

一、与皮瓣移植成活密切相关的影响因素

1. **皮肤血流量**　根据测算,100g 皮肤组织耗氧量约为 0.8ml/min。当皮肤组织暴露于 25~30℃的环境中时,其正常的血流量约为每 100g 皮肤组织 20ml/min。其主要功能是散热,这一血流量对皮肤营养已经是过多灌注了。皮肤的血流量各部位并不相同,其中手、足、头部因为有较多的动静脉短路,这三者的血流量即占去了整个身体皮肤血流量的一半。影响皮肤血流量的因素很多,包括血管壁平滑肌的张力、内皮细胞介导的血管收缩反应、静脉压力引起的血管运动反射、神经调节、体液调节、代谢性因子调节、温度调节以及局部血管损伤等。可将其分为 4 大类。

（1）神经调节因素:对皮肤血流量的影响最重要的是自主神经系统。交感神经兴奋导致血管收缩,交感神经兴奋性降低则引起血管扩张。血管壁的 α 受体兴奋引起血管收缩,存在于动静脉交通支的 β 受体兴奋,引起血管扩张。

（2）体液调节因素:肾上腺素、去甲肾上腺素引起血管收缩,组胺、缓激肽引起血管扩张。血管内皮细胞释放的前列环素(prostacyclin,PGI_2)具有抗血小板聚集和扩张血管的功能。血栓素 A_2(thromboxane A_2,TXA_2)则是血小板释放的能促进血小板聚集和能引起血管收缩的物质。在正常生理状态下,两者比值稳定并处于动态平衡状态,平衡失调易出现血栓和血管痉挛。

（3）代谢调节因素:高二氧化碳血症、低氧血症或酸中毒都可以引起血管扩张。代谢产物几乎都是血管扩张因子。因皮肤组织的代谢率低,代谢调节因素的影响很小。

（4）物理因素:其包括灌注压力、局部温度、血液黏度、局部血管是否受损、受压、扭曲等。

2. **毛细血管内外体液交流(水肿)**　皮瓣移植术后的水肿现象十分常见。水肿的发生与微循环中毛细血管的透壁体液交换有着重要的关系。影响体液的透壁交换的因素包括:毛细血管液体压力(液压)、组织间隙液压、血浆胶体渗透压、组织间隙胶体渗透压和淋巴管液压。当皮瓣掀起后,发生变化的主要是因血管扩张而增加的毛细血管液压;因组织掀起而减少的组织间隙液压;游离移植时因手术切断而不复存在,带蒂移植时虽然存在,但被破坏的淋巴管液压,而胶体渗透压变化很小。尽管淋巴管液压只有 −0.04kPa(−0.3mmHg),但正常情况下引流了约 1/10 的组织液回流总量。

3. **受区新生血管长入皮瓣**　新生血管长入皮瓣依赖于内皮细胞的迁移和分裂。内皮细胞的迁移有两种方式:原有毛细血管的加长、形成新的侧芽。从临床角度分析,干扰受区新生血管长入皮瓣的因素主要有 3 类:①受床与皮瓣被隔开,如血肿形成、坏死组织残留等;②受床与皮瓣之间滑移,包

扎不良或肢体制动不够;③全身营养不良。从细胞迁移生长的角度分析,有很多物理和化学因素。

（1）机械张力:通过血流动力学或外界轴向拉力影响细胞的形状和生长倾向,通过改变纤维和血管网的排列方向,影响内皮细胞的迁移方向。

（2）血管周围微环境:细胞的接触状况、基底膜性质、间质组织性质。

（3）温度:影响细胞代谢率、组织顺应性和血流黏度。

（4）特殊结构物质:影响细胞吸附和迁移,如纤维素、胶原、基底膜、纤维连接蛋白等。

（5）代谢产物:如乳酸、CO_2 多为扩血管因子。

（6）炎性物质:来自中性粒细胞、淋巴细胞、巨噬细胞、肥大细胞、血小板和损伤组织。

（7）血管生长因子:来自纤维细胞、上皮细胞等。

二、皮瓣移植术后的病理生理过程

皮瓣移植后能否成活主要取决于皮瓣微循环生理功能是否得到维持。微循环的微动脉、毛细血管、微静脉直接参与组织细胞的物质代谢交换,输入氧和养料,运走代谢产物,使组织能进行正常的生理活动而得以成活。

微循环生理功能的维持必须具有以下条件:微血管中的体液是流动的,不流动就不能进行交换;微血管具有正常的通透性;微血管前的心脏和大、小动脉,以及微血管后的大、小静脉,功能结构正常,能正常泵出和输送、引流血液;微血管数量和管径正常。

正常情况下,皮肤的舒、缩血管调节因子处于相对的平衡状态。一旦形成皮瓣,平衡被打破而引起血液循环的一系列变化:手术交感神经纤维被切断,皮瓣内血管失去神经支配,失去了正常的血管张力,血管扩张,灌注增多等。

众多实验证明,皮瓣切取后从蒂部向远端血液循环逐渐减少,术后 1~2h,血流量急剧下降到最低点;术后 12~24h 后,血流量逐渐增加;术后 4~6d,受区血管逐渐长入皮瓣而建立新的血液循环;术后 1周后血流量上升到术前的 65%。由于血流量逐渐增加,代谢紊乱状态也随之得到改善而趋于正常,皮瓣得以完全成活。

（彭伶丽　杨佳琪　彭明霞　冯乐玲　黄天雯）

第四节　常见类型的皮瓣移植的围手术期护理

【案例引导】

案例一:

基本信息:魏某;女;45 岁;已婚;大专;工人。

主诉:车祸致右小腿疼痛,流血伴活动受限 1h。

现病史:患者自诉 1h 前,因车祸导致右小腿疼痛、流血,左小腿骨外露,有异常活动,伤口处有活动性出血,并伴有左下肢活动受限。患者当时无昏迷及恶心呕吐等不适,遂立即经"120"救护车送至医院治疗。急诊立即给予石膏固定,冲洗包扎伤口,足背动脉可触及,末梢血液循环尚可。行 X 射线检查提示右胫骨中下段骨折。急诊以"1.左胫骨开放性骨折并软组织缺损(图 12-18);2.左小腿胫前动脉断裂可能"收治入院。患者入院以来,痛苦面容,精神欠佳,未进食,大小便未解,体重无明显变化。

诊断：1. 左胫骨开放性骨折并软组织缺损；2. 左小腿胫前动脉断裂可能。

诊疗经过：患者入院后，积极完善术前检查及准备，排除手术禁忌证，明确手术方案后，急诊在全身麻醉下行"左小腿胫骨开放性骨折清创血管神经探查、骨折复位、外固定架固定及左大腿股前外侧皮瓣游离移植术"（图 12-19、图 12-20、图 12-21），术后给予心电监护、抗感染、抗凝、补液等对症支持治疗。

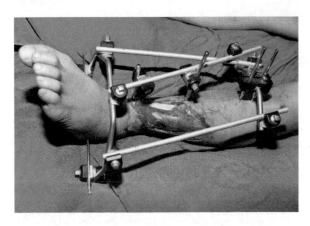

图 12-18　左胫骨开放性骨折并软组织缺损

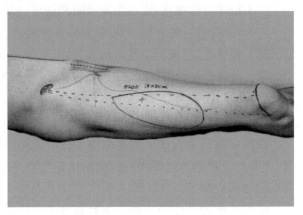

图 12-19　皮瓣供区及术前规划

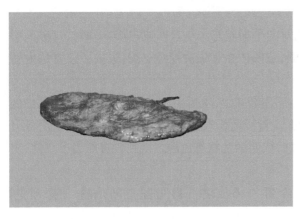

图 12-20　皮瓣切取

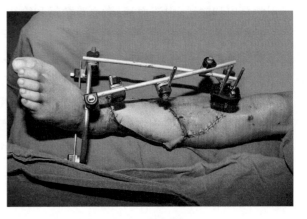

图 12-21　皮瓣移植术后

导入问题：

1. 该患者术前护理评估及护理要点是什么？

2. 患者术后的观察及护理要点是什么？

随着显微外科技术的发展，应用血管吻合技术游离移植修复组织缺损，在临床上得到了广泛应用，它对恢复受皮区外形和生理功能，提高患者生活质量有积极的意义。由于手术技术要求高，风险大，一旦失败将造成新的皮肤及软组织的畸形和缺损，因此加强围手术期护理至关重要。

一、术前护理

1. 病情观察与评估

（1）全身评估：①评估患者基本信息，如年龄、文化程度等，重点评估患者的外伤史、手术史、有无慢性疾病，如糖尿病、高血压、心脏疾患等。对于糖尿病患者而言，患者伤口愈合困难，且易诱发感染和血管栓塞，对皮瓣成活不利。因此，应在术前将患者的血糖控制在正常范围。此外，还应评估患者的过敏史、用药史。对于女性患者了解其月经期。②评估患者生命体征、意识状态、营养状态，了解患者的全身条件是否能耐受手术。③评估患者生活自理能力、疼痛、压力性损伤风险及深静脉血栓风险，对于高风险患者及时给予预防。

（2）专科评估：①评估患者皮肤缺损的程度，受区皮肤有无红肿、破溃、异常分泌物等炎症表现，皮瓣供区血管有无静脉炎，有无栓塞，皮肤有无感染、湿疹或者破损、畸形。②评估患者受伤肢体的末梢血液循环、运动和感觉功能情况。③评估患者有无活动性出血、创伤性休克、感染等并发症的发生。

2. 一般护理

（1）休息与活动：提供安静、清洁、舒适的环境，保持室内空气新鲜、流通。

（2）饮食护理：急诊手术患者给予禁食、禁水。其他患者给予高钙、高蛋白、丰富维生素、易消化食物，鼓励患者多饮水。严禁吸烟及辛辣饮食；术前 3d 禁止口服抗凝血药。术前晚根据麻醉及手术方式禁食、禁水。

（3）协助检查：配合完成各项检查，如胸片、心电图、X 射线、血尿常规、出凝血试验、肝肾功能检查等，及时追踪检查结果。

（4）术前准备：清洁皮肤、除去毛发、修剪指甲。备皮范围跨越 2 个关节。训练床上大小便。

3. 皮肤护理

（1）缺损创面的护理：患肢用软枕垫高 20°~30°，使之略高于心脏水平。保持伤口敷料及周围皮肤清洁干燥，若渗血、渗液较多，应及时通知医生进行伤口换药，预防创面感染，遵医嘱及时给予抗菌药物治疗，为皮瓣移植做好准备。

（2）皮瓣供区护理：注意保护供区皮肤。勿在供区进行穿刺及其他损伤性操作。术前通过彩色多普勒超声血流探测仪检查，记录血管位置及走行，协助医生确定切取范围。轴型皮瓣移植术前，应探测血管位置及走向并做好标志。

4. 心理护理　皮瓣移植术虽然效果佳，但是其手术要求高，风险大，一旦失败将造成新的皮肤及软组织（供区）的畸形和缺损。而且部分皮肤转移术如远位皮瓣、管状皮瓣移植术，由于手术次数较多，疗程长，且术后又常强迫体位，给患者造成痛苦和生活不便。因此，术前心理护理尤为重要，做好充分解释工作，使患者了解手术方案，认识手术的优点及可能出现的并发症，说明术后强迫体位所引起的不适，并指导患者模拟术后姿势，以提高适应能力和在床上的生活习惯，减少术后的痛苦和情绪波动。

二、术后护理

1. 病情观察与评估

（1）生命体征的观察

1）血压：血压需要维持正常范围，血压过高可能会导致血管吻合口及创面持续渗血，如果不进行干预，可能引起全身血容量不足，进而导致皮瓣血液循环障碍；亦可因为使用升压药，导致外周血管收缩，进而引起皮瓣血供不足，导致皮瓣血液循环障碍，最后引起皮瓣坏死可能。同时，要计算患者的出入量，液体的灌注量要适量，否则血容量不足，导致皮瓣的灌注量不够，进而引起皮瓣血液循环障碍。

2）体温：患者体温有明显升高，须考虑患者存在感染可能，须告知医生，结合实验室检查，制订合适的治疗方案。

3）血氧饱和度：若患者出现血氧饱和度的迅速下降，同时患者存在呼吸困难、胸闷等不适，此时要高度怀疑患者可能存在深静脉血栓脱落引起肺动脉栓塞的可能，须立即告知医生，同时给予心电监护、氧气吸入、改变患者体位（半卧位呼吸），避免搬动患肢。

（2）局部观察

1）移植皮瓣的观察：请参见本书第四章第一节临床监测法。由于创伤、应激导致机体高凝状态，夜间迷走神经张力增高导致小血管收缩，再加上夜间进食、饮水及液体量减少，血液容易浓缩诱发血栓形成。因此，皮瓣血管危象好发在夜间和凌晨，特别是 02:00—06:00，护士要重视并加强夜间巡视，警惕移植皮瓣血管危象的发生。

2）供区伤口观察：需密切观察伤口愈合情况，伤口敷料包扎情况、伤口有无红肿、渗液及炎性分泌物等，以及伤口所在肢体感觉、活动、血运情况。如伤口敷料有渗血及渗液，提醒医生及时更换敷料。部分供区不能直接闭合，需要进行皮片移植。因此，须进一步观察移植皮片的成活情况以及皮片下方有无积液及感染等情况。

2. 一般护理

（1）环境要求：病房环境安静舒适、空气流通、室温 23~25℃、病房禁烟、减少探视人员。

（2）饮食护理：麻醉过后 6h 如患者无呕吐，给予流质或半流饮食，鼓励患者进食高热量、高蛋白、高维生素饮食；鼓励多饮温开水 100~200ml/h，多吃蔬菜、水果，保持大小便通畅；勿喝冰冻的饮料；禁止辛辣刺激性强的食物。

（3）体位护理

1）患肢功能位：一般取平卧位，禁止患侧卧位，抬高患肢 20°~30°，使患肢高于心脏水平。

2）防止皮瓣受压：防止皮瓣受到压迫性刺激，患肢可用支架保护，避免血管痉挛导致皮瓣缺血、坏死。如果手术部位处于身体容易受压的部位，如上肢的伸侧，下肢的屈侧、枕部、背部、臀部等，应采用侧卧位或肢体悬吊体位。同时需要关注皮瓣血管吻合处受压情况，防止因为肢体活动而使血管吻合蒂部受压、扭曲和出现张力，从而影响皮瓣血液循环。

3）预防压力性损伤：由于患者须绝对卧床 1 周以上，应做到床铺清洁、干燥、平整、无碎屑；及时更换柔软干净的内衣，在骨隆突处及受压部位垫海绵垫（或棉垫），必要时设立翻身卡。

3. 局部保暖　按医嘱给予红外线或鹅颈灯局部保温，40~60W 烤灯，灯与患处距离为 30~50cm，照灯持续 10~14d。烤灯使用时要警惕烫伤等意外事件的发生。

4. 管道护理　防止管道脱落、扭曲，观察并记录引流液颜色、性质、量。及时更换引流袋，严格无菌操作，如发现活动性出血及时报告医生。观察手术切口敷料有无渗血及渗液，提醒医生及时更换敷料。保持尿管通畅，嘱患者多饮水，防止尿路感染，尽早拔除尿管。

5. 石膏护理　部分患肢需要用石膏进行固定，以减少皮瓣吻合部位的活动性，避免因患肢活动，而导致皮瓣血液循环障碍。石膏固定期间需要维持石膏固定的有效性及可靠性。在石膏未干前勿搬动，防止石膏凹陷引起局部压力性损伤，保持石膏清洁干燥，观察石膏的松紧度等。勿自行拆卸石膏，以免引起肢体震动，导致吻合血管破裂出血。

6. 疼痛护理　请参见本书第六章第一节疼痛。

7. 用药护理　皮瓣移植手术后通常会使用"四抗"治疗，即抗炎、抗痉挛、抗凝、抗痛。相关药物的使用注意事项及护理请参见本书第八章显微外科常用药品的护理。

8. 功能锻炼　皮瓣移植术后患者要绝对卧床 7~10d，肢体长时间不活动会导致关节僵硬，肌肉萎缩等，因此正确的功能锻炼对患者的康复至关重要。卧床期间，指导患者进行双下肢踝泵运动、股四头肌收缩、屈膝屈髋运动、意念训练，指导患肢被动训练；指导深呼吸及有效咳嗽，防止肺部感染等并发症的发生。

9. 并发症的观察及护理

（1）血管危象：参见本书第六章第二节血管危象。

（2）出血：密切观察伤口敷料渗血及引流管情况。若患者伤口敷料渗血范围不断扩大，或引流管1h引流出鲜红色血性液体约200ml，或引流管迅速引流出鲜红色血性液体约100ml，患者出现心率快、脉搏减弱、血压下降；头晕、眼花、口渴、恶心、呕吐，甚至出现烦躁及表情淡漠等情况，应立即告知医生，迅速建立静脉通道补充血容量。必要时协助医生做好血管探查的准备。

（3）感染：观察患者体温、皮瓣的颜色、渗出物及伤口情况，遵医嘱合理使用抗生素，加强营养增强全身抵抗力。术后如患者持续体温升高或伤口疼痛、有异常分泌物，及时告知医生处理。此外，保证病房空气流通，定时通风换气，每日2次，严格限制探视人员，防止交叉感染。

（4）关节僵硬：术后关节制动是造成关节僵硬最主要的原因。护理人员应指导患者及早进行固定肢体的肌肉收缩活动，加强固定肢体邻近关节部位的主动活动，积极进行未固定部位的主动活动。在外固定解除后，应尽早循序渐进地进行功能锻炼。

10. 健康教育

（1）吸烟的患者，在术前1周就要戒烟，术后更要避免主动或被动吸烟。因香烟中含有尼古丁等物质，会引起皮瓣血管收缩或痉挛，引起移植皮瓣血供不足及循环障碍。

（2）向患者强调维持术后正确体位的重要性，绝对卧床休息7~10d，避免患肢低于心脏水平及皮瓣受压，保证皮瓣的正常回流及血液循环。

（3）教育患者及家属观察皮瓣血液循环的方法，如皮瓣颜色变浅或呈紫红色，及时告知医护人员，以便及时处理。

（4）在皮瓣感觉恢复前，应加强局部保护，防止外伤、烫伤和冻伤。冬天注意保暖。

（5）出院指导

1）患者出院后，需要对供区及皮瓣移植区域伤口继续进行换药，术后14d根据伤口愈合情况进行拆线。

2）术后1、3、6个月需要返院复查，并根据皮瓣生长情况决定下一步治疗方案，部分患者因皮瓣臃肿，影响生活或形象，可于术后3个月内行皮瓣修整术。

3）术后2周，指导患者逐步开始患肢功能锻炼，避免出现关节僵硬、下肢深静脉血栓等并发症。

4）术后3个月内应严禁主动和被动吸烟。

5）为了防止下肢行皮瓣移植手术的患者再损伤，应避免长时间站立与行走；足部皮瓣患者注意皮瓣保护，穿宽松柔软的鞋袜，勿打赤脚，以防皮瓣损伤；手部皮瓣患者，勿用患手试水温，以防烫伤，天气寒冷时，应戴棉手套，以防冻伤。患处严禁使用热水袋，有异常及时就诊。

【基于临床案例的思考题】

案例一：

李某，男性，34岁，初中文化。因车祸伤导致右下肢皮肤大面积撕脱伤，诊断为"右下肢皮肤缺损"，并在全身麻醉下行右下肢游离皮瓣移植术，术后患者皮瓣面出现散在瘀斑、水疱。

导入问题：

1. 该患者可能出现了什么情况？

2. 术后患者皮瓣面出现散在瘀斑、水疱，如何护理？

案例二：

张某，男性，年龄，55岁，初中文化。因机器压伤致右肘皮肤缺损，活动受限12d余入院。患者因工作当时右肘不慎被热滚筒（150℃）压伤，受压时间十多分钟，于外院门诊换药治疗，受伤12d后才就诊其他医院。当时见右肘部创面约17cm×10cm，位于肘部伸侧，外附褐色焦痂，肘关节腔已暴露,关节液外漏,创缘红肿;周边部分肌腱及肌肉坏死,关节软骨保存完好,拟行右肘部游离皮瓣移植术。

导入问题:

1. 患肢部位的术前护理评估要点是什么?
2. 皮瓣移植术后皮瓣护理要点是什么?

(杜 棣 彭明霞 冯乐玲 黄天雯)

第五节 口腔颌面部游离组织瓣移植的围手术期护理

【案例引导】

案例一:

基本信息:杨某;女;18 岁;未婚;大学文化;学生。

主诉:右侧面部渐进性膨隆 4 个月。

现病史:患者 4 个月前发现右侧面部膨隆,未予以重视,但近期出现右眶下区疼痛不适,故就诊于当地医院,拍摄 CT 提示"右上颌骨囊实性占位,考虑成釉细胞瘤",遂来医院门诊就诊,以"右上颌骨成釉细胞瘤"收治入院[图 12-22(1)、图 12-22(2)、图 12-23(1)、图 12-23(2)]。患者自起病以来,无腹泻、腹胀、便秘、反酸、呕吐、嗳气、食欲缺乏、厌油、呕血、黄疸等症状,睡眠及精神好,大小便正常,体

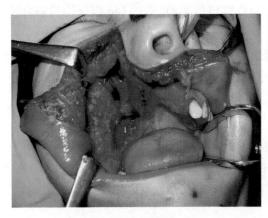

图 12-22(1) 患者术前

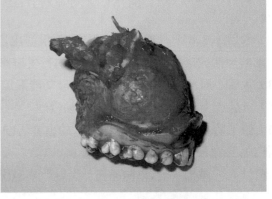

图 12-22(2) 术中切除的肿物

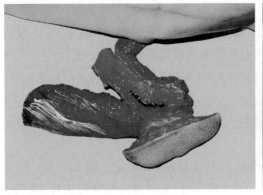

图 12-23(1) 游离腓骨瓣修复

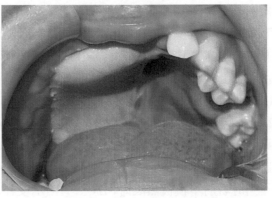

图 12-23(2) 术后半年随访

重无明显变化。

导入问题：

1. 患者入院后给予手术治疗，为达到治疗效果且保障患者生活质量，最合适的术式是什么？

2. 患者手术后的游离组织瓣护理要点有哪些？

口腔颌面部包括人体的口腔器官(牙、牙槽骨、唇、颊、舌、腭、咽)、面部软组织、面部骨组织、颞下颌关节以及唾液腺等组织。其复杂的解剖区域，使其结构、功能和颜面部外观的相互联系比身体其他部位更加复杂。口腔颌面部是人体最重要的外显部位，体现了个人主要特征，在社交活动中有着重要作用。

烧伤、创伤、感染以及肿瘤切除等原因均可导致颜面部组织缺损，若缺损的面积和体积较大，术中不能直接进行拉拢缝合，目前通常采用游离组织瓣移植，为提高此类患者生活质量提供了很大帮助。全身有多处组织瓣供区可供选择，目前对于头颈部软组织修复最常用的是前臂桡侧皮瓣和股前外侧皮瓣，骨组织修复最常用的是腓骨瓣和髂骨瓣，这4种组织瓣移植手术均可以同时实施"双组手术"，手术成功率高达95%。

一、口腔颌面部游离组织瓣手术特殊性

由于口腔颌面部的解剖结构，与身体其他部位游离组织瓣手术相比，口腔颌面部游离组织瓣手术有其特殊性。

1. **口腔颌面部的解剖组织结构复杂** 神经、血管丰富且相互交错，口腔颌面部修复重建手术比身体其他部位的手术更趋复杂。如舌是由内在和外在肌肉组成的复杂且高度机动的肌肉器官，承担了咀嚼、吞咽和语言功能，选择组织瓣时需要考虑舌的缺损面积、厚度、三维结构、组织瓣供区种类、肤色与质地是否匹配以及术后功能恢复程度等问题，遵循"缺什么补什么，缺多少补多少"的原则，从而达到最大程度恢复其外形和功能的目的。

2. **游离组织瓣吻合的血管部位均在颈部** 术后早期颈部的大范围活动或头颈部姿势不正确，可导致吻合的血管牵拉、扭结或受压，增加血管危象的风险，因此，术后早期活动方案对组织瓣的成活非常重要。

3. **口腔空间较狭小** 如舌根及颊部组织瓣位置隐匿，这给术后组织瓣的观察和护理增加了难度。

4. **口腔颌面部是消化道和呼吸道的起点** 患者围手术期面临呼吸道阻塞、营养不良、吞咽和语音功能障碍等特异性问题。因此，围手术期护理及康复尤为重要。

二、口腔颌面部游离组织瓣手术原则

游离组织瓣手术是需要外科医生借助手术显微镜，用精细的显微外科器械和缝合材料，对较小的血管和神经进行精细的手术操作的一种外科技术。手术时应掌握以下基本原则。

1. **严格掌握适应证** 显微外科的技术要求高，操作复杂，手术时间长，以及有一定的失败率和发生并发症的风险，故必须严格掌握适应证。其选择的原则见下。

(1)要求患者的全身情况良好，能够耐受游离组织瓣的供受区手术创伤。

(2)能用简单手术达到同样效果者，就不采用复杂的显微外科手术。

(3)选择组织瓣类型除考虑色泽、质地及厚度等因素外，还要考虑尽量避免组织瓣供区的继发畸形或术后功能障碍。

2. **精良的显微外科技术** 是保证显微外科手术成功诸多因素中最重要的环节。显微外科技术一定要有正规的训练过程，临床医生在实际临床操作之前，应在动物实验中锻炼视觉，特别是锻炼手眼的配合。只有在动物身上操作有把握后，才能正式用于临床患者。

3. 术中及术后的正确处理　根据口腔颌面部解剖生理的特点,术中和术后需要采用抗感染及预防口腔内伤口感染等多种措施,为组织与器官缺损的整复提供一个优良的环境和条件,必须重视术中及术后各个环节的处理。

（1）保证血管的无张力吻合,吻合口通畅和无损伤。

（2）供受区严格止血,防止血肿形成。

（3）正确安置负压及引流管,切勿与血管形成交叉压迫,且引流时负压适量。

（4）禁用凝血剂,术中可根据情况给予血管扩张、抗凝及改善循环等药物。

（5）术后组织瓣观察及护理尤为重要。

三、口腔颌面部常用的游离组织瓣

1. 前臂桡侧皮瓣　是最广泛应用于口腔颌面部的游离组织瓣之一,尤其是口腔黏膜的缺损修复,如舌、颊、牙龈、口底、软腭和咽部。它是由我国学者杨果凡 1979 年首先应用于临床的,也被称为"中国皮瓣"。

（1）血供及神经支配:前臂桡侧皮瓣的主要供养动脉为桡动脉,前臂下 1/3 桡动脉走行于肱桡肌肌腱和桡侧腕屈肌之间,位置表浅,易于组织瓣的制取。其主要回流静脉可通过浅表的头静脉或桡静脉,虽然桡静脉细小,吻合较头静脉困难,但其作为组织瓣的回流静脉与头静脉一样可靠。另外,前臂桡侧皮瓣的感觉神经为前臂外侧皮神经,该神经由肌支神经发出,分布于前臂掌面外侧皮肤,制备组织瓣时可携带此神经制备成感觉皮瓣。

（2）优缺点

1）优点:皮瓣血管口径与颈部匹配,管径粗且解剖恒定,制备简单,吻合成功率高;前臂桡侧皮瓣的血管蒂长,容易到达对侧颈部,避免进行静脉移植;前臂桡侧皮瓣薄且质地优良,适形性好,是口腔内缺损修复的最佳选择。

2）缺点:提供的组织量有限,不适合大面积的修复重建;大多数情况下供区无法直接拉拢缝合,需要作游离植皮;手术切取了前臂的 1 条主要供血动脉,而前臂桡侧处于暴露部位,可对患者的前臂功能和外观美学造成一定影响。

2. 股前外侧皮瓣　最早由我国徐达传等教授于 1984 年报道,1993 年日本的 Koshima 首次介绍其在口腔颌面部肿瘤术后缺损修复中的应用。目前,游离股前外侧皮瓣成为头颈缺损修复常用的组织瓣之一,甚至有学者将其称为"万能组织瓣",认为其可以用于修复任意类型的口腔颌面部组织缺损（图 12-24）。

（1）血供及神经支配:股前外侧皮瓣的主要供养动脉为旋股外侧动脉的横支或降支的穿支血管,回流静脉为与动脉伴行的 2 条静脉。另外,股前外侧皮瓣的感觉神经为股前外侧皮神经,必要时制备组织瓣可携带此神经制备成感觉皮瓣。

（2）优缺点

1）优点:制备简单,可以获得足够长的血管蒂;血管口径粗,与受区管径匹配良好,吻合成功率高;该瓣质地优良,与前臂桡侧皮瓣相比可提供较为丰富的组织量,也可根据切除深筋膜或皮下脂肪的方法,制成薄型组织瓣和嵌合皮瓣［图 12-25（1）、图 12-25（2）］;供区相对隐蔽,宽度在 8cm 以下的组织瓣供区可直接拉拢缝合。

2）缺点:皮肤穿支血管的解剖变异较大,据 Kimata 报道,5.4% 的患者的股前外侧无组织瓣穿支,因此无法制备股前外侧皮瓣。

3. 腓骨瓣　1975 年 Taylor 首次成功应用游离腓骨瓣修复胫骨骨折,1989 年 Hidalgo 首次报告了

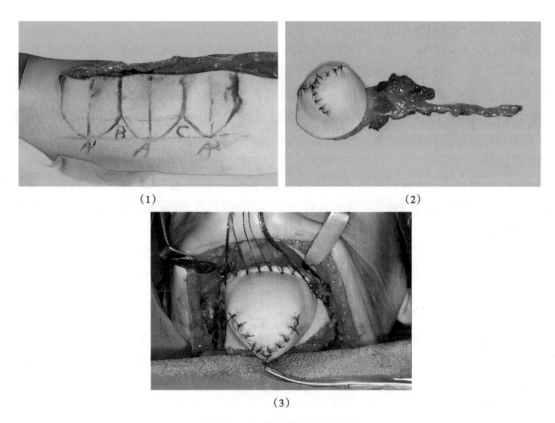

（1）　　　　　　　　　　　　　　（2）

（3）

图 12-24　股前外侧皮瓣制备

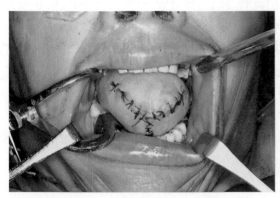

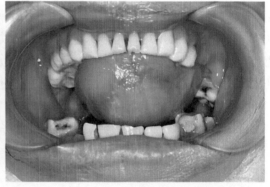

图 12-25（1）　股前外侧皮瓣修复舌缺损　　　图 12-25（2）　股前外侧皮瓣修复舌缺损术后效果

应用游离腓骨瓣修复口腔下颌骨缺损，自此以后其临床应用技术日趋发展和完善。

（1）血供及神经支配：腓骨瓣的主要供养动脉为腓动脉、回流静脉为腓静脉。腓骨瓣的感觉神经为腓肠外侧皮神经。手术时可将其与舌神经吻合，重建口腔感觉功能。

（2）优缺点

1）优点：腓骨的骨量充足，骨全长 32.58cm ± 2.26cm，用于移植的长度可达 25cm；腓动脉血管口径粗大且解剖恒定，与颈部血管的口径匹配良好，吻合的成功率高；可以对其作各种形状的三维立体塑形，满足各种类型的下颌骨缺损修复的需求。

2）缺点：术后可造成供区并发症。足部侧支循环障碍，出现缺血现象，表现为足背颜色苍白、动脉搏动减弱；足部功能缺陷，跆趾背屈能力减弱。患者术后几个月内步行时感觉疼痛和无力，主要与腓神经分支和跆长屈肌损伤有关；足内翻及小腿前部、外部及足背麻木，主要与术中过分牵拉或不正确的解剖导致腓总神经损伤有关。

4. 髂骨瓣　1978 年 Taylor 论证了以旋髂深血管为基础的腹股沟肌组织瓣的实验研究和临床应用;1981 年吴仁秀报道了髂骨移植的解剖学研究结果,并提出吻合血管的髂骨瓣。髂骨因部位隐蔽,兼有松质骨和皮质骨,取骨后对功能影响不大,因此是传统自体骨移植最常采用的供区。

（1）血供及神经支配:髂骨瓣的主要供养动脉为旋髂深动脉,其回流静脉为与动脉伴行的静脉。股外侧皮神经可以通过精细解剖得以保留,制备组织瓣时可携带此神经制备成感觉皮瓣。

（2）优缺点

1）优点:旋髂深动脉血管口径粗、解剖恒定,吻合的成功率高;髂骨的髂嵴与下颌骨有相似的厚度和曲度,且骨皮质厚,能使重建的下颌骨具有一定的牙槽嵴高度、宽度和强度;髂骨主要由松质骨组成,可以促进骨愈合。

2）缺点:血管蒂较短可能是其主要应用受限因素;同时制备相较腓骨瓣要复杂,学习曲线较长;供区术后可能影响腹壁的坚固性,如果患者术前腹壁薄弱或疝存在,宜选用其他供区。

四、游离组织瓣移植的围手术期护理

口腔癌游离组织瓣移植手术创伤大,患者术后并发症发生率较高,护理难度大。因此,护理的主要任务是全面评估患者的生理、心理状态,提高患者对手术的耐受力,减少术后并发症的发生,促使患者早日康复。

1. 术前护理

（1）健康教育:术前 1d,通过宣传手册、视频等形式对患者讲解术前皮肤准备及禁食、禁水的目的、麻醉及手术流程、术后可能留置的管路(如负压引流管、尿管、鼻胃管、气管套管)的目的和意义、咳嗽咳痰方法、饮食方法的重要性及营养搭配、术后康复训练方法等内容。

（2）常规准备:协助患者完善术前常规检查、协助医生以多普勒超声血流探测仪探测并标记血管位置及走行、供区皮肤禁止各种穿刺注射,避免损伤供区皮肤。

（3）皮肤准备:对患者口周及供区部位皮肤进行术前准备。

1）前臂桡侧皮瓣:术侧上肢至腋窝。

2）股前外侧皮瓣:腹股沟、会阴上至平脐水平线,下至大腿上 1/2,内侧至人体中线,外侧至腋前线及会阴。

3）腓骨瓣:术侧足背至膝关节上 20~30cm。

4）髂骨瓣:上至脐平面,下至术侧膝关节,内侧至人体中线,外侧至腋前线及会阴。

（4）口腔护理:保持口腔清洁,术前常规为患者超声洁牙,清除牙结石和牙垢,指导患者术前 1 日晚上和晨起刷牙后使用漱口液含漱 1~3min。

（5）营养管理:营养风险筛查和评定是口腔癌患者规范化营养管理的首要步骤。患者入院后 24h 内,由受过培训的医生、护士使用营养风险筛查 2002(nutritional risk screening 2002,NRS 2002)工具,对其进行营养筛查:评分 <3 分,7d 后若无手术安排需要对患者重复筛查;评分≥3 分提示存在营养风险,患者可通过强化膳食及口服营养补充进行营养支持;评分≥5 分提示存在高营养风险,患者可通过肠内营养、补充性肠外营养支持治疗,以改善术前营养状态。术前 1d 食用清淡、易消化的食物,在禁食期间观察患者有无低血糖、脱水等异常现象,必要时静脉补充液体。

（6）基础疾病管理:对高血压、糖尿病等慢性疾病患者进行用药护理和管理,监测患者血压、血糖,异常时及时告知医生。

（7）心理护理:口腔颌面部手术患者常常担心术后面容的改变、功能的障碍、肿瘤能否根治以及手术的风险等。按照不同患者的特点给予个性化心理疏导。术前与患者亲切交流并鼓励患者,使其明确游离组织瓣移植的必要性,展示治愈患者的术前、术后照片,简述手术过程及术后效果。

（8）艾伦试验:前臂桡侧皮瓣患者术前需要进行艾伦试验,评价尺动脉对手部的供血情况。患者平卧位,术侧上肢自然伸直,检查者用双手同时按压患者的桡动脉和尺动脉,嘱其反复用力握拳和张开手指 5~7 次至手掌变白,松开对尺动脉的压迫,继续保持压迫桡动脉,观察手掌颜色变化:若手掌颜色 5~15s 内迅速变红或恢复正常,即艾伦试验阴性;相反,若 15s 手掌颜色仍为苍白,即艾伦试验阳性,提示可能尺动脉的循环不足,应慎用前臂桡侧皮瓣。

（9）疼痛护理:疼痛是口腔癌患者最常见症状之一,护理包括筛查、评估和干预等过程。首先筛查患者疼痛症状,然后对存在疼痛症状的患者进行评估,进一步明确疼痛的部位、强度、性质、特点及持续时间等。评估通常采用视觉模拟评分法(VAS),0 分为无痛,1~3 分为轻度疼痛,4~6 分为中度疼痛,7~10 分为重度疼痛。轻度疼痛时选择非药物疼痛管理,如冷敷、热疗等;中、重度疼痛时需要不同阶梯药物联合治疗。护士在患者应用镇痛药后需要及时评估疗效,避免患者重复或叠加使用同类药物。疼痛护理内容参见第六章第一节疼痛。

（10）其他护理:由于患者术后需要卧床和头部制动,术前需指导患者床上活动方法,例如仰卧位头部制动、床上大小便等。另外应让气管切开患者术前在床上学会仰卧写字或简单手势表达自己的想法。

2. 术中护理

（1）防止术中低体温:术中低体温的原因主要有手术时间长、全身麻醉、手术暴露面积大以及术中失血等。低体温可引起末梢血管收缩,血液循环欠佳,血液黏稠度增加,同时可致血管吻合口痉挛及血栓形成。因此,护士应加强患者体温监测,保持患者体温 >36.1℃。护理措施见下。

1）术前将手术间室温调节至 28℃,手术开始后再将室温调至 22~26℃。

2）术中使用的组织瓣冲洗液加温至 36~38℃,待组织瓣切取下来后放入温盐水中待用。

3）消毒液、冲洗液均加温至 39~41℃使用。

4）术中输入的液体、血液制品均使用温液仪加温至 32~36℃后输入,并提前铺复温毯在手术床上,温度维持在 38~40℃。

（2）控制术中血压:游离组织瓣手术患者术中需要控制性低血压,以减少术中出血,保障手术视野清晰,降低神经血管误伤的风险,同时血管内张力降低有利于血管手术的操作。术中加强血压、尿量及血氧饱和度的监测,避免控制性低血压对重要器官功能造成影响。待组织瓣血液循环畅通后,可将血压适当提高,以保证组织瓣血液循环充足。

（3）做好显微血管吻合环节管理:显微血管吻合时通常先吻合静脉,后吻合动脉。吻合过程中通常以肝素和利多卡因盐水冲洗吻合口,防止吻合口血栓形成和血管痉挛。吻合时所需微血管吻合器应提前正确安装于推送器上,医护须密切配合,以缩短手术时间,减少组织瓣的缺血时间。

（4）预防术中动脉危象:如果吻合过程中或吻合完毕出现血管痉挛,可局部以盐酸罂粟碱溶液或1%~2% 利多卡因溶液浸泡湿敷,也可以用温盐水纱布湿敷,有助于缓解痉挛。手术过程中应注意保护血管蒂,尽量避免各种不良因素的影响。

（5）严格控制驱血时间:前臂桡侧皮瓣制取时间需要控制在 60min 以内,腓骨瓣制取时间需要控制在 90min 以内,以防肢体缺血时间过长,导致肢体颜色改变甚至坏死。驱血带安装应松紧适宜,医护须密切配合随时沟通。

（6）妥善保管制取的组织瓣:组织瓣离体后,应及时用盐水纱布包裹保湿,以维持组织瓣细胞和血液循环的正常生理状态,提高组织瓣移植的成功率。

3. 术后护理

（1）环境：组织瓣的血液循环对外界环境刺激的反应比较敏感，寒冷的刺激可能导致血管痉挛，进而导致吻合血管栓塞和组织瓣的坏死。术后病房的室温保持在 23~25℃，湿度为 50%~60%，定时开窗通风。

（2）组织瓣血液循环观察：术后 72h 是游离组织瓣出现血管危象的高发期，对游离组织瓣进行有效地监测可以及时发现组织瓣异常，为血管危象的抢救赢得时间，增加组织瓣成活的概率。目前对游离组织瓣术后监测最普遍、有效的方法是连续动态地观察。血液循环观察具体内容参见本书第四章显微外科常用的监测技术。

1）观察频率：手术当日每 30min 观察记录，术后第 1~3 日内每 1h 观察记录，术后第 4~5 日每 2h 观察记录，常规术后第 6 日停止观察，特殊情况遵医嘱执行。

2）观察内容：通过颜色、温度、肿胀程度、毛细血管回流等综合判断组织瓣血液循环情况。①颜色：正常颜色粉红，与供区一致。如颜色变浅或变白、皮纹增加、肿胀不明显，则提示有动脉供血不足的可能；如颜色变暗、发花有瘀斑、皮纹消失、水肿明显，则提示有静脉回流障碍的可能。②温度：皮温应稍低于邻近组织皮温，温度相差 1~2℃。若皮温比正常邻近组织皮温低于 3℃以上，提示有可能发生血液循环障碍；若皮温增高超过正常范围，且局部有刺痛或疼痛，提示有感染可能。③肿胀程度：正常情况下，组织瓣表面应有正常的皮纹褶皱，柔软或稍有水肿，3~4d 后吻合静脉逐渐畅通，肿胀程度即可改善。如组织瓣塌陷，皮纹增多，多提示动脉供血不足；如组织瓣皮纹变浅或消失，肿胀、质硬、张力增大或伤口缝线处渗血，多提示静脉回流受阻。动静脉同时栓塞时，肿胀程度多不发生变化。④毛细血管回流：用棉签轻压组织瓣皮肤变白后移去棉签，皮肤颜色即转为粉红色，正常为 2~3s。如果毛细血管充盈时间缓慢或消失，则提示动脉供血不足。⑤针刺出血试验：仅在以上 4 项结果出现异常，不确定组织瓣是否出现血管危象时，采用此有创操作。表面消毒组织瓣后，用 7 号针头刺入约 0.5cm，针头拔出后如见鲜红血液渗出，说明血液循环正常；若反复针刺后不见血液渗出，说明可能存在动脉血管危象；若血液暗红，出血较快则提示有静脉血管危象的可能。

（3）早期活动方案：口腔颌面部的游离组织瓣术后，患者若头颈部姿势不正确，可导致吻合的血管牵拉、扭结或受压，增加血管危象的风险，但长时间的头部制动及卧床又会增加患者压力性损伤、谵妄、下肢深静脉血栓及肺部感染的风险。因此，这类患者术后早期活动方案至关重要，护理人员需要做好患者健康教育和活动指导。

1）为使患者吻合后的血管处于张力最小状态，要求患者术后头部制动。术后第 1 日抬高床头 30°~45°，患者头部两侧置 1kg 沙袋或使用头部制动枕限制头部活动；第 2 日指导患者床上坐起；第 3~4 日指导患者下床活动。术后 1 周内，告知患者尽量减少头部活动，尤其是头颈部的轴向转动。

2）血管条件不好的患者，如术前有放疗史、术中吻合时血液回流不佳的患者，头部制动可延长至术后第 3 日或遵医嘱；患者下床站立活动前，至少完成 1 日的床上坐位活动缓冲。

3）患者在解除限制床上平卧位后 18d 内仍应避免侧卧位。

（4）呼吸道管理：头颈部缺损修复患者术后组织水肿，加上组织瓣修补后占据口腔、咽腔空间，患者气道通畅和生命安全受到威胁，评估患者呼吸道情况，保持呼吸道通畅是护理工作的关键。

1）及时吸痰并注意痰液的颜色、量、性质。

2）持续湿化气道，每日雾化吸入 3 次，密切观察患者呼吸情况及血氧饱和度。

3）气管切开患者：气道湿化是气管切开的关键护理措施，目前最佳湿化方法为高流量氧气湿化系统，利用高流量氧气将湿化水转化为雾状并持续进入患者呼吸道，湿化持续时间长，降低痰液黏度，同时湿化系统与气道形成密闭空间，可降低交叉感染风险。

4）患者卧床及头部制动期间,每日3次机械辅助振动排痰或清醒时每2~4h叩击胸廓两侧,叩击频率不少于100次/min,患者能床上坐起后,叩击范围扩大至背部,鼓励患者咳嗽、咳痰,以利于痰液排出,减少肺部并发症。

（5）组织瓣供区肢端护理:前臂桡侧皮瓣、股前外侧皮瓣、腓骨瓣患者术后抬高患肢15°~30°,肢体关节处于功能位。术后观察患肢皮肤温度、色泽、感觉、运动、肿胀等情况。另外,腓骨瓣患者术后存在足部侧支循环障碍的风险,还应观察足背动脉搏动情况。

（6）口腔护理:患者留置鼻胃管期间其口腔的自洁作用减弱,易引起口腔感染,口腔冲洗可保持口腔清洁,对不能行口腔冲洗患者给予口腔擦拭。口腔冲洗由两名护士共同完成。方法:护士检查患者口腔黏膜及伤口后,用3%过氧化氢溶液20ml冲洗2次,然后使用生理盐水冲洗直至口腔卫生清洁,及时吸出冲洗液直至口内无残留液体,冲洗顺序为由健侧到患侧,自上而下,部位依次为健侧颊部—健侧上龈颊沟—上牙间隙—患侧上龈颊沟—患侧颊部,健侧下龈颊沟—下牙间隙—患侧下龈颊沟,上腭—舌—口底,常规2次/d,视患者口腔卫生情况适当增加冲洗频率。患者拔除鼻胃管后使用含漱液漱口,除保持口腔卫生外,含漱的动作还有利于口腔周围肌肉的运动,促进口腔自洁作用的恢复,选择西吡氯铵或0.02%氯己定含漱液,2~3次/d,直至口内伤口愈合,指导患者使用软毛牙刷刷牙。

（7）管路护理:术后留置鼻胃管3~10d,尿管1~3d,伤口留置负压引流管3~5d,妥善固定管路,保证管路的通畅,避免滑脱。引流管应保持负压状态,密切观察引流液的颜色、量及性质,并做好记录。拔除引流管后,观察有无伤口渗血情况,及时对症处理。

（8）营养管理:大多数口腔癌患者胃肠道功能正常,术后首选肠内营养支持方式进行营养治疗。目前临床上患者采用以整蛋白型肠内营养剂为主、流质膳食为辅的营养支持方案。根据《肿瘤患者营养支持指南》要求,患者术后能量需要量（1kcal=4.184kJ）为25~30kcal/（kd·d）,蛋白需要量为1.0~2.0g/（kd·d）。因此,须根据患者体重,计算每日进食量所含的能量和蛋白质需求量,为患者制订个性化营养管理。

（9）预防压力性损伤:①头部可使用U型枕;②骶尾部垫上防压力性损伤气垫,防止受压时间过长;③协助患者床上活动、更换体位。

（10）预防下肢深静脉血栓:具体内容参见本书第六章第六节静脉血栓栓塞。

（11）预防便秘的护理:合理搭配饮食,指导患者每日进行数次收缩腹肌运动及腹部按摩促进胃肠蠕动。如术后长时间未排便,遵医嘱给予泻药以预防便秘的发生。

（12）心理护理:患者术后颊、舌、口底、牙龈等重要组织、器官缺损,可出现语音障碍、吞咽困难等并发症,加之皮瓣供区组织缺损及术后伤疤导致自身形象改变,患者易出现不同程度的负面情绪,因此应关注患者术后心理状况。患者在院期间,护士可通过集体授课、座谈会、同伴教育等方式给予患者心理疏导与支持;患者出院后,护士继续开展延续护理,可组织讨论会,邀请患者讲述自己康复过程中的心理感受,并向其他患者传授自己积极治疗康复的心得体会。

（13）康复训练:评估患者术后口腔功能和组织瓣供区情况,为患者制订康复训练方案,如吞咽训练和语音康复训练、游离腓骨瓣术后下肢康复训练及颈淋巴结清扫术后肩颈康复训练。

1）吞咽训练和语音康复训练:游离组织瓣手术对患者口腔器官、组织及神经造成的创伤较大,患者术后会出现吞咽障碍和语音功能障碍。吞咽和语音是极其复杂的过程,需要神经和肌肉的协调配合,而舌是口腔吞咽和语音功能中最重要的器官,涉及舌肌受损或支配舌肌运动的神经受损的手术,均会导致舌功能障碍。所以,涉及舌、颊、口底、唇、颌骨等部位的游离组织瓣手术,术后患者均可出现不同程度的吞咽障碍和语音功能障碍,应进行吞咽训练和语音康复训练,具体内容参见第十一章第二节舌再造术的围手术期护理。

2）游离腓骨瓣术后下肢康复训练：游离腓骨瓣术后早期患者下肢存在不同程度的功能障碍，主要表现为踝关节活动受限、跗趾肌力下降、行走耐力下降及步伐协同性降低，术后早期进行康复训练可以促进关节和肌肉功能康复，缩短患者术后下肢康复的时间。训练分3个阶段：①卧床期间患肢抬高、足部热敷和向心性按摩、练习脚趾和脚踝的屈伸活动；②下床活动后增加足内外翻、脚踝环形运动和直腿抬高练习，并练习下床活动，指导患肢逐步从非承重状态过渡到承重行走；③术后1周在保障患者安全情况下逐步练习独立行走，并进行跗趾背屈后的抗阻训练并练习下床活动，指导患肢逐步从非承重状态过渡到承重行走。康复训练遵循循序渐进的原则，提倡主动活动为主，被动活动为辅，行走时有陪同人员协助，避免发生意外。

3）颈淋巴结清扫术后肩颈康复训练：颈淋巴结清扫术是口腔癌手术治疗中极为重要的手段，由于术中损伤对支配斜方肌的主要神经——副神经，约25%~57%的患者术后存在肩功能损伤问题，表现为肩部疼痛、麻木，上肢外展、外旋、内旋障碍等症状。患者进行肩颈康复训练，可以减轻局部组织水肿和炎症反应，预防肩关节及周围组织粘连和肩周肌肉萎缩，改善术后患者肩部功能。肩部康复训练分3个阶段，第一阶段为术后24h至伤口拆线，以肩关节小范围活动的保护性训练为主，包括手握拳，健侧手握住患侧手腕，弯曲患侧肘关节等训练；第二阶段为拆线至术后3个月，进行日常活动练习和肩关节灵活性、协调性训练，目的是在不增加疼痛和肿胀的前提下恢复肩关节正常活动，减轻肌肉萎缩，预防并发症，包括上肢举高、划船动作及肩关节大范围活动等训练；第三阶段是术后3个月以后，主要进行增强肌力的康复训练，增加肩关节主动活动范围和抗阻训练，如提举重物等力量练习。

4. 健康教育

（1）按术后饮食要求完成进食，术后因组织瓣感觉缺失，经口进食时注意食物温度，以防烫伤。另外，护士应强化出院患者持续性的营养支持，为患者提供科学合理的营养配餐，保证患者每日能量的合理摄入，帮助患者改善机体营养状况。

（2）注意口腔卫生，保持口腔清洁。

（3）伤口拆线

1）口内缝线多为可吸收缝线，不需要拆线，约1个月可自行脱落；非可吸收缝线拆线时间为术后5~7d。

2）口腔外伤口术后7~10d拆线。

3）游离组织瓣供区的伤口术后2周拆线。

（4）敷料包扎患者，如敷料松脱及时就诊。

（5）出院后继续进行康复训练。

（杨 悦 吴洪芸 彭明霞 冯乐玲 黄天雯）

第十三章
淋巴系统显微外科护理

【案例引导】

案例一：

基本信息：罗某；男；16 岁；未婚。

主诉：发现双下肢肿胀 14 年。

现病史：患者自诉出生时即发现双下肢水肿，12 年前曾到广州市儿童医院就诊，诊断为"双下肢淋巴水肿"（图 13-1）。建议观察，未予治疗。2 年前反复发作左下肢蜂窝织炎伴高热，体温最高 40℃，给予青霉素静脉滴注后可痊愈。为进一步治疗至医院门诊就诊。查双下肢静脉超声提示：双下肢深静脉血流通畅，瓣膜功能良好，未见血栓形成。双大隐静脉通畅，根部未见扩张，股静脉瓣膜功能良好。双小腿未见明显扩张交通静脉。查局部淋巴显像示：双侧下肢淋巴回流不完全性梗阻，以右侧显著，部分侧支循环形成。拟"双下肢淋巴水肿"收入显微外科。自起病以来，患者无腹泻、腹胀、便秘、反酸、呕吐、嗳气、呕血、黄疸，无发热、食欲缺乏、厌油，睡眠、精神好，大小便正常，体重无明显变化。

导入问题：

1. 患者出现双下肢肿胀的可能原因是什么？

2. 患者入院后给予手术治疗，围手术期的护理要点是什么？

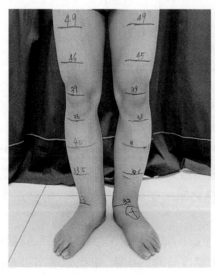 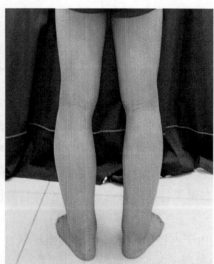

（1）   （2）

图 13-1　双下肢淋巴水肿

第一节　淋巴水肿的概述

淋巴系统是人体内第三大脉管系统,淋巴管的主要功能是将细胞外液转运回心血管系统。当血液进入毛细血管床时,毛细血管动脉侧的静水压较高,导致血浆渗出到间质中,而在毛细血管床的静脉侧,血液高渗透压向内拉的作用超过其静水压向外推动的作用,使得之前渗出的液体流回毛细血管床并重新进入全身循环。90% 的渗出液通过这项机制重新进入循环,剩余的 10% 则通过一系列连续且较大的淋巴管经淋巴系统返回全身循环(图 13-2)。

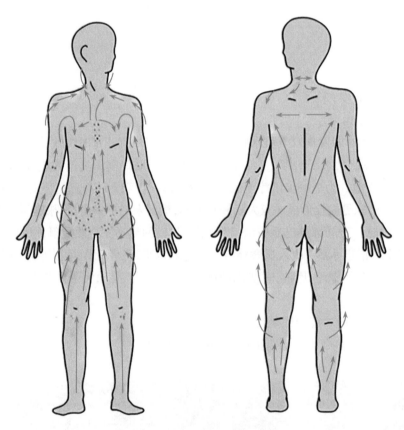

图 13-2　淋巴系统循环

淋巴液是一种液体,其组成与血浆相似,但含有白细胞和较高浓度的大分子物质,如蛋白质和脂质等。淋巴液通过毛细血管附近的毛细淋巴管进入淋巴系统,随后转移到较大的淋巴管中,这些淋巴管被称为集合淋巴管,这些集合淋巴管随后将淋巴液单向转移至胸部。左侧躯体、腹部及双腿的淋巴液首先被收集至胸导管,然后注入左锁骨下静脉。右侧躯体、头部、胸部的淋巴液被收集至右侧淋巴导管,然后注入右侧锁骨下静脉。通过淋巴管与静脉之间的吻合,淋巴液进入静脉系统并返回全身循环。

淋巴水肿是由于淋巴循环障碍引起的淋巴液在组织间隙滞留,出现组织水肿、脂肪沉积、慢性炎症及组织纤维化等病理改变的疾病,是一种进行性和高度致残的疾病,淋巴水肿可以是原发性(遗传性)或继发性(获得性)。

一、病因与分类

1. 原发性淋巴水肿　原发性淋巴水肿是由淋巴系统先天性畸形或功能障碍引起的先天性、发育性或遗传性的疾病。一般认为此类疾病具有遗传物质基础,通常是一种常染色体显性遗传病。原发性淋巴水肿的发生因素包括:淋巴管、淋巴结以及淋巴管与淋巴结双重因素。

（1）淋巴管因素:淋巴管稀少、淋巴管扩张或增生。

（2）淋巴结因素:包括淋巴结病变导致的淋巴结数目少、体积小、增生或结构不良。

（3）淋巴管与淋巴结双重因素:原发性淋巴水肿的淋巴管功能异常较常见,表现为淋巴管收缩或瓣膜关闭功能障碍。淋巴管和淋巴结结构及功能障碍导致输送能力不足,引发组织水肿。

原发性淋巴水肿按发病年龄分类如下:①先天性淋巴水肿在出生时或 2 岁时出现。②早发性淋巴水肿出现在 35 岁之前(通常与青春期有关)。③35 岁以后出现的称为迟发性淋巴水肿。

2. 继发性淋巴水肿　由其他症状或治疗引起。发病原因主要为肿瘤手术、炎症、放射治疗、外伤、感染、肿瘤转移、妊娠等。目前恶性肿瘤根治术后的肢体淋巴水肿是继发性淋巴水肿的常见表现。女性患者多见于乳腺癌、宫颈癌、子宫内膜癌、卵巢癌根治术后,男性患者多见于前列腺癌、阴茎癌术后。此外,外周动脉疾病也可导致继发性淋巴水肿。医源性因素也是淋巴水肿的常见诱因,如鞘内泵置入或西罗莫司给药。从全球来看,感染是导致淋巴水肿的主要原因。在热带地区,地方性淋巴丝虫病是世界上最常见的导致淋巴水肿的疾病。

二、病理生理变化

淋巴水肿是渐进性发展的慢性疾病,病理学改变主要包括透明质酸含量增高、组织纤维化、脂肪沉积和慢性炎症。组织纤维化是淋巴水肿发生发展过程中的重要病理改变之一,也是判断淋巴水肿严重程度与分期的重要指标之一。目前淋巴水肿皮肤组织发生纤维化的具体机制尚不明确,可能的机制是由于淋巴回流障碍,组织中大量侵入的细菌和抗原得不到及时清除,引发炎症反应,炎症介质能促进组织细胞合成胶原纤维和细胞外基质沉积。另外,富含大分子物质,如蛋白质、透明质酸的淋巴液能刺激成纤维细胞大量合成胶原纤维。胶原纤维增生和细胞外基质沉积导致纤维化发展,使皮肤组织变硬,影响淋巴管的生长和运输功能,集合淋巴管管壁纤维化还可引起淋巴管收缩功能下降或丧失,进一步加重淋巴液的淤滞,使淋巴水肿加剧,形成恶性循环。

三、临床表现

先天性淋巴水肿以男性多见,常为双下肢同时受累;早发性则女性多见,单侧下肢发病,通常不超越膝平面;迟发性,半数患者发病前有感染或创伤史。主要有以下临床表现。

1. 水肿　原发性淋巴水肿以四肢为主,尤其是下肢多见,也可发生在面部、外生殖器、下腹部和臀部,可以是单个部位、单侧肢体,也可能是多个部位、双侧肢体,多为不对称分布。继发性淋巴水肿通常发生于手术、炎症、放射治疗、外伤、肿瘤转移等部位,多为单侧肢体。水肿早期出现在肢体远端的足背和手背,呈凹陷性水肿,逐渐向近心端蔓延,发展为非凹陷性水肿。

2. 皮肤改变　水肿部位皮肤干燥、粗糙,肤色正常或色泽微红,皮温略高,随着病情进展,皮肤褶皱加深,质地变硬,苔藓状或橘皮样变;随着皮下脂肪沉积和纤维化,皮肤出现疣状增生,后期象皮肿。

3. 自觉症状　淋巴水肿不伴有疼痛和压痛,但自觉肢体酸胀、沉重感。

4. 继发感染　多数为乙型溶血性链球菌感染引起蜂窝织炎或淋巴管炎,出现局部红、肿、热、痛及全身感染症状。

5. 溃疡 轻微皮肤损伤后出现难以愈合的溃疡。

6. 恶变 少数病例可恶变成淋巴管肉瘤。

四、诊断

1. 症状和体征 淋巴水肿的诊断基于病史和体征。特别是当患者有淋巴水肿家族史或家族遗传史、手术或放疗史、创伤或感染时,诊断并不难。淋巴水肿的发生和进展缓慢,通常发生在其中一只手臂或腿部。淋巴水肿引起的肿胀范围从早期凹陷和短时间内轻微,到晚期象皮肿持续多年到几十年。淋巴水肿不伴有疼痛和压痛,但自觉肢体酸胀、沉重感。

2. 辅助检查

(1)Stemmer 征:用拇指和示指捏起患者被试的手指或足趾根部皮肤,若可以捏起皮肤,则 Stemmer 征为阴性;如难以捏起皮肤则为阳性。Stemmer 征的特异性较好,绝大多数情况下,如果 Stemmer 征阳性,淋巴水肿一定存在。但其敏感性较差,如患者的淋巴水肿不累及手指和脚趾而集中在躯干部,该检查结果则为阴性。

(2)Pitting 征:用手指指腹持续用力按压肿胀部位 10s 左右,松开手指会在肢体留下暂时性凹陷,一般处于淋巴水肿后期或Ⅱ级早期的患者会表现出 Pitting 征。但该检查有不少缺陷,Pitting 征缺少标准化检查规范,不同检查者在按压时间、按压力度以及接触面积上容易有差异;另外,心源性、肾源性等其他类型的水肿也可能会出现 Pitting 征。因此,临床应用时需要详细询问患者的病史以鉴别诊断。

3. 辅助诊断 大多数情况下,通过全面完整的病史和体格检查便可获得诊断,但在病变早期、水肿较轻、原发性淋巴水肿时,需要通过辅助检查来进行诊断。辅助检查主要针对淋巴水肿的病因诊断、病变程度判断及发病机制,以便更好地指导临床治疗。

(1)直接淋巴管造影或间接淋巴造影:直接淋巴管造影虽被视为淋巴系统显像的经典方法,但穿刺难度大,有一定失败率,且碘油对淋巴管有损害,甚至可能引起肺栓塞。因此,近几年来,直接淋巴管造影已很少在临床应用。与直接淋巴管造影相比,其缺点为不能观察淋巴结的情况,但间接淋巴管造影操作简便,对淋巴管刺激作用小,检查可重复进行,在临床上有重要的意义。

(2)磁共振淋巴造影(magnetic resonance lymphography,MRL):其是诊断淋巴疾病的一种相对较新的成像方式,可以快速、充分地显示淋巴通路和引流淋巴结,可以提供形态学和功能评估。

(3)淋巴系闪烁造影:也称为放射性核素淋巴造影。几十年来,淋巴系闪烁造影一直被用于通过注射放射性标记的示踪剂来研究淋巴系统。这是一种简单、安全地评价淋巴系统的方法。此外,它可以对任何年龄的极低辐射暴露的患者进行,并使动态观察示踪剂分布成为可能。

(4)吲哚菁绿(indocyanine green,ICG):淋巴造影在淋巴水肿的诊断和评估中应用越来越多。研究发现 ICG 淋巴造影是检测淋巴水肿的实时观察淋巴结的可靠和敏感的方法。由于 ICG 淋巴造影具有微创,缺乏辐射暴露,安全,易于操作,在过去的十年中,它越来越多地用于淋巴水肿的诊断和监测。

(5)单光子发射计算机断层成像/计算机体层成像(singlephoton emission computed tomography/computed tomography,SPECT/CT):在 SPECT/CT 中,CT 的引入可以提供相对准确的解剖结构,并且可以用于自动衰减校正。SPECT 和 CT 组合的 3D 重建模式可以对重点区域进行 360°观察,这对临床工作中淋巴结示踪具有非常重要的作用。SPECT/CT 比淋巴系闪烁造影能提供更多的信息,但是潜在的辐射限制了它进一步的发展。

(6)超声检查:B 型超声显像具有方便、快捷、价廉等优点,现已被广泛用于淋巴水肿的诊断及疗效的评估。

五、分期

2020 年外周淋巴水肿诊疗的中国专家共识将淋巴水肿分为Ⅰ~Ⅳ期。

1. **Ⅰ期**　和"静脉"水肿相比较,早期组织中聚集的水肿液蛋白质含量比较高,水肿呈凹陷性,肢体抬高后水肿可消退。可能会出现各种增殖细胞的增加。

2. **Ⅱ期**　肢体抬高后水肿不消退,在Ⅱ期阶段的后期,随着皮下脂肪和纤维化的生成,水肿不再呈现凹陷性。

3. **Ⅲ期**　非凹陷性水肿,肢体增粗,质地变硬,皮下脂肪进一步沉积和纤维化。

4. **Ⅳ期**　又称为象皮肿,属于淋巴水肿晚期,病变软组织异常增生肥大,出现皮肤病变,如黑棘皮症、皮肤增厚角化、疣状增生。

以上Ⅰ~Ⅳ分期针对患肢,不包括受累的淋巴管和淋巴结在淋巴液淤滞状况下的病理变化进程。

(戴巧艳　黄天雯　彭明霞　傅育红　彭伶丽)

第二节　淋巴水肿的显微外科治疗

淋巴水肿是一种常见的进行性疾病,给患者造成巨大的困扰,目前尚无彻底治愈淋巴水肿的方法,只能延缓疾病发展进程及缓解症状。治疗手段可以分为非手术治疗和手术治疗。

非手术治疗主要包括弹力敷料加压、手法按摩、皮肤护理等,治疗效果有限,而且患者必须长期坚持,费用也较高。

手术治疗主要包括组织切除或抽吸术以及生理重建手术。组织切除或抽吸术后仍需要长期维持非手术治疗,且由于对淋巴管系统的进一步损伤,可能加重水肿症状,目前仅用于严重淋巴水肿治疗。生理重建手术主要通过显微外科治疗方法重建淋巴通道,将淋巴引入盆腔淋巴或静脉系统来重建淋巴运输系统,大网膜、局部皮肤或肌皮瓣等含有淋巴管的组织都被用来排出多余的淋巴液,使淤积的淋巴液自发地持续回流,从而改善症状。淋巴管生理重建手术是这项技术的重要应用领域,目前应用最广的治疗包括淋巴管-静脉吻合术(lymphaticovenous shunt)、血管化淋巴结移植(vascularized lymph node transfer,VLNT)以及其他淋巴管再造术等,其有效性及安全性得到肯定。

1. **淋巴管-静脉吻合术**　主要通过淋巴管与静脉的吻合,使局部淤积的淋巴液直接回流入静脉系统,减轻患者症状。随着近年来显微外科技术的发展,其手术方式呈现多样化,由于小静脉管腔压力较主静脉小,越来越多术式选择吻合管径较细的小静脉。术后效果明显,由于手术损伤较小,术后并发症较少。

2. **血管化淋巴结移植(VLNT)**　是近十年来逐渐兴起的手术方法。首先在机体切取一部分含血管蒂的淋巴结组织,然后将移植物血管蒂在患处连接,通过移植的淋巴结促进患肢淤积的淋巴液回流,目前只应用于肢体淋巴水肿。供区位置主要选择腹股沟区,还可选择侧胸壁、锁骨上以及颌下区域;而受区位置包括上肢的腋窝、肘关节或腕关节,以及下肢的腹股沟区、膝关节或足踝部。

3. **淋巴管再造术**

(1)淋巴管移植:在身体正常部位截取一段淋巴管,将其移植至淋巴水肿部位,通过皮下隧道两端分别连接淋巴淤积侧与正常侧淋巴管。虽然此方法治疗后淋巴显像显示管腔通畅,经过长期观察具有一定有效性,但部分患者会出现供区继发的淋巴水肿,且供区瘢痕较长,受区可用于吻合的主干淋巴管很难寻找,目前临床使用较少。

（2）静脉移植:方法同淋巴管移植相似,即在自体正常部位截取一段静脉血管,两端分别与淋巴淤积侧与机体正常侧淋巴管连接。

（戴巧艳　黄天雯　彭明霞　傅育红　彭伶丽）

第三节　淋巴水肿的围手术期护理

淋巴水肿的治疗是一个长期的过程,目前还没有能完全治愈淋巴水肿的治疗方法,淋巴水肿一旦发生,便无法逆转。由于淋巴回流受阻,患者的患肢会感到肿胀、疼痛,并可能继发感染等,从而导致患肢无法正常活动,进而降低患肢的肌张力,削弱患肢的活动能力,严重影响了患者的生活质量。因此,手术治疗的主要目的是有效缓解淋巴管堵塞,缓解患肢肿胀,使患侧肢体的周径显著缩小,显著增强患肢功能,提高患者的生活质量。手术治疗的护理措施如下。

一、术前护理

1. **心理护理**　患者因常年饱受下肢水肿带来的生活不便,对手术的期望值大,容易产生异常紧张、担心的心理,护理人员要主动关心患者,做好心理疏导,让患者了解治疗方法、肢体恢复时间及预后,从而积极配合治疗。

2. **饮食护理**　低盐、低脂饮食,预防淋巴液产生过多。进食富含营养的食物,多进食高蛋白、易消化食物,提高自身免疫力,忌辛辣刺激性饮食。

3. **体位护理**　抬高患肢高于心脏水平。通过患肢抬高达到最大化静脉引流量、降低毛细血管压力和减少淋巴液产生,同时,有利于淋巴液回流,减轻水肿。

4. **皮肤护理**　淋巴水肿患者的皮肤问题很常见。水肿导致深层皮肤皱褶,可能发生真菌和细菌感染,引起蜂窝织炎或丹毒,而皮肤的裂缝和干燥区域是细菌和真菌的入口,保持皮肤完整性、卫生清洁和细致的皮肤管理对于减少真菌或细菌数量非常重要,并能最大限度地减少皮肤损伤的长期并发症。维持皮肤的干燥整洁,避免损伤,避免使用香皂等碱性清洁剂,应使用天然或 pH 中性的肥皂或含甘油的肥皂。润肤剂可重新建立皮肤表面保护性的脂质层,防止水分进一步流失,并保护皮肤免受细菌感染和刺激。避免使用含香味的润肤剂,香味产品中的香料和防腐剂可能是刺激物或过敏原。洗脚后,用毛巾彻底擦干,尤其是保持趾缝间干燥整洁,防止真菌感染。

5. **患肢的保护**　穿宽松舒适、透气性好、大小合适的鞋;防止蚊虫叮咬,皮肤瘙痒时,可用止痒洗剂涂擦,切勿用手抓挠;修剪指甲时,应在良好的光线下进行,避免损伤。先将指(趾)甲在温水中泡软,用指甲刀将指(趾)甲剪平,勿使甲下皮肤露出。小心修剪畸形变厚的指甲。

6. **术前功能锻炼**　每日指导并协助患者进行肢体功能锻炼。上肢功能锻炼包括肩关节、肘关节、腕关节、指关节的伸屈、旋转;下肢功能锻炼包括踝关节跖屈、背伸运动,踝关节旋转;主动或被动活动 5 次,每日锻炼 3 次。幅度由小到大,由少到多。

7. **完善术前准备**　完善术前检查,做好手术野皮肤的清洁,术前常规备皮,沐浴 1 次,修剪指甲,术前禁食、禁水,取下义齿和饰品,遵医嘱给予术前用药。

8. **术晨护理**　观察患者的生命体征、心理状况、禁食、禁水等情况,女性患者询问有无月经,若有异常,及时与医生联系。取下义齿、饰物、隐形眼镜等。按医嘱给予术前用药。带齐术中所需用物,如病历、X 线片等,与手术室工作人员详细核对患者的各项信息。

二、术后护理

1. **病情观察与评估** 每1~2h监测患者生命体征;观察伤口敷料有无渗血、渗液;观察并记录引流液颜色、性质、量;观察切口是否有红、肿、热、痛及炎性分泌物;评估移植皮瓣及患肢血液循环情况(皮肤颜色、温度、肿胀、毛细血管回流);评估肢体周径变化情况,必要时测量周径;评估伤口疼痛的程度、发生与持续时间等。

2. **体位护理** 患肢用软枕垫高,高于心脏水平,有利于静脉回流,防止肢体肿胀。术后3d内相对制动,促进上肢淋巴回流;避免皮瓣走行处受压,影响皮瓣成活。

3. **饮食护理** 术后加强营养,鼓励低脂、优质蛋白、高维生素、高纤维饮食。游离皮瓣术后需要绝对卧床休息7~14d。肠蠕动减弱,容易发生便秘,指导患者蔬菜、瓜果、豆类等含维生素和纤维素较多的粗粮食品,多饮温开水,使大便保持润滑通畅;忌食辛辣刺激、生冷以及肥腻食物。

4. **疼痛护理** 避免引起疼痛加重的因素,如体位不当、固定过紧、伤肢的位置、操作频繁等;实施非药物干预措施,如患者教育、心理疏导、音乐疗法、分散注意力等;遵医嘱采用药物治疗,原则是多模式、个体化镇痛。

5. **治疗护理**

(1)遵医嘱给予吸氧、雾化吸入等治疗。

(2)支具护理:评估患肢感觉、运动功能、石膏松紧度及有无渗血、渗液、异味,石膏边缘皮肤情况;石膏塑形期不可抓、提、按压,搬运时用手掌平托;保持石膏干燥整洁。如上肢淋巴水肿行血管化淋巴结移植术后,为避免移植皮瓣受伤,可使用肩关节外展支架固定,保持肩关节外展有效固定。

6. **管道护理** 妥善固定管道,保持管道通畅。

7. **用药护理** 遵医嘱使用消炎、镇痛药,如果行血管化淋巴结移植,需要再使用抗凝、抗痉挛等药物,观察有无药物副反应,及时处理。

8. **心理护理** 护士应多关心患者,耐心细致地向患者及家属解释移植皮瓣成活的影响因素、血管危象发生的可能原因。避免焦虑、急躁等不良情绪,做好充分的思想准备。

9. **功能锻炼** 卧床期间,指导患者适当进行健侧肢体的运动。上肢:肩关节、肘关节、腕关节、指关节的伸屈、旋转;下肢:踝泵运动、股四头肌收缩、屈膝屈髋运动;15min/次,3~4次/d。如行移植皮瓣手术患者,在移植皮瓣稳定后方可进行适当功能锻炼。

10. **常见并发症护理**

(1)出血:如引流管持续引出鲜红色液体≥100ml/h或24h≥300ml须警惕出血可能;当引流液颜色由暗红转至鲜红,患者出现心慌、气短、烦躁等症状并有生命体征改变时,提示出血量大,须紧急处理。必要时急诊手术探查止血。

(2)感染:淋巴水肿的患者因为淋巴液聚集滞留在患肢间隙。其中高蛋白是细菌繁殖的温床,容易诱发术后感染、皮瓣血管栓塞等并发症。另外,淋巴回流不畅也会阻碍巨噬细胞等免疫细胞在体液中的循环,使术后免疫力低下,增加术后感染的概率。因此,淋巴水肿的患者术后皮瓣更容易发生感染。术后严格执行无菌操作、严密观察伤口的渗液情况。如术后3~4d起,伤口出现渗血、渗液,局部有红、肿、热、痛,伴体温变化,应怀疑伤口感染。处理:继续观察体温变化;观察伤口渗液情况;观察引流液的颜色、量、性状;保持引流管无菌、通畅、密闭、无打折并妥善固定;按医嘱给予抗感染治疗,严格执行无菌操作。发现有伤口渗液,应及时报告医生,及时换药。

(3)移植皮瓣发生血管危象:如果行血管化淋巴结移植,术后24~72h是游离皮瓣出现血管危象的高发期。术后由于体位不当、血容量不足、寒冷及疼痛刺激等因素均可引起血管危象,导致移植皮瓣坏死,手术失败。血管危象可分为动脉危象和静脉危象两种。术后护理要点参见第十二章第四节常见类型的皮瓣移植的围手术期护理。血管危象并发症的护理要点参见本书第六章第二节血管危象。

11. 健康教育

(1)向患者及家属解释淋巴水肿的发生原因、临床表现、常见检查与治疗方法。

(2)向患者及家属解释治疗的重要性及预后,介绍成功案例,树立患者及家属的信心。

(3)指导患者及家属如何进行病情自我观察,如何配合各项治疗与护理。

(4)指导患者及家属掌握功能锻炼的方法,积极配合。

(5)指导患者及家属患肢肿胀的测量及记录方法。

(6)评估患者及家属对健康教育内容的掌握程度,配合治疗与护理的依从性,及时满足患者需求。

12. 出院护理

(1)伤口:敷料保持清洁、干燥。无特殊情况下,3d 换药 1 次,若有渗血渗液或被污染的情况,要及时去医院就诊,请勿自行换药;一般 2 周左右拆线,拆线后视伤口情况一般 3~7d 可沾水沐浴。

(2)复诊:按医嘱定时复诊。早期如出现伤口红、肿、热、痛、异常渗出液体等情况应及时就医处理;后期如有患肢沉重、肿胀、疼痛等不适症状应及时复查。

(3)出院指导:定期检测患肢肿胀消退的情况(与健侧和术前患肢对比)。注意事项包括:不在患肢抽血和注射,不能针灸;避免患肢测量血压,如果双侧上肢淋巴水肿,要在下肢测量血压;保持患肢皮肤清洁干燥,注意皱褶和手指间隙,沐浴后擦润肤露;避免做增加患肢阻力的剧烈、重复的运动,如擦洗或推拉;不提过重的物体;不戴过紧的项链和患肢的弹力手镯;淋浴时避免温度变化过大,避免桑拿或热浴,使用防晒产品;避免患肢任何损伤,如割伤;做家务或种花草时戴手套;修剪指甲时避免任何损伤;避免患肢过分的疲劳,当肢体感到疼痛时要休息,抬高肢体;建议进行一些运动,如散步、游泳、有氧健身法、健身操等;日间戴弹力袖套;出现任何感染症状,如皮疹、瘙痒、发红、疼痛、皮温增高或发热时要及时报告;保持理想的体重,进低盐高蛋白易消化的饮食,避免吸烟、喝酒。

(4)康复指导:继续进行患肢功能锻炼,循序渐进,必要时配合手法淋巴引流等物理治疗康复方法。

【基于临床案例的思考题】

案例一:

伍某,女,67 岁,初中文化。诊断:左下肢淋巴水肿。患者 2 年前因卵巢癌行子宫全附件切除术,术后行 6 疗程化疗 +25 次放疗(具体方案、剂量不详),1 年前发现左踝部周围肿胀,无伴皮肤发红、疼痛,未予重视,后水肿加重,自下至上逐渐累及左小腿、大腿及腹股沟区,自诉晨轻暮重,活动后加重,休息抬高患肢后可缓解,无眼睑水肿、无下肢皮肤变红,无感觉活动障碍。至当地医院就诊,服用中药后未见好转,患者主诉理疗后患肢水肿稍减轻。现患者为进一步治疗收入院。

专科检查。视:左下肢皮肤粗糙,无皮肤发红,无皮肤缺损、溃疡,无瘢痕。触:左下肢凹陷性水肿,皮肤硬化,双下肢感觉无明显异常。动:双下肢活动未见异常。量:左大腿周径 59cm;右大腿周径 48cm;左小腿周径 40.5cm;右小腿周径 34cm,双下肢等长。

导入问题:

1. 如何进行患肢皮肤护理?

2. 如何进行患肢的体位护理?

案例二：

吴某,女,58岁,初中文化。因"子宫全切术后左下肢肿胀9年余"入院,诊断为"左下肢淋巴水肿"。入院后完善相关术前检查,未见明显手术禁忌证,并在全身麻醉下行左侧背阔肌淋巴结皮瓣游离移植治疗下肢淋巴水肿术+石膏外固定术,术后1h移植皮瓣出现散在瘀斑,Ⅰ度肿胀,毛细血管回流时间延长大于2s或消失,皮肤温度为31.2℃,较健侧低2℃。

导入问题:

1. 该患者可能出现了什么并发症?
2. 如何护理该患者?

（戴巧艳　黄天雯　彭明霞　傅育红　彭伶丽）

第十四章
周围神经损伤的显微外科护理

【案例引导】

案例一：

基本信息：翁某；男；10岁。

主诉：摔伤后右上肢活动、感觉功能障碍半年余。

现病史：患者不慎摔倒致右肘部疼痛不适，在当地医院诊断为"右肱骨髁上骨折"，急诊行右肱骨髁上骨折克氏针内固定术。其后患者右前臂及右手出现感觉、运动功能障碍，第1~3指掌侧感觉异常，主动运动功能差（图14-1、图14-2）。患者曾至医院门诊就诊，建议先行功能锻炼及物理治疗。今为伤后6个月再次复诊。患者自起病以来，无腹泻、腹胀、便秘、反酸、呕吐、嗳气、呕血、黄疸、食欲缺乏、厌油，睡眠、精神好，大小便正常，体重无明显变化。

导入问题：

1. 患者出现感觉、运动障碍的可能原因是什么？

2. 患者入院后给予手术治疗，围手术期的护理要点是什么？

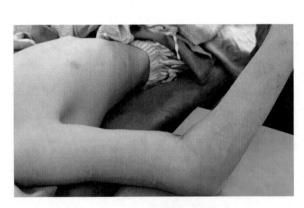

图 14-1　肱骨髁上骨折

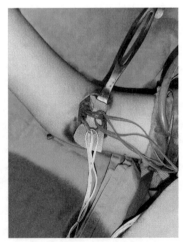

图 14-2　术中正中神经探查

第一节　周围神经损伤的概述

周围神经是由脑和脊髓以外的神经节、神经丛、神经干及神经末梢组成，是由运动纤维、感觉纤维和自主神经纤维组成的混合神经,包括 12 对脑神经和 31 对脊神经。周围神经损伤是指周围运动、感觉和自主神经的结构和功能障碍,临床上相当多见,多发于有骨折刺伤、肢体脱臼牵拉、骨折后外固定卡压或过紧、断肢再植、刀伤、软组织损伤神经粘连、脊椎根性神经压迫、骨骼退行性变性挤压神经、肢体供血障碍、重金属、化学中毒接触等病史的患者。其按损伤部位分为脊神经根、臂丛神经、腋神经、肌皮神经、正中神经、尺神经、桡神经、坐骨神经、股神经、腓总神经、胫神经、腓肠神经、隐神经损伤等。

一、病因

1. **臂丛神经损伤**　多由牵拉所致,常见汽车或摩托车事故、高处坠落伤、重物压伤肩颈部、机器绞榨伤以及胎儿难产等。若暴力使头部与肩部向相反方向分离,可引起臂丛上干损伤,重者可累及中干。若患肢被机器皮带或传送带卷入,向头侧牵拉,可造成臂丛下干损伤。暴力牵拉可造成全臂丛损伤,甚至神经根从脊髓发出处撕脱。

2. **上肢常见周围神经损伤**
(1)正中神经损伤:正中神经损伤常由儿童肱骨髁上骨折和腕部切割伤引起。
(2)尺神经损伤:尺神经易在腕部和肘部损伤。
(3)桡神经损伤:肱骨中段后方至肱骨中、下 1/3 交界处骨折时容易引起桡神经损伤。
(4)腋神经损伤:肩关节的骨折脱位,尤其是后脱位和肱骨上端骨折,肩后部的撞伤或打击伤可造成腋神经损伤。

3. **下肢常见周围神经损伤**
(1)股神经损伤:如闭合性牵拉性损伤、开放性锐器伤等。
(2)坐骨神经损伤:如髋关节后脱位、臀部刀伤、臀肌挛缩手术以及臀部肌内注射药物等。
(3)胫神经损伤:股骨髁上骨折及膝关节脱位易损伤胫神经。
(4)腓总神经损伤:下肢骨折或膝关节损伤时;长时间蹲位受压;夹板、石膏压伤;手术误伤等引起腓总神经损伤。

二、病理生理变化

神经断裂后,神经纤维、神经元胞体及靶器官均出现病理改变。首先,神经纤维远端发生沃勒变性。远端轴索及髓鞘伤后数小时即发生结构改变。与此同时施万细胞增生。约在伤后 3d 达到高峰,持续 2~3 周,形成施万鞘包裹的中空管道,为近端再生的轴索长入奠定基础。近端亦发生类似变化,但范围仅限于 1~2 个郎飞结。神经胞体的改变称为轴索反应,即胞体肿大,细胞质尼氏体溶解或消失。损伤部位距胞体愈近,反应愈明显,甚至可致细胞死亡。神经终末靶器官(运动终板、感觉小体)也发生变性萎缩,甚至消失。

神经再生表现为伤后 1 周,近端轴索长出许多再生的支芽,如神经两断端连接,再生的支芽可长入远端的施万鞘内,以每日 1~2mm 的速度生长,直到终末器官恢复功能。同时施万细胞逐渐围绕再生的轴索形成新的髓鞘。如神经两端不连接,近端再生的神经纤维组织迂曲呈球形膨大,称为假性神经瘤。远端施万细胞和成纤维细胞增生,形成神经胶质瘤。

神经修复后,要经过变性、再生,穿越修复处瘢痕及终末器官生长成熟等过程,生长周期长。

三、临床表现

1. **运动功能障碍**　神经损伤,其所支配的肌肉呈弛缓性瘫痪,主动运动、肌张力和反射均消失。由于关节活动的肌力平衡失调,出现一些特殊的畸形;随着时间延长,出现肌肉萎缩,其程度和范围与神经损伤的程度和部位有关。

2. 感觉功能障碍　包括主观感觉障碍和客观感觉障碍。一般情况下,患者的主观感觉障碍比客观感觉障碍多而且明显。

（1）主观感觉障碍:主观感觉障碍是在没有任何外界刺激的情况下出现的感觉障碍,包括:①感觉异常,如局部麻木、冷热感、潮湿感、振动感,以麻木感多见;②自发疼痛,是周围神经损伤后最突出的症状之一,因损伤的程度、部位、性质的不同,疼痛的性质、发生时间、程度也不一样,常见的有刺痛、跳痛、刀割痛、牵拉痛、灼痛等,同时伴有一些情感症状;③幻痛,周围神经损伤伴有肢体缺损或截肢者有时出现幻肢痛。

（2）客观感觉障碍:①感觉丧失,深浅感觉、复合感觉、实体觉丧失;②感觉减退;③感觉过敏,即感觉阈值降低,小刺激出现强反应,以痛觉过敏最多见,其次是温度觉过敏。

3. 反射障碍　周围神经病损后,其所支配区域的深浅反射均减弱或消失。

4. 自主神经功能障碍　早期出现皮肤潮红、皮温高;后期出现皮肤苍白、皮温低,皮肤萎缩、变薄,毛发稀疏,无汗。

四、诊断

1. 症状和体征

（1）臂丛神经损伤:可表现为上臂丛、下臂丛或全臂丛神经损伤。

1）上臂丛损伤:上臂丛的 C_5、C_6 神经根或上干损伤,因冈上肌、冈下肌、三角肌、小圆肌、肱二头肌麻痹表现为肩外展和屈肘功能障碍。

2）下臂丛损伤:下臂丛的 C_8、T_1 神经根或下干损伤,表现为尺神经支配肌肉麻痹及部分正中神经和桡神经功能障碍。单独颈神经根或中干损伤少见,常合并上干或下干损伤,表现为桡神经功能障碍。

3）全臂丛损伤:表现为整个上肢肌呈弛缓性瘫痪。若臂丛神经为根性撕脱伤,可出现霍纳征（Horner sign,Horner 征）,即病侧眼睑下垂、眼裂变窄、瞳孔缩小、额面部无汗等。臂丛神经损伤除支配肌肉麻痹外,相应支配的皮肤感觉区域出现感觉减退或消失。

（2）正中神经损伤:正中神经在腕部损伤时,其所支配的大鱼际肌和第1、2蚓状肌麻痹表现为拇指对掌功能障碍和手的桡侧半感觉障碍,特别是示、中指远节感觉消失(图14-3)。而在肘上损伤时,可导致所支配的前臂屈肌也麻痹,除上述腕部损伤时的表现外,另有拇指和示、中指屈曲功能障碍。

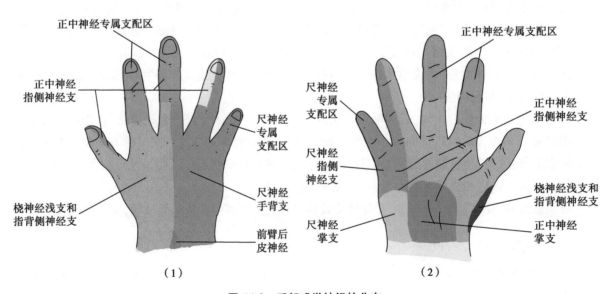

图 14-3　手部感觉神经的分布

（3）尺神经损伤：尺神经易在腕部和肘部损伤。腕部损伤主要表现为小鱼际肌、掌、背侧骨间肌、第3、4蚓状肌、拇收肌麻痹所致环、小指爪形手畸形（图14-4）及手指内收、外展障碍和拇示指捏夹试验以及手部尺侧半和尺侧一个半手指感觉障碍，特别是小指感觉消失。肘上损伤除以上表现外，另有环、小指末节屈曲功能障碍，一般仅表现为屈曲无力。

（4）桡神经损伤：表现为伸腕、伸拇、伸指、前臂旋后障碍及手背桡侧（虎口区）感觉异常。典型的畸形是垂腕畸形（图14-4）。若为桡骨头脱位所致的桡神经深支损伤，因桡侧腕长伸肌功能完好，伸腕功能基本正常（桡偏手），而仅有伸拇、伸指障碍，无手部感觉障碍。

（5）腋神经损伤：腋神经损伤表现为肩关节外展幅度减小，三角肌萎缩，肩部失去圆形隆起的外观，肩峰突出形成方肩（图14-5）及三角肌区皮肤感觉障碍。

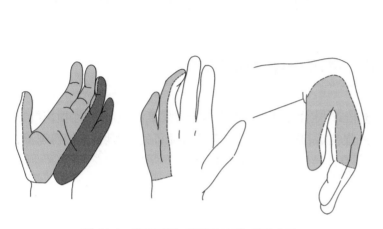

图 14-4　猿手畸形、爪形手畸形、垂腕畸形

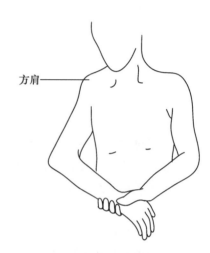

图 14-5　方肩

（6）股神经损伤：股神经损伤表现为股四头肌麻痹所致膝关节伸直障碍及股前和小腿内侧感觉障碍。

（7）坐骨神经损伤：坐骨神经损伤后表现依损伤平面而定。髋关节后脱位、臀部刀伤、臀肌挛缩手术以及臀部肌内注射药物均可致其高位损伤，引起股后部肌肉及小腿和足部所有肌肉全部瘫痪，导致膝关节不能屈，踝关节与足趾运动功能完全丧失，呈足下垂。小腿后外侧和足部感觉丧失。若损伤位于股后中、下部，则腘绳肌正常，膝关节屈曲功能保留，仅表现踝、足趾功能障碍。

（8）胫神经损伤：小腿后侧屈肌群及足底内在肌麻痹，出现踝跖屈、内收障碍，足趾跖屈、外展和内收障碍，小腿后侧、足底感觉功能障碍。

（9）腓总神经损伤：小腿前外侧伸肌麻痹，出现踝背伸、外翻功能障碍，呈足内翻下垂畸形。伸拇、伸趾功能丧失，小腿前外侧和足背内侧感觉障碍。

2. 辅助检查

（1）蒂内尔征（Tinel 征）：又称为神经干叩击试验，局部按压或叩击神经干，局部出现针刺性疼痛，并有麻痛感向该神经支配区放射为阳性，表示为神经损伤部位。若从神经修复处向远端沿神经干叩击，Tinel 征阳性则是神经恢复的表现。因此 Tinel 征对神经损伤诊断及功能恢复的评估有重要意义。

（2）神经电生理检查：肌电图检查和体感诱发电位对于判断神经损伤的部位和程度，以及观察损伤神经再生及功能恢复情况有重要价值。肌电图是将肌肉、神经兴奋时生物电流的变化描记成图，来判断神经肌肉所处的功能状态。正常四肢周围神经传导速度一般为 40~70m/s。神经受损时，神经传导速度减慢，神经断裂时为 0。由于肌电图检查也会受到一些因素干扰，其结果应与临床结合来进行分析判断。

（3）影像学检查

1）X 射线片。

2）MRI。

3）肺功能测定及斜方肌功能状态测定（臂丛神经损伤）。

3. 分类

（1）神经传导功能障碍：表现为暂时的感觉、运动丧失，神经纤维结构无改变，数日或数周内便自行恢复功能。多由轻度牵拉、短时间压迫引起。

（2）神经轴索中断：病理表现为断裂的轴索远端变性或脱髓鞘。神经内膜管完整，轴索可沿施万鞘管长入末梢。神经功能障碍多可自行恢复，由钝性打击或持续压迫引起。

（3）神经断裂：神经功能丧失，需要经手术恢复，方能恢复功能。

（黄天雯　戴巧艳　彭明霞　傅育红　彭伶丽）

第二节　周围神经损伤的治疗

当周围神经损伤合并其他重要脏器损伤时，应优先处理危及生命的重要脏器损伤，神经损伤可暂留待患者生命体征稳定后再行修复。神经损伤后，其再生能力与修复的时间关系密切，缝接得越早，神经再生和肢体功能恢复越好，伤后 1~3 个月是神经修复的"黄金时间"。

一、治疗原则

尽可能早期恢复神经的连续性。

1. 闭合性损伤　大部分神经为钝挫伤、牵拉伤，多为神经传导功能障碍和神经轴索断裂，自行恢复。因此，应观察 3 个月，观察期间可进行必要的药物和物理治疗，采用 Tinel 征和肌电图评估。若神经功能无恢复或部分神经功能恢复后停留在一定水平不再有进展，则应手术探查。

2. 开放性损伤　可根据损伤的性质、程度和污染情况决定手术时机。包括一期修复，即伤后 6~8h 内即行手术，适宜污染轻的切割伤，并且具备技术和设备条件；延期修复，伤后 2~4 周，适宜未行一期修复神经，且伤口无感染者；二期修复为伤后 2~4 个月，适宜于伤口曾感染或火器伤、高速震荡伤，其损伤的程度和范围不易确定。

此外，对碾压伤和撕脱伤所致的神经缺损，断端不整齐，不能缝合且难以估计损伤范围的情况，在初次手术时，应将神经断端与周围组织固定，以防回缩，有利于二期修复。

二、手术治疗

1. 神经松解术　神经松解术是对神经周围或神经内的瘢痕组织进行切开或切除，以解除神经压迫，改善神经生长环境，恢复血液供应，有利于神经恢复。若骨折端压迫，应给予解除；若为瘢痕组织包埋，应沿神经纵轴切开瘢痕，切除神经周围瘢痕组织，完成神经外松解后，若发现神经病变部位较粗大，触之较硬或有硬结，说明神经内也有瘢痕粘连和压迫，需要进一步作神经内松解术。

2. 神经缝合术　神经吻合技术包括端端缝合术、端侧缝合术及侧侧吻合术，手术缝合的基本方法包括神经外膜缝合术和神经束膜缝合术、神经外膜束膜缝合术等多种缝合方法。前者适用于含有运动和感觉功能束的混合神经，后者用于单一功能束的神经。

3. 神经移植术　神经缺损无法通过调整张力的方法解决，应进行神经移植术。供体神经为体表感觉神经,常用自体腓肠神经。若需要修复的神经干较粗,可采用电缆式缝合多股移植神经。若神经缺损过长(≥10cm),则采用吻合血管的神经移植。首选自体神经移植,常用作移植的神经有腓肠神经、隐神经、前臂内侧皮神经等。自体神经移植能担任轴突生长所需的神经生长因子,免疫排斥反应小,被视为周围神经修复的确切标准。适用于修复直径在5cm以下的神经缺损,大于5cm的缺损可以选择异体或者异种细胞移植。

4. 神经移位术　神经高位损伤无法修复者,可切断功能不重要的神经,将其近断端移位到功能重要的损伤神经远断端,以恢复肢体的重要功能。在手外伤,可利用残指的神经转移修复其他神经损伤的手指神经。在上肢,可用桡神经浅支转移修复正中神经远侧的感觉神经或尺神经浅支。在臂丛神经损伤时,可用膈神经转移修复肌皮神经、颈丛运动支转移修复腋神经或肩胛上神经等。

5. 肌肉转移术　在神经损伤不能修复时,施行肌肉转移术重建功能。如桡神经损伤不能修复时,可转移屈肌代替伸拇肌、伸指总肌和伸腕肌;臂丛神经损伤可采用吻合神经、血管游离股薄肌移植重建患者上肢功能。

三、不同部位神经损伤治疗

1. 臂丛神经损伤　应根据损伤性质、部位、程度而定。若为根性撕脱伤,则应早期探查,行神经移位术。若为开放性、药物性或手术性损伤,应早期修复。闭合性牵拉伤,可观察3个月,若无明显功能恢复者应手术探查,行神经松解、缝合或移植术。晚期臂丛神经损伤或神经修复后功能无恢复者,可采用剩余有功能的肌肉行肌肉移位术或关节融合术重建部分重要功能。

2. 正中神经　闭合性挤压损伤,应给予短期观察,如无恢复表现则应手术探查。如为开放性损伤,应争取行一期修复或延期修复。若神经修复后功能无恢复,则行肌腱移位重建拇指对掌功能。

3. 尺神经损伤　尺神经修复后手内肌功能恢复较差,特别是高位损伤。因此应尽早神经探查,采用显微外科技术修复。晚期可通过功能重建矫正爪形手畸形。

4. 桡神经损伤　肱骨骨折所致桡神经损伤多为挤压挫伤,应首先复位骨折、固定,观察2~3个月。若肱桡肌功能恢复,则可继续观察,否则应手术探查。晚期功能不恢复者,可行肌腱移位重建伸腕、伸拇、伸指功能,效果良好。

5. 股神经损伤　闭合牵拉性股神经损伤可持续观察,开放性锐器伤应一期修复,伸膝功能无恢复者可行股二头肌腱与半腱肌腱移位重建。

6. 坐骨神经损伤　高位损伤预后较差,应尽早手术探查,根据情况行神经松解或修复术。

7. 胫神经损伤　此类损伤多为挫伤,观察2~3个月,无恢复征象则应手术探查。

8. 腓总神经损伤　应尽早手术探查。功能无恢复者,晚期可行肌腱移位矫正足下垂畸形。

(黄天雯　戴巧艳　彭明霞　傅育红　彭伶丽)

第三节　周围神经损伤的护理

周围神经损伤治疗的最终目的之一是恢复功能,而周围神经损伤的护理对恢复功能起着重要作用。针对周围神经损伤患者出现的运动功能障碍、感觉功能障碍、自主神经功能障碍、并发症、心理问题等,建立短期护理目标和长期护理目标。短期护理目标包括早期及早消除炎症、水肿,促进神经再生,防止肢体发生挛缩畸形;恢复期促进神经再生,恢复神经正常功能,矫正畸形。长期护理目标包括最大限度地恢复患者原有的功能,恢复正常的日常生活和社会活动,重返工作岗位或从事力所能及的工作,提高患者的生活质量。非手术治疗和手术治疗的护理措施如下。

一、非手术治疗的护理措施

1. 常规护理

（1）病情观察与评估

1）了解受伤部位有无皮下淤青、肿胀及身体其他部位有无损伤。必要时观察患者生命体征、意识、瞳孔、尿量。

2）评估损伤神经所支配肌肉的感觉、运动功能,评估动脉搏动情况、肌力等异常情况;观察有无经其传导的反射消失;评估有无出现无汗、肌肉萎缩情况

3）评估患肢血液循环情况（皮肤颜色、温度、肿胀、毛细血管回流）。

（2）体位护理:患肢功能位,避免患侧卧位,避免患肢长时间下垂。

（3）饮食护理:饮食宜富有营养,多进食高热量、高蛋白、易消化的饮食,忌食辛辣刺激、生冷以及油腻食物。

（4）一般护理

1）注意保暖,环境通风,室内温度、湿度不宜过高,防止受凉感冒。

2）保持情绪稳定,避免精神紧张,减轻精神压力,树立战胜疾病的信心,积极配合治疗。

（5）用药护理:应用神经营养的药物,如甲钴胺、肌苷、维生素 B_1、维生素 B_{12}、维生素 B_2 等。注意观察其不良反应,如甲钴胺可引起食欲缺乏、恶心、呕吐等。

（6）患肢保护与功能锻炼。

1）预防再损伤:避免烫伤、冻伤、碰伤等再损伤。协助患者经常用温水擦洗患肢,恢复皮肤温度。

2）急性期宜减少活动和提重物:经常用温水擦洗患肢,避免日常活动过度引起区域性炎症反应,可经常行向心性涂油按摩和未固定关节的被动活动。

3）患肢感觉丧失的皮肤保护:可穿戴防护手套,训练用健手试探接触物体温度的习惯,经常涂用油脂性护肤霜。

4）指导患肢主、被动活动:可配合针灸按摩、推拿等治疗。

5）物理疗法:超短波、微波、蜡疗、水疗、电流法、脉冲电磁场法等方法,消肿消炎,预防肌肉萎缩,促进神经再生。

2. 神经病理性疼痛护理

（1）评估患者疼痛的部位、发生时间及持续时间、性质、程度,是否表现为烧灼、痉挛、电击样或压榨样疼痛。常采用数字分级评分法（NRS）评估疼痛强度。

（2）非药物治疗:指导患者深呼吸,分散注意力、意念分离、心理疏导、物理治疗、患肢抬高等方法减轻疼痛。

（3）联合药物治疗:非甾体抗炎药、阿片类镇痛药、神经营养、修复、消肿药物。

（4）其他:疼痛时可以热敷、熏洗、艾灸、穴位封闭、理疗等,同时可以配合各种综合性的辅助治疗如推拿、针刺、经皮神经电刺激疗法、水疗、蜡疗、泥疗法、药浴等。

二、手术治疗的护理措施

1. 术前护理

（1）心理护理:做好患者的心理疏导,应让患者了解治疗方法、神经的恢复时间及预后,掌握主动功能锻炼的方法,从而积极配合治疗。

（2）饮食护理：进食富有营养，多进食高热量、高蛋白、高维生素、易消化且富含 B 族维生素的饮食（如小米、燕麦、荞麦、玉米、豆类等）。严禁辛辣刺激性饮食。

（3）药物护理：遵医嘱使用营养神经药物。肌内注射营养神经药物时，应推注缓慢，以减轻患者疼痛。评估患者用药后反应，评估注射处皮肤有无红肿、瘀青，同时注意更换注射部位。

（4）患肢的保护：由于患者感觉功能障碍，注意防止患肢烫伤、冻伤和挤压伤。睡觉时患肢用软枕抬高，活动时用吊带悬挂患肢于胸前，防止二次损伤。

（5）术前功能锻炼：术前每日指导并协助患者按摩患肢肌肉，被动活动各关节。每次按摩 10min，3 次/d。肩、肘、腕各关节被动活动 5 次，每日锻炼 3 次。幅度由小到大，频次由少到多，静止时使用支架，使患肢处于功能位。

（6）完善术前准备：包括完善术前检查，做好手术野皮肤的清洁，术前常规备皮，可沐浴 1 次，修剪指甲，术前禁食、禁水，取下义齿和饰品，遵医嘱给予术前用药。根据手术方式提前准备术后固定支具。

（7）术晨护理：护士观察患者的生命体征、心理状况、月经及禁食、禁水的情况，若有异常或患者进入月经期，应及时与医生联系。取下义齿、饰物、隐形眼镜等，按医嘱给予术前用药。与接手术的工作人员一起详细核对患者的各项信息，带齐术中所需用物，如病历、X 射线片、术后支具等。

2. 术后护理

（1）病情观察与评估：每 1~2h 监测患者生命体征；观察伤口敷料有无渗血、渗液；观察并记录引流液颜色、性质、量；观察切口是否有红、肿、热、痛及炎症分泌物；评估神经所支配肌肉的感觉、运动功能、动脉搏动情况、肌力等异常情况；评估患肢血液循环情况（皮肤颜色、温度、肿胀、毛细血管回流）；评估伤口疼痛的程度、发生与持续时间等。

（2）体位护理：患肢用软枕垫高，高于心脏水平，有利于静脉回流，防止肢体肿胀。不同周围神经损伤术后的体位护理参见本章第四、五、六节。

（3）饮食护理：饮食宜富有营养，多进食高热量、高蛋白、高维生素、易消化的饮食，忌食辛辣刺激、生冷以及肥腻食物。

（4）疼痛护理：疼痛患者避免引起疼痛加重的因素，如体位不当、固定过紧、伤肢的位置、操作频繁等；实施非药物干预措施，如患者教育、心理疏导、音乐疗法、分散注意力等；遵医嘱采用药物治疗，原则是多模式、个体化镇痛。

（5）治疗护理

1）遵医嘱给予吸氧、雾化吸入等治疗护理。

2）支具护理：评估患肢感觉、运动功能、石膏松紧度及有无渗血、渗液、异味，石膏边缘皮肤情况；石膏塑形期不可抓提、按压，搬运时用手掌平托；保持石膏干燥整洁。如使用肩关节外展支架固定，保持肩关节外展有效固定。

（6）管道护理：妥善固定管道，保持管道通畅，手术当日持续关注引流量、颜色，警惕活动性出血。

（7）用药护理：遵医嘱使用消炎、神经营养、消肿等药物，观察有无药物副反应，及时处理。

（8）患肢保护：寒冷季节要注意患肢保暖，以防冻伤。经常用温水擦洗患肢，并用抹护肤霜的方式轻轻按摩皮肤，促进血液循环。肢体运动功能出现障碍或丧失，应预防跌倒和坠床的发生。

（9）心理护理：神经损伤后再生速度慢，每日由近端向远端生长 1mm，故治疗周期较长，临床症状短期内不会有明显的改善。护士应针对不同年龄、性别、职业的患者，用良好的言语、和蔼真诚的态度对其进行安慰、劝解和指导，使患者做好充分的思想准备，防止焦虑、急躁等不良情绪产生。同时做好患者家属的思想工作。

（10）功能锻炼

1）感觉功能训练：患者对物体有触觉后即可开始，如用手指接触一些钝性物体，先在直视下，然后闭眼练习。之后对移动的物体进行接触识别，再让其触摸各种形状大小的物体。皮肤感觉过敏是神经再生的常见现象，反复刺激敏感区可以克服敏感现象。感觉恢复顺序：痛、温觉—30Hz振动觉—移动性触觉—恒定性触觉—256Hz振动觉—辨别觉。早期主要训练痛、温觉，触觉和定位觉，后期辨别觉。训练原则：由大到小，由简单到复杂，由粗糙到精细，由单一到复杂，循序渐进。

2）肌力训练：对未固定关节要进行充分的运动训练及肢体按摩，防止肌肉萎缩和关节僵硬。早期进行被动活动，速度要慢，力量不可过猛。膈神经移位术后如膈神经移至肌皮神经，可指导患者进行深呼吸配合屈肘运动练习；如副神经移至肩胛上神经术，可指导患者进行耸肩、肩外展训练。

（11）常见并发症护理

1）出血：如引流管持续引出鲜红色液体≥100ml/h或24h≥300ml需要警惕出血可能；当引流液颜色由暗红转至鲜红，患者出现心慌、气短、烦躁等症状并有生命体征改变时，提示出血量大，需要紧急处理。颈部血肿可给予沙袋压迫止血，必要时急诊手术探查止血。

2）感染：如术后3~4日起，伤口出现渗血、渗液，局部有红、肿、热、痛，伴体温变化，应怀疑伤口感染。处理：继续观察体温变化；观察伤口渗液情况；观察引流管的颜色、量、性状；保持引流管无菌、通畅、密闭并妥善固定；按医嘱给予抗感染治疗，严格执行无菌操作。发现有伤口渗液，应及时报告医生，及时处理。

3）肌肉萎缩和神经根粘连：早期康复治疗的作用主要是改善受损神经组织的血液循环，促进神经修复，延缓肌肉萎缩，保存肌肉收缩功能，为肢体运动功能恢复奠定基础。改善和保持关节活动范围，防止软组织挛缩、粘连、预防继发损伤等；后期康复治疗的作用主要是增强患肢肌力，建立重建肌肉的协调运动功能，促进感觉功能恢复，建立代偿功能，提高患肢的使用能力。功能锻炼的方法、时机、频率见前面内容。已出现关节僵硬和组织挛缩的患者，局部热疗后进行手法松动治疗。使用矫形器具以防关节脱位及畸形。

4）移位神经吻合口断裂：术后患肢需要石膏/支具外固定6周，使修复神经断端处于松弛状态；告知患者不可随意移动或去除石膏外固定，避免牵拉患肢；每班观察记录体位及外固定有效固定情况。

（12）健康教育

1）向患者及家属解释神经损伤的临床表现、常见检查与治疗方法。

2）向患者及家属解释治疗的重要性及神经修复的时间及可能预后，介绍成功案例，树立患者及家属的信心。

3）指导患者及家属如何进行病情自我观察，如何配合各项治疗与护理。

4）指导患者及家属掌握功能锻炼的方法，积极配合。

5）评估患者及家属对健康教育内容的掌握程度，配合治疗与护理的依从性，及时满足患者需求。

3. 出院护理

1）为适应日常生活创造条件：患者出院后生活基本能自理，但有些需要双手配合才能完成的动作会困难些。为此，尽量将患者的生活物品改成可单手操作的，如可将鞋带、裤带改为搭扣式或拉链式。

2）复诊：由于神经损伤一般3周后变化显著，故应在此时进行肌电图检查，以了解神经恢复情况。之后每隔3个月测试患肢的感觉和运动等情况，以及时了解神经修复的进度。若出现肢体无力、感觉异常及肢体不对称时，应积极就诊。

（黄天雯　戴巧艳　彭明霞　傅育红　彭伶丽）

第四节　臂丛神经损伤的围手术期护理

臂丛神经损伤是国内目前最常见的周围神经损伤疾病之一,也是致残性的疾病之一,不仅对患者的身心健康和生命产生巨大影响和负担,还给患者的家庭及社会带来严重的负担。随着社会的发展,交通事故和工伤事故逐年增多,臂丛神经损伤的发生率也逐年增加,特别是在中青年劳动力人群中,发病率较高。

在处理上臂丛损伤时,要尽早恢复肩胛上神经和肌皮神经的功能,而对于臂丛损伤修复的顺序,目前广泛接受的为首先恢复屈肘功能,其次恢复肩外展、外旋和保证肩关节稳定。临床上常用于修复臂丛损伤的神经,主要包括颈丛运动支、副神经、肋间神经、膈神经、正中神经和尺神经束支。主要术式包括:健侧 C_7 神经移位术、膈神经移位术、肋间神经移位术、肌肉移植功能重建术等。臂丛神经损伤术后常见的并发症包括皮瓣血管危象、乳糜漏、感染、血肿、神经或血管缝合口破裂等,术后应重点关注患者的呼吸道情况、供区及受区、引流液的情况。以下是术后特殊护理要点。

一、头-颈-胸-患肢石膏固定或头臂外固定支具的护理

患者行头-颈-胸-患肢石膏固定,石膏重约 4~5kg,使患肢保持肩部前屈、内收位、肘关节屈曲90°、腕关节功能位、伸拇、伸指位,主要是使修复神经断端处于松弛状态,以促进神经的修复;石膏固定需要 4~6 周,做好石膏固定的护理至关重要。行头臂外固定支具的目的是保持患肢内收屈肘,避免头部过伸,限制患者头颈部和患肢的活动,防止神经吻合口撕裂。

1. 病情观察与评估　每班检查头-颈-胸-患肢石膏边缘或头臂外固定支具受压的皮肤是否完好,检查松紧度是否合适,以能插入 1 指为宜。观察有无过紧影响肢体血液循环及限制呼吸情况。观察患者生命体征及呼吸情况,观察患肢的血液循环。

2. 体位护理　手术后,患者回病房,如石膏还未干透,过床时用双手掌轻托石膏并放在软枕上,防止石膏变形压伤皮肤。术后前 2d 给予平卧位,在头部垫一小软枕,胸前垫棉垫或给予石膏悬吊抬高,以减少石膏对皮肤的压迫。如使用头臂外固定支具,平卧时,用宽吊带将患肢吊起,力度以刚能抵消支具的重力为宜。协助患者每 2h 翻身,注意翻身手法,翻身时,须保持颈肩部固定、稳定。坐起及行走时可让患者用右手轻轻托着石膏,以减轻石膏对头部的压迫。

3. 穿着要求　住院期间可给患者穿开边衣,嘱患者出院后可将衣服进行开边改造。天气冷时,让患者里面穿合适的开边衣,外面穿码数稍大的外套可将患肢及石膏包裹在内,以防受凉。

4. 出现异常情况的处理　告知患者如果出现石膏断裂或石膏移位或头臂外固定支具移位,应保持固定时的姿势,即头正中位,保持肩部前屈内收位、肘关节屈曲90°,切不可随意扭动头部及活动患肢,并让家属立即呼叫医护人员。如出院后发生石膏断裂,应用纱条将石膏初步固定,并保持肢体位置相对固定,马上到门诊复查。

二、呼吸道护理

患者手术时间长,术后给予头-颈-胸-患肢石膏固定或头臂外固定支具,石膏或支具压迫胸部可能会引起呼吸困难;如患者行膈神经或肋间神经移位术,可能会出现呼吸代偿不充分,影响呼吸功能。

1. 病情观察与评估　监测患者生命体征 1~2h/次,特别是呼吸情况,观察患者呼吸幅度、频率,注意胸部健侧和患侧随呼吸运动的起伏是否对称;监测血氧饱和度情况;观察患者口唇、甲床颜色等。

2. 体位护理　内容如前,石膏或支具给予悬吊抬高,或给予棉垫抬高,以免直接压迫胸部影响呼吸。病情允许情况下给予摇高床头。

3. 用药护理　遵医嘱使用抗感染、镇痛及营养神经药物,给予雾化吸入,并观察药物效果及副作用。

4. 功能锻炼

(1)术前:完善肺功能检查,进行深呼吸训练,每日 3 组,每组 10~15min。

(2)术后:继续行深呼吸训练每日 3 组,每组 10~15min。每次深呼吸时在大脑产生一个肩外展的动作,坚持 1 年以上;指导有效咳嗽、咳痰,可以减少肺部并发症的发生,还可以促进神经的生长,有利于肩外展功能的恢复。卧床期间,指导患者进行双下肢踝泵运动、股四头肌收缩、屈膝屈髋运动、意念训练,指导患肢被动训练,15min/次,3~4 次/d。

三、预防移植皮瓣发生血管危象的护理

患者行皮瓣移植功能重建术,股薄肌、背阔肌是最常用的移植皮瓣。术后 24~72h 是游离皮瓣出现血管危象的高发期。术后由于体位不当、血容量不足、寒冷及疼痛刺激等因素均可引起血管危象,导致移植皮瓣坏死,导致手术失败。血管危象可分为动脉危象和静脉危象两种。术后护理要点参见第十二章第四节常见类型的皮瓣移植的围手术期护理。

四、乳糜漏的护理

如引流液的颜色为乳白色液体,则提示有可能发生乳糜漏。

处理:继续观察并记录引流液的性质、量、颜色;观察体温变化;先禁食,供给低脂肪、中链脂肪酸,静脉营养,避免长链脂肪酸的摄入;遵医嘱予沙袋压迫伤口部位;妥善固定引流管,防止管道受压、扭曲、堵塞,遵医嘱夹管。如伤口敷料有渗液,及时报告医生换药。具体内容可参见第六章第十一节乳糜漏。

(黄天雯　戴巧艳　彭明霞　傅育红　彭伶丽)

第五节　其他上肢周围神经损伤的围手术期护理

桡神经损伤、尺神经损伤、正中神经损伤等其他上肢周围神经损伤的围手术期护理,参见本章第三节周围神经损伤的护理。以下是特殊护理要点。

一、体位护理

肢体在神经吻合最初的 4 周内应保持神经处于张力最小的位置,即将患肢固定于功能位。应用矫形器、石膏托等,将受损肢体的关节保持功能位。如垂腕时,将腕关节固定于背伸 20°~30°;对肌力严重破坏者给予支具,以防关节挛缩畸形,尤其要防止肩关节脱位。

二、康复护理措施

1. 桡神经损伤　康复的重点是恢复运动功能。应用支具使腕背伸 30°、指关节伸展、拇外展,以避免伸肌腱被牵拉延长,同时需进行关节被动活动以防止关节出现僵硬,主动训练,主要训练伸腕伸指功能。

2. **尺神经损伤**　康复的训练主要是在受累肌出现收缩之前行屈腕、屈伸指、分指、并指等被动活动,并行相关肌肉的按摩。在出现主动收缩后重点训练肌力。矫正爪形手畸形,可使用支具限制环、小指掌指关节过伸,促进指间关节伸直。此外,还可在尺神经相应的肌肉运动点上给予电刺激。

3. **正中神经损伤**　康复的重点是恢复感觉功能。对于感觉减退,可以让患者触摸各种不同形状、大小、质地的物体。在直视下,然后在闭眼时练习,使患者逐渐能辨认不同的物体。感觉过敏需要采用脱敏治疗。可使用支具来预防或纠正猿手畸形。

（黄天雯　戴巧艳　彭明霞　傅育红　彭伶丽）

第六节　下肢周围神经损伤的围手术期护理

股神经损伤、腓总神经损伤、胫神经损伤、坐骨神经损伤等下肢周围神经损伤的围手术期护理,参见本章第三节周围神经损伤的护理。以下是特殊护理要点。

一、体位护理

股神经损伤患者用髋人字石膏屈髋固定4周;坐骨神经和胫神经损伤患者用石膏或支具防止髋关节屈曲和膝关节伸直;腓总神经损伤者,应固定踝关节于功能位,防止足下垂。

二、康复护理措施

1. **坐骨神经损伤**　恢复期康复重点是防止粘连,促进神经再生,保持肌肉质量,增强肌力和促进感觉功能恢复。运动康复方面做髋关节各个方向的运动。根据神经损伤的平面,导致相应肌肉功能障碍的情况,采取相对应的关节运动,如损伤部位在臀部,指导患者行屈膝,伸、屈踝关节;如损伤部位在腘窝以上、臀部以下,指导患者行踝关节的背伸、跖屈运动。

2. **股神经损伤**　康复重点是进行伸膝、屈髋被动运动和主动锻炼。肌力在1~2级时,患者健侧卧位,用悬吊带托住患侧小腿,进行减重下屈髋伸膝练习,同时可配合神经肌肉电刺激疗法。肌力在3级及以上时,可利用股四头肌训练器等进行渐进性抗阻练习,也可以练习下蹲起立和上下台阶。为防止屈膝挛缩,可佩戴髋膝矫形器或护膝架。

3. **腓总神经损伤**　早期康复重点是预防足下垂畸形,可用足踝部矫形器将踝关节置于功能位。肌力训练可根据患者残存的肌力,分别采用被动运动、助力运动、主动运动及抗阻运动的方法,进行屈髋、屈膝、屈踝、屈趾、伸趾动作。活动过程中可对关节行牵拉、挤压,或对肌肉行拍打、擦刷、冷热刺激等鲁德疗法,以促进患者主动收缩肌肉来完成运动或动作。

4. **胫神经损伤**　康复重点是预防足趾畸形,可用足部矫形器或穿矫正鞋。为增强肌力,可训练足跖屈动作,包括提踵试验等。重视感觉障碍的康复和患者教育,防止足底压力性损伤和溃疡的发生。

【基于临床案例的思考题】

案例一:

李某,男,36岁,初中文化。因掰手腕导致左上肢活动障碍,诊断为"左肱骨中远段骨折",并在全身麻醉下行钢板螺钉内固定术,术后患者出现左手腕背伸受限,拇指不能背伸,左手桡背侧虎口区麻木,疼痛不适,夜间明显。患者非常焦虑,睡眠障碍。

导入问题：

1. 该患者可能出现了哪根神经损伤？

2. 如何护理该患者？

案例二：

苏某,男,37岁,初中文化。诊断:右臂丛神经损伤。患者因右颈肩部铁块砸伤致右上肢麻木,功能活动障碍3个月入院。入院后给予完善相关检查,心肺功能正常,抽血结果无明显异常。患者入院后第3日于全身麻醉下行"右臂丛探查松解、膈神经转位修复肩胛上神经、术中电刺激术"。术后当日主诉呼吸困难,Ⅱ度,呼吸频率30~36次/min,血氧饱和度94%~96%,其余生命体征正常。右肩留置1条引流管,引流液颜色、性质和量正常,3d后拔除,右上肢给予弹力绷带固定屈肘内收位。给予抗炎、止痛、神经营养药物治疗。

导入问题：

1. 该患者为什么会出现呼吸困难？

2. 如何护理该患者？

（黄天雯　戴巧艳　彭明霞　傅育红　彭伶丽）

第十五章
动静脉内瘘的显微外科护理

【案例引导】

案例一：

基本信息：蒋某；男；53 岁；已婚；小学文化。

主诉：右足皮肤红肿、溃烂 2 个月余。

现病史：患者自诉双下肢水肿 1 周，左足皮肤溃烂 2d 入院，诊断为"2 型糖尿病肾病Ⅴ期"。在局部麻醉下行"左动静脉内瘘成形术"［图 15-1（1）、图 15-1（2）］，术后患者左上肢感觉无异常。患者自起病以来，无腹泻、腹胀、便秘、反酸、呕吐、嗳气、呕血、黄疸，食欲、睡眠、精神好，大小便正常，体重无明显变化。

导入问题：

1. 患者选择动静脉内瘘成形术的可能原因是什么？

2. 患者入院后给予动静脉内瘘手术治疗，围手术期的护理要点是什么？

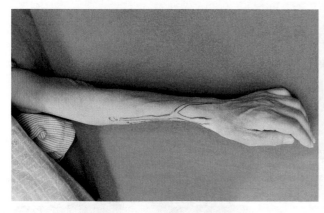

图 15-1（1） 动静脉内瘘术前设计

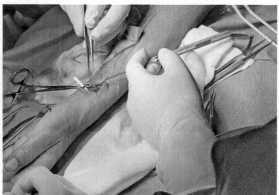

图 15-1（2） 术中情况

自体动静脉内瘘是血液透析患者最常用的永久性血管通路。其手术方式是将表浅毗邻的动静脉作直接吻合，使静脉血管血流量增加、管壁动脉化，形成皮下动静脉内瘘。术中多选择桡动脉-头静脉、尺动脉-贵要静脉、贵要静脉-桡动脉吻合。内瘘成熟至少需要 1 个月，一般在术后 2~3 个月开始使用。内瘘的优点是感染的发生率低，使用时间长。缺点是手术后不能立即使用，等待内瘘成熟时间长，且每次透析均需要穿刺血管。

一、临床表现与辅助检查

(一)体征

动静脉内瘘处有杂音和震颤。

(二)辅助检查

1. 彩色多普勒超声(CDU) 目的是检查动静脉直径与通畅性、动脉血流量、动脉硬化程度、静脉可扩张性、静脉距皮距离。

2. 数字减影血管造影(digital subtraction angiography,DSA) 必要时进行血管造影检查,检查治疗前须评估造影剂对残肾功能的影响。

3. 心脏系统检查 通过症状、体征及超声心动图等相关检查评估心脏功能,左心室射血分数小于30%的患者暂不建议进行动静脉内瘘成形术。

(三)分类

1. 自体动静脉内瘘 是通过手术将自体邻近动脉与静脉吻合用于血液透析的一种血管通路。

2. 人工血管动静脉内瘘 是使用人工血管将自体动、静脉吻合在一起用于血液透析的一种血管通路,一般用于自体血管条件欠佳的患者。

二、动静脉内瘘的选择原则及手术方法

(一)手术部位选择原则

先上肢,后下肢;先非惯用侧,后惯用侧;先远心端后近心端;首选局部动静脉直接吻合,如果局部血管差,考虑移植血管。

(二)手术部位血管的选择

前臂腕部桡动脉-头静脉内瘘最常用;其次为腕部尺动脉-贵要静脉内瘘、前臂静脉转位内瘘(主要是贵要静脉-桡动脉)。

(三)禁忌证

1. 绝对禁忌证

(1)四肢近端大静脉或中心静脉存在严重狭窄、明显血栓或因邻近病变影响静脉回流。

(2)患者前臂艾伦试验阳性,禁止行前臂动静脉内瘘端端吻合。

2. 相对禁忌证

(1)预期患者存活时间短于3个月。

(2)心血管状态不稳,心力衰竭未控制而低血压患者。

(3)手术部位存在感染。

(4)同侧锁骨下静脉安装心脏起搏器导管。

(四)手术方法

1. 血管端端吻合术(end-to-end vessel anastomosis) 通过缝合、黏合、热凝以及吻合夹法等或各法结合将血管两断端进行端端吻合的显微血管吻合法(图15-2)。

2. 血管端侧吻合术(end-to-side vessel anastomosis) 将1条血管的断端与另1条血管的侧壁相吻合的显微血管吻合法(图15-3)。适用于不适合行血管端端吻合术的情况,如作为供区的主干血管和待吻合的两血管断端口径相差太大。

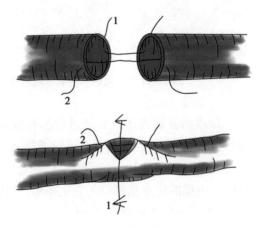

图15-2 血管端端吻合术

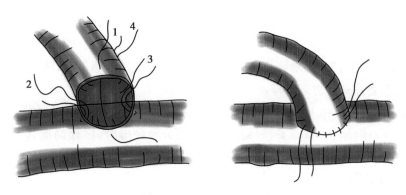

图 15-3　血管端侧吻合术

三、动静脉内瘘的围手术期护理

血管通路是透析患者的生命线,动静脉内瘘作为最常见的血管通路,围手术期护理非常重要。以下是动静脉内瘘的围手术期护理要点。

(一) 术前护理

1. **心理护理**　做好患者的心理疏导,应让患者了解手术方法及预后注意事项,从而积极配合治疗。

2. **饮食护理**　进食富含营养,多进食高热量、易消化且富含 B 族维生素的饮食(如小米、燕麦、荞麦、玉米等),进食优质蛋白。严禁辛辣刺激性饮食。

3. **肢体的保护**　保护手术侧的血管,避免动、静脉穿刺及测量血压。嘱患者注意保护手术侧手臂皮肤的清洁,剪短指甲,切勿抓伤、碰伤皮肤,以防术后感染。

4. **完善术前准备**　完善术前检查,做好手术野皮肤的清洁,术前常规备皮,可沐浴 1 次,修剪指甲,遵医嘱给予术前用药。

5. **术晨护理**　观察患者的生命体征、心理状况、月经及禁食、禁水的情况,若有异常或患者进入月经期,应及时与医生联系。取下义齿、饰物、隐形眼镜等,按医嘱给予术前用药。与接手术的工作人员一起详细核对患者的各项信息,带齐术中所需用物,如病历、心电图、X 射线片、血管超声报告。

(二) 术后护理

1. **病情观察与评估**　每 1~2h 监测患者生命体征;观察伤口敷料有无渗血、渗液;观察并记录引流液颜色、性质、量;观察切口是否有红、肿、热、痛及炎症分泌物;评估内瘘血管通畅情况,具体评估方法:触摸血管有震颤或听诊有血管杂音证明内瘘血管通畅;检查是否局部敷料包扎过紧,避免吻合口受压;评估患肢血液循环情况(皮肤颜色、温度、肿胀、毛细血管回流);评估伤口疼痛的程度、发生与持续时间等。

2. **体位护理**　平卧时患肢用软枕垫高,高于心脏水平;站立时,给予手托悬吊或举手位置,有利于静脉回流,减轻肢体肿胀。

3. **饮食护理**　饮食宜富有营养,指导进食高热量、易消化的饮食,避免辛辣刺激、生冷以及肥腻食物;关注出入液体量,避免饮食不当引起腹泻,因腹泻可能导致脱水,血液循环不足从而阻塞瘘管。

4. **疼痛护理**　疼痛会引起血管痉挛,可能阻塞瘘管,因此应避免引起疼痛加重的因素,如体位不当、固定过紧、伤肢的位置、操作频繁等;实施非药物干预措施,如患者教育、心理疏导、音乐疗法、分散注意力等;遵医嘱采用药物治疗,原则是多模式、个体化镇痛。

5. **用药护理**　遵医嘱使用消炎、抗凝等药物,观察有无药物副反应,及时处理。

6. **患肢保护**　禁止在内瘘侧肢体输液、输血及抽血、测量血压。注意包扎敷料时不加压,袖口不宜过紧;睡眠时避免侧卧于造瘘一侧,造瘘侧手臂避免持重物,不佩戴过紧饰物。

7. 心理护理　血液透析患者治疗周期长,护士针对不同年龄、性别、职业的患者,用良好的言语、和蔼真诚的态度对患者进行安慰、劝解和指导,使患者做好充分的思想准备,防止焦虑、急躁等不良情绪产生。同时做好患者家属的思想工作。

8. 功能锻炼　术后第1~2日,手指做轻微伸屈运动。术后第3日,可以握拳。术后7~14d拆线后,可以做"健瘘操"(握拳、松拳或者挤压握力球锻炼),轻轻甩臂,以提高血管充盈度。3~4次/d,5~10min/次。

(三)常见并发症护理

1. 出血　如出现术区疼痛、包块,或伤口流出鲜红色液体≥100ml/h或24h≥300ml需要警惕出血可能;应立即局部加压,报告医生,及时处理。当患者出现心慌、气短、烦躁等症状并有生命体征改变时,提示出血量大,需要紧急处理,警惕血管吻合口断裂,必要时急诊手术探查止血。

2. 感染　如术后3~4d起,伤口出现渗血、渗液,局部有红、肿、热、痛,伴体温变化,应怀疑伤口感染。处理:继续观察体温变化;观察伤口渗液情况;按医嘱给予抗感染治疗,严格执行无菌操作。发现有伤口渗液,应及时报告医生,及时更换。

3. 血栓与狭窄　多在狭窄基础上形成血栓。血栓多发生在血管狭窄处,高凝状态、低血压、压迫时间过长、低温等是常见的诱因。血栓形成24h内可采用局部外周导管注入药物溶栓;血栓形成1周内可腔内治疗。

(四)健康教育

1. 向患者及家属解释动静脉内瘘常见检查与治疗方法。

2. 向患者及家属解释保护动静脉内瘘的重要性。

3. 指导患者及家属如何进行病情自我观察,如何配合各项治疗与护理,意外情况的处理方法及注意事项。

4. 指导患者及家属掌握功能锻炼的方法,积极配合。

5. 评估患者及家属对健康教育内容的掌握程度,配合治疗与护理的依从性,及时满足患者需求。

(五)出院指导

1. 保持内瘘侧手臂皮肤清洁,注意保暖,禁止在内瘘侧手臂输液、抽血及测血压,内瘘侧手臂不能戴手表、手链,不能提重物,避免内瘘侧手臂受压。

2. 腹泻、疼痛时,应注意保护内瘘,避免引起内瘘堵塞。

3. 嘱患者做握拳锻炼,每日3~5次,每次10~15min,以促使血管扩张,防止血栓形成。

4. 一般内瘘4~6周可以使用,而血管条件差的患者需要8~12周,要等静脉血管扩张动脉化后才能使用。

5. 透析结束当日,患肢不能热敷,穿刺部位避免接触水。透析后如出现穿刺部位周围肿胀、瘀斑,表明皮下的内瘘或移植血管可能有出血,需要及时就诊。

6. 每日做好自我监测。血流震颤及血管杂音是内瘘通畅的标志;手冷、发麻、疼痛或无力,表明可能手的局部血流量不足;内瘘震颤减弱或消失、听不到杂音,可能意味着内瘘或移植血管堵塞,需要及时就诊。

【基于临床案例的思考题】

案例一:

苏某,男,37岁,初中文化。诊断:尿毒症。维持血液透析1年,既往有糖尿病病史。入院后完善相关检查,入院后第 3 日在臂丛神经阻滞麻醉下行"右前臂动静脉内瘘成形术",术后给予消炎等治疗。

导入问题:

1. 术后如何护理该患者?

2. 该患者术后应如何进行功能锻炼?

案例二:

蔡某,男,44 岁,汉族,已婚,高中文化。诊断:尿毒症。维持血液透析 4 年,右前臂自体动静脉内瘘。患者既往有糖尿病病史,平时一人居住,子女不在身边。内瘘处有脓液,患者主诉轻度疼痛。入院后给予消炎等对症处理后出院。

导入问题:

1. 如何进行出院指导?

2. 该患者出院后如何进行动静脉内瘘的日常护理及自我监护?

(彭芳莉　彭明霞　傅育红　黄天雯)

第十六章
显微外科常见护理操作及标准

第一节　评估类护理操作标准

一、再植(移植)组织血液循环评估及标准

临床上,对血液循环评估是否标准,是否能及时发现血液循环障碍,会直接影响到再植(移植)组织的存活与失败。再植(移植)组织血液循环的观察比较复杂,尤其随着显微外科技术的发展,手术适应证不断拓宽,术后临床表现变化莫测。掌握血液循环的评估方法是显微外科护士的基本功。以下是再植(移植)组织血液循环评估及标准。

(一)目的

1. 掌握再植(移植)组织术后血液循环评估方法。

2. 能够及时发现血液循环障碍,及时采取措施,减少并发症的发生。

3. 为判断再植(移植)组织术后的效果及功能恢复情况提供依据。

(二)适应证

1. 断肢(指)再植术后。

2. 组合组织移植(再造)术后,如手指再造术、皮瓣移植等。

3. 足部再植与再造术后。

(三)禁忌证

1. 失血性休克或休克早期肢体末梢灌注不足者。

2. 不配合治疗或有精神疾病的患者。

(四)人员资格

1. 具有护士执业资格证的护士。

2. 经过"血液循环评估及标准"培训合格的护士。

(五)操作前评估

1. 全身评估

(1)评估患者的整体状况及既往史。

(2)评估患者的依从性。

2. 专科评估

(1)评估患者疼痛情况、患肢体位、伤口敷料渗血渗液情况等。

（2）评估病房环境,避免光线的强弱等因素干扰。

3. 心理社会支持评估 评估患者的文化水平、情绪、压力及社会关系,患者(家属)对操作目的、方法及注意事项的认识程度、配合程度、心理状态。必要时对患者进行心理疏导,消除紧张情绪,取得良好的配合。

(六)操作前准备

1. 操作者准备 服装整齐,洗手,戴口罩。

2. 物品准备 皮温仪、一次性棉签、无菌手套、弯盘、笔、纸、75%乙醇棉片、快速手消液。

3. 环境准备 保持病房整洁,避免门窗对流,室温23~25℃,湿度50%~60%,减少探视,保证患者休息,避免主、被动吸烟,如有烤灯加温需要移开烤灯30min。

4. 患者准备 患者取适当体位,将评估部位暴露。

(七)操作流程

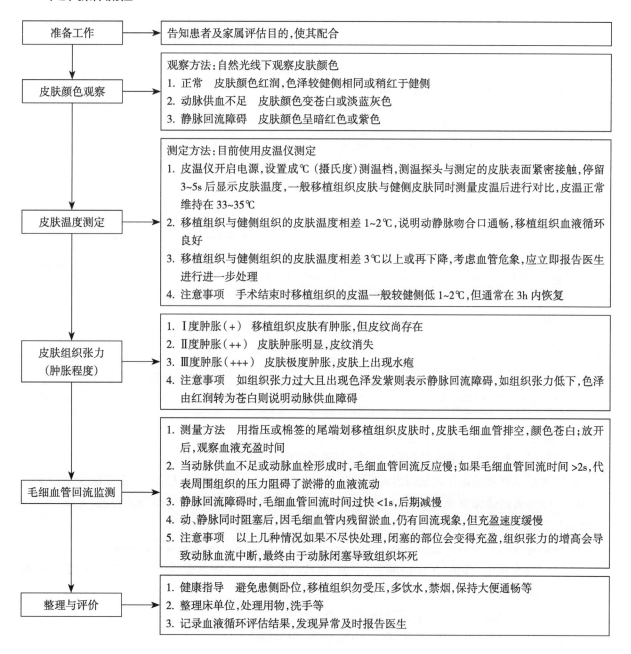

准备工作 → 告知患者及家属评估目的,使其配合

皮肤颜色观察 →
观察方法:自然光线下观察皮肤颜色
1. 正常 皮肤颜色红润,色泽较健侧相同或稍红于健侧
2. 动脉供血不足 皮肤颜色变苍白或淡蓝灰色
3. 静脉回流障碍 皮肤颜色呈暗红色或紫色

皮肤温度测定 →
测定方法:目前使用皮温仪测定
1. 皮温仪开启电源,设置成℃(摄氏度)测温档,测温探头与测定的皮肤表面紧密接触,停留3~5s后显示皮肤温度,一般移植组织皮肤与健侧皮肤同时测量皮温后进行对比,皮温正常维持在33~35℃
2. 移植组织与健侧组织的皮肤温度相差1~2℃,说明动静脉吻合口通畅,移植组织血液循环良好
3. 移植组织与健侧组织的皮肤温度相差3℃以上或再下降,考虑血管危象,应立即报告医生进行进一步处理
4. 注意事项 手术结束时移植组织的皮温一般较健侧低1~2℃,但通常在3h内恢复

皮肤组织张力(肿胀程度) →
1. Ⅰ度肿胀(+) 移植组织皮肤有肿胀,但皮纹尚存在
2. Ⅱ度肿胀(++) 皮肤肿胀明显,皮纹消失
3. Ⅲ度肿胀(+++) 皮肤极度肿胀,皮肤上出现水疱
4. 注意事项 如组织张力过大且出现色泽发紫则表示静脉回流障碍,如组织张力低下,色泽由红润转为苍白则说明动脉供血障碍

毛细血管回流监测 →
1. 测量方法 用指压或棉签的尾端划移植组织皮肤时,皮肤毛细血管排空,颜色苍白;放开后,观察血液充盈时间
2. 当动脉供血不足或动脉血栓形成时,毛细血管回流反应慢;如果毛细血管回流时间>2s,代表周围组织的压力阻碍了淤滞的血液流动
3. 静脉回流障碍时,毛细血管回流时间过快<1s,后期减慢
4. 动、静脉同时阻塞后,因毛细血管内残留淤血,仍有回流现象,但充盈速度缓慢
5. 注意事项 以上几种情况如果不尽快处理,闭塞的部位会变得充盈,组织张力的增高会导致动脉血流中断,最终由于动脉闭塞导致组织坏死

整理与评价 →
1. 健康指导 避免患侧卧位,移植组织勿受压,多饮水,禁烟,保持大便通畅等
2. 整理床单位,处理用物,洗手等
3. 记录血液循环评估结果,发现异常及时报告医生

(八) 操作标准及评价

序号	项目	依据	评价
1	护士与患者的解释沟通情况		
(1)	护士正确告知患者血液循环评估目的及注意事项	有效的沟通保证效果达到最佳	合格
(2)	护士不能正确告知		不合格
2	评估情况		
(1)	护士正确评估患者血液循环情况、排除环境因素干扰	正确的评估能及时发现血液循环障碍	合格
(2)	护士不能正确评估患者血液循环情况及周围环境		不合格
3	操作情况		
(1)	力度:轻柔	根据血液循环情况,调整力度以患者耐受为宜	合格
(2)	方式		
1)	颜色观察:避开灯光、环境等因素影响		
2)	温度测定:护士能够正确使用皮温仪,掌握温度变化曲线	正确的方式保证效果达到最佳	合格
3)	皮肤肿胀程度:护士能正确观察皮肤肿胀程度		
4)	毛细血管回流监测:用指压或棉签的尾端划移植组织皮肤,以按压处或划痕发白为宜		
(3)	频次:遵医嘱每 1h 1 次,每次 3~5min	根据再植(移植)组织的血液循环恢复情况,遵医嘱调整频次	合格
4	记录准确		合格
(1)	颜色、温度、皮肤肿胀、毛细血管回流时间与实际相符		合格
(2)	描述正确		合格
5	宣教		
(1)	护士详细宣教相关内容	患者知晓注意事项,提高患者依从性	合格
(2)	护士宣教相关内容有漏项		不合格

(九) 健康教育

1. 告知患者血液循环观察的目的、方式、力度和频次。
2. 告知患者在血液循环评估时出现明显疼痛、肢体麻木、水疱等表现时应及时告知医生与护士。
3. 告知患者肢体保温、制动、体位、禁烟、保持情绪稳定、保持大便通畅等措施的目的。

(十) 注意事项

1. 操作者操作前评估自身手部温度,不能低于患者手部温度。注意无菌操作原则。
2. 密切观察再植(移植)组织的颜色、皮温、皮肤肿胀程度、毛细血管回流时间,发现异常及时通知医生进一步治疗。
3. 保持患肢功能位,卧位时将患肢抬高约 30°。
4. 保持病房温度 23~25℃,湿度 50%~60%,病房严格禁烟。

5. 与患者及时沟通,了解患者心理状态,减轻患者焦虑心理。

6. 如有烤灯局部加温时,评估时要将烤灯移开。

7. 评估时应与健侧作对比。

二、疼痛评估及操作标准

疼痛的最新定义是一种与组织损伤或潜在的组织损伤相关的感觉、情感、认知和社会维度的痛苦体验。疼痛已成为继血压、脉搏、呼吸、体温四大生命体征后的第五大生命体征。疼痛是一种主观体验,会受到生理、心理、个人经历和社会文化等多方面因素的影响,并且个体对疼痛的理解和认知也存在差异。因此,正确、客观地评价疼痛,对患者疾病的诊断以及后续治疗方案的制订和实施都十分关键。

WHO 将疼痛分为 4 级(详见附件 1),目前常用的疼痛评估工具有语言分级评分法(verbal rating scale,VRS)、视觉模拟评分法(visual analogue scale,VAS)、数字分级评分法(numerical rating scale,NRS)、Wong-Baker 面部表情量表(Wong-Baker faces pain scale,FPS),以上 4 种评估量表详见附件 2。以下是疼痛评估及操作标准。

(一)目的

1. 了解患者对疼痛的自我认识。

2. 全面、动态评估患者的疼痛情况,为实施镇痛方案提供依据。

3. 评价患者疼痛治疗的效果及疼痛对功能锻炼和日常生活活动能力的影响。

4. 提高患者治疗的依从性。

5. 预防疼痛引起的并发症,遵医嘱按时使用镇痛药。

(二)适应证

1. 新入院患者。

2. 手术前、后患者。

3. 康复期患者。

4. 病情变化、功能锻炼和行致痛性操作时(如引流管护理、伤口换药等)。

(三)禁忌证

1. 深昏迷的患者。

2. 不配合治疗或有精神疾病的患者。

(四)人员资格

1. 具有护士执业资格证的护士。

2. 经过"疼痛评估及操作标准"培训合格的护士。

(五)操作前评估

1. 全身评估

(1)评估患者的整体状况及既往史。

(2)评估患者的依从性。

2. 专科评估

(1)评估患者对疼痛知识的了解。

(2)评估患者疼痛既往史,包括上一次疼痛评估情况、治疗、用药等。

(3)评估患者睡眠、饮食、活动情况、实验室检查等。

3. 心理社会支持评估　评估患者的文化水平、情绪、压力及社会关系,患者(家属)对操作目的、方法及注意事项的认识程度、配合程度、心理状态。必要时对患者进行心理疏导,消除紧张情绪,取得良好的配合。

(六) 评估前准备

1. **操作者准备**　服装整齐,洗手,戴口罩。
2. **物品准备**　疼痛评估量表(VAS、VRS、NRS、FPS-R),笔,乳胶手套、快速手消液。
3. **环境准备**　保持病房温度23~25℃,湿度50%~60%,无烟环境。
4. **患者准备**　患者平卧,患肢安置功能位。

(七) 疼痛评估的流程

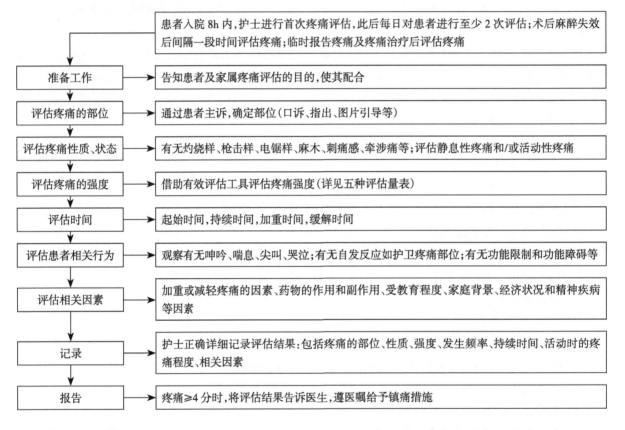

准备工作 → 告知患者及家属疼痛评估的目的,使其配合

评估疼痛的部位 → 通过患者主诉,确定部位(口诉、指出、图片引导等)

评估疼痛性质、状态 → 有无灼烧样、枪击样、电锯样、麻木、刺痛感、牵涉痛等;评估静息性疼痛和/或活动性疼痛

评估疼痛的强度 → 借助有效评估工具评估疼痛强度(详见五种评估量表)

评估时间 → 起始时间,持续时间,加重时间,缓解时间

评估患者相关行为 → 观察有无呻吟、喘息、尖叫、哭泣;有无自发反应如护卫疼痛部位;有无功能限制和功能障碍等

评估相关因素 → 加重或减轻疼痛的因素、药物的作用和副作用、受教育程度、家庭背景、经济状况和精神疾病等因素

记录 → 护士正确详细记录评估结果:包括疼痛的部位、性质、强度、发生频率、持续时间、活动时的疼痛程度、相关因素

报告 → 疼痛≥4分时,将评估结果告诉医生,遵医嘱给予镇痛措施

(顶部)患者入院8h内,护士进行首次疼痛评估,此后每日对患者进行至少2次评估;术后麻醉失效后间隔一段时间评估疼痛;临时报告疼痛及疼痛治疗后评估疼痛

附件1:疼痛分级

疼痛等级	评分	评分说明	
无痛	0	无痛	
轻度疼痛	1~3:安静平卧时基本不疼,不影响睡眠	术前	术后
		1分:搬运时疼痛	被动活动时疼痛
		2分:更换体位时疼痛	主动活动时疼痛
		3分:翻身时感觉疼痛	平卧时疼痛,有被动体位
中度疼痛	4~6分:安静平卧时有疼痛,影响睡眠	4分:间接疼痛	
		5分:持续疼痛,入睡困难	
		6分:疼痛较重,不能入睡	

疼痛等级	评分	评分说明
重度疼痛	7~10分:疼痛难以忍受	7分:疼痛严重,出冷汗,无法入睡
		8分:持续难忍,全身大汗
		9分:剧烈疼痛不能忍受
		10分:最疼痛,痛不欲生

附件2:

（1）词语分级量表（Verbal Rating Scale,VRS）:VRS 由形容疼痛的词语构成,常用的有4级。

分级	疼痛程度	描述
0级	无痛	无疼痛
I级	轻度	有疼痛可以忍受,生活正常,睡眠无干扰
II级	中度	疼痛明显,不能忍受,睡眠受干扰
III级	重度	疼痛剧烈,不能忍受,睡眠严重干扰

（2）视觉模拟评分法（Visual Analogue Scale,VAS）:1条长100mm 的标尺,一端标示"无痛",另一端标示"疼痛到极点",患者根据疼痛的强度标定相应的位置。

0mm ——————————————————————————— 100mm

（3）数字分级评分法（Numeric Rating Scale,NRS）:NRS 由一条直线和"0-10"这11个数字组成。代表着疼痛的10个等级,0分代表不痛,10分就是最痛。数字越大,代表着疼痛越明显。

0　1　2　3　4　5　6　7　8　9　10

（4）Wong-Baker 面部表情量表（Wong-Baker faces pain scale,FPS）:由六张从微笑或幸福直至流泪的不同表情的面部象形图组成。

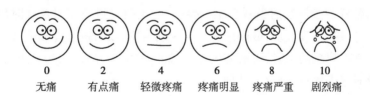

0	2	4	6	8	10
无痛	有点痛	轻微疼痛	疼痛明显	疼痛严重	剧烈痛

（八）操作标准及评价

序号	项目	依据	评价
1	护士与患者的解释沟通情况		
（1）	护士正确告知患者疼痛评估目的及注意事项	有效的沟通保证效果达到最佳	合格
（2）	护士不能正确告知		不合格

序号	项目	依据	评价
2	评估情况		
（1）	护士正确评估患者疼痛评分、排除环境因素干扰	正确的评估为制订相应的治疗方案及护理措施提供依据	合格
（2）	护士不能正确评估患者疼痛评分		不合格
（3）	排除外界干扰因素		
（4）	正确选择疼痛评估工具		合格
（5）	根据评分说明正确评估分值		
（6）	根据分值制订相应的护理措施和评估频次		
（7）	频次:术后麻醉失效后进行评估 ①分值≤3分,每日评估1次至0分 ②分值>3分,每日评估2次,直至3分时改每日评估1次直至0分 ③分值≥5分,半小时或1小时再评估1次		合格
3	记录		
（1）	护士准确记录患者疼痛部位、性质、强度、持续时间等,药物处理后准确康复评定	疼痛评估流程中疼痛相关因素的评估标准	合格
（2）	护士不能准确记录患者疼痛部位、性质、强度、持续时间等,药物处理后没有康复评定		不合格
4	宣教		
（1）	护士详细宣教相关内容	提高患者的依从性	合格
（2）	护士宣教相关内容有漏项		不合格

（九）健康教育

1. **入院** 评估患者对疼痛的认知,告知患者住院期间,每日将对其进行实时和定时评估;告知疼痛的危害性以及及时处理疼痛的益处,多模式镇痛方法、镇痛药及镇痛措施说明。

2. **术前** 告知患者麻醉恢复后患者会感到疼痛;护士每日进行定时及实时疼痛评估;告知患者镇痛药和非药物镇痛方法、不良反应;鼓励患者及时主动告知,及时进行疼痛管理。

3. **术后** 对于有镇痛泵的患者,讲解使用方法,询问有无不良反应;每日进行实时和定时疼痛评估,鼓励患者主动及时报告疼痛,并及时处理。

4. **出院** 必要时开具镇痛药,并告知患者镇痛药注意事项及使用方法。

（十）注意事项

1. 观察镇痛效果是否达到制订的疼痛控制目标,即疼痛评分≤3分、24h疼痛频率≤3次、24h内需要临时补救药物≤3次。

2. 观察是否消除患者术后恐惧或焦虑情绪,患者是否能按要求尽早进行"无痛"功能锻炼、是否达到了患者期待的镇痛效果。

3. 如果措施未达到疼痛控制目标或满意效果,要分析原因,报告主管医生重新制订新的镇痛措施并记录。

三、神经功能评估及操作标准

神经功能评估是显微外科护理评估的重要组成部分,及时、准确地评估,可以判断神经系统功能及变化,为进一步诊断和治疗提供依据,也是评定治疗效果的依据之一。目前,神经功能评估一般采取运动功能测定和感觉功能测定相结合。运动功能测定常用徒手肌力测定(manual muscle test, MMT),以 M 表示,分 6 级。感觉功能测定分很多种,临床常用的有单纤维感觉测定器和两点辨别觉测定器(可用棉签揪出棉丝或针尖代替单纤维,用长尾夹等代替两点辨别觉测定器),测试支配区的感觉功能,以 S 表示,也分 6 级。结果分成优、良、可(中)、差。以下是神经功能评估及操作标准。

(一)目的
1. 评估患者神经系统功能及变化。
2. 判断患者是否需要进一步治疗或治疗的效果。
3. 协助患者尽早进行功能锻炼。

(二)适应证
1. 有神经功能损伤的患者。
2. 需要严密观察神经功能的患者。

(三)禁忌证
1. 失血性休克或休克早期肢体末梢灌注不足者。
2. 不配合治疗或有精神疾病的患者。
3. 局部炎症、局部严重疼痛的患者。
4. 意识障碍或精神障碍所致协调功能异常者。

(四)人员资格
1. 具有护士执业资格证的护士。
2. 经过"神经功能评估及操作标准"培训合格的护士。

(五)操作前评估
1. 全身评估
(1)评估患者的整体状况及既往史。
(2)评估患者的依从性。

2. 专科评估
(1)评估患者神经损害的因素。
(2)评估患者的受伤部位有无皮下淤血、肿胀及身体其他部位有无损伤。
(3)评估患者的生命体征、意识、瞳孔。
(4)评估患肢的血液循环情况。

3. 心理社会支持评估 评估患者的文化水平、情绪、压力及社会关系,患者(家属)对操作目的、方法及注意事项的认识程度、配合程度、心理状态。必要时对患者进行心理疏导,消除紧张情绪,取得良好的配合。

(六)操作前准备
1. 操作者准备 服装整齐,洗手,戴口罩。
2. 物品准备 感觉功能检测器、笔、神经功能评估量表、乳胶手套、快速手消液。
3. 环境准备 保持病房温度 23~25℃,湿度 50%~60%,为无烟环境。
4. 患者准备 患者平卧,患肢取功能位。

（七）操作流程

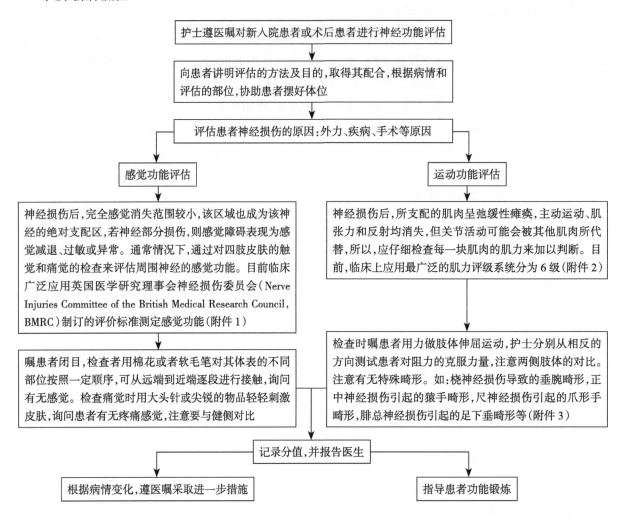

附件1：BMRC感觉功能测定法

分级	内容	S2PD（mm）	M2PD（mm）
S0	单一神经支配区感觉丧失		
S1	单一神经支配区深感觉恢复		
S2	单一神经支配区浅表痛觉和触觉有一定程度恢复		
S3	单一神经支配区浅表痛觉和触觉恢复,感觉过敏消失	>15	>8
S3+	在S3的基础上感觉进一步恢复	6~15	4~8
S4	完全恢复	2~5	2~3

注：静态两点辨别觉（static two-point discrimination, S2PD）；动态两点辨别觉（moving two-point discrimination, M2PD）。

附件2：MMT

分级	活动能力
0级	完全瘫痪,测不到肌肉收缩
1级	仅测到肌肉收缩,但不能产生动作
2级	肢体能在床上平行移动,但不能抵抗自身重力,不能抬离床面
3级	肢体可以克服地心收缩力,能抬离床面,但不能抵抗阻力

分级	活动能力
4级	肢体能做对抗外界阻力的运动,但不完全
5级	能够对抗阻力,肌力正常

附件3:周围神经功能评定适用标准

腋神经功能评定

项目	4分	3分	2分	1分
肩外展	>90°	60°~90°	30°~60°	<30°
肌力	≥M4	≥M3	≥M2	<M2
综合评估	优 7~8 分	良 5~6 分	可 3~4 分	差 2 分以下

肌皮神经功能评定

项目	4分	3分	2分	1分
肘关节屈曲	>90°	60°~90°	30°~60°	<30°
肌力	≥M4	≥M3	≥M2	<M2
综合评估	优 7~8 分	良 5~6 分	可 3~4 分	差 2 分以下

桡神经功能评定

项目	4分	3分	2分	1分
伸腕肌力	>90°	60°~90°	30°~60°	<30°
伸指	≥M4	≥M3	≥M2	<M2
伸拇	≥M4	≥M3	≥M2	<M2
综合评估	优 13~16 分	良 9~12 分	可 5~8 分	差 4 分以下

正中神经功能评定

项目	4分	3分	2分	1分
屈腕肌力	>M4	M3	M2	M0~1
屈指	TAM 优	TAM 良	TAM 可	TAM 差
拇对掌	正常	能对环指	能对示中指	不能
感觉	S4	S3	S2	S0~1
综合评估	优 13~16 分	良 9~12 分	可 5~8 分	差 4 分以下

注:总主动活动度(total action motion,TAM)。

尺神经功能评定

项目	4分	3分	2分	1分
外形	无爪形手畸形	轻度爪形手畸形(不伴肌萎缩)	中度爪形手畸形(伴肌萎缩)	重度爪形手畸形(肌萎缩明显)
屈指	TAM 优	TAM 良	TAM 可	TAM 差
感觉	S4	S3	S2	S0~1
综合评估	优 10~12 分	良 7~9 分	可 4~6 分	差 3 分以下

臂丛神经功能综合评价：

单根神经评定

项目	优	良	可	差
肌力	>M4	M3	M2	M0~1
感觉	>S3	S3	S2	S0~1

肩关节功能评定

项目	4分	3分	2分	1分
肩外展	>90°	60°~90°	30°~60°	<30°
肌力	≥M4	≥M3	≥M2	<M2
肩外旋	>30°	10°~90°	0°~10°	<0°
综合评价	优10~12分	良7~9分	可4~6分	差3分以下

肘关节功能评定

项目	4分	3分	2分	1分
屈曲	>90°	60°~90°	30°~60°	<30°
屈曲肌力	≥M4	≥M3	≥M2	<M2
伸直	0°	<-30°	-30°~50°	>50°
伸直肌力	≥M4	≥M3	≥M2	<M2
前臂旋转	正常	轻度受限	重度受限	不能
综合评价	优13~16分	良9~12分	可5~8分	差4分以下

腕关节功能评定

项目	4分	3分	2分	1分
背伸	>45°	≥30°	<30°	不能
背伸肌力	>M3	M3	M2	M0~1
掌屈	>45°	≥30°	<30°	不能
掌屈肌力	>M3	M3	M2	M0~1
综合评价	优13~16分	良9~12分	可5~8分	差4分以下

手功能评定

项目	4分	3分	2分	1分
拇对掌	正常	能对环指	能对示中指	不能
手指活动度	指屈伸正常	指屈伸活动为正常的60%	指有微屈或微伸活动	指无活动
感觉	S4	S3	S2	S0~1
综合评价	优10~12分	良7~9分	可4~6分	差3分以下

臂丛功能综合评定

项目	优	良	可	差
肩关节	4	3	2	1
肘关节	4	3	2	1
腕关节	4	3	2	1
臂丛上干	4	3	2	1
臂丛下干	7~8	5~6	3~4	1~2
全臂丛	13~16	9~12	5~8	1~4

(八) 操作标准及评价

序号	项目	依据	评价
1	护士与患者的解释沟通情况		
(1)	护士正确告知患者神经功能评估目的及注意事项	有效的沟通保证效果达到最佳	合格
(2)	护士不能正确告知		不合格
2	评估情况		
(1)	护士正确评估患者神经功能、排除环境因素干扰	正确的评估可以为诊断和治疗提供依据	合格
(2)	护士不能正确评估患者神经功能及周围环境		不合格
3	操作情况		
(1)	力度:轻柔	调整力度以患者耐受为宜	合格
(2)	方式		
1)	感觉功能评估:按照一定顺序,评估患者的触觉和痛觉	正确的方式保证效果达到最佳	合格
2)	运动功能评估:协助患者活动力度逐渐增大		
3)	肌力评估:运动功能评估过程中,按照6级肌力测定法评估患者肌力		
(3)	频次		
1)	感觉功能评估:每日1次,每次3~5min	根据患者神经功能恢复和评估位置,遵医嘱调整评估的频次	合格
2)	运动功能评估:每日1次,每次8~10min		
(4)	评分标准		
1)	感觉功能评估:能够按照评估标准掌握力度	能够熟练掌握神经功能评估的标准和评估的部位,知晓神经支配的反射区域	合格
2)	运动功能评估:能够按照评分标准准确地评估		
3)	肌力评估:能正确评估患者肌力		
4	记录		
(1)	护士能够正确记录患者神经功能的分值	正确的记录可以保证评估效果达到最佳	合格
(2)	护士不能够正确记录患者神经功能的分值		不合格
5	宣教		
(1)	护士详细宣教相关内容	提高患者依从性	合格
(2)	护士宣教相关内容有漏项		不合格

(九) 健康教育

1. 神经功能评估要求准确性较高,需要护患双方的充分信任与合作。

2. 向患者解释评估的目的,过程中可能会造成不适。

3. 在评估过程中,需要家属共同协助护士,防止患者发生坠床、跌倒等意外情况。

4. 指导家属,患者如果出现意识、感觉功能障碍,及时告诉护士。

(十) 注意事项

1. 检查环境需要安静,尽量避免各种外界刺激,感觉功能检查时,患者应闭目,使其集中注意力。

2. 一次检查不宜过久,否则患者容易疲劳,影响评估结果。

3. 由于各种感受器在不同部位分布,同一强度刺激,在不同部位感受灵敏度也不同,故应注意对称部位的对比。

4. 注意患者的个体差异,尊重患者,保护隐私。

5. 评估时注意力度,以免损伤患者皮肤和功能。

四、深静脉血栓风险评估及操作标准

深静脉血栓形成(deep venous thrombosis,DVT)是指血液非正常地在深静脉内凝结。血栓形成大都发生于制动状态(尤其是骨科大手术)。致病因素有血流缓慢、静脉壁损伤和高凝状态三大因素。血栓形成后,除少数能自行消融或局限于发生部位外,大部分会扩散至整个肢体的深静脉主干,若不能及时诊断和处理,多数会演变为血栓形成后遗症,长时间影响患者的生活质量;还有一些患者可能并发肺栓塞,造成极为严重的后果。

进行显微外科手术的患者需要术后长时间卧床,被迫体位,导致血流缓慢,易形成静脉血栓;术后液体较多,长时间输液治疗,长期留置静脉置管可使静脉变硬收缩,从而形成静脉血栓。所以,进行深静脉血栓风险评估可以尽早采取预防措施,从而降低显微外科手术患者深静脉血栓发生率。以下是深静脉血栓风险评估及操作标准。

(一) 目的

1. 依据深静脉血栓风险评估分值制订相应的护理计划。

2. 采取合理的护理措施有效预防深静脉血栓发生。

(二) 适应证

1. 长期卧床患者。

2. 手术后患者。

3. 住院过程中出现特殊病情变化的患者。

(三) 禁忌证

1. 物理预防禁忌证

(1)充血性心力衰竭、肺水肿、下肢严重水肿。

(2)下肢深静脉血栓、血栓性静脉炎或肺栓塞。

(3)下肢局部情况异常、血管病变、下肢严重畸形。

(4)单独预防仅适用于高危出血风险患者。

2. 药物预防和禁忌证

(1)近期活动性出血及凝血障碍。

(2)骨筋膜室综合征。

(3)严重头颅外伤或急性脊髓损伤。

(4)血小板计数低于 50×10^9/L。

(5)肝素诱发血小板减少症禁用肝素和低分子量肝素。

(6)孕妇禁用华法林。

(7)既往有颅内或胃肠道出血。

（8）急性颅内损害或肿物。

（9）类风湿视网膜病患者抗凝可能眼内出血。

（四）人员资格

1. 具有护士执业资格证的护士。

2. 经过"深静脉血栓风险评估及操作标准"培训合格的护士。

（五）操作前评估

1. 全身评估

（1）询问患者健康史,既往史如疾病史、手术史等。

（2）评估患者的依从性。

2. 专科评估

（1）评估患者卧床时间、手术方式、麻醉方式、术后时间、疼痛情况等。

（2）评估双下肢皮肤情况,了解有无下肢水肿、外伤、脉管炎等。

（3）评估患者有无制动肢体。

3. 心理社会支持评估　评估患者的文化水平、情绪、压力及社会关系,患者(家属)对操作目的、方法及注意事项的认识程度、配合程度、心理状态。必要时对患者进行心理疏导,消除紧张情绪,取得良好的配合。

（六）操作前准备

1. 操作者准备　服装整齐,洗手,戴口罩。

2. 物品准备　Caprini 血栓风险评估量表或其他深静脉血栓风险评估量表、卷尺、笔、乳胶手套、纸、快速手消液。

3. 环境准备　保持病房室温 23~25℃,湿度 50%~60%,为无烟环境。

4. 患者准备　患者平卧。

（七）操作流程

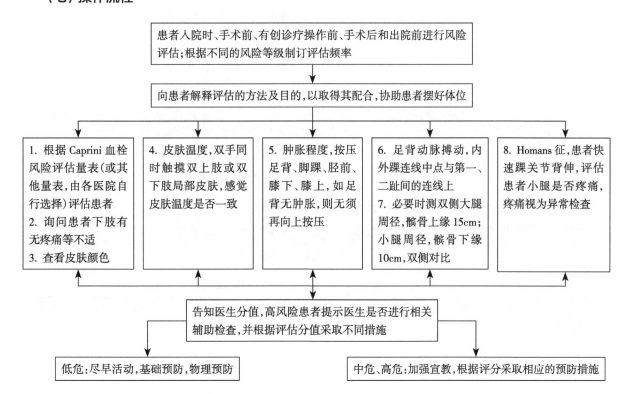

Caprini 血栓风险评估量表:评分 0~1 分为低危,评分 2 分为中危,评分 3~4 分为高危,评分 >5 分为极高危。

A1 每个危险因素 1 分	B 每个危险因素 2 分
○　年龄 40~59 岁	○　年龄 60~74 岁
○　计划小手术	○　大手术(<60min)*
○　近期大手术	○　腹腔镜手术(>60min)*
○　肥胖(BMI>30kg/m²)	○　关节镜手术(>60min)*
○　卧床的内科患者	○　既往恶性肿瘤
○　炎症性肠病病史	○　肥胖(BMI>40kg/m²)
○　下肢水肿	C 每个危险因素 3 分
○　静脉曲张	○　年龄≥75 岁
○　严重的肺部疾病,含肺炎(1 个月内)	○　大手术持续 2~3h*
○　肺功能异常(慢性阻塞性肺疾病)	○　肥胖(BMI>50kg/m²)
○　急性心肌梗死(1 个月内)	○　浅静脉、深静脉血栓或肺栓塞病史
○　充血性心力衰竭(1 个月内)	○　血栓家族史
○　败血症(1 个月内)	○　现患恶性肿瘤或化疗
○　输血(1 个月内)	○　肝素引起的血小板减少
○　下肢石膏或支具固定	○　未列出的先天或后天血栓形成
○　中心静脉置管	○　抗心磷脂抗体阳性
○　其他高危因素	○　凝血酶原 G20210A 突变
	○　凝血因子 V Leiden 突变
	○　狼疮抗凝物阳性
	○　血清同型半胱氨酸酶升高
A2 仅针对女性(每项 1 分)	D 每个危险因素 5 分
○　口服避孕药或激素替代治疗	○　脑卒中(1 个月内)
	○　急性脊髓损伤(瘫痪)(1 个月内)
	○　选择性下肢关节置换术
○　妊娠期或产后(1 个月)原因不明的死胎史,复发性自然流产(≥3 次),由于毒血症或发育受限原因早产	○　髋关节、骨盆或下肢骨折
	○　多发性创伤
	○　大手术(超过 3h)*

注:①每个危险因素的权重取决于引起血栓事件的可能性。如癌症的评分是 3 分,卧床的评分是 1 分,前者比后者更易引起血栓。
②* 只能选择 1 个手术因素。

（八）操作标准及评价

序号	项目	依据	评价
1	护士与患者的解释沟通情况		
（1）	护士正确告知患者评估目的	有效的沟通保证效果达到最佳	合格
（2）	护士不能正确告知		不合格
2	评估情况		
（1）	护士正确评估患者	正确地评估患者全身状况、既往史、手术史等	合格
（2）	护士不能正确评估患者		不合格
3	操作情况		
（1）	护士对卧床时间长、肢体制动、血浆 D-二聚体高等深静脉血栓高风险患者评估情况		
1）	护士评估及时,并查看患者是否进行辅助检查	护士能够及时查看患者有无进行彩色多普勒超声、静脉造影等相关辅助检查以及血浆 D-二聚体等化验结果	合格
2）	护士评估不及时,未查看患者是否进行辅助检查		不合格
（2）	评估患肢的肿胀情况		
1）	护士正确评估患肢的肿胀情况	正确记录患肢肿胀情况	合格
2）	护士未评估或不能正确评估患肢的肿胀情况		不合格
（3）	测量腿围		
1）	护士能够正确测量腿围,测量时松紧度适宜	测量部位:双下肢髌骨上缘15cm 处测大腿周径;髌骨下缘10cm 处测量小腿周径	合格
2）	护士测量腿围的部位不正确,测量时过松或过紧		不合格
（4）	观察患肢颜色、温度、足背动脉情况		
1）	护士能够正确观察并记录患肢颜色、温度、足背动脉情况	正确记录患肢颜色、触碰患肢皮肤与健侧皮肤进行对比、触摸足背动脉	合格
2）	护士不能够正确观察并记录患肢颜色、温度、足背动脉情况		不合格
4	记录 Caprini 血栓风险评估量表(或其他量表,由各医院自行选择),评估分级		
（1）	评估、分级正确	记录准确、客观	合格
（2）	评估、分级错误		不合格
5	宣教		
（1）	护士详细宣教相关内容	提高患者依从性	合格
（2）	护士宣教相关内容有漏项		不合格

（九）健康教育

1. 告知患者进行深静脉血栓风险评估的目的及注意事项。

2. 在评估过程中,如有不适,及时告知护士。

3. 将评估结果告知患者,嘱患者遵从医护人员指导采取预防深静脉血栓的措施。

4. 告知有深静脉血栓或深静脉血栓高风险患者如有胸痛、呼吸困难、咯血等肺栓塞的临床表现,发现后及时呼叫护士。

（十）注意事项

1. 根据评估分值及相关检查明确患者有无深静脉血栓风险,如有风险,遵医嘱采取预防措施;若怀疑有 DVT 者,遵医嘱进一步明确诊断。

2. 新入院或新转入患者,若存在卧床、手术后、进行中心静脉置管、石膏或支具固定,应及时评估,采取预防措施。

3. 突发脑梗死或心肌梗死等情况,须 24h 内评估;若病情变化时须再次评估。评估时根据患者具体情况选择正确的评估量表,高风险人群入院 24h 内、手术后患者即时完成。根据每一种评估量表的使用说明进行动态评估。

（吴方园　彭明霞　傅育红　黄天雯）

第二节　技术类护理操作标准

一、术前准备操作标准

显微外科手术绝大多数以修复或重建为目的。以吻合血管的皮瓣移植为例,其手术特点之一是手术野多,除供皮瓣区、受皮瓣区外,有时还有修复皮瓣供区的取皮区,因而患者承受的手术创伤较大。术前除常规手术的一般准备之外,还应严格执行供、受区的皮肤准备等。术前的准备工作完善,患者较好的全身情况,术前的功能锻炼、康复指导和卫生宣教等方面,均是保证手术成功的关键。以下是术前准备操作标准。

（一）目的

使患者具有充分的心理准备和良好的机体条件,保证患者在最佳状态下进行手术,最大程度预防手术相关并发症的发生。

（二）适应证

1. 断肢(指)再植。

2. 吻合血管的组织移植。

3. 足趾移植再造拇指或手指。

4. 小器官移植术后。

5. 周围神经显微修复。

（三）禁忌证

1. 有凝血功能障碍者。

2. 意识障碍、精神疾病、不配合治疗者。

3. 严重心、肝、肾等功能障碍者。

4. 术前检查未完善者。

（四）人员资格

1. 具有护士执业资格证的护士。

2. 经过"术前准备操作标准"培训合格的护士。

（五）操作前评估

1. **全身评估**

（1）评估患者的整体状况及既往史、有无过敏史、吸烟史。

（2）评估患者生命体征及检验、检查结果。

（3）评估患者的用药情况,如利血平、糖皮质激素、降血脂药、免疫抑制药、抗凝血药等药物使用情况。

（4）评估患者的营养状况。

（5）评估患者的心理反应,意识状况,对手术的认知程度。

（6）女性患者,评估患者月经史。

（7）评估近期感冒史、血糖史、肺功能情况。

2. 专科评估　了解患者的手术名称、手术部位、术中带药、麻醉方式,评估手术区皮肤情况、有无伤口、抽血部位皮肤、血管情况、手术急缓情况等。

3. 心理社会支持评估　评估患者的文化水平、情绪、压力及社会关系,患者(家属)对操作目的、方法及注意事项的认识程度、配合程度、心理状态。必要时对患者进行心理疏导,消除紧张情绪,取得良好的配合。

（六）操作前准备

1. 操作者准备　服装整齐,洗手,戴口罩。

2. 物品准备　交叉配血用采血用物(采血针、采血管、消毒棉签、棉球、止血带),备皮用物(一次性使用备皮包),按需配置皮试液置于无菌治疗盘内,1ml 注射器,5ml 注射器,急救药品(盐酸肾上腺素,地塞米松),氧气装置(必要时)。

3. 环境准备　维持病房室温 23~25℃,湿度 50%~60%,为无烟环境。

4. 患者准备

（1）皮肤准备:清洁皮肤,擦浴,检查皮瓣供区皮肤有无创伤、瘢痕等;备皮时勿损伤皮肤;禁止在供区和受区肢体静脉穿刺给药,以防引起静脉损伤和炎症,影响术后皮瓣成活。

（2）血管准备:静脉充盈训练,每日早晚用温水浸泡四肢的供区和受区 20~30min,有利于静脉扩张,为手术创造良好的血管条件。

（3）心理准备:心理护理可以解除患者术前焦虑、紧张的情绪,减少术后血管危象的发生。

（4）急诊断肢(指)患者:对于发生断肢(指)离断的患者,应检查断肢(指),用无菌敷料包好,放置无菌盘上,置入 4℃冰箱内,并予以标记患者相关信息,若为多个手指应分别予以标记。手术时带入手术室,患者运用保温毯,避免体表热量流失。急诊护理人员进行采集血标本、静脉输液、备血及陪同摄片检查;协助患者家属办理住院手续。

（七）术前准备操作流程

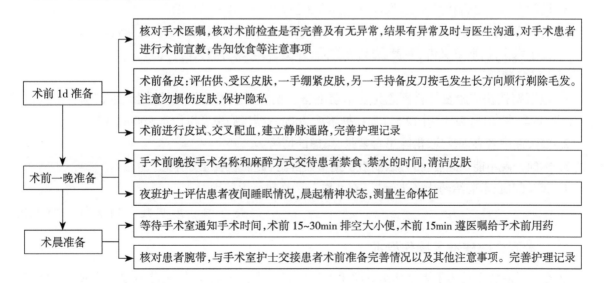

（八）操作标准及评价

序号	项目	依据	评价
1	操作前评估		
（1）	护士正确评估患者病情、手术部位、名称、麻醉种类及要求，是否需要引流装置及适宜的急救设备	是否有效地了解患者病情手术部位及麻醉种类	合格
（2）	护士不能正确评估患者病情、手术部位、名称、麻醉种类及要求，是否需要引流装置及适宜的急救设备		不合格
2	用物的准备		
（1）	护士正确准备用物	用物是否备齐	合格
（2）	护士不能正确准备用物		不合格
3	操作流程		
（1）	护士能按正确流程操作	是否熟练掌握操作流程	合格
（2）	护士不能按正确流程操作		不合格
4	用物整理		
（1）	护士正确整理用物	根据规定分类处理	合格
（2）	护士不能正确整理用物		不合格

（九）健康教育

1. 做好个人卫生，保证"六洁"，即口腔、头发、手足、皮肤、会阴、床单位保持整洁。

2. 指导患者练习术后体位，告知患者术后制动时间，指导患者床上大小便训练、呼吸训练、预防深静脉血栓功能锻炼等。

3. 根据手术方式、麻醉方式交代患者禁水、禁食时间。

4. 讲解病房环境中温度、湿度适宜的重要性；讲解吸烟的危害，禁止主动和被动吸烟。

5. 询问女患者是否在月经期，发现及时报告医生，重新安排手术日期。

6. 送手术室前，嘱患者提前 15~30min 排空大小便，必要时遵医嘱给予留置尿管。

7. 去手术室前，取下义齿、手表、饰品等物品，并交给其家属保管，防止丢失。

（十）注意事项

1. 遵医嘱按快速康复外科理念完善术前准备。例如不在术前机械性灌肠，维护患者的肠道功能；术前 6h 禁食，术前 2h 饮用 12.5% 葡萄糖溶液 200ml（糖尿病患者以清水 200ml 代替）。

2. 多关注患者心理反应，消除患者紧张、焦虑的情绪。

3. 术前一晚不能入睡者，可遵医嘱给予适量镇静药，保证患者充分休息。

4. 交叉配血、术前给药严格执行"三查八对"，严格执行无菌操作。

（吴方园　彭明霞　傅育红　黄天雯）

二、术后麻醉床准备操作标准

准备术后麻醉床是为了更好地给麻醉手术后的患者进行护理，保护被褥不被血液或者呕吐物污染，能使患者安全、舒适地休息。以下是术后麻醉床准备操作标准。

(一) 目的

1. 便于接收和护理显微外科手术后的患者。

2. 方便患者术后保持功能体位,使患者安全、舒适,预防并发症。

3. 避免床上用物被污染,便于更换。

(二) 适应证

适用于麻醉术后的患者。

(三) 禁忌证

无特殊禁忌证。

(四) 人员资格

1. 具有护士执业资格证的护士。

2. 经过"术后麻醉床准备操作标准"培训合格的护士。

(五) 操作前评估

1. 全身评估

(1) 评估患者的整体状况及既往史。

(2) 评估患者的依从性。

2. 专科评估

(1) 评估手术患者的病情、手术部位。

(2) 评估患者手术的名称、麻醉方式及要求。

(3) 评估是否需要引流装置及适宜的急救设备。

(4) 评估病房环境,避免光源类别、光线的强弱等因素干扰。

3. 心理社会支持评估　评估患者的文化水平、情绪、压力及社会关系,患者(家属)对操作目的、方法及注意事项的认识程度、配合程度、心理状态。必要时对患者进行心理疏导,消除紧张情绪,取得良好的配合。

(六) 操作前准备

1. 操作者准备　着装整齐,洗手,戴口罩,取下手表,备齐用物。

2. 物品准备

(1) 一般用物:床、床垫、床褥、枕芯、棉胎或毛毯、大单、被套、枕套、橡胶单、中单和麻醉护理盘、烤灯(必要时)、污物袋、体位垫。

(2) 麻醉护理盘准备

1) 无菌巾内置开口器、压舌板、舌钳、牙垫、治疗碗、镊子、输氧导管或鼻塞管、吸痰导管、纱布数块。

2) 无菌巾外放血压计、听诊器、护理记录单和笔、弯盘、棉签、胶布、手电筒、别针。

3) 其他备用物品:输液装置、吸痰装置、吸氧装置。

3. 环境准备　病房干净整洁,保持病房温度在23~25℃之间,湿度在50%~60%,禁烟。

(七) 术后麻醉床准备的操作流程

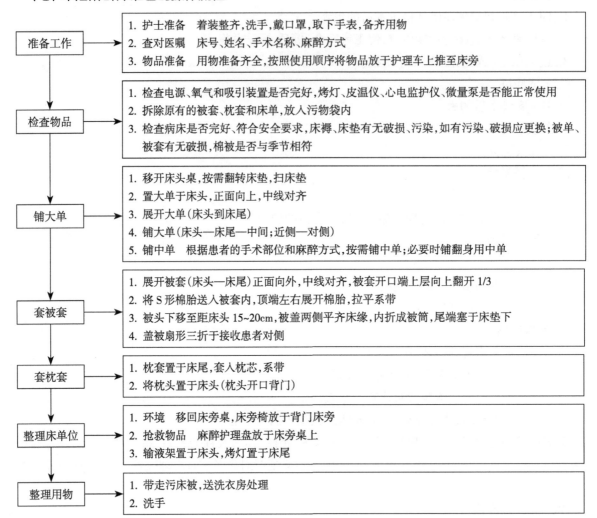

	准备工作	1. 护士准备　着装整齐,洗手,戴口罩,取下手表,备齐用物
		2. 查对医嘱　床号、姓名、手术名称、麻醉方式
		3. 物品准备　用物准备齐全,按照使用顺序将物品放于护理车上推至床旁

准备工作

1. 护士准备　着装整齐,洗手,戴口罩,取下手表,备齐用物
2. 查对医嘱　床号、姓名、手术名称、麻醉方式
3. 物品准备　用物准备齐全,按照使用顺序将物品放于护理车上推至床旁

检查物品

1. 检查电源、氧气和吸引装置是否完好,烤灯、皮温仪、心电监护仪、微量泵是否能正常使用
2. 拆除原有的被套、枕套和床单,放入污物袋内
3. 检查病床是否完好、符合安全要求,床褥、床垫有无破损、污染,如有污染、破损应更换;被单、被套有无破损,棉被是否与季节相符

铺大单

1. 移开床头桌,按需翻转床垫,扫床垫
2. 置大单于床头,正面向上,中线对齐
3. 展开大单(床头到床尾)
4. 铺大单(床头—床尾—中间;近侧—对侧)
5. 铺中单　根据患者的手术部位和麻醉方式,按需铺中单;必要时铺翻身用中单

套被套

1. 展开被套(床头—床尾)正面向外,中线对齐,被套开口端上层向上翻开 1/3
2. 将 S 形棉胎送入被套内,顶端左右展开棉胎,拉平系带
3. 被头下移至距床头 15~20cm,被盖两侧平齐床缘,内折成被筒,尾端塞于床垫下
4. 盖被扇形三折于接收患者对侧

套枕套

1. 枕套置于床尾,套入枕芯,系带
2. 将枕头置于床头(枕头开口背门)

整理床单位

1. 环境　移回床旁桌,床旁椅放于背门床旁
2. 抢救物品　麻醉护理盘放于床旁桌上
3. 输液架置于床头,烤灯置于床尾

整理用物

1. 带走污床被,送洗衣房处理
2. 洗手

(八) 操作标准及评价

序号	项目	依据	评价
1	操作前评估		
(1)	护士正确评估患者病情、手术部位、名称,麻醉种类及要求,是否需要引流装置及适宜的急救设备	是否有效地了解患者病情手术部位及麻醉种类	合格
(2)	护士不能正确评估患者病情、手术部位、名称,麻醉种类及要求,是否需要引流装置及适宜的急救设备		不合格
2	用物的准备		
(1)	护士正确准备齐全用物	用物是否备齐	合格
(2)	护士不能正确准备齐全用物		不合格
3	操作流程		
(1)	护士能按正确流程操作	是否熟练掌握操作流程	合格
(2)	护士不能按正确流程操作		不合格
4	用物整理		
(1)	护士正确整理用物	根据规定分类处理	合格
(2)	护士不能正确整理用物		不合格

(九) 注意事项

1. 铺床前、后均应洗手,防止院内感染。

2. 操作前应仔细评估床的各部件有无损坏,以确保患者安全。

3. 同室患者在进行进餐、治疗及换药时应暂停铺床。

4. 操作中注意节省力气,防扭伤、疲劳。

5. 患者所用的盖被,其薄厚应该根据室温及季节加以调节。

(吴方园 彭明霞 傅育红 黄天雯)

三、接手术后患者护理操作标准

接手术后患者护理是指麻醉师或手术医生将手术患者运送回病房并与病房护士进行交接,以及交接后病房护士对患者进行生命体征检测、手术部位观察、术后注意事项宣教、治疗与护理的过程。由于显微外科患者手术复杂、术中时间长,规范、准确实施接手术后护理对于术后效果至关重要。以下是接手术后患者护理操作标准。

(一) 目的

1. 规范护理人员术后护理操作,提高手术后断肢(指)、皮瓣等成活率。

2. 维持术后患者身体与各系统的功能,减轻疼痛与不适。

3. 提高患者满意度、手术成功率以及降低住院时间,从而减少住院费用。

(二) 适应证

1. 断肢(指)再植术后。

2. 吻合血管的组织移植术后。

3. 足趾移植再造拇指或手指术后。

4. 小器官移植术后。

5. 周围神经显微修复术后。

(三) 禁忌证

无特殊禁忌证。

(四) 人员资格

1. 具有护士执业资格证的护士。

2. 经过"接手术后患者护理操作标准"培训合格的护士。

(五) 操作前评估

1. 评估病室环境。

2. 评估患者的手术名称、麻醉方式、手术时间、术中情况。

3. 评估麻醉床的准备情况。

4. 患者的评估 现病史、既往史、过敏史、术中情况、心理情绪、手术部位、手术名称。

(六) 操作前准备

1. **操作者准备** 服装整齐,洗手,戴口罩。

2. **物品准备** 无菌手套、心电监护仪、微量泵、烤灯、皮温仪、氧气装置,负压装置、手术麻醉床等。

3. **环境准备** 维持室温在 23~25℃之间,湿度在 50%~60%,环境禁烟。

(七) 接手术后患者护理操作流程

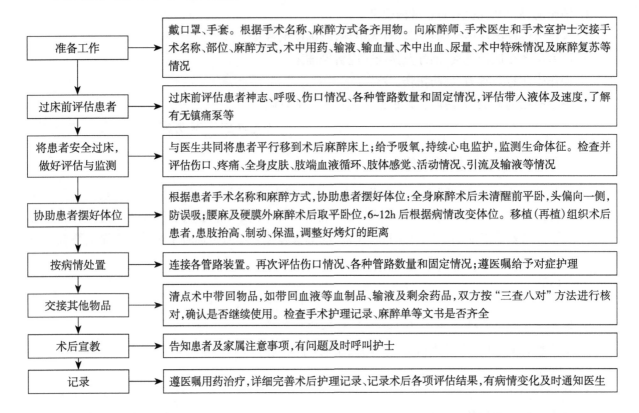

准备工作	→	戴口罩、手套。根据手术名称、麻醉方式备齐用物。向麻醉师、手术医生和手术室护士交接手术名称、部位、麻醉方式,术中用药、输液、输血量、术中出血、尿量、术中特殊情况及麻醉复苏等情况
过床前评估患者	→	过床前评估患者神志、呼吸、伤口情况、各种管路数量和固定情况,评估带入液体及速度,了解有无镇痛泵等
将患者安全过床,做好评估与监测	→	与医生共同将患者平行移到术后麻醉床上;给予吸氧,持续心电监护,监测生命体征。检查并评估伤口、疼痛、全身皮肤、肢端血液循环、肢体感觉、活动情况、引流及输液等情况
协助患者摆好体位	→	根据患者手术名称和麻醉方式,协助患者摆好体位:全身麻醉术后未清醒前平卧,头偏向一侧,防误吸;腰麻及硬膜外麻醉术后取平卧位,6~12h后根据病情改变体位。移植(再植)组织术后患者,患肢抬高、制动、保温,调整好烤灯的距离
按病情处置	→	连接各管路装置。再次评估伤口情况、各种管路数量和固定情况;遵医嘱给予对症护理
交接其他物品	→	清点术中带回物品,如带回血液等血制品、输液及剩余药品,双方按"三查八对"方法进行核对,确认是否继续使用。检查手术护理记录、麻醉单等文书是否齐全
术后宣教	→	告知患者及家属注意事项,有问题及时呼叫护士
记录	→	遵医嘱用药治疗,详细完善术后护理记录、记录术后各项评估结果,有病情变化及时通知医生

(八) 操作标准及评价

序号	项目	依据	评价
1	护士着装		
(1)	护士着装整齐:佩戴帽子、口罩、手套	护理人员着装要求及行为规范	合格
(2)	护士未按要求着装		不合格
2	病室准备		
	病房温度 23~25℃,湿度 50%~60%,为无烟环境	患者舒适,有利于患者术后恢复	
3	病床准备		
	病床干净、整洁,根据手术部位备有体位垫	便于患者术后保持功能位,舒适	
4	过床		
(1)	护士协助患者安全过床	护理人员应保证患者安全过床	合格
(2)	护士未按要求协助患者过床		不合格
5	体位		
(1)	患肢抬高、制动、保温	使患者术后保持功能体位,防止误吸等并发症的发生	
(2)	全身麻醉术后未清醒前平卧,头偏向一侧,防误吸		
(3)	脊椎麻醉及硬膜外麻醉术后取平卧位,6~12h 后根据病情改变体位		
6	生命体征观察情况		
(1)	及时并正确测量患者术后生命体征情况	以正确使用心电监护仪测量数据为准	合格
(2)	未测量或未准确测量患者术后生命体征		不合格

序号	项目	依据	评价
7	评估		
（1）	血液循环情况	血液循环评估标准	
（2）	疼痛评估	疼痛评估标准	
（3）	神经功能评估	神经功能评估标准	
（4）	深静脉血栓风险评估	深静脉血栓风险评估标准	
（5）	观察伤口渗血情况	会观察并正确记录患者伤口渗出情况	
（6）	观察各种管路是否在位通畅	确保管路在位通畅	
8	术后宣教		
（1）	护士详细宣教相关内容	提高患者依从性	合格
（2）	护士宣教相关内容有漏项		不合格
9	用药及护理		
（1）	护士能正确遵医嘱用药及护理	给药途径正确,按专科护理常规护理	合格
（2）	护士未能正确遵医嘱用药及护理		不合格
10	书写护理记录		
（1）	如实客观书写护理记录	正确描述术后情况,病情变化随时记录	合格
（2）	未如实客观书写记录		不合格
11	与下一班护士交接班	正确交接患者病情及注意事项	

（九）健康教育

1. 心理疏导　根据患者的个体差异对其进行心理疏导,解释治疗方法和预期效果,并密切注意患者的心理变化,针对性地说服和鼓励患者,从而提高患者治疗信心并消除其不良情绪,帮助患者可以更好地接受临床治疗。

2. 饮食指导　指导患者以高蛋白、高维生素饮食为主,并适量补充钙、铁,可多食新鲜蔬菜、水果,鱼、鸡蛋、肉及豆制品等,同时严禁辛辣刺激性饮食,并忌烟酒。

3. 用药指导　根据医嘱给予患者用药指导。

4. 康复指导　根据患者手术方式、病情,医护共同制订术后功能锻炼方案,遵循循序渐进、主动的原则,活动范围从小至大,动作轻柔。

（十）注意事项

1. 关注患者的情绪,避免患者因情绪波动引起血管痉挛等。

2. 显微外科手术后常规要求绝对卧床 7~10d,一些特殊患者要求卧床更长时间,预防长期卧床引起的压力性损伤、肺部感染、深静脉血栓等并发症,同时提高患者卧床的依从性。

3. 术中留置尿管患者,术后视情况尽早拔掉,防止尿路感染。

4. 术后采取正确体位可减轻患者肢体肿胀,促进静脉回流。

5. 保持引流通畅、有效,预防脱管。负压封闭引流的患者,确保负压引流处于正常的状态下,发现异常及时报告医生进一步处理。

6. 术后对患者术区血液循环进行动态记录,有异常及时汇报医生处理。

（吴方园　彭明霞　傅育红　黄天雯）

四、更换引流袋操作标准

引流袋主要用于手术患者及行动不便者伤口引流液的收集。其主要是将伤口内积血、积液或脓性分泌物及早引出,同时可以经过引流管引出的液体来观察伤口内的情况。更换引流袋是显微外科护士应具备的一项基本护理技术,正确的操作方法能够为患者的诊断、治疗和护理提供有利依据,从而让创口得到更快更好地愈合,促进患者康复,减轻患者痛苦。以下是更换引流袋操作标准。

(一) 目的

1. 保持引流通畅,防止发生堵塞、逆行感染。

2. 通过日常护理,保证引流的有效性。

3. 观察引流液的量、颜色、性状,为诊断、治疗、护理提供依据。

4. 维持有效负压状态,促进患者康复。

(二) 适应证

各种有引流管的患者。

(三) 禁忌证

无特殊禁忌证。

(四) 人员资格

1. 具有护士执业资格证的护士。

2. 经过"更换引流袋操作标准"培训合格的护士。

(五) 操作前评估

1. 全身评估

(1) 评估患者的整体状况及既往史。

(2) 评估患者的意识和合作能力。

2. 专科评估

(1) 评估治疗目的、引流的位置和种类、引流情况(量、颜色、性质、是否通畅)、伤口敷料有无渗血、渗液、引流管留置时间、引流袋/瓶更换时间、是否夹管等(夹管的引流管须给予开放);评估伤口疼痛情况。

(2) 评估病房环境,保持病房环境干净整洁,无人员打扫,减少人员走动。

(3) 评估患者及家属对引流管知识的知晓度。

3. 心理社会支持评估　评估患者的文化水平、情绪、压力及社会关系,患者(家属)对操作目的、方法及注意事项的认识程度、配合程度、心理状态。必要时对患者进行心理疏导,消除紧张情绪,取得良好的配合。

(六) 操作前准备

1. 操作者准备　着装整洁,洗手,戴口罩,戴手套。

2. 物品准备　一次性使用负压引流袋,无菌手套,一次性换药包,一次性治疗巾,无齿止血钳、必要时备换药物品等。

3. 环境准备　环境干净整洁,无人员走动,无人员打扫。

4. 患者准备　保持舒适体位,保护隐私。

(七) 操作流程

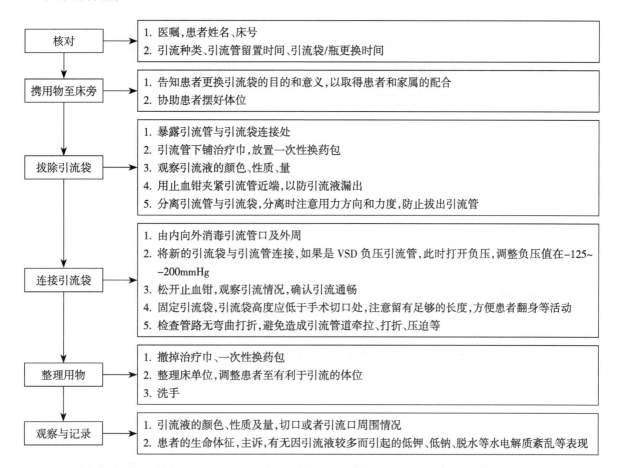

(八) 操作标准及评价

序号	项目	依据	评价
1	护士与患者的解释沟通情况		
（1）	护士能正确告知患者更换引流袋目的及注意事项	有效的沟通保证效果达到最佳	合格
（2）	护士不能正确告知患者操作目的及注意事项		不合格
2	评估情况		
（1）	护士按照评估标准,能做到评估准确、全面	正确的评估可以降低患者感染的风险	合格
（2）	护士评估不全面,不准确		不合格
3	操作情况		
（1）	护士操作过程中遵守无菌原则	无菌原则可以降低患者感染的风险	合格
（2）	护士操作过程中未遵守无菌原则		不合格
（3）	护士熟知引流管的作用和连接	确保管路连接正确	合格
（4）	护士不了解引流管的作用和连接		不合格
（5）	更换后引流管无脱出、无移位	避免引流管内引流液反流发生逆行感染,引流管固定在位	合格
（6）	更换后引流管脱出或移位		不合格

续表

序号	项目	依据	评价
（7）	更换负压引流袋后,检查半透膜无漏气	保持封闭负压引流装置的密闭性	合格
（8）	更换负压引流袋后,半透膜有漏气		不合格
（9）	更换引流袋后管路无弯曲、打折、受压	保持引流通畅	合格
（10）	更换引流袋后管路弯曲、打折、受压		不合格
（11）	更换负压引流袋后,调整负压值在-125~-200mmHg	维持有效负压,负压值过大或过小都会影响创面愈合效果	
4	宣教		
（1）	护士详细宣教相关内容	提高患者依从性	合格
（2）	护士宣教相关内容有漏项		不合格

（九）健康教育

1. 指导患者进食高蛋白质、高热量、高维生素、富含纤维素的食物,多饮水,保持肠道通畅,预防便秘。戒烟、酒,忌辛辣。

2. 告知患者和家属放置引流管的目的和作用,提升信心以及配合度。

3. 必要时告知患者和家属留置引流管期间的自我观察、活动的注意事项。

（十）注意事项

1. 严格无菌技术,保持引流袋的位置低于引流口平面。

2. 保持引流通畅,定时挤压,避免引流管脱落、扭曲、折叠。

3. 观察引流液的颜色、性质、量,与病情是否相符。需要每日记录,发现异常及时报告医生。

4. 根据不同的引流目的,选择引流袋的种类,确定更换的频次。

5. 使用无齿止血钳夹紧引流管,以防引流液露出及因多次更换损坏引流管。

6. 引流管妥善固定,翻身、活动时防止受压、脱出。

7. 标识清楚。每班交接。

8. 注意保护患者隐私,冬天注意保暖。

9. 如果是 VSD 负压引流管,更换的同时检查半透膜粘贴严密无漏风,保持封闭负压引流装置的密闭性以维持有效负压,调整负压值在-125~-200mmHg,负压值过大或过小都会影响创面愈合效果。

10. 意识模糊、烦躁不安和不合作的患者必要时使用约束带。

11. 引流液异常,切口、引流口周围有异常及时告知医生处理。

12. 操作者做好自我防护,必要时戴护目镜。

（吴方园　彭明霞　傅育红　黄天雯）

五、伤口换药操作标准

伤口换药是预防和控制创面感染,消除妨碍伤口愈合因素,促进伤口愈合的一项重要外科操作。换药要求操作人员严格遵守无菌操作原则,操作规范,动作轻柔。如操作不慎、无菌物品受到细菌污染,同时患者全身情况差及合并某些基础疾病,可能引起交叉感染,导致伤口延迟愈合的发生。以下是伤口换药操作标准。

（一）目的

1. 更换敷料,检查伤口情况。

2. 清除伤口及周围皮肤的异物、细菌或坏死组织,保持引流通畅,避免细菌感染,控制和预防感染。

3. 促进创面肉芽再生、上皮细胞生长,加快伤口愈合。

（二）适应证

1. 术后无菌伤口,无特殊情况,3~5d 换药 1 次直至拆线。

2. 感染伤口,根据伤口分泌物情况 1~2d 换药 1 次。

3. 创面上有新鲜肉芽组织生长的伤口,隔 1~2d 换药 1 次。

4. 严重局部感染或放置引流管的伤口,根据渗血、渗液量或每日引流量,决定换药时间。

（三）人员资格

1. 具有护士执业资格证的护士。

2. 经过"伤口换药操作标准"培训合格的护士。

（四）操作前评估

1. 全身评估

（1）评估患者的整体状况及既往史。

（2）评估患者的依从性。

2. 专科评估

（1）评估伤口发生的原因、时间,曾接受的处理。如有缝线伤口需要了解手术名称及日期;如有引流管的伤口,需要了解引流的种类、位置、引流情况。

（2）评估伤口的类型、部位、大小、深度、基底情况。渗血渗液情况、潜行深度、周边皮肤情况、疼痛等。

（3）评估伤口局部有无红、肿、热、痛等感染征象。伤口敷料有无渗血、渗液。

（4）评估有无影响伤口愈合的因素(如营养、瘢痕、皮疹、皮肤色素沉着等),如有伤口分泌物培养者,查看结果。

（5）评估患者血常规、红细胞沉降率等实验室指标情况。

（6）评估换药室环境,空气清洁、温湿度适宜、光线充足。

3. 心理社会支持评估　评估患者的文化水平、情绪、压力及社会关系,患者(家属)对操作目的、方法及注意事项的认识程度、配合程度、心理状态。必要时对患者进行心理疏导,消除紧张情绪,取得良好的配合。

（五）操作前准备

1. 操作者准备　服装整齐,洗手,戴外科口罩、一次性帽子,按照医嘱核对患者及换药部位。

2. 物品准备　一次性无菌换药碗、无菌手套、无菌纱布块、无菌棉垫、线剪、凡士林纱布、生理盐水、消毒液、绷带、胶布、速干手消毒液等。

3. 环境准备　换药室每日紫外线消毒 2 次,每次 60min,保持空气清洁,光线充足,温度 23~25℃,湿度 50%~60%。

4. 患者准备　根据患者伤口部位,协助摆放合适的体位,要求能使创面充分暴露。

(六) 伤口换药操作流程

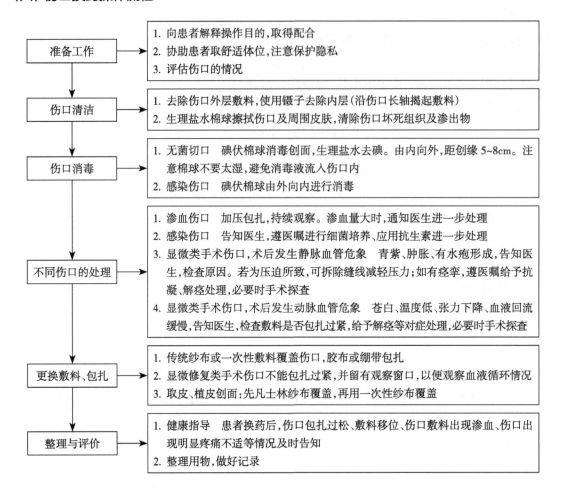

准备工作 →
1. 向患者解释操作目的,取得配合
2. 协助患者取舒适体位,注意保护隐私
3. 评估伤口的情况

伤口清洁 →
1. 去除伤口外层敷料,使用镊子去除内层(沿伤口长轴揭起敷料)
2. 生理盐水棉球擦拭伤口及周围皮肤,清除伤口坏死组织及渗出物

伤口消毒 →
1. 无菌切口　碘伏棉球消毒创面,生理盐水去碘。由内向外,距创缘 5~8cm。注意棉球不要太湿,避免消毒液流入伤口内
2. 感染伤口　碘伏棉球由外向内进行消毒

不同伤口的处理 →
1. 渗血伤口　加压包扎,持续观察。渗血量大时,通知医生进一步处理
2. 感染伤口　告知医生,遵医嘱进行细菌培养、应用抗生素进一步处理
3. 显微类手术伤口,术后发生静脉血管危象　青紫、肿胀、有水疱形成,告知医生,检查原因。若为压迫所致,可拆除缝线减轻压力;如有痉挛,遵医嘱给予抗凝、解痉处理,必要时手术探查
4. 显微类手术伤口,术后发生动脉血管危象　苍白、温度低、张力下降、血液回流缓慢,告知医生,检查敷料是否包扎过紧,给予解痉等对症处理,必要时手术探查

更换敷料、包扎 →
1. 传统纱布或一次性敷料覆盖伤口,胶布或绷带包扎
2. 显微修复类手术伤口不能包扎过紧,并留有观察窗口,以便观察血液循环情况
3. 取皮、植皮创面:先凡士林纱布覆盖,再用一次性纱布覆盖

整理与评价 →
1. 健康指导　患者换药后,伤口包扎过松、敷料移位、伤口敷料出现渗血、伤口出现明显疼痛不适等情况及时告知
2. 整理用物,做好记录

(七) 操作标准及评价

序号	项目	依据	评价
1	护士与患者的解释沟通情况		
(1)	护士正确告知患者伤口换药目的及注意事项	有效的沟通保证效果达到最佳	合格
(2)	护士不能正确告知		不合格
2	评估情况		
(1)	护士正确评估患者伤口血液循环情况、有无感染	正确地评估伤口情况,规范换药,保证伤口顺利愈合	合格
(2)	护士不能正确评估患者伤口血液循环情况以及有无感染		不合格
3	操作情况		
(1)	物品传递规范,两把镊子不能混用。一把传递无菌敷料,一把接触伤口敷料	正确操作,遵守严格无菌操作原则	合格
(2)	伤口清洁		
	生理盐水棉球擦拭伤口及周围皮肤,清除伤口坏死组织及渗出物	保持伤口周围清洁	合格
(3)	伤口消毒:消毒方式根据创面选择		

续表

序号	项目	依据	评价
1）	无菌切口:碘伏棉球消毒创面,生理盐水去碘。由内向外进行消毒,距创缘 5~8cm 范围	规范消毒,减少伤口周围细菌	合格
2）	感染伤口:碘伏棉球由外向内进行消毒		
3）	显微修复术后伤口:建议冲洗液加温至 35~37℃		
（4）	更换敷料、包扎		
1）	传统纱布或一次性敷料覆盖伤口,胶布或绷带包扎	要求敷料覆盖全创面,松紧适宜	合格
2）	显微修复类手术伤口不能包扎过紧,并留有观察窗口,以便观察血液循环情况		
3）	取皮、植皮创面:先凡士林纱布覆盖,再用一次性纱布覆盖		
4	宣教		
（1）	护士详细宣教相关内容	提高患者依从性	合格
（2）	护士宣教相关内容有漏项		不合格

（八）健康教育

1. 告知患者换药后伤口敷料出现渗血、伤口出现明显疼痛不适应及时告知医生或护士进行处理。

2. 告知患者在换药后,伤口包扎过松,活动时敷料移位、脱落导致伤口暴露或包扎过紧导致肿胀不适时及时告知医生或护士进行处理。

（九）注意事项

1. 严格执行无菌操作原则,接触患者伤口的敷料、器械等用品都应无菌且在有效期内。操作前后注意做好手卫生,避免交叉感染。

2. 换药时观察、评估患者伤口情况,颜色、温度、肿胀度、毛细血管回流、渗血量、疼痛度、有无感染,出现异常及时通知医生进行进一步治疗。

3. 包扎伤口要求松紧适宜,保持良好血液循环。包扎肢体时,绷带缠绕要从远端到近端以促进静脉回流。显微修复类手术伤口,不能包扎过紧,并留有观察窗口,以便观察血液循环情况。

4. 严格掌握换药顺序的原则,同时多个患者换药时或一个患者多处部位换药要根据伤口情况,按照先清洁伤口、再污染伤口、感染伤口、最后特殊感染的顺序进行。

5. 保护患者的隐私部位,操作时注意帮助患者保暖,减少暴露,禁止家属及无关人员进入。

6. 与患者及时沟通,及时了解患者心理状态,减轻患者焦虑心理。

（杨　艳　彭明霞　傅育红　黄天雯）

六、石膏固定护理操作标准

石膏固定适用于各种骨折手法复位后、骨折术后及骨关节损伤的固定。临床使用的石膏绷带卷是将熟石膏粉均匀撒在稀孔纱布绷带上挤压制成,吸水固化结晶后产生硬化即可结成型。石膏绷带经温水浸泡后,缠绕在需要固定的患肢上。5~10min 后再给予适当捏塑即可成型,逐渐干燥后,对患肢起到固定作用。现在广泛使用的新型粘胶石膏绷带是将一种胶质黏合剂与石膏粉混合黏附在纱布绷带上制成,使用时更为清洁、舒适。常用的石膏类型:石膏托、石膏管型、石膏夹板、躯干石膏等。以下是石膏固定护理操作标准。

(一) 目的

1. 骨折复位后的固定,避免骨折移位。

2. 肌腱、血管、周围神经损伤显微修复手术后的制动。

3. 关节损伤和关节脱位复位后的固定。

4. 骨畸形矫正术后,矫形位置的维持、固定。

5. 骨与骨关节急慢性炎症的局部制动。

(二) 适应证

1. 小夹板在难以固定的受伤部位的急性骨折。

2. 开放性骨折术后,软组织不能受压,不能夹板固定者。

3. 局部软组织损伤,肌腱、血管、神经组织断裂、特殊皮瓣等显微修复手术后期均需要在松弛位固定。

4. 某些骨关节术后,要长期一段时间保持固定特殊位置者。

5. 为维持畸形矫正术后位置。

6. 急慢性关节炎,局部制动减轻疼痛。

7. 病理性骨折。

(三) 禁忌证

1. 伤口可能或已有感染。

2. 孕妇禁忌躯干石膏固定。

3. 婴幼儿、老年人或体质差的患者不宜大型石膏固定。

4. 已发生骨筋膜室综合征患者。

5. 既往石膏过敏史患者。

6. 既往石膏综合征史患者。

(四) 人员资格

1. 具有护士执业资格证的护士。

2. 经过"石膏固定护理操作标准"培训合格的护士。

(五) 操作前评估

1. 全身评估

(1)评估患者的整体状况及既往史。

(2)评估患者的依从性。

2. 专科评估

(1)评估患者伤口渗血、渗液情况;评估患肢的复位情况。

(2)评估患者固定部位皮肤情况、清洁情况。

(3)评估患肢的血液循环、感觉、活动、疼痛情况。

(4)评估石膏室环境,光线充足、温湿度适宜。

3. 心理社会支持评估 评估患者的文化水平、情绪、压力及社会关系,患者(家属)对操作目的、方法及注意事项的认识程度、配合程度、心理状态。必要时对患者进行心理疏导,消除紧张情绪,取得良好的配合。

（六）操作前准备

1. 操作者准备　服装整齐,洗手,戴口罩、帽子,核对患者及部位。

2. 物品准备　石膏绷带、棉纸、绷带、内盛35~45℃温水的水桶、石膏剪、卷尺等。

3. 环境准备　石膏室光线充足,温度23~25℃,治疗床或石膏牵引架清洁,铺一次性床罩。

4. 患者准备　评估患者需要石膏固定部位的皮肤是否清洁,必要时用肥皂水及清水清洗、擦干。如有伤口或者局部皮肤有异常情况及时报告主管医生。根据病情协助医生给予合适体位,便于操作;暴露包扎部位。

（七）石膏固定护理操作流程

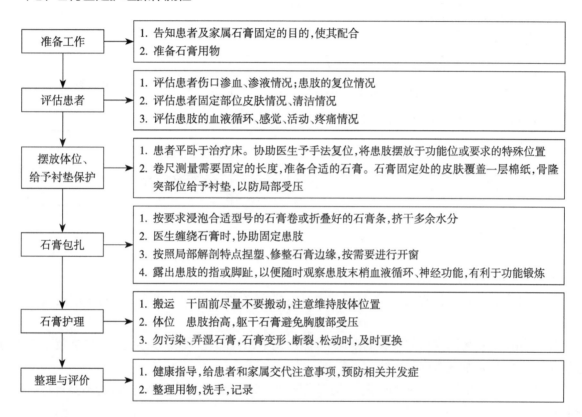

（八）操作标准及评价

序号	项目	依据	评价
1	护士与患者的解释沟通情况		
（1）	护士正确告知患者石膏固定的目的及注意事项	有效的沟通保证患者配合效果达到最佳	合格
（2）	护士不能正确告知		不合格
2	评估情况		
（1）	护士正确评估患者石膏固定部位皮肤及全身情况	正确的评估使石膏固定效果达到最佳	合格
（2）	护士不能正确评估患者石膏固定皮肤及全身情况		不合格
3	操作情况		
（1）	患者平卧于治疗床,将患肢摆放于功能位或要求的特殊位置	正确的位置保证有效石膏固定	合格
（2）	卷尺测量需要固定的长度,准备合适的石膏。石膏固定处的皮肤覆盖一层棉纸,骨隆突部位给予衬垫,以防局部受压	保护石膏固定的皮肤及软组织,以免受压形成压力性损伤	合格

续表

序号	项目	依据	评价
（3）	石膏包扎		
1）	按要求浸泡合适型号的石膏卷或折叠好的石膏条,挤干多余水分	石膏平整、包扎松紧适宜	合格
2）	医生缠绕石膏时,协助固定患肢		
3）	按照局部解剖特点捏塑、修整石膏边缘,按需要进行开窗		
4）	露出患肢的指或脚趾,以便随时观察患肢末梢血液循环、神经功能,有利于功能锻炼		
4	石膏护理		
（1）	搬运:干固前尽量不要搬动,注意维持肢体位置	维持肢体位置,避免石膏断裂、保持石膏清洁	合格
（2）	体位:患肢抬高,躯干石膏避免胸腹部受压		
（3）	勿污染、弄湿石膏,石膏变形、断裂、松动及时更换		
5	宣教		
（1）	护士详细宣教相关内容	提高患者依从性	合格
（2）	护士宣教相关内容有漏项		不合格

（九）健康教育

1. 告知患者石膏固定的目的及作用,操作过程中患肢固定在医生摆放的位置,不能随意移动,操作中石膏绷带散热是正常现象。

2. 告知患者为防止骨质疏松、关节僵硬和肌萎缩,要在医生和护士指导下进行未固定肢体的功能锻炼。

3. 告知患者石膏固定后如须长期卧床,可能出现坠积性肺炎、便秘、尿路感染、皮炎及皮肤压力性损伤等并发症,应加强观察与预防。

4. 告知患者如出现石膏内皮肤发痒、局部发胀、发麻、疼痛,及时告知医务人员,不要自行抓挠或拆除石膏。

（十）注意事项

1. 四肢部位进行石膏固定时要将指、趾末端完全露出,严密观察肢体末梢血液循环、感觉和神经活动功能。如发生四肢血液循环功能障碍或者神经受压时,均应及时通知主管医生进行治疗处理。

2. 协助医生包扎石膏绷带,缠绕过程中不应改变肢体位置及伸屈度。托持石膏时,禁止抓提、按压。

3. 石膏没有彻底干燥前,尽量不要搬动,天冷可用烤灯或热风机等方法加快石膏干固。必须注意搬动时用手掌轻轻平拖,切忌用手抓捏以免留下凹陷而压迫肢体。

4. 石膏综合征 躯干石膏固定的患者,石膏固定早期会出现恶心或者呕吐、腹痛,严重者还会发生呼吸窘迫、面色苍白、血压明显下降等多种临床表现,称为石膏综合征。日常护理中的预防措施:躯干固定石膏绷带不能缠绕过紧,留有一定缝隙,上腹部充分开窗,患者尽量少食多餐。

5. 注意保持石膏清洁,尤其髋人字石膏及躯干石膏固定的患者应在大小便后及时清洁处理,以免污染及弄湿石膏。手术切口出血时,血液渗出石膏外时用记号笔标记,如血迹扩大要及时报告医生,给予开窗检查处理。

6. 定期评估患肢颜色、感觉、肿胀、疼痛等情况,警惕骨筋膜室综合征发生。

(杨　艳　彭明霞　傅育红　黄天雯)

七、烤灯使用操作标准

显微外科血管吻合手术后因患者低体温易引起血管痉挛,导致血管危象的发生。术后常需要使用烤灯对显微手术中的血管吻合部位进行加热保温治疗(图 16-1),通过光波的透入和温热效应,减轻局部肿胀及疼痛,确保手术移植或再植组织的成活率。烤灯还可应用于关节炎和神经痛患者的物理治疗。以下是烤灯使用操作标准。

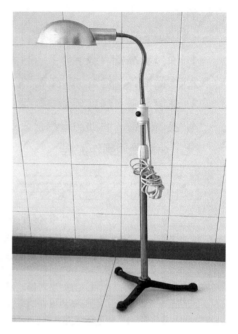

图 16-1　烤灯

(一) 目的

1. 增加照射区皮肤温度,改善局部血液循环,防止血管痉挛。

2. 促进局部肿胀的消退。

3. 促进机体渗出物的吸收,改善局部缺血缺氧,缓解疼痛。

4. 通过热疗效应促进伤口干燥、结痂。

(二) 适应证

1. 断肢(指)再植手术后的治疗。

2. 四肢血管吻合显微修复手术后的治疗。

3. 关节炎、神经痛。

4. 亚急性及慢性软组织损伤(48h 后)患者。

5. 冻疮、关节功能障碍患者。

(三) 禁忌证

1. 有出血倾向的患者。

2. 高热患者。

3. 温热感觉障碍的患者。

4. 伤肢血液供应较差时。

5. 严重动脉硬化、心脏功能代偿不全的患者及活动性肺结核患者。

6. 严重精神障碍或无法配合治疗的小儿、高龄患者。

(四) 人员资格

1. 具有护士执业资格证的护士。

2. 经过"烤灯使用操作标准"培训合格的护士。

(五) 操作前评估

1. 全身评估

(1)评估患者的全身状况、精神状况。

(2)评估患者的依从性。

2. 专科评估

(1)评估患者照射区局部情况、对热的敏感性及耐受性情况。

(2)评估患者患肢血液循环情况、伤口敷料情况;有无皮肤破损及过敏情况。

（3）评估患者疼痛情况。

（4）评估病房环境，室温适宜。

3. 心理社会支持评估　评估患者的文化水平、情绪、压力及社会关系，患者（家属）对操作目的、方法及注意事项的认识程度、配合程度、心理状态。必要时对患者进行心理疏导，消除紧张情绪，取得良好的配合。

（六）操作前准备

1. 操作者准备　服装整齐，洗手，戴口罩，按照医嘱核对患者及照射部位。

2. 物品准备　烤灯 40~60W、灯罩、清洁毛巾、卷尺、面部照射需携带眼罩。

3. 环境准备　病房环境空气保持清洁、温度 23~25℃，必要时关闭门窗或隔帘遮挡。

4. 患者准备　协助患者摆放舒适体位，并使照射部位充分暴露。

（七）烤灯使用操作流程

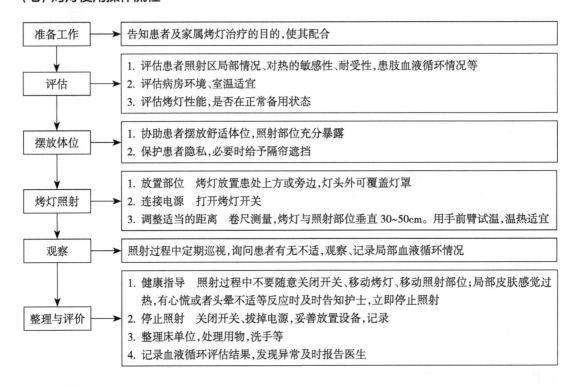

（八）操作标准及评价

序号	项目	依据	评价
1	护士与患者的解释沟通情况		
（1）	护士正确告知患者使用烤灯治疗的目的、时间及注意事项	有效的沟通保证效果达到最佳	合格
（2）	护士不能正确告知		不合格
2	评估情况		
（1）	护士正确评估患者全身状况及局部感觉情况	正确地评估患者，掌握适应证及禁忌证	合格
（2）	护士不能正确评估患者全身状况及局部感觉情况		不合格
3	操作情况		
（1）	协助患者摆放体位，照射部位充分暴露。保护患者隐私，必要时给予隔帘遮挡	患者体位舒适，能积极配合照射	合格

续表

序号	项目	依据	评价
（2）	烤灯照射		
1）	放置部位:烤灯放置患处上方或旁边,灯头外可覆盖灯罩	正确的方式、距离,保证烤灯照射效果	合格
2）	连接电源,打开烤灯开关		
3）	调整适当的距离,卷尺测量,烤灯与照射部位垂直 30~50cm。用手前臂试温,温热适宜		
（3）	观察		
1）	照射过程中定期巡视,询问患者有无不适,观察、记录局部血液循环情况	观察治疗效果,正确评估局部血液循环情况	合格
2）	测量皮温时应关闭烤灯 2min 后再进行测量,以免造成误差		
（4）	停止照射:关闭烤灯开关、拔掉电源,妥善放置设备	设备放置规范	合格
4	宣教		
（1）	护士详细宣教相关内容	宣教全面,提高患者依从性	合格
（2）	护士宣教相关内容有漏项		不合格

（九）健康教育

1. 告知患者烤灯治疗的目的、时间,照射过程中不要随意关闭开关、移动烤灯、移动照射部位。

2. 告知患者在照射过程中,局部皮肤可能轻微发红色,如皮肤呈紫红色或有局部皮肤感觉过热,有心慌或者头晕不适等反应时及时告知医生或护士,立即停止照射,进行处理。

（十）注意事项

1. **烤灯治疗时间**　一般断肢(指)再植、四肢血管吻合及游离皮瓣的显微手术术后 7~10d 需要持续照射,病情稳定后每日早晨、夜间或者室温较低时进行照射,1 周后根据伤口情况可停用。其他疾病的照射治疗时间为每日 1~2 次,每次 30min。

2. **病情观察**　密切观察、评估患处的血液循环情况,皮肤颜色、温度、肿胀度、毛细血管回流等。测量皮温时应关闭烤灯 2min 后再进行测量,以免造成误差。局部伤口有出血或渗血严重时暂时不进行照射,以免加重。

3. **保护措施**　注意保暖,尽量减少患者的暴露、注意保护患者的隐私,必要时给予隔帘遮挡。避免灯光直接照射眼部,必要时眼部给予纱布遮盖。

4. **预防烫伤**　烤灯放置患处上方或旁边,底座固定稳定,防止烤灯碰倒或灯头掉落烫伤患者。

（杨　艳　彭明霞　傅育红　黄天雯）

八、外固定架钉道护理操作标准

骨外固定架固定技术是通过经皮穿针和体外连接器将相邻骨段或肢体连接,并在骨折断端基本解剖复位后使其达到稳定固定,为骨折提供所需要的生物力学环境,能满足患者功能康复锻炼需求的一种骨科手术治疗技术,包括固定钉、固定夹和连接杆等基本部件(图 16-2)。该技术广泛应用于治疗复杂性骨折、骨不连、骨缺损、肢体短缩畸形、关节病、先天畸形等骨科疾病。外固定架手术后的固定钉破坏了皮肤的屏障作用,术后要对钉道进行护理,预防发生感染。以下是外固定架钉道护理操作标准。

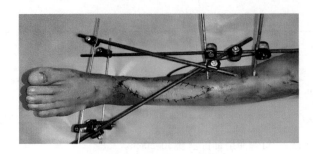

图 16-2 外固定架手术患者

（一）目的

预防外固定架钉道及周围皮肤软组织感染。

（二）适应证

1. 骨折的患者。

2. 骨感染、骨不连、骨缺损的患者。

3. 肢体短缩、骨与关节畸形的患者。

4. 其他方面应用外固定架治疗的患者。

（三）人员资格

1. 具有护士执业资格证的护士。

2. 经过"外固定架钉道护理操作标准"培训合格的护士。

（四）操作前评估

1. 全身评估

（1）评估患者全身整体情况，有无相关基础疾病包括糖尿病、肺炎、心脏疾病等。

（2）评估患者的依从性。

2. 专科评估

（1）评估外固定架治疗的目的，上一次进行钉道护理的时间；钉道口有无渗血、渗液、有无红、肿、热、痛等感染征象；患肢肢端的血液循环、感觉、活动情况；患肢有无偏移、成角、扭转；外固定架螺帽、螺杆有无松动或缺失等情况。

（2）评估患者疼痛、外固定架周围皮肤情况。

（3）评估病房环境，环境清洁、光线充足、温度适宜。

3. 心理社会支持评估 评估患者的文化水平、情绪、压力及社会关系，患者（家属）对操作目的、方法及注意事项的认识程度、配合程度、心理状态。必要时对患者进行心理疏导，消除紧张情绪，取得良好的配合。

（五）操作前准备

1. 操作者准备 服装整齐、洗手、戴外科口罩、帽子、核对患者。

2. 物品准备 一次性无菌换药碗、无菌手套、无菌纱布、消毒棉签、无菌剪、无菌生理盐水、碘伏、速干手消毒液等。

3. 环境准备 病房每日通风，空气消毒机消毒，保持空气清洁，光线充足，温度 23~25℃。

4. 患者准备 根据患者外固定架部位，协助摆放合适的体位，要求舒适。

（六）钉道护理操作流程

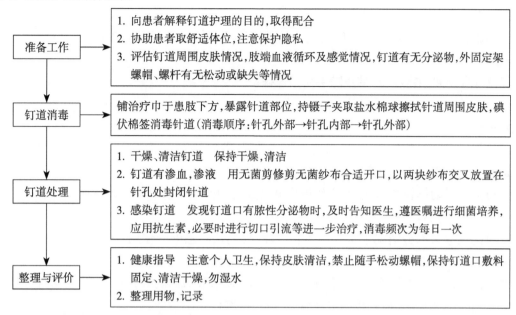

准备工作	→	1. 向患者解释钉道护理的目的,取得配合 2. 协助患者取舒适体位,注意保护隐私 3. 评估钉道周围皮肤情况,肢端血液循环及感觉情况,钉道有无分泌物,外固定架螺帽、螺杆有无松动或缺失等情况
钉道消毒	→	铺治疗巾于患肢下方,暴露针道部位,持镊子夹取盐水棉球擦拭针道周围皮肤,碘伏棉签消毒针道(消毒顺序:针孔外部→针孔内部→针孔外部)
钉道处理	→	1. 干燥、清洁钉道　保持干燥,清洁 2. 钉道有渗血,渗液　用无菌剪修剪无菌纱布合适开口,以两块纱布交叉放置在针孔处封闭针道 3. 感染钉道　发现钉道口有脓性分泌物时,及时告知医生,遵医嘱进行细菌培养,应用抗生素,必要时进行切口引流等进一步治疗,消毒频次为每日一次
整理与评价	→	1. 健康指导　注意个人卫生,保持皮肤清洁,禁止随手松动螺帽,保持钉道口敷料固定、清洁干燥,勿湿水 2. 整理用物,记录

（七）操作标准及评价

序号	项目	依据	评价
1	护士与患者的解释沟通情况		
（1）	护士正确告知患者钉道护理的目的及注意事项	有效的沟通保证效果达到最佳	合格
（2）	护士不能正确告知		不合格
2	评估情况		
（1）	护士正确评估皮肤及钉道情况,有无渗血、感染,外固定架螺帽、螺杆有无松动或缺失等情况	正确的评估保证采取相应的处理	合格
（2）	护士不能正确评估皮肤钉道情况		不合格
3	操作情况		
（1）	皮肤清洁:生理盐水棉球清洁钉道周围皮肤渗血、渗液	保持钉道周围皮肤清洁	合格
（2）	碘伏消毒		
1）	消毒棉签消毒钉孔及周围皮肤:分3步,针孔外部、针孔内部、再次消毒针孔外部。消毒范围,钉道周围直径大于5cm	规范的消毒操作预防钉道及周围皮肤感染	合格
2）	消毒棉签消毒固定的钢钉:由钉孔端向外侧消毒钢钉。消毒范围,距离钉孔大于5cm		
（3）	敷料覆盖		
1）	术后一周,钉道干燥,无须覆盖	根据情况正确进行钉道护理	合格
2）	钉道有渗血、渗液时,给予无菌纱布覆盖		
3）	钉道感染,遵医嘱进行切口引流、抬高患肢、细菌培养、应用抗生素等进一步治疗		
（4）	频次		
1）	术后第1周:3d一次,有渗血、渗液时及时更换	规范护理,有效保持钉道清洁干燥	合格
2）	钉道清洁干燥:1周一次		
3）	钉道感染:1d一次		
4	宣教		
（1）	护士详细宣教相关内容	提高患者依从性	合格
（2）	护士宣教相关内容有漏项		不合格

（八）健康教育

1. 告知患者注意个人卫生，保持皮肤清洁。

2. 告知患者每日自行检查钉道口皮肤情况，如有红肿、发热、疼痛或钉道口渗血、渗液，及时告知医生或护士。

3. 保持外固定架固定在位，禁止随手松动螺帽。

4. 保持钉道口敷料固定、清洁干燥，勿湿水。

（九）注意事项

1. 严格执行无菌操作原则，接触患者伤口的敷料、器械等用品都应无菌且在有效期内。操作前后注意做好手卫生，避免交叉感染。

2. 针道护理时动作轻柔，观察针道周围皮肤有无红、肿、热、痛，钉道有无渗血、渗液及脓液，出现异常及时通知医生进行治疗。

3. 针道的结痂大部分情况下可作为生物屏障，起到预防感染的作用。一旦钉道出现感染迹象，应及时清除，有利于引流通畅。

4. 在身体条件允许的情况下，尽早进行康复训练，以患肢肌肉的等长收缩为主，同时可进行按摩及物理治疗，如红蓝光照射，减轻疼痛以及软组织红肿，有效预防感染。

5. 合并基础疾病者发生感染的风险高，应加强钉道护理。

6. 术后每日检查外固定支架的螺丝是否松动，固定钢钉是否有弯曲、滑动。如果发生松动，立即与主管医生报告并采取措施。操作时动作轻柔，避免人为原因造成钉道松动。每日监测外固定钉道是否松动是控制感染的有效措施。

7. 教会患者及家属识别钉道感染，及早就医，及时治疗。出院前指导患者或家属进行钉道护理操作至少 3 次，确保掌握钉道护理操作手法。出院后可通过电话回访等方式进行随访。

（杨　艳　彭明霞　傅育红　黄天雯）

九、更换负压封闭引流装置护理操作标准

负压封闭引流技术是一种治疗急、慢性创面的技术。该技术以多孔泡沫敷料覆盖或填塞创面或伤口，用生物半透膜封闭，使局部创面或伤口形成与外界隔绝的密闭环境，连接多侧引流管和三通管，连接可控负压吸引装置持续吸引，达到持续引流渗液，促进创面血液循环和肉芽生长的效果（图 16-3），在普外科、骨科、烧伤科和显微外科等学科广泛应用。术后负压引流装置按要求及时更换，生物半透膜、泡沫敷料和引流管有异常情况时要予以更换。负压封闭引流装置护理需要保证创面的有效负压引

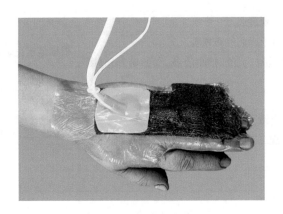

图 16-3　负压封闭引流图

流,预防感染发生。以下是更换负压封闭引流装置护理操作标准。

(一) 目的

1. 保持创面封闭、有效负压、引流通畅。

2. 预防感染。

(二) 适应证

1. 更换引流瓶,预防感染发生。

2. 生物半透膜密闭性失效,进行更换,保持创面密闭状态。

3. 引流管堵塞,更换管路,保持引流通畅。

4. 创面出血、感染,进行创面处理,更换泡沫敷料。

(三) 人员资格

1. 具有护士执业资格证的护士。

2. 经过"更换负压封闭引流装置护理操作标准"培训合格的护士。

(四) 操作前评估

1. 全身评估

(1) 评估患者的病情、身体整体状况。

(2) 评估患者的依从性。

2. 专科评估

(1) 评估患者创面负压封闭引流情况:治疗目的;伤口位置、大小范围、渗血渗液情况;负压封闭引流部位周围皮肤情况;局部血液循环情况;留置引流管的数量;引流的位置、种类;生物半透膜的完整性;中心负压引流装置的性能等。

(2) 评估患者疼痛情况。

(3) 评估病房环境,空气清洁、温度适宜、光线充足。

3. 心理社会支持评估 评估患者的文化水平、情绪、压力及社会关系,患者(家属)对操作目的、方法及注意事项的认识程度、配合程度、心理状态。必要时对患者进行心理疏导,消除紧张情绪,取得良好的配合。

(五) 操作前准备

1. 操作者准备 服装整齐,洗手,戴外科口罩、帽子,按照医嘱核对患者。

2. 物品准备 一次性无菌换药碗、无菌手套、生理盐水、注射器、一次性引流袋、无菌生物半透膜、无菌外用引流管路、速干手消毒液等。

3. 环境准备 病房保持空气清洁,光线充足,温度 23~25℃。

4. 患者准备 根据患者创面负压封闭引流的部位,协助摆放合适的体位。

（六）更换负压封闭引流装置的操作流程

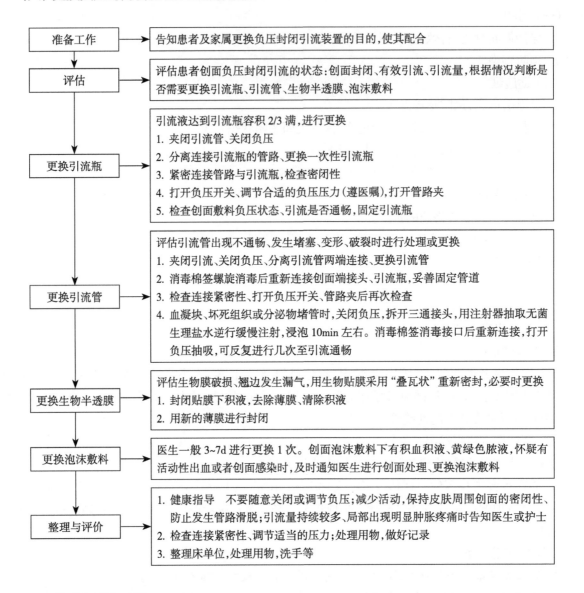

| 准备工作 | → | 告知患者及家属更换负压封闭引流装置的目的,使其配合 |

评估 → 评估患者创面负压封闭引流的状态:创面封闭、有效引流、引流量,根据情况判断是否需要更换引流瓶、引流管、生物半透膜、泡沫敷料

更换引流瓶 → 引流液达到引流瓶容积2/3满,进行更换
1. 夹闭引流管、关闭负压
2. 分离连接引流瓶的管路、更换一次性引流瓶
3. 紧密连接管路与引流瓶,检查密闭性
4. 打开负压开关、调节合适的负压压力(遵医嘱),打开管路夹
5. 检查创面敷料负压状态、引流是否通畅,固定引流瓶

更换引流管 → 评估引流管出现不通畅、发生堵塞、变形、破裂时进行处理或更换
1. 夹闭引流、关闭负压、分离引流管两端连接、更换引流管
2. 消毒棉签螺旋消毒后重新连接创面端接头、引流瓶,妥善固定管道
3. 检查连接紧密性、打开负压开关、管路夹后再次检查
4. 血凝块、坏死组织或分泌物堵管时,关闭负压,拆开三通接头,用注射器抽取无菌生理盐水逆行缓慢注射,浸泡10min左右。消毒棉签消毒接口后重新连接,打开负压抽吸,可反复进行几次至引流通畅

更换生物半透膜 → 评估生物膜破损、翘边发生漏气,用生物贴膜采用"叠瓦状"重新密封,必要时更换
1. 封闭贴膜下积液,去除薄膜、清除积液
2. 用新的薄膜进行封闭

更换泡沫敷料 → 医生一般3~7d进行更换1次。创面泡沫敷料下有积血积液、黄绿色脓液,怀疑有活动性出血或者创面感染时,及时通知医生进行创面处理、更换泡沫敷料

整理与评价 → 1. 健康指导　不要随意关闭或调节负压;减少活动,保持皮肤周围创面的密闭性、防止发生管路滑脱;引流量持续较多、局部出现明显肿胀疼痛时告知医生或护士
2. 检查连接紧密性、调节适当的压力;处理用物,做好记录
3. 整理床单位,处理用物,洗手等

（七）操作标准及评价

序号	项目	依据	评价
1	护士与患者的解释沟通情况		
（1）	护士正确告知患者更换负压封闭引流装置的目的及注意事项	有效的沟通保证患者配合效果达到最佳	合格
（2）	护士不能正确告知		不合格
2	评估情况		
（1）	护士正确评估患者创面负压封闭引流的情况	正确的评估保证创面封闭,在有效负压引流状态	合格
（2）	护士不能正确评估患者创面负压封闭引流的情况		不合格

序号	项目	依据	评价
3	操作情况		
（1）	更换引流瓶	按照步骤更换引流瓶，保持连接紧密，密闭性完好，引流通畅	合格
1）	评估：引流液达到引流瓶容积 2/3 满，进行更换		
2）	夹闭引流管、关闭负压		
3）	分离连接引流瓶的管路、更换一次性引流瓶		
4）	紧密连接管路与引流瓶，检查密闭性		
5）	先打开负压开关、调节合适的负压压力（遵医嘱），然后打开管路夹		
6）	检查创面敷料负压状态、引流是否通畅		
7）	固定引流瓶		
（2）	更换引流管	按照步骤更换引流管，保持管路两端连接紧密、密闭性完好、引流通畅、管道固定妥善	合格
1）	评估引流管不通畅、发生堵塞，或变形、破裂时进行处理或更换。夹闭引流、关闭负压、分离引流管两端连接、更换引流管。消毒棉签螺旋消毒后重新连接创面端接头、引流瓶，妥善固定管道、检查连接紧密性、打开负压开关和管路夹后再次检查		
2）	血凝块、坏死组织或分泌物堵管时，关闭负压，拆开三通头，用注射器抽取无菌生理盐水逆行缓慢注射，浸泡 10min 左右。消毒棉签消毒接口后重新连接，打开负压抽吸，可反复进行几次至引流通畅		
（3）	更换生物半透膜	创面周围皮肤生物膜保持平整、密闭完好	合格
1）	生物膜破损、翘边发生漏气，用生物贴膜采用"叠瓦状"重新密封。必要时更换		
2）	封闭贴膜下积液，去除薄膜、清除积液，用新的薄膜进行封闭		
（4）	更换泡沫敷料	创面敷料保持干瘪，管型可见，触摸实质感	合格
	一般 3~7d 由医生进行更换 1 次。创面泡沫敷料下有积血积液、黄绿色脓液，怀疑有活动性出血或者创面感染时，及时通知医生进行创面处理、更换泡沫敷料		
4	负压压力设定		
（1）	负压保持一定范围，一般-125~-200mmHg，小儿-75mmHg，植皮-75~-125mmHg，皮瓣引流-75mmHg，老年人、消瘦、凝血功能差、血管吻合术后等患者，压力开始设定-75mmHg，后期逐渐增加	负压压力设置符合要求	合格
（2）	负压电源障碍时，可使用移动电动负压器		
5	宣教		
（1）	护士详细宣教相关内容	提高患者依从性	合格
（2）	护士宣教相关内容有漏项		不合格

（八）健康教育

1. 告知患者出现心慌、头晕、高热等身体不适症状，及时告知医生或护士。

2. 告知患者发现引流量持续较多、颜色呈鲜红色，局部出现明显肿胀、疼痛不适时，告知医生或护士。

3. 告知患者不要随意关闭或调节负压大小。减少活动，注意保持皮肤周围创面的密闭性，防止发生管路滑脱。发现创面敷料隆起、听到"嘶嘶"的漏气声，告知医生或护士。

（九）注意事项

1. 严格执行无菌操作原则，使用的泡沫敷料、贴膜、管路等用品都应无菌且在有效期内。操作前后注意做好手卫生，减少发生交叉感染的机会。

2. 观察创面泡沫敷料是否保持塌陷状态、管型可见、触摸有硬实感。如敷料隆起、无触摸硬实感时，应及时寻找原因并处理。

3. 检查各管路接口是否连接紧密，松动时及时处理。妥善固定管道，避免折叠、扭曲、受压，引流瓶低于伤口水平面40~60cm。

4. 每日观察记录引流液的量、颜色、性质和有无异味。负压封闭引流早期，引流物呈鲜红色，后期呈淡红色。引流量先多后少。当出现引流液呈鲜红色且持续较多时，考虑有活动性出血，应降低或关闭负压，同时通知医生尽快处理。当引流液为浑浊时，应考虑发生感染。

5. 使用中央负压时，应定时观察负压的大小。因为负压经公共连接管道会逐渐弱，创面实际负压值可能低于设定值。临床大多使用便携式电动负压装置，设定的负压值与创面实际负压值基本接近，患者下地活动时携带方便，有充电功能的装置还可以保证患者外出检查时负压吸引引流不间断。

（杨　艳　彭明霞　傅育红　黄天雯）

十、头臂外固定支具护理操作标准

臂丛神经损伤是常见的一种上肢周围神经损伤。采用神经移植、移位等手术方式治疗臂丛神经损伤的患者，手术后需要佩戴定制的头臂外固定支具4~6周［图16-4（1）、图16-4（2）、图16-4（3）］。

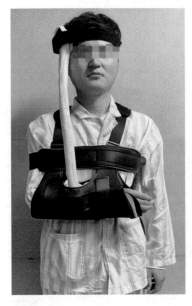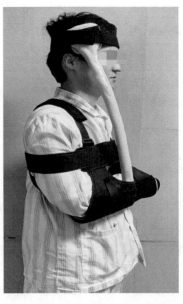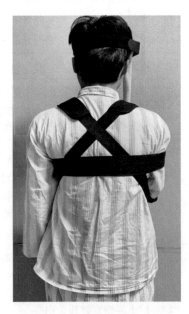

图 16-4（1）　头臂外固定支具正面图　　图 16-4（2）　头臂外固定支具侧面图　　图 16-4（3）　头臂外固定支具侧后图

通过支具的固定,限制患肢及头颈的活动度,避免活动造成吻合神经断裂。以下是头臂外固定支具护理操作标准。

(一) 目的

1. 限制肘关节的活动,固定上肢,放置内收屈肘贴胸位。

2. 固定头、颈部,限制头部活动度,防止过伸、颈肩分离牵拉神经吻合口。

3. 限制患肢的活动度,防止不自主的运动、外力或者其他原因对损伤的神经造成影响。

(二) 适应证

1. 神经吻合修复术治疗臂丛神经损伤的患者。

2. 神经移位修复术治疗臂丛神经损伤的患者。

3. 神经移植修复术治疗臂丛神经损伤的患者。

(三) 禁忌证

1. 皮肤对支具材料过敏的患者。

2. 有严重精神疾病、智力障碍、沟通障碍、不能配合佩戴支具治疗的患者。

(四) 人员资格

1. 具有护士执业资格证的护士。

2. 经过"头臂外固定支具护理操作标准"培训合格的护士。

(五) 操作前评估

1. 全身评估

(1) 评估患者的病情、意识情况,患肢血液循环,有无活动及功能障碍。

(2) 评估患者的依从性。

2. 专科评估

(1) 评估患者需要佩戴支具处的皮肤情况。

(2) 评估患者疼痛情况。

(3) 术前联系支具室,测量患者佩戴的头臂外固定支具需要的尺寸,如:臂长、胸围、头围等。

3. 心理社会支持评估　评估患者的文化水平、情绪、压力及社会关系,患者(家属)对操作目的、方法及注意事项的认识程度、配合程度、心理状态。必要时对患者进行心理疏导,消除紧张情绪,取得良好的配合。

(六) 操作前准备

1. 操作者准备　服装整齐,洗手,戴口罩、帽子。

2. 物品准备　头臂外固定支具、棉质衬垫。

3. 环境准备　一般要求在手术室,手术后立即佩戴。病房试戴时要保持光线充足,温度适宜,必要时关闭门窗,隔帘遮挡。

4. 患者准备　嘱患者穿柔软透气紧身衣物,坐位进行佩戴。

(七) 头臂外固定支具护理操作流程

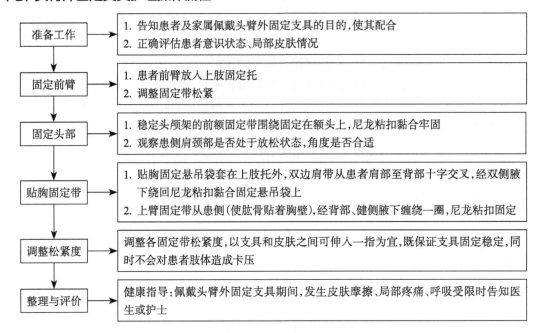

准备工作 →	1. 告知患者及家属佩戴头臂外固定支具的目的,使其配合 2. 正确评估患者意识状态、局部皮肤情况
固定前臂 →	1. 患者前臂放入上肢固定托 2. 调整固定带松紧
固定头部 →	1. 稳定头颅架的前额固定带围绕固定在额头上,尼龙粘扣黏合牢固 2. 观察患侧肩颈部是否处于放松状态,角度是否合适
贴胸固定带 →	1. 贴胸固定悬吊袋套在上肢托外,双边肩带从患者肩部至背部十字交叉,经双侧腋下绕回尼龙粘扣黏合固定悬吊袋上 2. 上臂固定带从患侧(使肱骨贴着胸壁),经背部、健侧腋下缠绕一圈,尼龙粘扣固定
调整松紧度 →	调整各固定带松紧度,以支具和皮肤之间可伸入一指为宜,既保证支具固定稳定,同时不会对患者肢体造成卡压
整理与评价 →	健康指导:佩戴头臂外固定支具期间,发生皮肤摩擦、局部疼痛、呼吸受限时告知医生或护士

(八) 操作标准及评价

序号	项目	依据	评价
1	护士与患者的解释沟通情况		
(1)	护士正确告知患者佩戴头臂外固定支具的目的及注意事项	有效的沟通保证患者配合效果达到最佳	合格
(2)	护士不能正确告知患者佩戴头臂外固定支具的目的及注意事项		不合格
2	评估情况		
(1)	护士正确评估患者意识状态、局部皮肤情况	正确的评估保证佩戴效果	合格
(2)	护士不能正确评估患者意识状态、局部皮肤情况		不合格
3	操作情况		
(1)	患肢的前臂屈曲内收放入固定托	佩戴位置正确,保证肘关节内收	合格
(2)	撑杆远端固定头部		
1)	稳定头颅架的前额固定带围绕固定在额头上,尼龙粘扣黏合牢固	检查固定架与头部接触处是否有压痛,保证头部固定效果	合格
2)	观察患侧肩颈部是否处于放松状态,角度是否合适		
(3)	佩戴贴胸固定带		
1)	贴胸固定悬吊袋套在上肢托外,双边肩带从患者肩部至背部十字交叉,经双侧腋下绕回尼龙粘扣黏合固定在悬吊袋上	支具佩戴松紧适宜,保证固定效果	合格
2)	上臂固定带从患侧(使肱骨贴着胸壁),经背部、健侧腋下缠绕一圈,尼龙粘扣固定		
(4)	检查、调整		
	调整各固定带松紧度,以支具和皮肤之间可伸入一指为宜,既保证支具固定稳定,同时不会对患者肢体造成卡压	保证支具固定有效,患者舒适	合格
4	宣教		
(1)	护士详细宣教相关内容	宣教全面,提高患者依从性	合格
(2)	护士宣教相关内容有漏项		不合格

（九）健康教育

1. 告知患者手术后佩戴头臂外固定支具的目的、时间和注意事项，提高患者的依从性。

2. 告知患者佩戴头臂外固定支具期间，发生皮肤摩擦、局部疼痛、呼吸受限时告知医生或护士。

（十）注意事项

1. 头臂外固定支具佩戴时间一般为 4~6 周，需要 24h 佩戴，不可随意拆卸。

2. 手术前联系支具室，根据患者头部及肢体的尺寸定制合适的支具，并进行试戴。如有不适，及时修改调整，直至完全适合。

3. 密切观察患者皮肤，可以嘱患者穿柔软透气衣物，上肢固定托内衬垫棉质内衬，固定带直接压迫的部位使用棉垫衬垫，必要时可以使用泡沫敷料，避免因佩戴支具出现皮肤受压破损等情况。

4. 患者夜间睡眠时，支具的重量压在胸前可能会导致患者呼吸功能受限，导致无法入睡，可以直接用绷带将上肢托悬吊固定在餐板或输液架，距离以稍微离开胸部即可。

5. 佩戴头臂外固定架期间，指导患者家属术后每日对患肢进行按摩，预防发生水肿；按摩手指，增加关节活动度，预防发生肌肉萎缩和关节僵直。

6. 因术后需要长期佩戴，做好出院前指导，患者及家属学习掌握使用方法，保持支具佩戴的有效性。

（杨　艳　彭明霞　傅育红　黄天雯）

十一、下肢周围神经损伤支具护理操作标准

下肢周围神经损伤包括：腰骶丛损伤、坐骨神经损伤、股神经损伤、胫神经损伤、腓总神经损伤及其他神经损伤。有些下肢神经损伤手术后需要保持膝关节屈曲位，缓解手术神经吻合口张力，术后佩戴定制的膝关节屈曲位的下肢托支具。临床常见的下肢神经损伤术后为了维持踝关节功能位，防止肌腱挛缩、预防足下垂的发生，使用下肢足托支具进行辅助固定［图 16-5（1）、图 16-5（2）］。以下是下肢周围神经损伤支具护理操作标准。

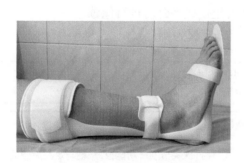 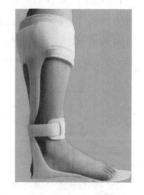

图 16-5（1）　下肢足托卧位　　　图 16-5（2）　下肢足托站立位

（一）目的

1. 下肢周围神经损伤术后，维持踝关节功能位、踝足与足弓的稳定、预防足下垂。

2. 防止跟腱挛缩。

3. 减少肢体局部负重，促进病变愈合。

4. 患者康复锻炼时使用。

（二）适应证

1. 坐骨神经损伤术后患者。

2. 股神经损伤术后患者。

3. 胫神经损伤术后患者。

4. 腓总神经损伤术后患者。

(三)禁忌证

1. 皮肤对塑料严重过敏的患者。

2. 严重精神疾病、智力低下、不能配合治疗的患者。

(四)人员资格

1. 具有护士执业资格证的护士。

2. 经过"下肢周围神经损伤支具护理操作"培训合格的护士。

(五)操作前评估

1. 全身评估

（1）评估患者的病情、意识情况。

（2）评估患者的依从性。

2. 专科评估

（1）评估患者患肢的皮肤情况、伤口有无渗出、足背动脉、血液循环、感觉、活动情况。

（2）评估患者疼痛情况。

（3）联系支具室,评估患者下肢情况,选取合适的支具型号。

3. 心理社会支持评估 评估患者的文化水平、情绪、压力及社会关系,患者(家属)对操作目的、方法及注意事项的认识程度、配合程度、心理状态。必要时对患者进行心理疏导,消除紧张情绪,取得良好的配合。

(六)操作前准备

1. 操作者准备 服装整齐,洗手,戴口罩、帽子。

2. 物品准备 下肢外固定支具、棉质衬垫。

3. 环境准备 病房保持光线充足,温度适宜,必要时关闭门窗,隔帘遮挡。

4. 患者准备 嘱患者穿柔软透气紧身衣物,坐位或平卧时进行佩戴。

(七)下肢外固定支具护理操作流程(下肢足托支具为例)

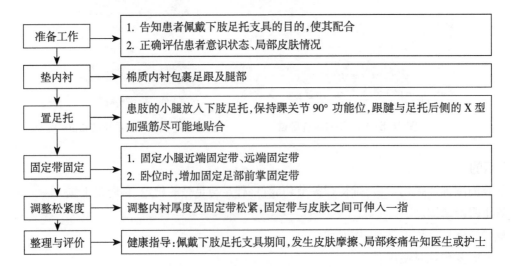

(八) 操作标准及评价

序号	项目	依据	评价
1	护士与患者的解释沟通情况		
(1)	护士正确告知患者佩戴头臂外固定支具的目的及注意事项	有效的沟通保证患者配合效果达到最佳	合格
(2)	护士不能正确告知患者佩戴下肢外固定支具的目的及注意事项		不合格
2	评估情况		
(1)	护士正确评估患者意识状态、局部皮肤情况	正确的评估保证佩戴效果	合格
(2)	护士不能正确评估患者意识状态、局部皮肤情况		不合格
3	操作情况 (下肢足托支具为例)		
(1)	棉质内衬包裹足跟及腿部	佩戴位置正确,保证踝关节功能位。固定带调整松紧适宜,保证患者的舒适度	合格
(2)	患肢的小腿放入下肢足托,保持踝关节 90° 功能位,跟腱与足托后侧的 X 型加强筋尽可能地贴合		
(3)	固定小腿近端固定带、远端固定带 卧位时,增加固定足前部前掌固定带		
(4)	检查:调整内衬厚度及固定带松紧,固定带与皮肤之间可伸入一指		
4	宣教		
(1)	护士详细宣教相关内容	提高患者依从性	合格
(2)	护士宣教相关内容有漏项		不合格

(九) 健康教育

1. 告知患者手术后佩戴下肢外固定支具的目的、时间和注意事项。

2. 告知患者佩戴下肢外固定支具期间,如果发生皮肤摩擦、局部疼痛时,需要告知医生或护士及时处理。

(十) 注意事项

1. **保持功能位**　例如坐骨神经损伤术后体位要求髋关节 0°,膝关节屈曲 90°,体位固定 6 周。

2. **佩戴支具**　根据患者术后复查神经功能恢复情况决定佩戴外固定支具的时间。康复过程中需要 24h 佩戴,不可随意拆卸。

3. **密切观察患者皮肤及末梢血液循环情况**　固定托内衬垫棉质内衬,冬天嘱患者穿柔软透气紧腿裤子、棉质袜子。避免因佩戴支具出现皮肤受压破损等情况。

4. **下地行走时,去掉前掌固定带**　先将支具放入鞋内,将鞋带松至最宽,再放入患肢的足部。

(杨　艳　彭明霞　傅育红　黄天雯)

十二、红光治疗仪操作标准

红光治疗仪是一种光化学作用常见的物理治疗仪器(图16-6)。其主要用于各种急慢性创面治疗,临床广泛应用普外科、骨科、显微修复外科等多种学科。其被人体吸收后,可以有效地消炎,镇痛,抗痉挛。红光可穿过皮肤,加速血液循环,增加细胞新陈代谢、促进蛋白合成,加快创面愈合。以下是红光治疗仪操作标准。

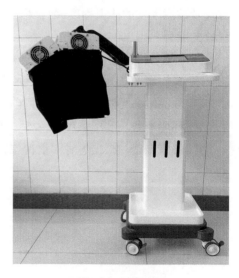

图 16-6　红光治疗仪

(一) 目的

1. 改善血液循环,促进肉芽组织生长,促进创面的愈合。

2. 促进局部肿胀的消退。

3. 增加机体的免疫力。

4. 缓解患者创面疼痛,减少渗液,加速创面愈合。

(二) 适应证

1. 截肢、骨折、软组织损伤、运动损伤的患者。

2. 四肢血管吻合显微修复手术后的治疗。

3. 糖尿病创面、风湿性关节炎的患者。

4. 大手术后发生炎症,慢性溃疡,严重烧伤患者。

(三) 禁忌证

1. 有凝血功能障碍的患者。

2. 对红光过敏者。

3. 温热感觉障碍的患者。

4. 孕妇、肿瘤开放性结核者。

(四) 人员资格

1. 具有护士执业资格证的护士。

2. 经过"红光治疗仪操作标准"培训合格的护士。

(五) 操作前评估

1. 全身评估

(1) 评估患者的全身状况、有无意识障碍、温热感觉障碍。

(2) 评估患者的依从性。

2. 专科评估

(1) 评估患者照射区局部皮肤、活动情况。

(2) 评估患者疼痛情况。

(3) 评估病房环境,室温适宜。

3. 心理社会支持评估　评估患者的文化水平、情绪、压力及社会关系,患者(家属)对操作目的、方法及注意事项的认识程度、配合程度、心理状态。必要时对患者进行心理疏导,消除紧张情绪,取得良好的配合。

(六) 操作前准备

1. 操作者准备　服装整齐,洗手,戴口罩,按医嘱核对患者、照射部位。

2. 物品准备　红光治疗仪(性能良好)、电插板。

3. 环境准备　病房温度 23~25℃,必要时关闭门窗或隔帘遮挡。

4. 患者准备　根据患者照射部位,协助摆放合适的体位。

（七）红光治疗仪操作流程

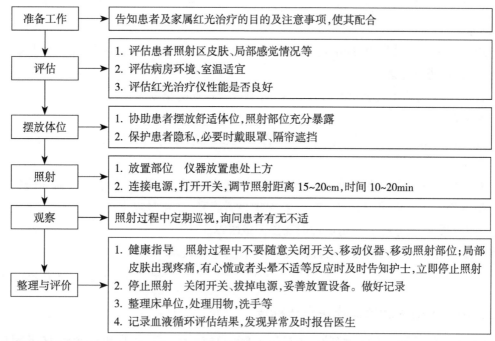

准备工作 → 告知患者及家属红光治疗的目的及注意事项,使其配合

评估 →
1. 评估患者照射区皮肤、局部感觉情况等
2. 评估病房环境、室温适宜
3. 评估红光治疗仪性能是否良好

摆放体位 →
1. 协助患者摆放舒适体位,照射部位充分暴露
2. 保护患者隐私,必要时戴眼罩、隔帘遮挡

照射 →
1. 放置部位　仪器放置患处上方
2. 连接电源,打开开关,调节照射距离 15~20cm,时间 10~20min

观察 → 照射过程中定期巡视,询问患者有无不适

整理与评价 →
1. 健康指导　照射过程中不要随意关闭开关、移动仪器、移动照射部位;局部皮肤出现疼痛,有心慌或者头晕不适等反应时及时告知护士,立即停止照射
2. 停止照射　关闭开关、拔掉电源,妥善放置设备。做好记录
3. 整理床单位,处理用物,洗手等
4. 记录血液循环评估结果,发现异常及时报告医生

（八）操作标准及评价

序号	项目	依据	评价
1	护士与患者的解释沟通情况		
（1）	护士正确告知患者使用红光治疗仪的目的、时间及注意事项	有效的沟通保证效果达到最佳	合格
（2）	护士不能正确告知		不合格
2	评估情况		
（1）	护士正确评估患者全身状况及局部感觉情况	正确地评估患者,掌握适应证及禁忌证	合格
（2）	护士不能正确评估患者全身状况及局部感觉情况		不合格
3	操作情况		
（1）	协助患者摆放体位舒适,照射部位充分暴露。保护患者隐私,必要时隔帘遮挡	正确地摆放体位	合格
（2）	治疗		
1）	将仪器放置在患处上方。调节照射距离:将照射距离调节到合适范围,一般为 15~20cm	正确地按照步骤使用,保证治疗效果	合格
2）	连接电源,打开电源开关		
3）	调节治疗时间:按时间调节键增加或减少治疗时间,一般为每次 10~20min		
4）	启动治疗:按开始键启动治疗。此时光源照亮,设备开始计时		
5）	治疗结束,先关闭光源,如需要提前结束,按结束键		
（3）	观察		
	照射过程中定期巡视,观察患者有无不适,记录	观察患者治疗情况,发现不适及时停止	合格
4	宣教		
（1）	护士详细宣教相关内容	提高患者依从性	合格
（2）	护士宣教相关内容有漏项		不合格

（九）健康教育

1. 告知患者红外线治疗的目的、时间，照射过程中不要随意关闭开关、移动红外线治疗仪、移动照射部位的体位。

2. 告知患者在照射过程中，局部皮肤出现疼痛加剧，或有心慌头晕等不适反应时告知医生或护士，立即停止照射，进行处理。

3. 在治疗过程中，若患者感觉有酥、麻、痒、针刺或者跳动的感觉为正常生理反应。

（十）注意事项

1. **治疗时间**　红光治疗仪与照射部位垂直 15~20cm，治疗时间为每日 1~2 次，每次 10~20min，5~7d 为一疗程。

2. **严密观察**　询问患者感受，创面局部有出血或渗血时暂时不进行照射，以免加重病情。

3. **保护措施**　注意保暖，减少暴露、注意保护患者隐私，必要时隔帘或屏风遮挡。治疗时，操作仪器者建议佩戴墨镜，被治疗者照射面部时需要佩戴眼罩。

4. **治疗后**　先关机再拔电源。妥善放置仪器，注意不要进水。

（杨　艳　彭明霞　傅育红　黄天雯）

十三、断指再植术后放血疗法操作标准

断指再植术后积极预防及处理静脉危象对防止断指再植术后坏死，提高断指成活率有重要作用。应用侧切口放血、拔甲渗血、针刺放血疗法解决静脉回流问题，为患指自身血液循环的建立提供了充分的营养及时间准备，从而有效预防与纠正断指再植术后静脉危象。以下是断指再植术后放血疗法操作标准。

（一）目的

1. 替代静脉回流，改善再植指的血液循环。

2. 增加断指再植术后患指的存活率。

（二）适应证

1. 断指再植术后静脉危象的患者。

2. 断指再植术中静脉血管条件差，无再次探查修复条件的患者。

3. 手指末端断指再植，无可提供静脉血管吻合的患者。

（三）禁忌证

1. 动脉痉挛或栓塞的患者。

2. 血压低、凝血功能障碍、严重贫血等情况的患者。

3. 高热、患指红肿、可疑脓性渗液或有感染的患者。

4. 有其他疾病，无法进行配合的患者。

（四）人员资格

1. 具有护士执业资格证的护士。

2. 经过"断指再植术后放血疗法操作标准"培训合格的护士。

（五）操作前评估

1. **全身评估**

（1）评估患者的病情、身体整体状况，包括血压、血常规、出凝血时间，女性患者是否在月经期。

（2）评估患者有无严重肝脏疾病、食管静脉曲张、血液系统及出血性疾病史。

2. **专科评估**

（1）评估患者患指局部血液循环、出血情况、有无可疑感染情况。

（2）评估患者生命体征,有无头晕。

（3）评估患者患指疼痛情况。

（4）评估病房环境,空气清洁、温度适宜。

3. 心理社会支持评估 评估患者的文化水平、情绪、压力及社会关系,患者(家属)对操作目的、方法及注意事项的认识程度、配合程度、心理状态。必要时对患者进行心理疏导,消除紧张情绪,取得良好的配合。

（六）操作前准备

1. 操作者准备 服装整齐,洗手,戴外科口罩、帽子,按照医嘱核对患者。

2. 物品准备 治疗车上放置治疗盘、一次性无菌换药碗、无菌刀柄、一次性无菌刀片(11 号)、一次性无菌注射器针头(5.5 号)、治疗巾、无菌手套、无菌纱布、无菌棉球、无菌棉签、生理盐水、碘伏消毒液、肝素盐水(0.9% 生理盐水 250ml+ 肝素钠注射液 12 500IU)等。

3. 环境准备 病房每日空气消毒 2 次,保持空气清洁,光线充足,温度 23~25℃,室内禁烟、限制病房人数、禁止探视。

4. 患者准备 患者取平卧位,患肢抬高,高于心脏水平 10~15cm。

（七）断指再植术后放血疗法操作流程

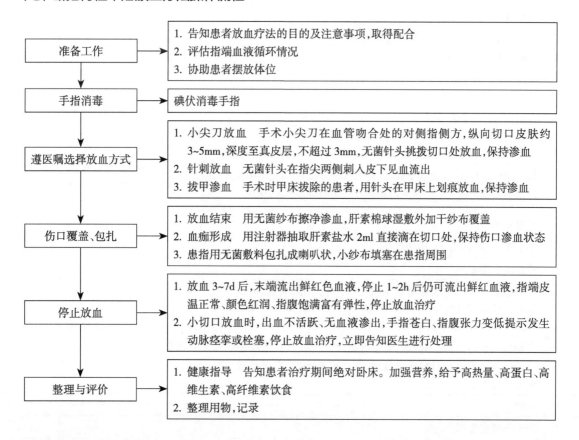

（八）操作标准及评价

序号	项目	依据	评价
1	护士与患者的解释沟通情况		
（1）	护士正确告知患者放血疗法目的及注意事项	有效的沟通,提高患者依从性和配合度	合格
（2）	护士不能正确告知		不合格

序号	项目	依据	评价
2	评估情况		
（1）	护士正确评估患指血液循环情况	正确评估患指,有无静脉回流障碍	合格
（2）	护士不能正确评估患指血液循环情况		不合格
3	操作情况		
（1）	碘伏棉签消毒患指,观察有无感染指征	正确消毒,预防感染	合格
（2）	遵医嘱选择放血方式		
1）	手术小尖刀在血管吻合处的对侧指侧方,纵向切口皮肤约3~5mm,深度至真皮层,不超过3mm。无菌针头挑拨切口处放血,保持渗血	遵医嘱选择正确的放血方式,保证效果达到最佳。严格无菌操作,动作轻柔	合格
2）	针刺放血:无菌针头在指尖两侧刺入皮下,见血流出		
3）	拔甲渗血:手术时甲床拔除的患者,用针头在甲床上划痕放血,保持渗血		
（3）	病情观察:操作过程中,密切观察患者病情变化,如有无头晕不适、疼痛、脸色苍白等		合格
（4）	伤口处理		
1）	如切口有血痂形成,用注射器抽取肝素盐水2ml直接滴在切口处,保持伤口渗血状态	保持伤口湿润状态,防止血痂干结	合格
2）	放血结束,用无菌纱布擦净渗血,肝素棉球湿敷外加干纱布覆盖		
3）	患指用无菌敷料包扎成喇叭状,小纱布填塞在患指周围		
（5）	放血量		
	每次10s左右,放血量在0.1ml。持续放血3~5min,出血颜色逐渐由暗紫转为鲜红。渗血过多时,用无菌棉球轻压小切口	根据患指的血液循环恢复情况,遵医嘱调整放血频率及放血量	合格
（6）	放血频率		
	1h 1次,一般5d左右,不超过7d	频率正确	合格
（7）	停止放血标准		
1）	一般放血3~7d后,放血时末端流出鲜红色血液,停止1~2h后仍可流出鲜红血液,指端皮温正常、颜色红润、指腹饱满富有弹性,可停止治疗	正确评估放血情况,按照标准停止放血治疗	合格
2）	小切口放血时,出血不活跃、无血液渗出,手指苍白、指腹张力变低提示发生动脉痉挛或栓塞,停止放血治疗,立即告知医生进行处理		
4	宣教		
（1）	护士详细宣教相关内容	提高患者依从性	合格
（2）	护士宣教相关内容有漏项		不合格

（九）健康教育

1. 告知患者加强营养,给予高热量、高蛋白、高维生素、高纤维素饮食,多补充含铁丰富的食物,禁烟、酒、忌辛辣刺激的食物,每日饮水量2 000ml以上。

2. 告知患者治疗期间绝对卧床,在放血治疗过程中出现头晕不适、患指剧烈疼痛时告知护士。

（十）注意事项

1. 严格执行无菌操作原则,无菌针头不能重复使用,操作前后注意做好手卫生,减少发生感染的机会。

2. 操作动作轻柔,尽可能减少对放血切口周围软组织的损伤,保护健康组织。

3. 放血治疗期间密切观察患指情况,颜色、肿胀度、皮温、毛细血管回流、渗血量、疼痛度、有无感染,出现异常及时通知医生进一步治疗。

4. 持续放血时,手指敷料被血浸湿时要及时更换。

5. 动态监测患者血压、血常规、出凝血时间等全身状况,防止放血过多造成低血压、贫血或失血性休克。

6. 小切口保持湿润状态。切口覆盖的肝素棉球不可太过干燥,以不滴水为宜。外加纱布覆盖,防止烤灯照射引起棉球干燥,导致切口结痂。

7. 预防性应用镇痛措施,缓解患者术后疼痛,以免加重血管危象。

（杨　艳　彭明霞　傅育红　黄天雯）

十四、断指再植术后再植指按摩操作标准

血管危象由动静脉血液循环障碍引发,是断指再植术后的主要并发症之一,对断指再植的成活率具有重大影响。现将按摩疗法应用于断指再植术后出现血管危象的治疗,使再植指的静脉回流障碍或动脉痉挛者得到缓解或消除。以下是断指再植术后再植指按摩操作标准。

（一）目的

1. **改善局部血液循环**　增加局部血液循环速度,加强组织的营养代谢。

2. **促进静脉回流**　将淤血及血液驱出,人工压回再植平面近端的正常静脉回路,使留滞的静脉血及时有效进行回流。

3. **解除动脉痉挛**　将动脉管腔内的血液挤压充盈到痉挛的血管腔内,使痉挛的指动脉得以扩张而解痉。

4. **促进肿胀消退**　改善血液循环,加快局部渗出物吸收,从而促进肿胀的消退。

5. **促进感觉功能恢复。**

（二）适应证

1. 断指再植术后。

2. 断指再植术后再植指静脉危象早期,静脉回流障碍。

3. 断指再植术后再植指动脉痉挛。

（三）禁忌证

1. 断指再植术后再植指动脉血栓者。

2. 失血性休克或休克早期肢体末梢灌注不足者。

3. 不配合治疗或有精神疾病的患者。

4. 数字分级评分法（NRS）>3 分的患者。

（四）人员资格

1. 具有护士执业资格证的护士。

2. 经过"断指再植术后再植指按摩操作标准"培训合格的护士。

（五）操作前评估

1. 全身评估

（1）评估患者的整体状况及既往史。

（2）评估患者的依从性。

2. 专科评估

（1）评估再植指的血液循环状况，包括再植指的颜色、皮温、张力及毛细血管回流情况，并详细记录，及时发现血管危象的前期表现。

（2）评估患者疼痛情况。

（3）评估病房环境，避免光源类别、光线的强弱等因素干扰。

3. 心理社会支持评估　评估患者的文化水平、情绪、压力及社会关系，患者（家属）对操作目的、方法及注意事项的认识程度、配合程度、心理状态。必要时对患者进行心理疏导，消除紧张情绪，取得良好的配合。

（六）操作前准备

1. 操作者准备　服装整齐，洗手，戴口罩。

2. 物品准备　一次性棉签、无菌手套。

3. 环境准备　保持病房温度 23~25℃，湿度 50%~60%。

4. 患者准备　患者平卧，患肢取功能位。

（七）断指再植术后再植指按摩操作流程

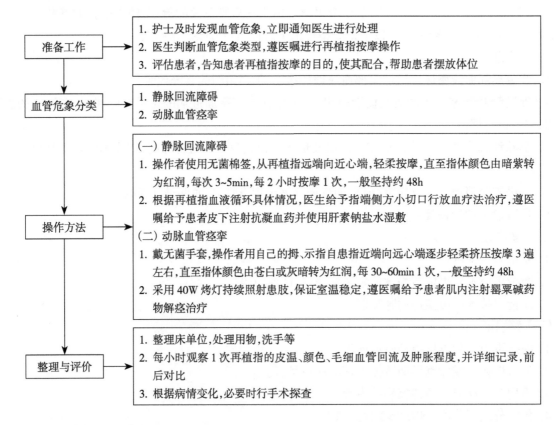

（八）操作标准及评价

序号	项目	依据	评价
1	护士与患者的解释沟通情况		
（1）	护士正确告知患者按摩目的及注意事项	有效的沟通保证效果达到最佳	合格
（2）	护士不能正确告知		不合格

序号	项目	依据	评价
2	评估情况		
（1）	护士正确评估患者再植指血液循环情况、排除环境因素干扰	正确地评估是患指成活的有力保障	合格
（2）	护士不能正确评估患者再植指血液循环情况及周围环境		不合格
3	操作情况		
（1）	力度：轻柔。捏挤再植手指的指腹,捏挤的力量为将指腹压扁,松开后指腹苍白	根据再植指的血液循环恢复情况,调整力度以患者耐受为宜	合格
（2）	方式		
1）	静脉回流障碍：从再植指远端向近心端按摩	正确的方式保证效果达到最佳	
2）	动脉血管痉挛：从再植指近端向远心端按摩		
（3）	频次		
1）	静脉回流障碍：每 2h 1 次,每次 3~5min	根据再植指的血液循环恢复情况,遵医嘱调整力度	
2）	动脉血管痉挛：每 30~60min 1 次,每次 3 遍		
（4）	指体颜色		
1）	静脉回流障碍：由暗紫转为红润	指体暗紫表示静脉回流不畅;苍白或灰暗表示动脉供血不足	
2）	动脉血管痉挛：由苍白或灰暗转为红润		
4	宣教		
（1）	护士详细宣教相关内容	提高患者依从性	合格
（2）	护士宣教相关内容有漏项		不合格

（九）健康教育

1. 告知患者按摩的目的。

2. 告知患者在按摩时如果出现明显疼痛、肢体麻木等症状时应及时告知医生与护士。

（十）注意事项

1. 根据患者再植指血液循环情况,密切观察患指颜色、毛细血管回流时间、皮温及张力,及时通知医生进行进一步治疗。

2. 保持患肢功能位,评估血管危象类型,卧位时将患肢抬高约 30°。

3. 保持病房温度 23~25℃,湿度 50%~60%,病房严格禁烟。

4. 密切观察患指血液循环变化,无好转或进一步恶化时,需要及时通知医生进行进一步治疗。

5. 操作者操作前评估自身手部温度,不能低于患者手部温度。

6. 与患者及时沟通,了解患者的心理状态,减轻患者焦虑心理。

（曹建华 彭明霞 傅育红 黄天雯）

十五、皮瓣移植术后皮瓣按摩操作标准

皮瓣是带有自身血液供应、包含皮肤组织的活的组织块。皮瓣移植是处理皮肤缺损最基本的手段。影响皮瓣成活后质量的主要因素是皮瓣的动脉血供与静脉回流。

血管危象由动静脉血液循环障碍引发,是皮瓣移植术后的主要并发症之一,对皮瓣的成活率具有重大影响。现将按摩疗法引用于皮瓣术后出现血管危象的治疗,使皮瓣的静脉回流障碍或动脉痉挛

得到缓解或消除。以下是皮瓣移植术后皮瓣按摩操作标准。

（一）目的

1. 改善局部血液循环 增加局部血液循环速度，加强组织的营养代谢。

2. 促进静脉回流 将淤血及血液驱出，人工压回移植平面近端的正常静脉回路，使留滞的静脉血及时有效进行回流。

3. 解除动脉痉挛 将动脉管腔内的血液挤压充盈到痉挛的血管腔内，使痉挛的动脉得以扩张而解痉。

4. 促进肿胀消退 改善血液循环，加快局部渗出物吸收，从而促进肿胀的消退。

5. 促进感觉功能恢复。

（二）适应证

1. 皮瓣移植术后。

2. 皮瓣移植术后静脉危象早期，静脉回流障碍。

3. 皮瓣移植术后动脉痉挛。

（三）禁忌证

1. 皮瓣移植术后动脉血栓者。

2. 失血性休克或休克早期肢体末梢灌注不足者。

3. 不配合治疗或有精神疾病的患者。

4. NRS>3 分的患者。

（四）人员资格

1. 具有护士执业资格证的护士。

2. 经过"皮瓣移植术后皮瓣按摩操作标准"培训合格的护士。

（五）操作前评估

1. 全身评估

（1）评估患者的整体状况及既往史。

（2）评估患者的依从性。

2. 专科评估

（1）评估皮瓣的血液循环状况，包括皮瓣的颜色、毛细血管回流、皮温及肿胀程度，并详细记录，及时发现血管危象的前期表现。

（2）评估患者疼痛情况。

（3）评估病房环境，避免光源类别、光线的强弱等因素干扰。

3. 心理社会支持评估 评估患者的文化水平、情绪、压力及社会关系，患者（家属）对操作目的、方法及注意事项的认识程度、配合程度、心理状态。必要时对患者进行心理疏导，消除紧张情绪，取得良好的配合。

（六）操作前准备

1. 操作者准备 服装整齐，洗手，戴口罩。

2. 物品准备 一次性无菌镊子、无菌棉球、无菌手套。

3. 环境准备 保持病房温度 23~25℃，湿度 50%~60%。

4. 患者准备 患者平卧，患肢取功能位。

（七）皮瓣移植术后皮瓣按摩操作流程

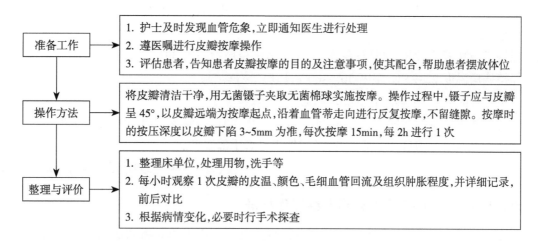

（八）操作标准及评价

序号	项目	依据	评价
1	护士与患者的解释沟通情况		
（1）	护士正确告知患者按摩目的及注意事项	有效的沟通保证效果达到最佳	合格
（2）	护士不能正确告知		不合格
2	评估情况		
（1）	护士正确评估患者皮瓣血液循环情况、排除环境因素干扰	正确的评估是患者皮瓣成活的有力保障	合格
（2）	护士不能正确评估患者皮瓣血液循环情况及周围环境		不合格
3	操作情况		
（1）	力度：轻柔	根据皮瓣的血液循环恢复情况，调整力度以患者耐受为宜	
（2）	方式		
	无菌镊子夹取棉球，与皮瓣呈 45°，以皮瓣远端为按摩起点，沿着血管蒂走向进行反复按摩，不留缝隙，按摩时的按压深度以皮瓣下陷 3~5mm 为准	正确的方式保证效果达到最佳	
（3）	频次		
	每 2h 1 次，每次 15min	根据皮瓣的血液循环恢复情况，遵医嘱调整力度	
（4）	皮瓣颜色		
1）	静脉回流障碍：由暗紫转为红润	皮瓣颜色暗紫表示静脉回流不畅；苍白或灰暗表示动脉供血不足	
2）	动脉血管痉挛：由苍白或灰暗转为红润		
4	宣教		
（1）	护士详细宣教相关内容	提高患者依从性	合格
（2）	护士宣教相关内容有漏项		不合格

（九）健康教育

1. 告知患者按摩的目的。

2. 告知患者在按摩时如果出现明显疼痛、肢体麻木等症状时，应及时告知医生与护士。

(十) 注意事项

1. 根据患者皮瓣血液循环情况,密切观察皮瓣颜色、皮温、肿胀程度及毛细血管回流时间,及时通知医生进行进一步治疗。

2. 保持患肢功能位,评估血管危象类型,卧位时将患肢抬高约30°。

3. 保持病房温度23~25℃,湿度50%~60%,病房严格禁烟。

4. 与患者及时沟通,了解患者的心理状态,减轻患者焦虑心理。

5. 密切观察皮瓣血液循环变化,无好转或进一步恶化时,需要及时通知医生进行进一步治疗。

6. 操作者操作前评估自身手部温度,不能低于患者手部温度。

(曹建华　彭明霞　傅育红　黄天雯)

十六、腹部皮瓣断蒂术前夹蒂训练操作标准

皮瓣借助蒂部血液供应在受区上维持生长,直到受区与皮瓣建立新的血液循环后,将皮瓣与供区连接的蒂部切断,分别闭合供区和受区的创面,完成皮瓣移植过程。临床建议:宽度<4cm的皮瓣为小皮瓣,7d左右断蒂;宽度在4~6cm之间的皮瓣,13d左右断蒂;宽度>6cm的皮瓣为大皮瓣,术后至少3周断蒂,并且在断蒂前进行蒂部夹蒂训练。腹部皮瓣一般建议在皮瓣/管手术后3周以上(多为拆线后2周),开始进行皮瓣断蒂前的夹蒂训练。以下是腹部皮瓣断蒂术前夹蒂训练操作标准。

(一) 目的

通过间断性阻断皮瓣血液循环,促使腹部皮瓣尽早建立侧支循环,减少断蒂所需要的时间,从而减轻患者痛苦。

(二) 适应证

1. 腹部皮瓣术后3周。

2. 夹蒂训练合格,蒂部钳夹后远端皮瓣血液循环正常。

3. 蒂部及供皮区皮肤完好,无红肿、破溃。

4. 患者神志正常,可配合夹蒂训练。

(三) 禁忌证

1. 腹部皮瓣术后未拆线。

2. 夹蒂训练未达标,蒂部钳夹后远端皮瓣血液循环迟缓。

3. 蒂部及供皮区皮肤有破溃。

4. 不配合治疗或有精神疾病的患者。

(四) 人员资格

1. 具有护士执业资格证的护士。

2. 经过"腹部皮瓣断蒂术前夹蒂训练操作标准"培训合格的护士。

(五) 操作前评估

1. 全身评估

(1) 评估患者的整体状况及既往史。

(2) 评估患者的依从性。

2. 专科评估

(1) 评估蒂部皮肤及血液循环情况,包括皮肤是否完好,蒂部颜色、皮温、毛细血管回流时间及张力,并记录,与开始夹蒂训练后蒂部血液循环情况作对比。

（2）评估患者对疼痛的耐受程度。

（3）评估病房环境。

3. 心理社会支持评估 评估患者的文化水平、情绪、压力及社会关系,患者(家属)对操作目的、方法及注意事项的认识程度、配合程度、心理状态。必要时对患者进行心理疏导,消除紧张情绪,取得良好的配合。

（六）操作前准备

1. 操作者准备 服装整齐,洗手,戴口罩。

2. 物品准备 无菌手套;医用胶带,一条长度适宜的止血带,将一端剪开,可将止血带展开铺平;纱布一块;记号笔一根;止血钳一个。

3. 环境准备 保持病房温度 23~25℃,湿度 50%~60%。

4. 患者准备 患者平卧,暴露腹部皮肤,注意遮挡,保护患者隐私。

（七）操作流程

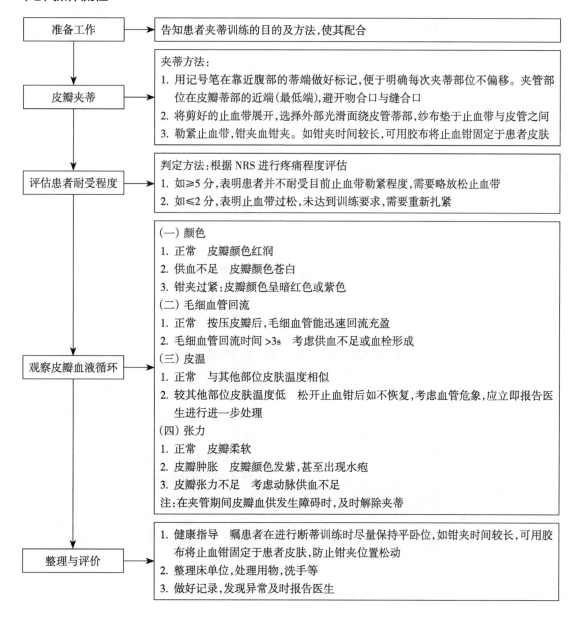

(八) 操作标准及评价

序号	步骤	项目	依据	评价
1	操作前准备	按要求着装	仪表端庄,服装整齐	合格
		洗手,戴口罩	七步洗手法正确	不合格
2	准备用物	无菌手套、医用胶带、一端事先剪开的止血带、纱布、记号笔、止血钳	用物准备齐全,摆放合理	合格
				不合格
3	操作前核对及患者教育	核对患者信息	包括床号、姓名、腕条	合格
				不合格
		操作前患者教育	告知患者夹蒂训练的目的及方法	合格
				不合格
		询问患者用药情况	操作前 30min 并未口服或注射止痛类药物	合格
				不合格
4	评估患者情况	患者神志清醒,对答正常	患者依从性好,可配合护士操作	合格
				不合格
		皮瓣蒂部及供皮区皮肤完好,无破损	保持皮肤清洁、干燥,减少感染发生,预防皮瓣坏死	合格
				不合格
5	戴手套,注意病房环境,必要时进行遮挡,保护患者隐私			
6	操作	用记号笔在靠近腹部的蒂端做好标记	便于明确每次夹蒂部位不偏移	合格
				不合格
		扎止血带。夹管部位在皮瓣蒂部的近端(最低端),避开吻合口与缝合口	将剪好止血带展开,选择外部光滑面围绕皮管蒂部一周	合格
				不合格
			纱布垫于止血带与皮管之间	合格
				不合格
		夹止血钳:加压力量的大小以患者无痛感及加压两侧皮肤血液循环有明显差别为度	尽量勒紧止血带,用止血钳夹住做好标记的蒂端皮瓣。如钳夹时间较长,可用胶布将止血钳固定于患者皮肤	合格
				不合格
7	观察患者疼痛耐受情况	根据 NRS 疼痛评估,疼痛评分保持在 3~4 分	如≥5 分,表明患者并不耐受目前止血带勒紧程度,需要略放松止血带	合格
			如≤2 分,表明止血带过松,未达到训练要求,需要重新扎紧	不合格
8	观察皮瓣血液循环情况并记录	远端皮瓣颜色红润,毛细血管回流良好,皮温正常	第一次训练可钳夹 5min,每日 5~6 次。如钳夹后皮瓣血液循环情况未发生改变,则可逐渐延长钳夹时间而减少次数,直到连续钳夹 1h	合格
		做好记录		不合格
9	宣教	详细宣教相关内容及注意事项	提高患者依从性	合格
				不合格

（九）健康教育

1. 告知患者夹蒂训练的目的、方法、止血钳夹闭力度和频次。

2. 告知患者如在钳夹皮瓣时出现明显疼痛、皮瓣颜色改变等症状时,需要及时告知医生及护士。

（十）注意事项

1. 观察皮瓣血液循环情况并记录。第一次训练可钳夹 5min,每日 5~6 次。如钳夹后皮瓣未出现明显血液循环障碍,则可逐渐延长钳夹时间而减少次数。直到连续钳夹 1h,皮瓣仍不出现血液循环障碍时,则可通知医生进行断蒂手术。

2. 在进行断蒂训练时,嘱患者尽量保持平卧位,如钳夹时间较长,可用胶布将止血钳固定于患者皮肤,防止钳夹位置松动。

3. 与患者及时沟通,了解患者的心理状态,减轻患者焦虑心理并提高患者的依从性。

（曹建华　彭明霞　傅育红　黄天雯）

参考文献

[1] 侯春林. 显微外科学[M]. 北京:中国协和医科大学出版社,2016.

[2] 侯春林,顾玉东. 皮瓣外科学[M].3版. 上海:上海科学技术出版社,2019.

[3] 柴益民,张长青,曾炳芳. 四肢显微修复外科学[M]. 上海:上海科学技术出版社,2018.

[4] 顾玉东. 手外科手术学[M]. 上海:复旦大学出版社,2007.

[5] 卞薇薇. 整复外科护理学[M]. 上海:上海交通大学出版社,2017.

[6] 陈孝平,汪建平,赵继宗. 外科学[M].9版. 北京:人民卫生出版社,2018.

[7] 高小雁. 积水潭手外科护理与康复[M]. 北京:人民卫生出版社,2015.

[8] 高远,黄天雯,郑晓缺,等. 骨科专科疾病典型案例[M]. 北京:清华大学出版社,2021.

[9] 李曾惠平,Gard Eva Erlandsson(亚德.伊娃.俄兰德深,瑞典),王骏. 手功能康复手册[M]. 北京:人民卫生出版社,
2016.

[10] 刘宁飞. 淋巴水肿诊断与治疗[M]. 北京:科学出版社,2021.

[11] 杨勇. 显微外科基础培训和临床实践[M]. 北京:人民卫生出版社,2021.

[12] 张志愿. 口腔颌面外科学[M].8版. 北京:人民卫生出版社,2020.

[13] 周俊明,劳杰,徐文东. 上肢手功能康复学[M]. 上海:世界图书出版公司,2019.

[14] 陈旭辉,王西迅,罗文琅. 按摩法在断指再植术后指端血供观察中的应用[J]. 中华显微外科杂志,2018,41(3):
305-306.

[15] 郝立娟,祝烨,王玉,等. 前臂完全离断再植术后序贯康复护理在上肢功能恢复中的效果[J]. 中华显微外科杂志,
2019,42(1):94-96.

[16] 侯春林. 中国学者对世界显微外科的一些贡献[J]. 中华显微外科杂志,2020,43(3):209-220.

[17] 刘明明,彭伶丽,唐举玉. 皮瓣移植术后侵入性微循环监测方法的进展[J]. 中华显微外科杂志,2020,43(04):
414-416.

[18] 刘士强,马显杰. 淋巴水肿的显微外科治疗进展[J]. 中国修复重建外科杂志,2018,32(9):1223-1226.

[19] 彭蔚聪,劳杰,周英杰,等. 上肢周围神经损伤所致神经病理性疼痛的临床亚型分析[J]. 中华手外科杂志,2021,
37(6):434-439.

[20] 唐举玉,魏在荣,张世民,等. 穿支皮瓣的临床应用原则专家共识[J]. 中国临床解剖学杂志,2016,34(1):2.

[21] 万丽,赵晴,陈军等. 疼痛评估量表应用的中国专家共识2020版[J]. 中华疼痛学杂志,2020,6(16):177-187.

[22] 王程灵,徐菁菁,邓韵,等. 周围神经损伤居家康复指南[J]. 中国康复医学杂志,2022,04:433-442.

[23] 王涛,顾玉东. 足趾移植重建拇、手指的历史与现状[J]. 中华手外科杂志,2021,37(3):215-218.

[24] 韦军民. 从欧洲肠外肠内营养学会外科营养指南更新探讨围术期营养支持[J]. 中华消化外科杂志,2020,19(10):
1038-1043.

［25］徐雷,顾玉东.显微外科新技术重建下肢功能:精准化与微创化之路［J］.中华手外科杂志,2021,37（3）:227-230.

［26］徐永清,唐举玉,徐达传,等.特殊形式穿支皮瓣及其衍生式命名专家共识［J］.中国显微外科杂志,2022,45（1）: 5-8.

［27］许来雨,彭伶丽,黄伟红,等.皮瓣移植术后血管危象识别与防控管理信息系统的开发及应用研究［J］.中华护理 杂志,2022,57（11）:1291-1296.

［28］杨专,王扬剑,林剑,等.大面积完全性头皮撕脱伤的显微外科救治经验［J］.中华显微外科杂志,2021,44（5）: 547-550.

［29］殷夕娣,刘敏,赵波.游离皮瓣移植术后并发症的护理观察与应对策略［J］.中华显微外科杂志,2018,41（3）:299- 300.

［30］岳寿伟.物理治疗进展［J］.中国康复医学杂志,2020,35（10）:1153-1157.

［31］曾蔚,周征兵,唐举玉,等.旋股外侧动脉降支穿支皮瓣移植修复四肢软组织缺损的术后管理［J］.中华显微外科 杂志,2017,40（1）:101-102.

［32］张弦,王逸扬,吴剑彬等.大面积股前外侧皮瓣游离移植术后分区血液循环观察和护理［J］.中华显微外科杂志, 2019,42（6）:607-609.

［33］中国健康促进基金会骨病专项基金骨科康复专家委员会.骨科康复中国专家共识［J］.中华医学杂志,2018,98 （3）:164-170.

［34］中国健康促进基金会血栓与血管专项基金专家委员会.静脉血栓栓塞症机械预防中国专家共识［J］.中华医学杂 志,2020,100（7）:484-492.

［35］中华医学会骨科学分会创伤骨科学组,中华医学会骨科学分会外固定与肢体重建学组,中国医师协会骨科医师分 会创伤专家工作委员会,等.中国创伤骨科患者围手术期静脉血栓栓塞症预防指南（2021）［J］.中华创伤骨科杂 志,2021,23（3）:185-192.

［36］中华医学会骨科学分会外固定与肢体重建学组,中国医师协会创伤外科医师分会创伤感染专业委员会,中国医师 协会骨科医师分会创伤专家工作委员会.中国急性骨筋膜室综合征早期诊断与治疗指南（2020版）［J］.中华创 伤骨科杂志,2020,22（8）:645-654.

［37］中华医学会麻醉学分会.成人手术后疼痛处理专家共识［J］.临床麻醉学杂志,2017,33（9）:911-917.

［38］中华医学会烧伤外科学分会.《中华烧伤杂志》编辑委员会.负压封闭引流技术在烧伤外科应用的全国专家共识 （2017版）［J］.中华烧伤杂志,2017,33（3）:129-135.

［39］中华医学会外科学分会,中华医学会麻醉学分会.加速康复外科中国专家共识及路径管理指南（2018版）［J］.中 国实用外科杂志,2018,38（1）:1-20.

［40］中华整形外科学分会淋巴水肿学组.外周淋巴水肿诊疗的中国专家共识［J］.中华整形外科杂志,2020,36（4）: 355-360.

［41］周俊明.手功能康复医学进展［J］.中华手外科杂志,2021,37（3）:239-240.

［42］BIERMANN,N,GEISSLER,EK,BRIX,E,et al.Pressure distribution and flow characteristics during negative pressure wound therapy［J］.Journal of Tissue Viability,2020,29（1）,32-36.

［43］FISCHESSER DM,BO B,BENTON RP,SU H,et al.Controlling reperfusion injury with controlled reperfusion:historical perspectives and new paradigms［J］.J Cardiovasc Pharmacol Ther,2021,26（6）:504-523.

［44］KARINJA SJ,LEE BT.Advances in flap monitoring and impact of enhanced recovery protocols［J］.Journal of Surgical Oncology,2018,118（5）:758-767.

［45］PATEL UA,HERNANDEZ D,SHNAYDER Y,et al.Free flap reconstruction monitoring techniques and frequency in the era of restricted resident work hours［J］.JAMA Otolaryngol Head Neck Surg,2017,143（8）:803-809.

［46］SOSIN M，YIN C，POYSOPHON P，et al.Understanding the concepts and physiologic principles of lymphatic microsurgery
［J］.J Reconstr Microsurg，2016，32（8）:571-579.

［47］XU F，ZHANG R，ZHANG Q，et al.Hyperbaric oxygen therapy:an effective and noninvasivetherapyfor complications of ear
reconstruction［J］.Journal of Craniofacial Surgery，2019，30（4）:382-385.

［48］YUE Y，HONG-YUN W，LI W，et al.Improvement of the patient early mobilization protocol after oral and maxillofacial free
flap reconstruction surgery［J］.Journal of Cranio-Maxillofacial Surgery，2020，48（1）:43-48.